Osteosynthesepraxis

3. Auflage

Osteosynthesepraxis

Ein Atlas zur Unfallchirurgie · Bänder, Gelenke, Knochen

Frank Schauwecker

3., neubearbeitete und erweiterte Auflage
1030 meist zweifarbige Abbildungen

1992
Georg Thieme Verlag Stuttgart · New York

Prof. Dr. Frank Schauwecker
Dr. Horst-Schmidt-Kliniken
Abt. Unfallchirurgie
Ludwig-Erhard-Straße 10
6200 Wiesbaden

Zeichnungen von Joachim Hormann, Stuttgart

Die Deutsche Bibliothek – CIP-Einheitsaufnahme

Schauwecker, Frank:
Osteosynthesepraxis : Akutversorgung ; ein Atlas zur Unfallchirurgie ; Bänder, Gelenke, Knochen / Frank Schauwecker. [Zeichn. von Joachim Hormann]. – 3., neubearb. und erw. Aufl. – Stuttgart ; New York : Thieme, 1992

1. Auflage 1972
2. Auflage 1981
1. englische Auflage 1974
1. spanische Auflage 1974

Rüdigerstraße 14, D-7000 Stuttgart 30
Printed in Germany
Satz: Druckhaus Götz GmbH, D-7140 Ludwigsburg
gesetzt auf Linotype System 5 (202)
Druck: K. Grammlich, Pliezhausen

ISBN 3-13-590603-5 1 2 3 4 5 6

Vorwort zur 3. Auflage

Nur zu gut weiß ich, welchem Wandel vor allem die Unfallchirurgie seit Erscheinen der letzten Auflage unterworfen war und was sich allein z. B. in den letzten drei Jahren seit Beginn der Vorarbeiten für diese 3. Auflage nicht nur an technisch, sondern auch an prinzipiell Neuem zunehmend durchsetzt. Ob dies nun der solide Verriegelungsnagel (der die Technik der Markraumerweiterung für das Prinzip der elastischen Verklemmung des Rohrnagels nicht mehr benötigt und dieses Prinzip wahrscheinlich zunehmend verdrängen wird) oder z. B. das Prinzip der Kallusdistraktion ist. Doch ist es wohl noch nicht an der Zeit, diese als etablierte Verfahren für die Praxis vorzustellen.

So habe ich mich darauf beschränkt, entsprechend Bewährtes zu überarbeiten, besser darzustellen und zu ergänzen.

Erneut möchte ich dem Verlag und dem Zeichner, Herrn Hormann, für die fachgerechte Aufnahme und Ausführung meiner Vorschäge besonders danken.

Wiesbaden, im Juni 1992
Frank Schauwecker

Vorwort zur 1. Auflage

Dieser Atlas ist für die Praxis der Osteosynthese in der Unfallchirurgie und Orthopädie bestimmt. Er soll jenen Chirurgen und Orthopäden, welche sich mit den Grundprinzipien der Osteosynthese bereits vertraut gemacht haben, dienlich sein. Die tägliche Erfahrung zeigt, daß es nicht genügt, die allgemeinen mechanischen Prinzipien der Knochenbruchbehandling zu beherrschen, um eine erfolgreiche Osteosynthese durchführen zu können. So unumgänglich die funktionsgerechte, technische Ausführung der Osteosynthese selbst ist, so bedeutsam ist für deren Gelingen das gesamte Operationsverfahren.

Der Atlas soll eine Möglichkeit bieten, den Knochenbruch in Zusammenhang mit den Weichteilen zu sehen, um den Operationsablauf durchsichtig zu machen. So wird es dem Operateur gelingen, ohne zusätzliche Schädigung der Weichteile den anatomisch richtigen Zugang zum Knochen und zur Fraktur zu finden und kompromißlos die technische Osteosynthese auszuführen.

In Einzelbildern werden schrittweise Lagerung, sterile Abdeckung, Zugang durch die Weichteile und Durchführung der Osteosynthese mit örtlichen Besonderheiten für typische Befunde dargestellt, so wie diese sich als Richtlinien auch für wenig erfahrene Mitarbeiter bewährt haben. Aus mehreren, in der Hand des Geübten gleichermaßen bewährten Methoden wurde diejenige ausgewählt, welche am sichersten zum gewünschten Erfolg führt.

Es ist mir ein besonderes Bedürfnis, meinem Chef, Herrn Prof. Weller, zu danken, der mich in das große Gebiet der Unfallchirurgie eingeführt hat, über viele Jahre mein freundschaftlicher Lehrer war und durch die stete kritische Auseinandersetzung mit den Problemen dieses Gebietes die Entstehung dieses Buches erst ermöglichte. Er hat viele Anregungen zur Ausführung gegeben.

Dank schulde ich auch Herrn Hormann, der einen Großteil der Zeichnungen mit unendlicher Sorgfalt und Geduld überarbeitet hat, und meiner Frau, die jeden Entwurf einer Zeichnung auf seine Verständlichkeit und Aussagekraft hin überprüfte.

Nicht zuletzt Dank dem Verlag für die Aufgeschlossenheit, mit welcher er bei der Ausstattung des Buches meinen und schließlich des Lesers Wünschen entgegengekommen ist.

Tübingen, im Frühjahr 1972
Frank Schauwecker

Inhaltsverzeichnis

1. Allgemeine Gesichtspunkte . . . 1
Blutversorgung . . . 2
Haltefaden . . . 3
Sehnendurchführung . . . 4
Offene Frakturen . . . 5
Steriles Abdecken . . . 6
Röntgenbildverstärker . . . 7
Postoperative Behandlung . . . 8
Spongiosaplastik . . . 11

2. Implantate . . . 17
Schrauben . . . 17
  Kortikalisschraube . . . 20
  Schanzsche Schraube . . . 21
  Spongiosaschraube . . . 22
  Zugschrauben . . . 23
  Abgebrochene Schraube . . . 27
Platten . . . 28
  Halbrohrplatte . . . 34
  Gleitlochplatte . . . 36
  Winkelplatten . . . 43
Äußerer Festhalter . . . 45
Zuggurtung . . . 52
Marknagel . . . 55

3. Klavikula . . . 65

4. Schulter; AC-Gelenk . . . 67

5. Oberarm . . . 71
Oberarm – proximal . . . 71
Oberarm – Mitte . . . 79
Oberarm – distal . . . 86

6. Ellbogengelenk . . . 89
Allgemeines . . . 89
Distale Bizepssehne . . . 97
Distaler Humerus . . . 100
Olekranon . . . 104
Radiusköpfchen . . . 108

7. Unterarm . . . 111
Allgemeines . . . 111
Radius/Ulna . . . 114
Monteggia-Fraktur . . . 116
Ulna . . . 117
Radius . . . 118
  Radius – proximal . . . 118
  Radius – Mitte . . . 120
  Radius – distal . . . 122

8. Wirbelsäule . . . 131
Allgemeines . . . 131
Indikation . . . 132
Diagnostik . . . 132
Operationszeitpunkt . . . 133
Operative Möglichkeiten . . . 134
  Allgemeines . . . 134
  Fixateur interne . . . 135
Indikation zur segmentalen Laminektomie (partiell/total) . . . 142

9. Becken – Hüftpfanne . . . 143

10. Symphyse – Iliosakralgelenk . . . 153

11. Hüftgelenk . . . 157

12. Oberschenkel . . . 163
Oberschenkel – proximal . . . 163
Mediale Schenkelhalsfraktur . . . 180
Laterale und pertrochantäre Fraktur . . . 184
Operative Möglichkeiten . . . 184
  Dynamische Hüftschraube (DHS) . . . 185
  Federnagel . . . 190
  Winkelplatte . . . 196
  Kondylenplatte . . . 200
Oberschenkel – Mitte . . . 205
Nagel . . . 206
Oberschenkel – distal . . . 214

13. Patella . . . 227

14. Kniegelenk . . . 235
Bänder . . . 236
  Verletzungstypen . . . 236
  Seitenband . . . 243
  Mediales Seitenband . . . 244
  Laterales Seitenband . . . 248
  Kreuzband . . . 251
  Ersatz vorderes Kreuzband . . . 255
Meniskus . . . 262
  Resektion eines Meniskus . . . 265
  Wiederannaht eines Meniskus . . . 268
Tibiakopf . . . 270

15. Unterschenkel . . . 279
Unterschenkel – proximal . . . 279
Unterschenkel – Mitte . . . 281
Unterschenkel – distal . . . 283
Marknagel – gedeckt . . . 284
  Verriegelung . . . 293

Platte . . . 300
Marknagel – offen . . . 300
Achillessehne . . . 301

16. Kompartmentsyndrom . . . 305
Allgemeines . . . 305
Prophylaxe . . . 305
Vorderarm . . . 306
Fuß . . . 310

17. Oberes Sprunggelenk . . . 311
Allgemeines . . . 311
Verletzungstypen . . . 312
Oberes Sprunggelenk – medial . . . 317
Oberes Sprunggelenk – lateral . . . 321
Stellschraube . . . 326
Tibiahinterkante . . . 327

18. Fuß . . . 329
Talus . . . 329
Metatarsalia . . . 332
Abriß Metatarsale V . . . 334

Sachverzeichnis . . . 335

1. Allgemeine Gesichtspunkte

- Extensionen (mit Reposition und Gips) immer dann, wenn nicht sicher ist, daß innerhalb weniger Stunden operiert wird.

- Man soll wegen Infektionsgefahr nie eine Drahtextension an dem Knochen anlegen, den man nicht in gleicher Narkose noch operieren kann.

- Drei Grade der offenen Frakturen:

1. Grad: Fraktur mit Perforation der Haut als Folge einer Durchspießung *von innen* her.
2. Grad: Fraktur mit glatter Haut- und Muskelverletzung durch Penetration und Kontusion *von außen* her ohne Quetschung.
3. Grad: Fraktur mit ausgedehnten örtlichen Quetschwunden mit Zerstörung von Muskelgewebe und anderen örtlichen Begleitverletzungen.

Blutversorgung

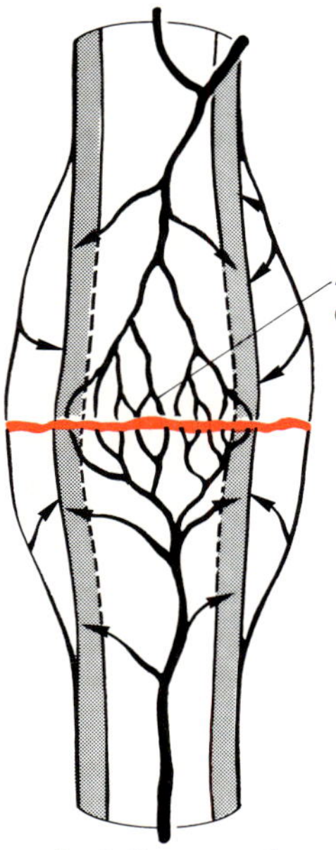

1.1
Das *medulläre Gefäßsystem* kann die gesamte Ernährung der Kortikalis übernehmen.

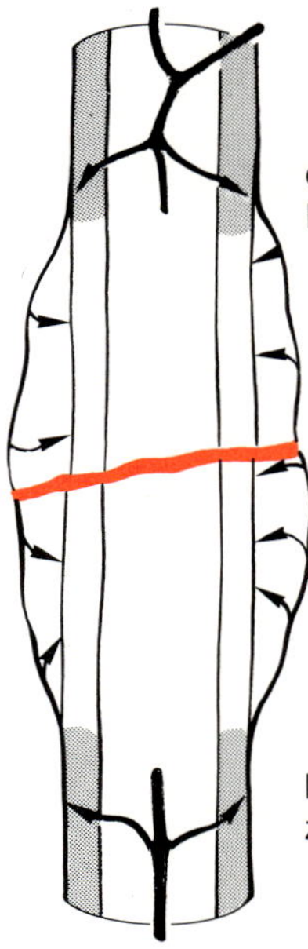

1.2
Das *periostale Gefäßsystem* vermag die Kortikalis allein nicht zu ernähren.

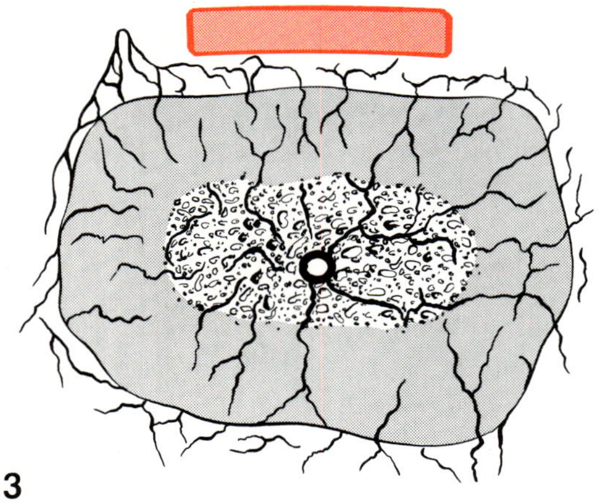

1.3
Platten werden möglichst *auf das Periost* gelegt. Der Plattendruck auf der Unterlage kann auch bei äußerstem Anziehen der Schrauben nie so stark werden, daß dadurch die periostale Durchblutung nennenswert gestört wird.

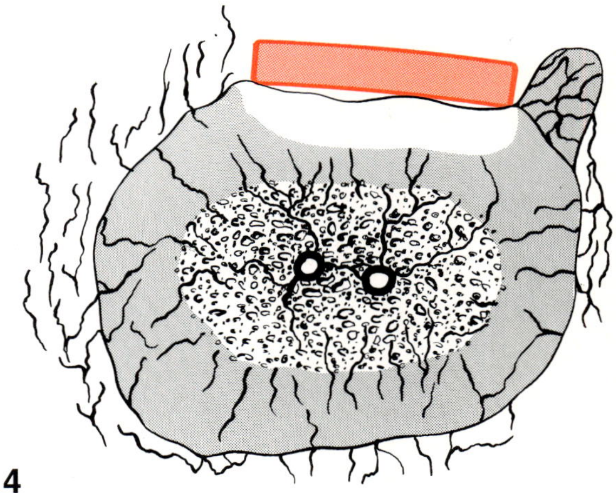

1.4
Unterbrechung der Durchblutung durch Abschieben des Periostes läßt die unmittelbar unter der Platte liegenden Kortikalisbezirke nekrotisch werden, u. U. bis zu ½ der Wandstärke.

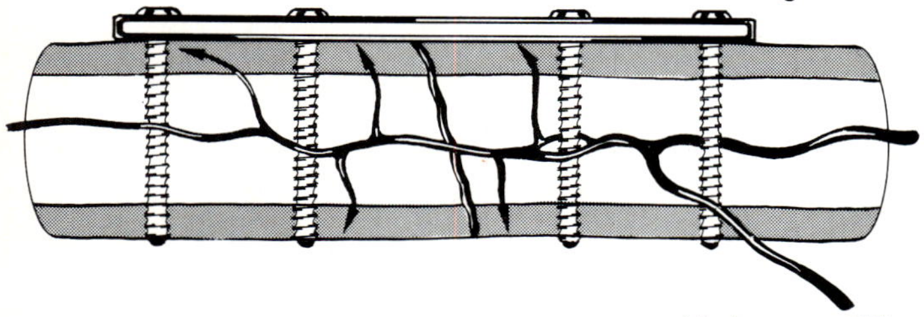

1.5
Das unter physiologischen Verhältnissen (z. B. auch bei einwandfrei stabiler Osteosynthese) dominierende zentrale Gefäßsystem wird sowohl bei *Plattenosteosynthese* . . .

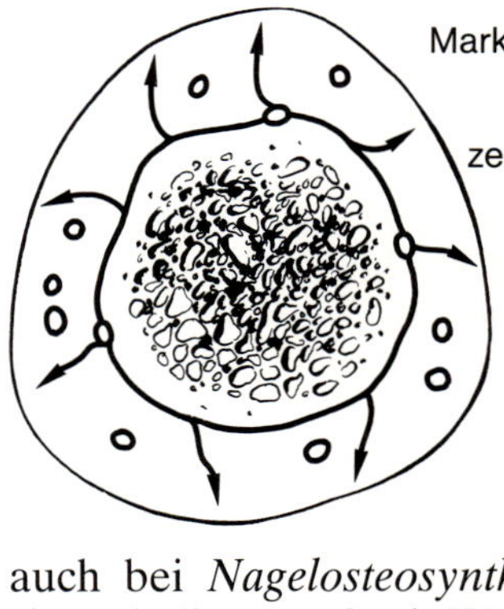

1.6
. . . als auch bei *Nagelosteosynthese* über die Vasa nutricia innerhalb von 2–4 Wochen wiederhergestellt.

Haltefaden

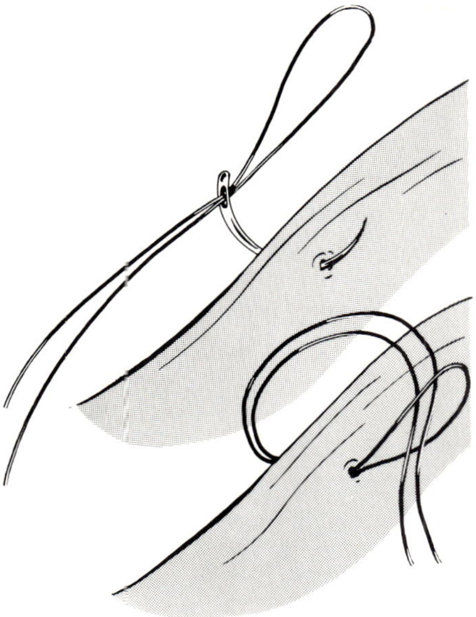

1.7
Der Faden wird doppelt durch das Nadelöhr gefädelt, die Schlinge wird zum kurzen Ende.

1.8
Die Enden werden durch die Schlinge gesteckt. Beim Anziehen hat der Faden guten Halt.

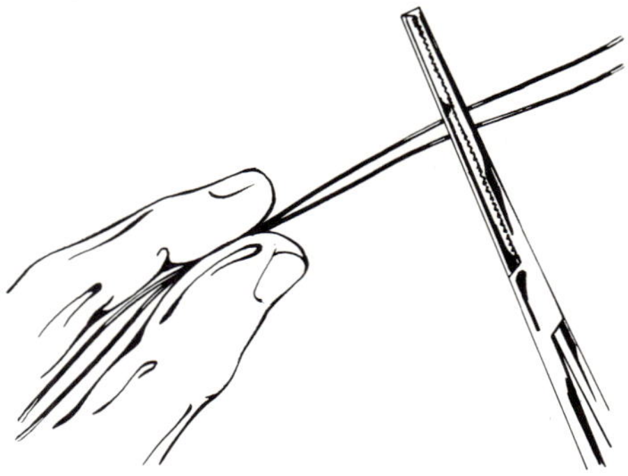

1.9
Die freien Enden werden zweckmäßig mit einer Klemme armiert: Auflegen der geschlossenen Klemme auf den Faden.

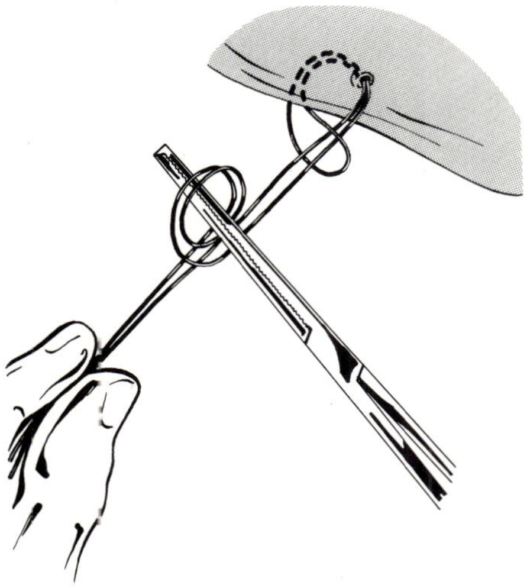

1.10
Bildung einer Schlinge um die Klemme herum.

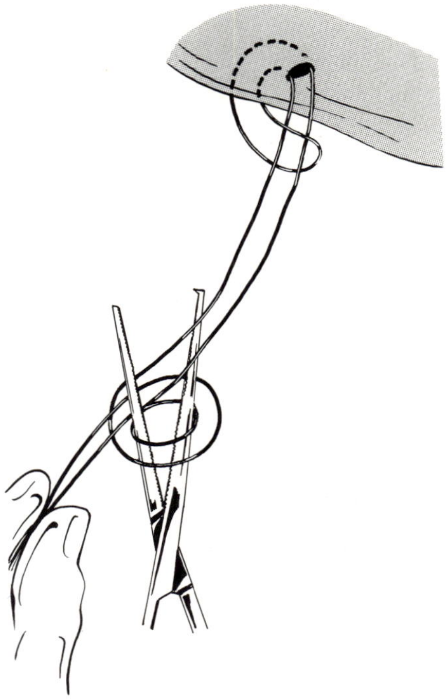

1.11
Schwenken der Klemme um 90°, Öffnen und Fassen des von den Weichteilen kommenden Fadens.
Auf diese Weise kann die Klemme nicht vom Faden abrutschen.

Sehnendurchführung

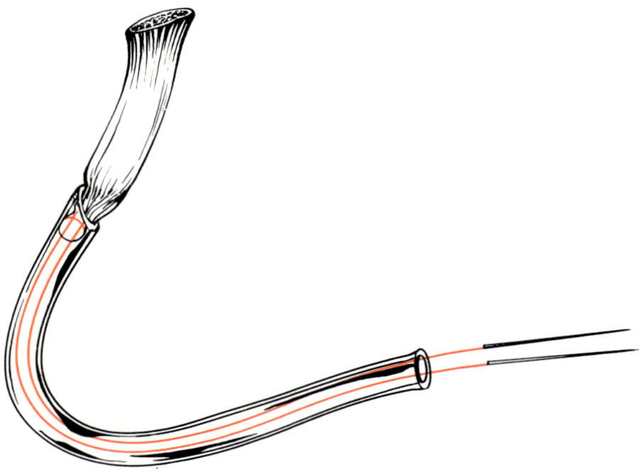

1.**12**
Das Durchziehen von Sehnen, z. B. bei Bandplastiken wird durch die Verwendung eines dünnwandigen Plastikrohres erleichtert.

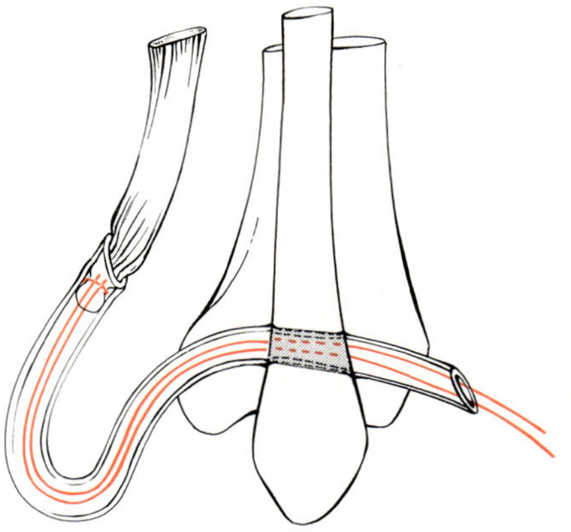

1.**13**
Das Plastikrohr verhindert, daß sich das Sehnenende auffasert und dadurch hängenbleibt.

Offene Frakturen

1.**14**
Bei 5 cm und mehr Abstand von einer Standardinzision wird auf die Wunde als Zugang zur Fraktur verzichtet.

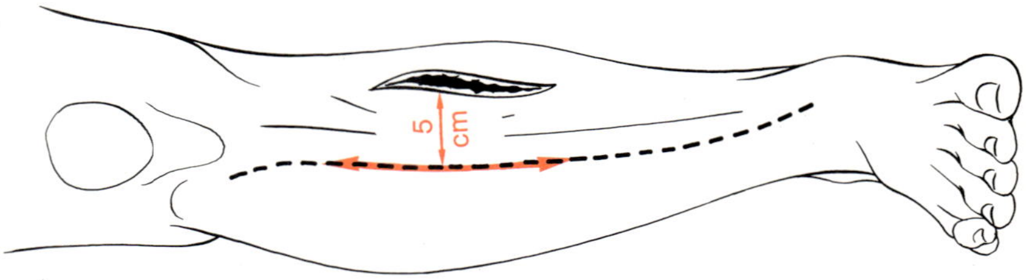

1.**15**
Wunden dürfen von distal nur in einem Winkel von 110 Grad und größer in eine Standardinzision einmünden.

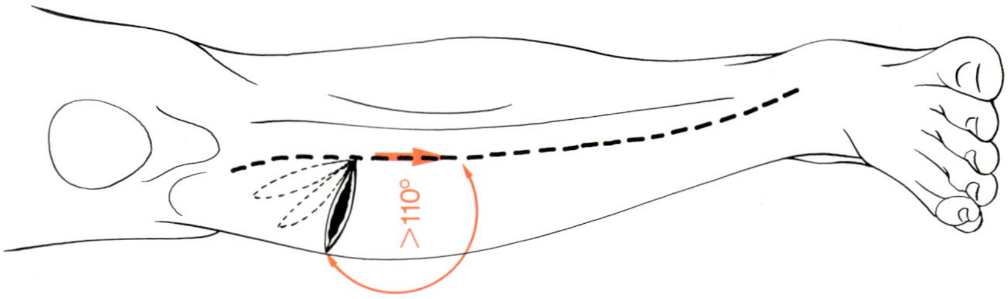

1.**16**
Wenn unter Beachtung der 110 Grad der Standardschnitt keinen ausreichenden Zugang zur Fraktur bietet, muß eine Weichteilbrücke von 5 cm stehenbleiben.

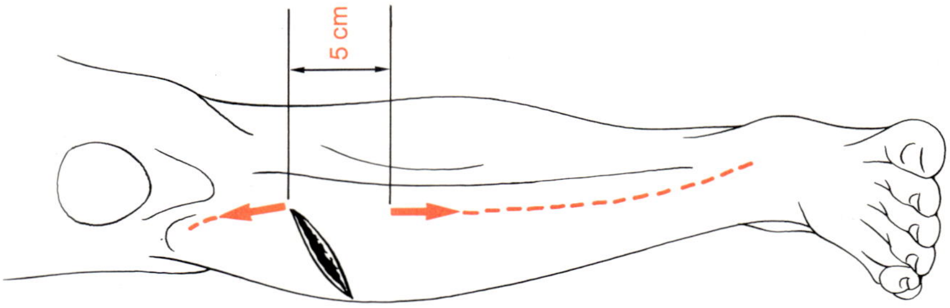

1.**17**
Diese Erweiterung einer Wunde führt zuverlässig zu Weichteilnekrosen.

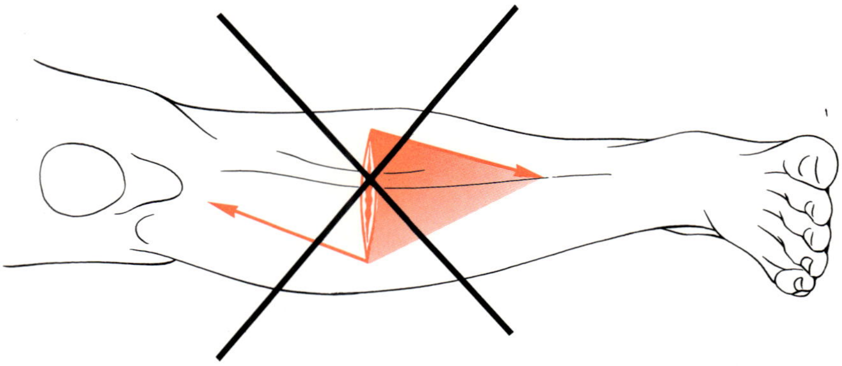

1.**18**
Zweckmäßig ist die Erweiterung des Zuganges zur Fraktur im Verlauf des Standardschnittes unter Belassung von 5 cm breiten Weichteilbrücken.

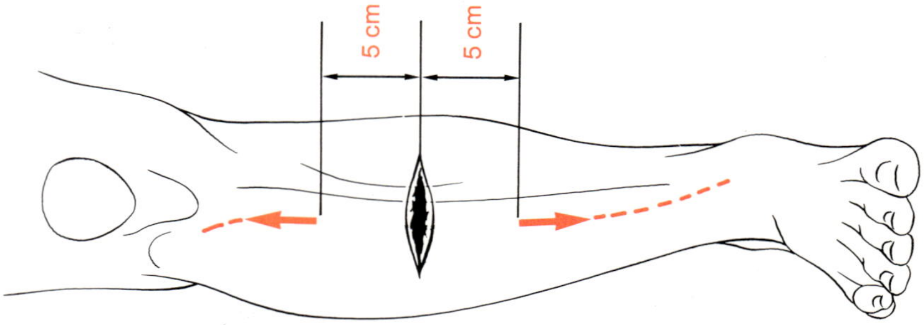

Steriles Abdecken

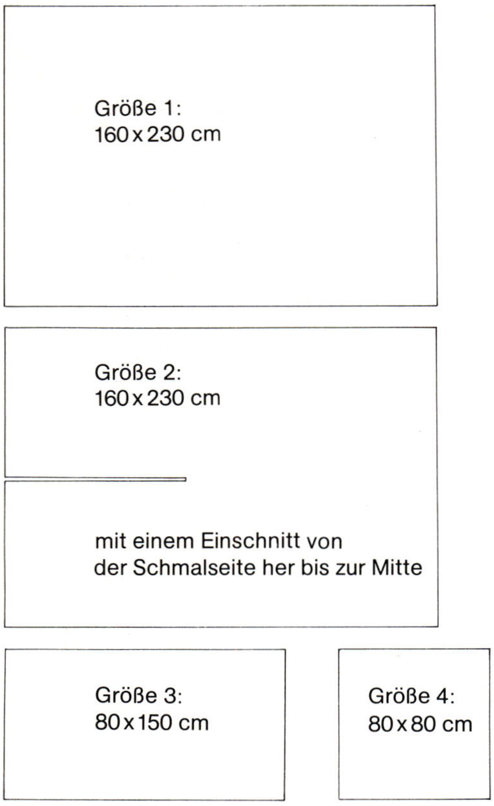

1.**19**
Empfehlenswerte Tuchgrößen, gewaschen und genäht.

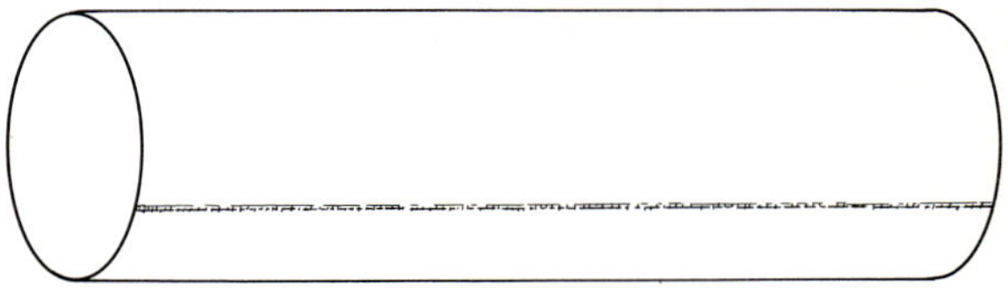

1.**20**
Tuchgröße 1 zu einer Röhre zusammengenäht. Zum Abdecken der Beine z. B. beim Extensionstisch.

Röntgenbildverstärker

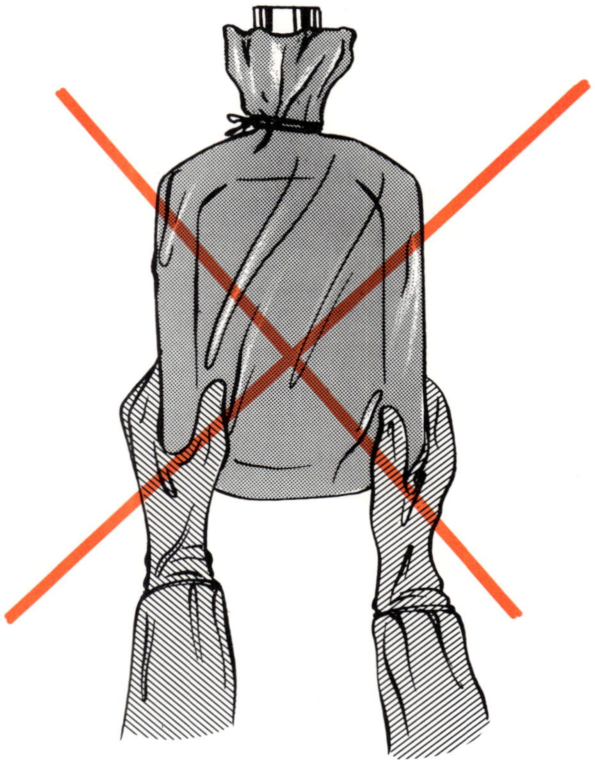

1.**21**
Man gewöhne sich an *präzise Anweisungen,* denn es ist mit der Sterilität nicht vereinbar, daß der Operateur den Röntgenbildverstärker anfaßt – auch dann, wenn der Bildverstärker steril eingepackt ist. *Schlecht sind Ausdrücke* wie „nach oben", „nach unten", „rechts", „links", „vor" oder „zurück".

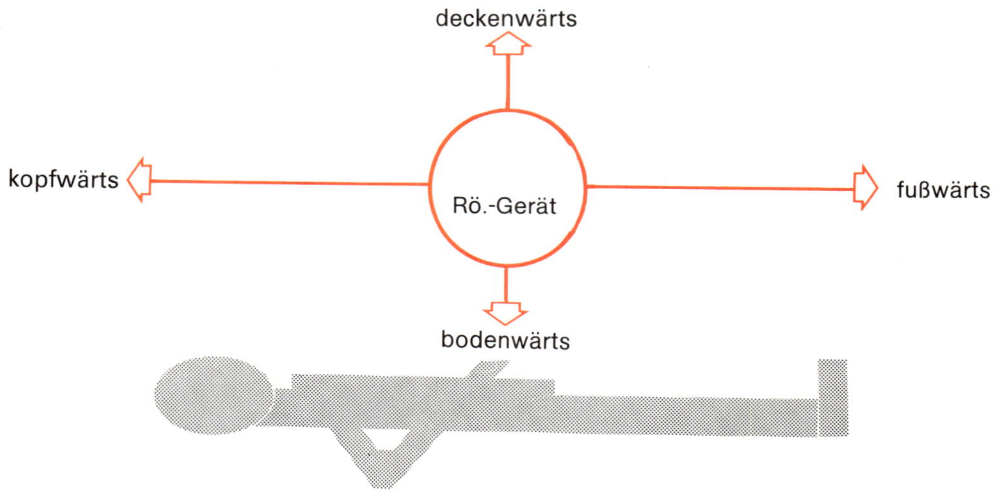

1.**22**
Beispiele für Anweisungen in der Vertikalebene.

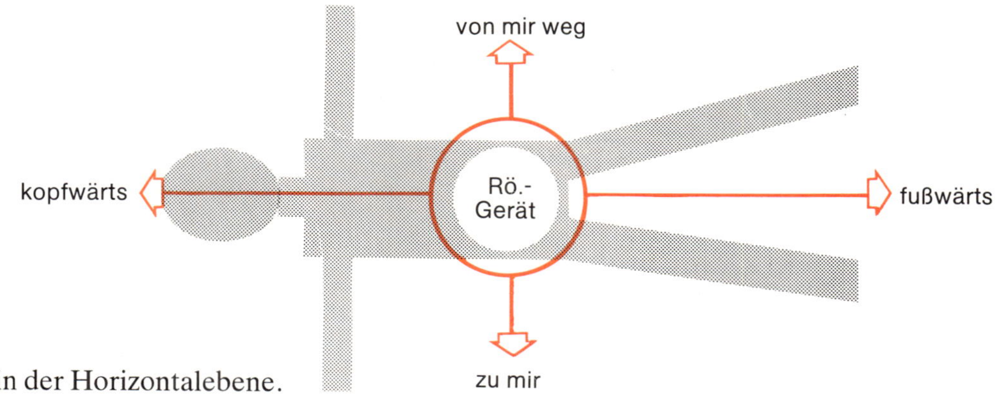

1.**23**
Beispiele für Anweisungen in der Horizontalebene.

Postoperative Behandlung

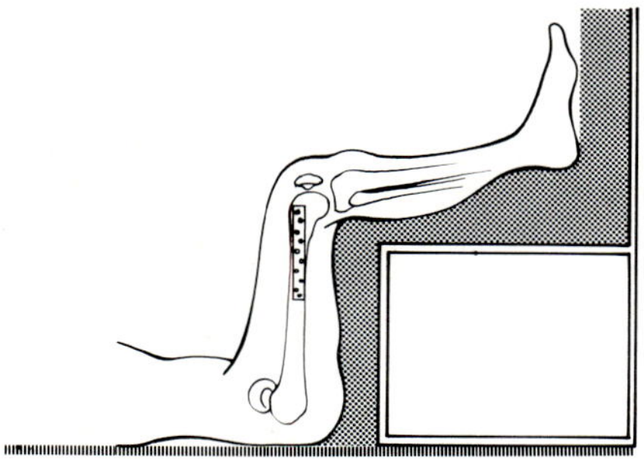

1.**24**
Hochlagerung, solange Schwellung besteht, bis die Haut sich beginnt zu fälteln. Bei sich ausbildendem Kompartementsyndrom muß die Hochlagerung aufgegeben werden!

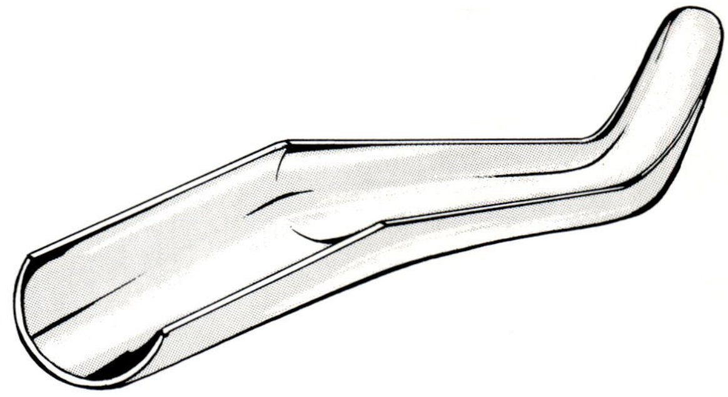

1.**25**
Frühbewegung, ab 1. postoperativen Tag, unter krankengymnastischer Anleitung 2 × täglich.

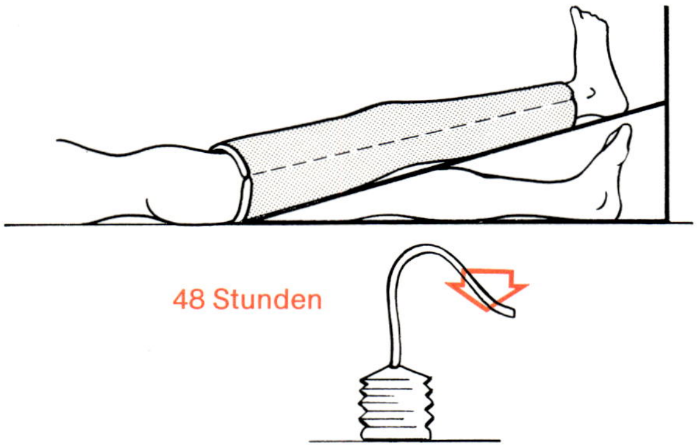

1.**26**
Saugdrainage am 1. Tag lockern (= Haltefaden entfernen und um 180 Grad drehen), am 2. Tag p. o. entfernen, wenn in letzten 12 Stunden nicht mehr als 5 ml Sekret.

Verbandwechsel:
a) Verbände nicht durchfeuchten lassen;
b) spätestens jeden 2. Tag Wechsel und Kontrolle auf Wundhämatom;
c) ab 4.–5. Tag können Verbände entfallen und durch Wundfilm (Nobecutan) ersetzt werden. Dadurch tägliche Sichtkontrolle bei Visite auf Reizung und Hämatome.

Fäden: Am 11. Tag p. o. entfernen.
Hämatome: ständige genaue Kontrolle, und sofortiges Ausräumen *unter OP-Bedingungen* (auch im Zweifel).
Keine Hämatome ausquetschen. Die Scheu, eine Osteosynthese bei Verdacht auf Hämatom nochmals zu eröffnen, sollte man überwinden.

1.**27**
Lagerung bei Verletzung Bereich *Hüfte (Gelenk, subtrochantärer Femur*bereich).

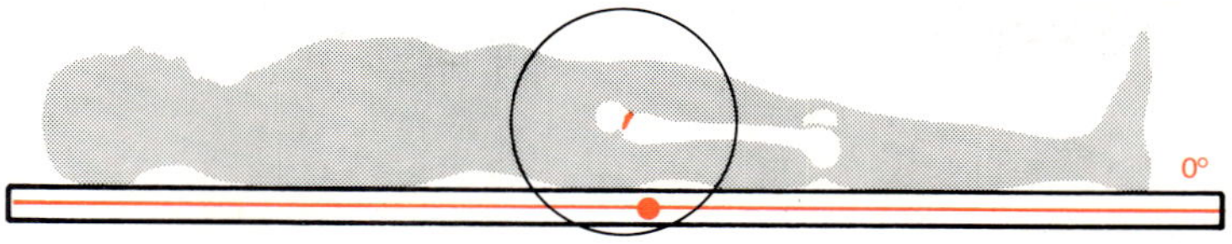

1.**28**
Lagerung bei Verletzung Bereich *Oberschenkelmitte.*

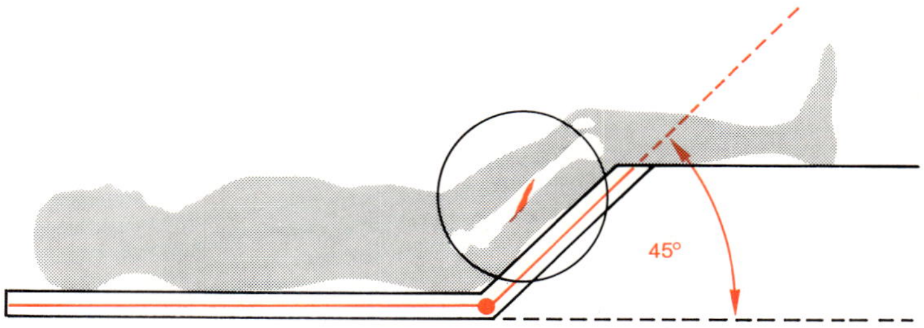

1.**29**
Lagerung bei Verletzung Bereich *suprakondylär, Knie, Unterschenkel, Fuß.*

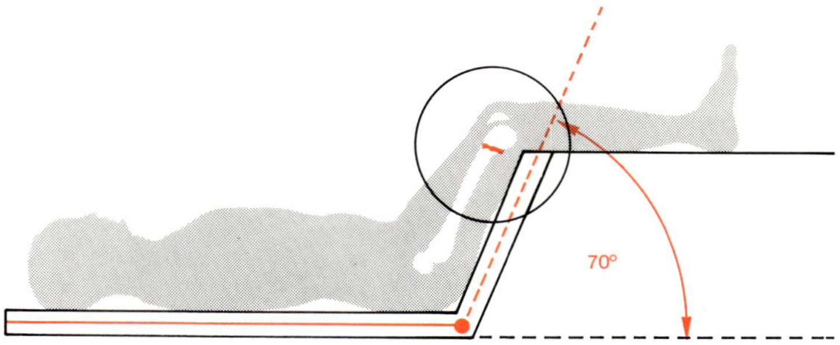

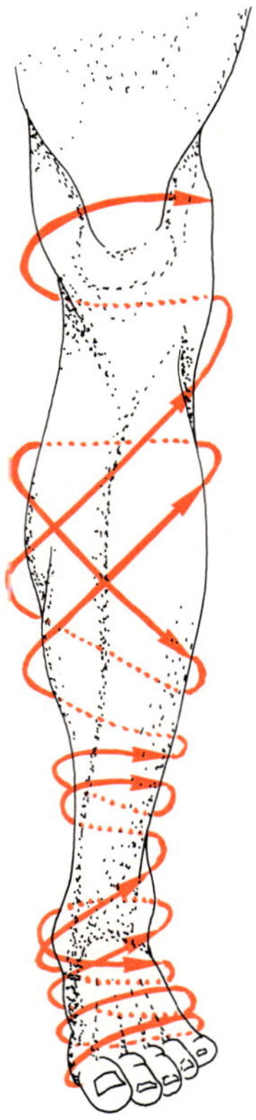

1.**30**
Die Bindentouren sollen den im Schema angegebenen Verlauf haben und die Binde soll nicht straff angewickelt werden, ganz besonders dann nicht, wenn mit einem postoperativen Ödem zu rechnen ist.

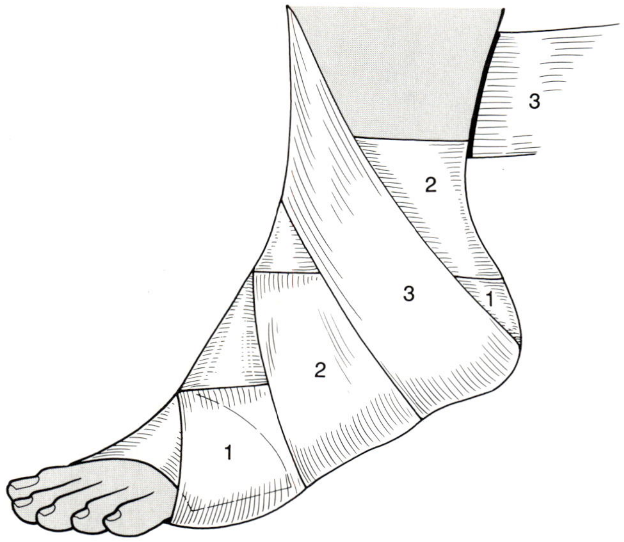

1.31
Die Bindentouren gehen, jeweils die vorhergehende überlappend, vom Vorfuß zur Ferse und wieder um Vorfuß und zur Ferse usw.

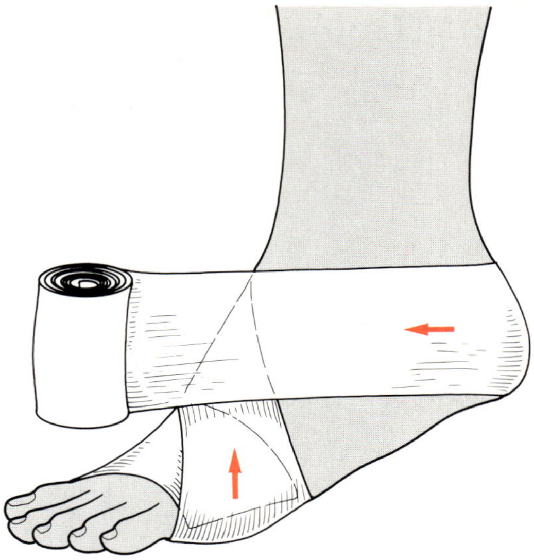

1.32
Der Großzehenballen soll miteinbezogen werden.

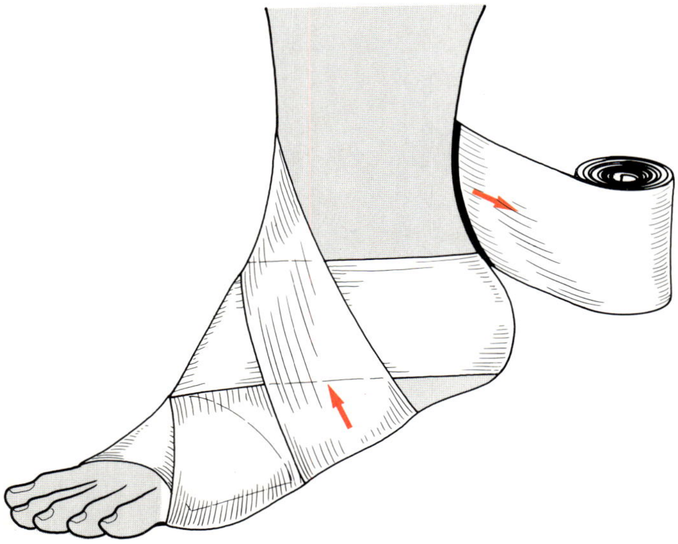

1.33
Durch den Wechsel zwischen Vorfuß und Ferse bzw. Unterschenkel ...

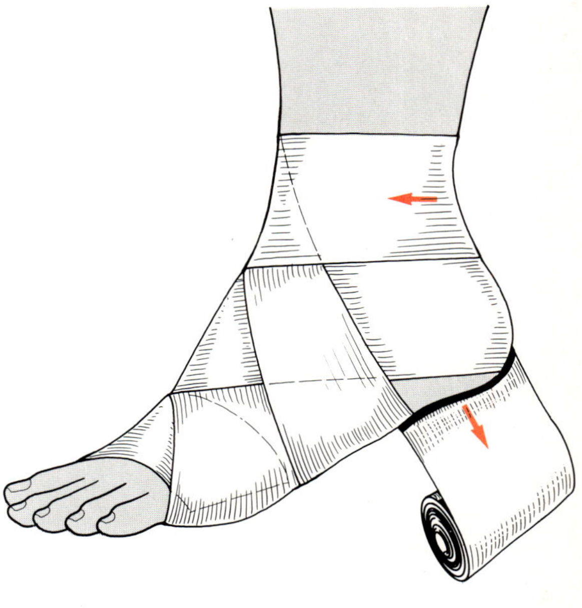

1.34
... erreicht man faltenfreien Sitz unter vollem Einschluß des Fersenballens.

Spongiosaplastik

Technik

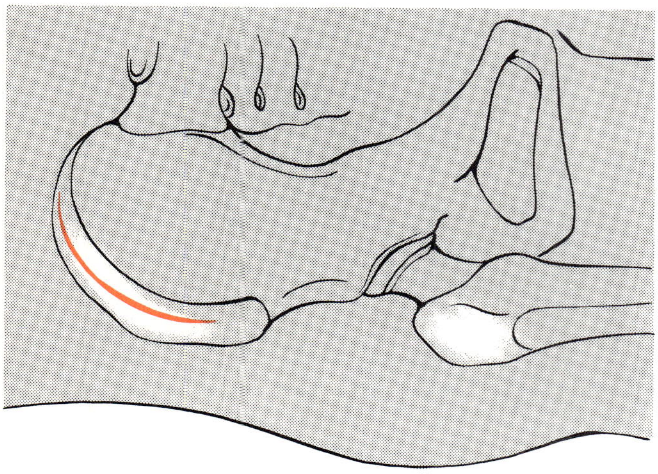

1.**35**
Hautschnitt. Bei Bauch- oder Seitlage des Patienten können nachfolgende Techniken gleichermaßen – auch im hinteren Teil des Beckenkammes – ohne Schwierigkeiten angewendet werden.

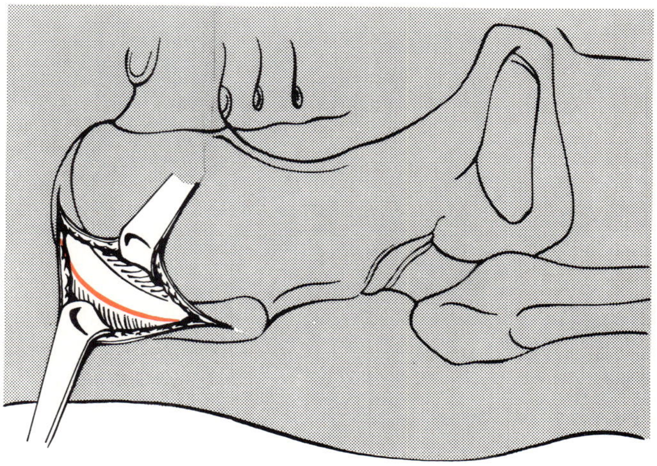

1.**36**
Inzision von Faszie und Periost bis auf den Knochen.

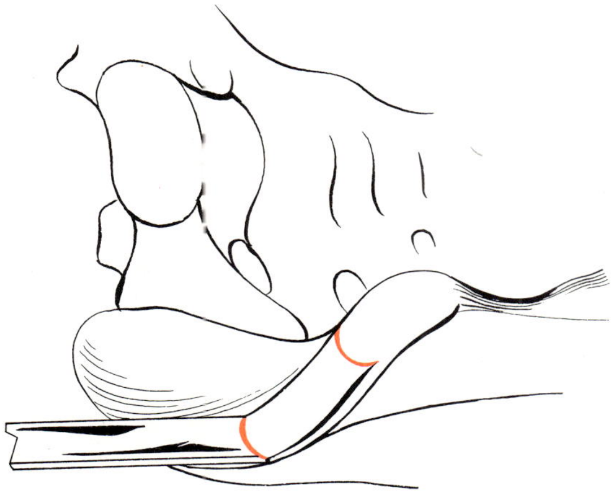

1.**37**
Für die Entnahme von *Spongiosachips* wird der Kortikalisrand des Darmbeinkammes wie ein Truhendekkel hochgeklappt. Zunächst mit schmalem Meißel seitliches Einkerben, dann ...

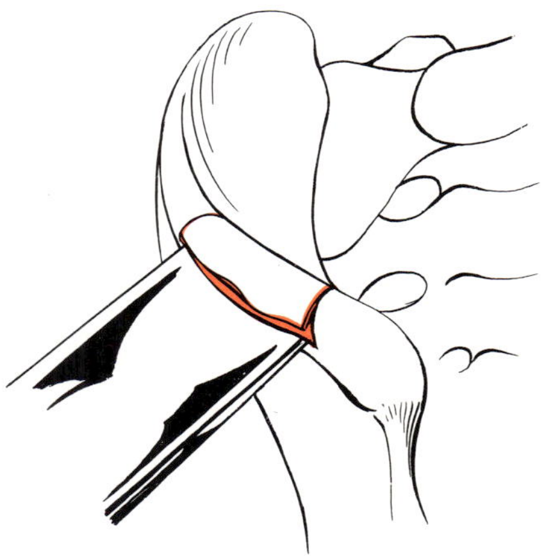

1.**38**
... mit sehr breitem Meißel wird der Deckel gebildet, wobei an der Innenseite das Periost nicht durchtrennt wird ...

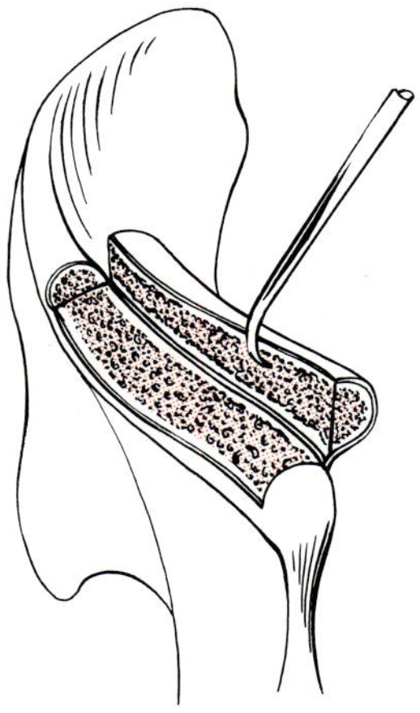

1.39
... und dieses so das „Scharnier" für den Deckel bildet.

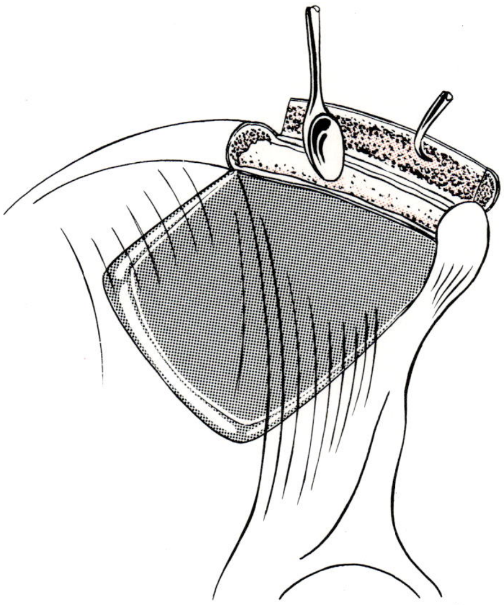

1.40
Entnahme der Chips mit einem Löffel.

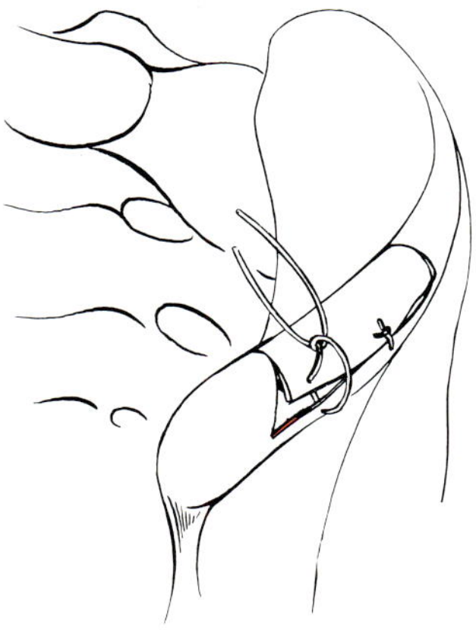

1.41
Durch Zurückklappen des Deckels und dichte Periost-Faszien-Naht bleibt die Kontur des Darmbeinkammes erhalten, und Hämatombildung in den Weichteilen wird verhindert.

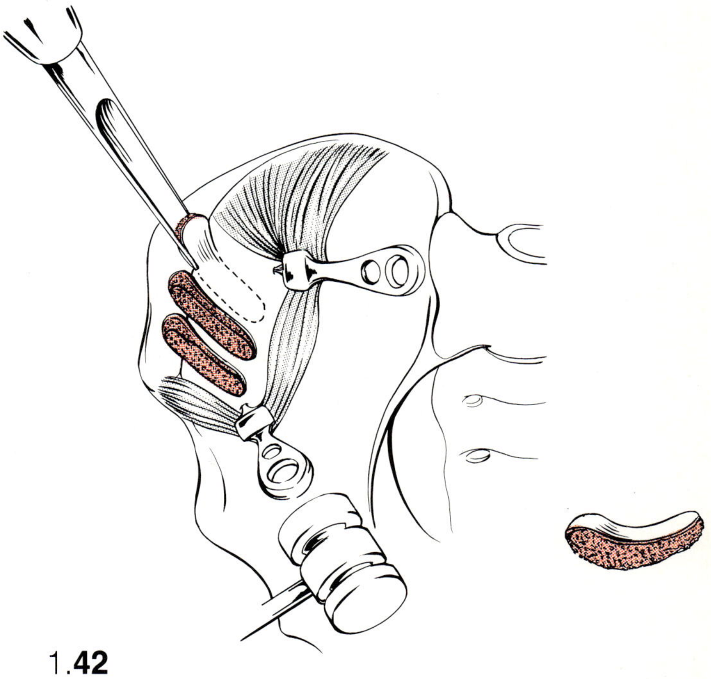

1.42
Die sehr häufig benötigten *spongiösen Späne* werden an der Innenseite mit einem nicht zu schmalen Hohlmeißel gewonnen.

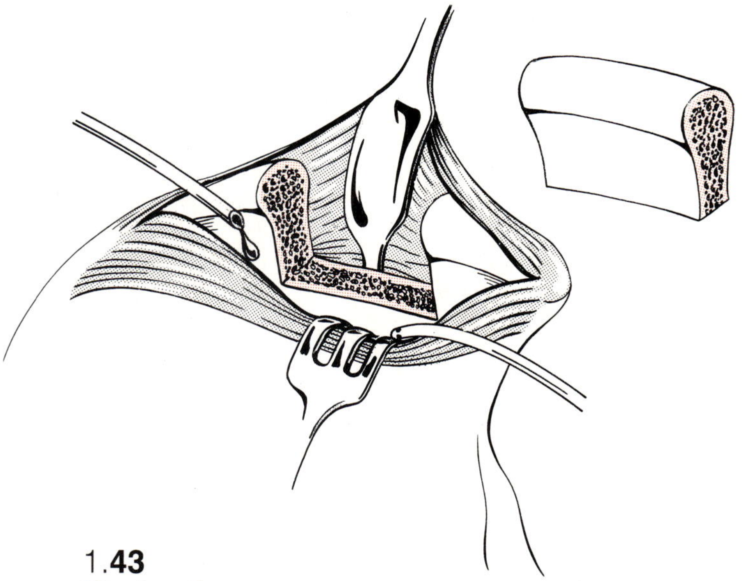

1.**43**
Für *kortikospongiöse Blöcke,* z. B. zur Interposition bei Defekten an Ulna oder Fibula, eignet sich der Darmbeinkamm.

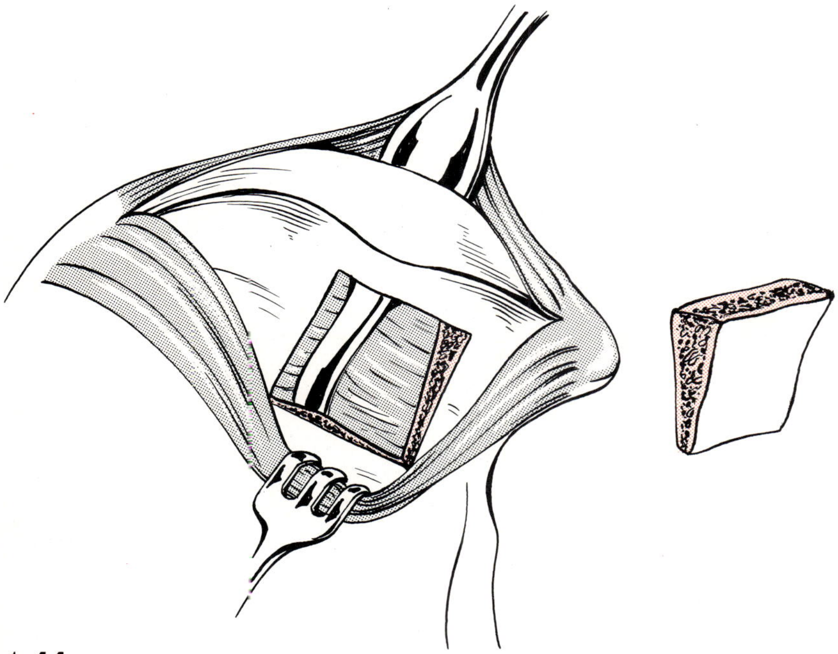

1.**44**
Keile lassen sich ohne Veränderung der Kontur des Beckenkammes aus der Fläche mit Hilfe der oszillierenden Säge entnehmen. Diese Keile haben allerdings den Nachteil, daß sie an den Flächen von dünner Kortikalis bedeckt sind, was jedoch z. B. für die Eden-Hybinette-Operation zugunsten guter Festigkeit hingenommen werden kann.

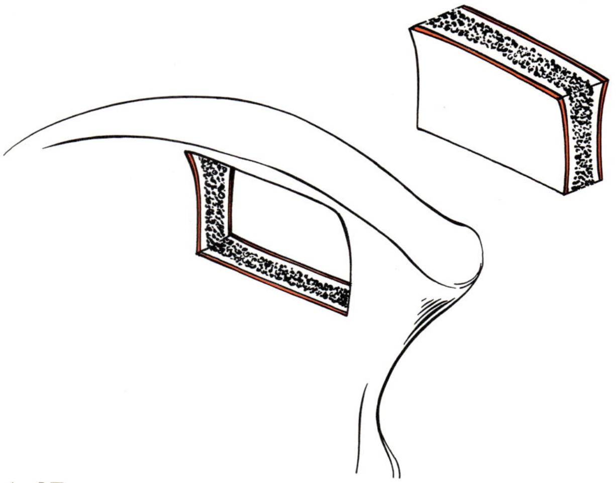

1.**45**
Dickere Blöcke gewinnt man nahe dem Beckenkamm.

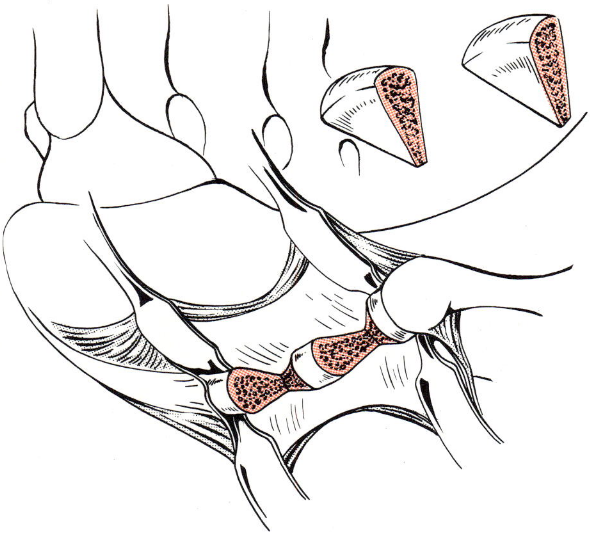

1.**46**
Bei Osteotomien sind sehr gut Keile zu verwenden, welche auf diese Weise mit der oszillierenden Säge entnommen werden. Meist benötigt man allerdings zwei oder mehr. Man läßt dann zweckmäßigerweise zwischen den Entnahmestellen Pfeiler stehen.

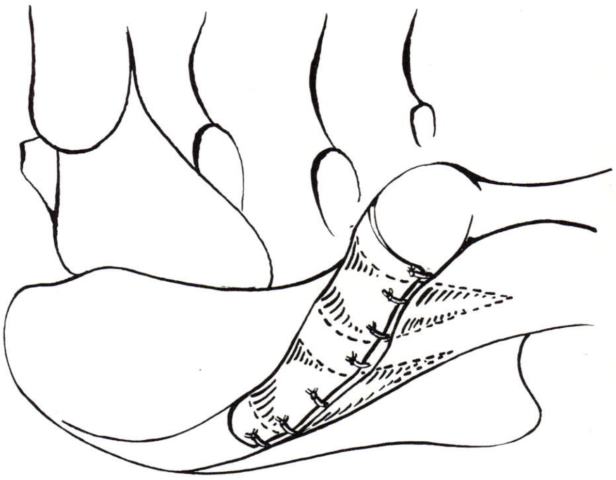

1.**47**
Löst man das Periost vorher sorgfältig ab, so führt die abschließende Naht, gestützt durch den oder die stehengebliebenen Knochenpfeiler, nicht zu einer Veränderung der Kontur des Beckenkammes.

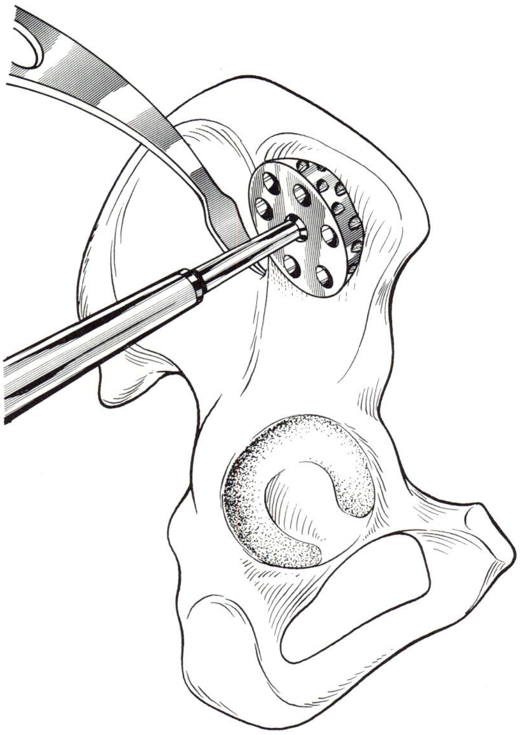

1.**48**
Mit der Pfannenfräse läßt sich schnell und reichlich Spongiosabrei gewinnen, welcher Chips und Spänen an Wirksamkeit nicht nachsteht, bei Aufrichtung von Wirbelfrakturen jedoch in der Regel zu leicht zerfließt.

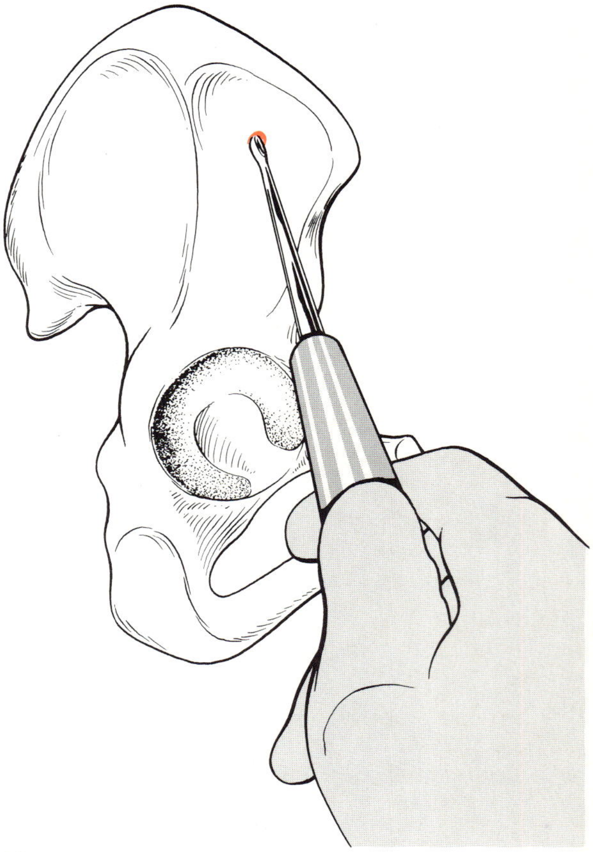

1.**49**
Durch Anlegen eines kleinen Kortikalisloches mit Löffel oder Meißel kann die Pfannenfräse sicher zentriert werden.

Gefahren am Beckenkamm

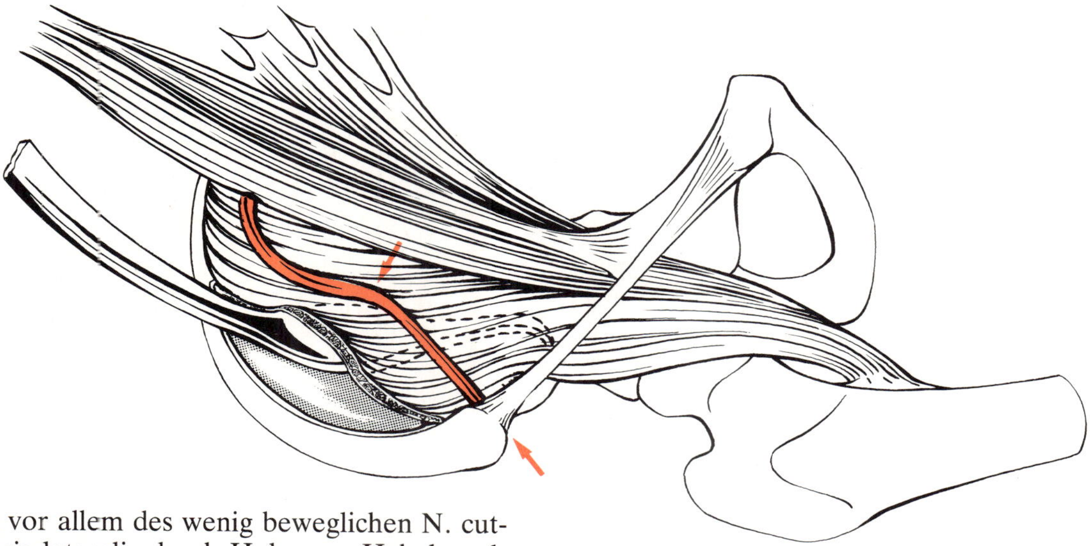

1.**50**
Schädigung vor allem des wenig beweglichen N. cutaneus femoris lateralis durch Hohmann-Hebel, welche sehr tief eingesetzt und stark angezogen werden. Prophylaxe: Beugung und Innenrotation im Hüftgelenk, Hohmann-Hebel nicht zu weit ventral, sondern möglichst weit kreuzbeinwärts einsetzen.

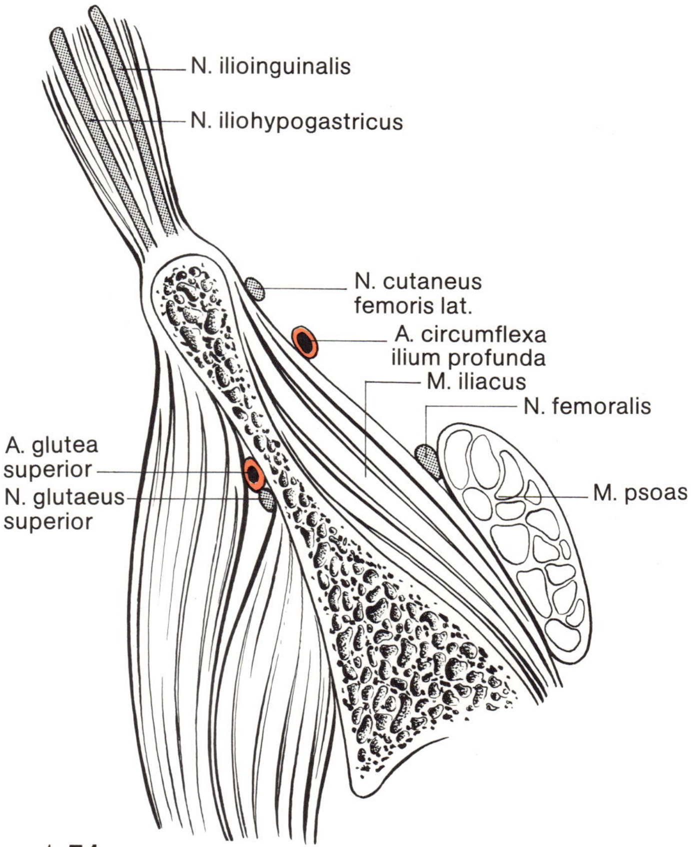

1.**51**
Anatomie: Schnitt durch das rechte Darmbein auf Höhe des Hüftgelenkes.

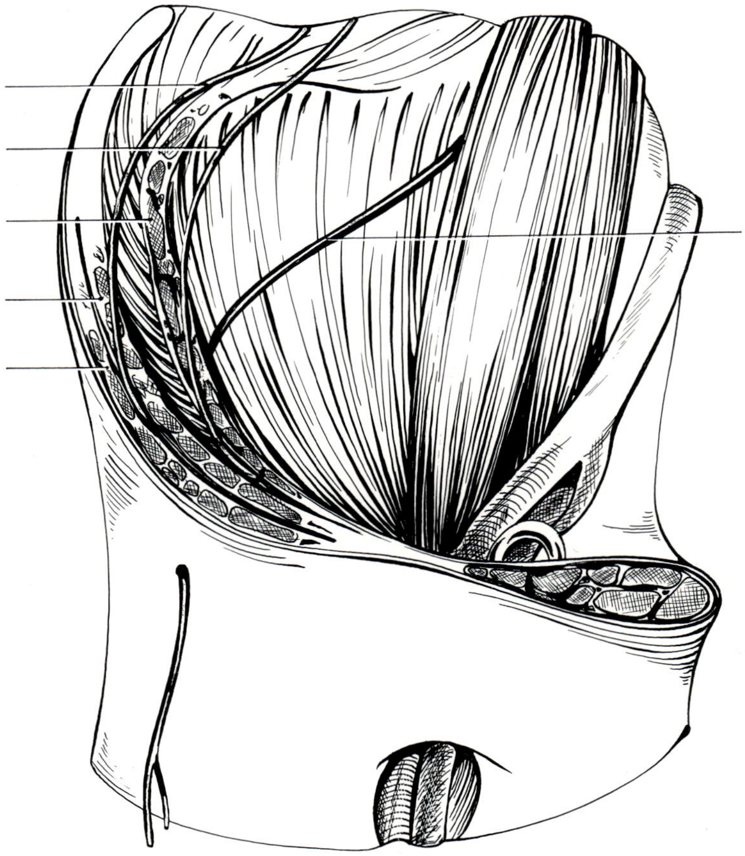

1.**52**
N. iliohypogastricus sowie N. ilioinguinalis können vor allem bei stark vorgewölbten Bauchdecken bei zu großen durchgreifenden Nähten mitgefaßt werden.

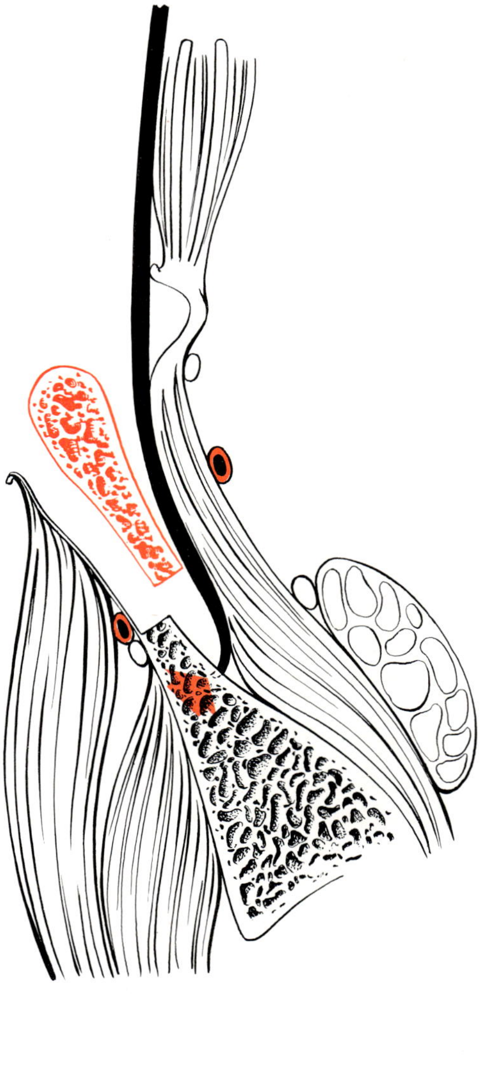

1.**53**
Ein Hohmann-Hebel drückt M. iliacus mit Nerven und Gefäßen nach innen, ein Block ist entnommen, N. und A. glutea sup. liegen frei und können durch die Spitze des Hohmann-Hebels direkt verletzt werden.

2. Implantate

Schrauben

Prinzip

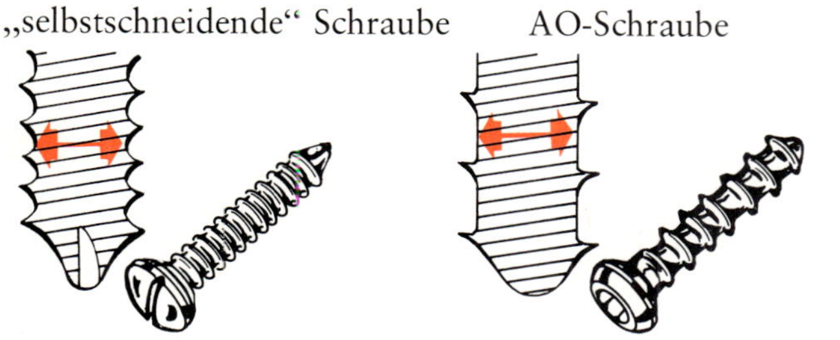

2.**1**
Ausgangssituation I: Schrauben mit gleichem Kerndurchmesser. Beide können ohne besondere Maßnahmen nicht in ein Loch mit dem Kerndurchmesser geschraubt werden.

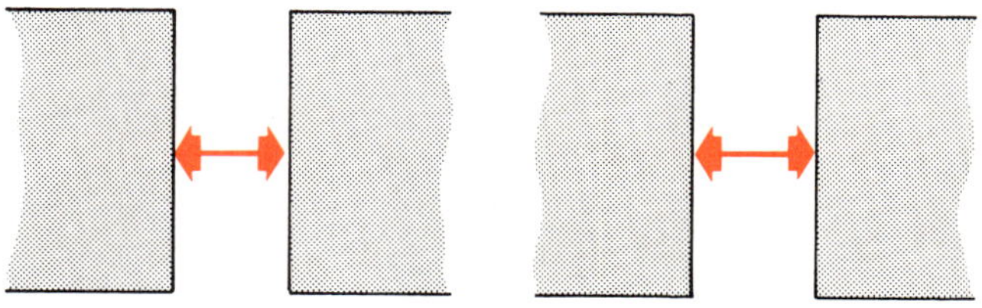

2.**2**
Ausgangssituation II: Bohrlöcher gleichen Durchmessers, wenig größer als der Kerndurchmesser der Schrauben.

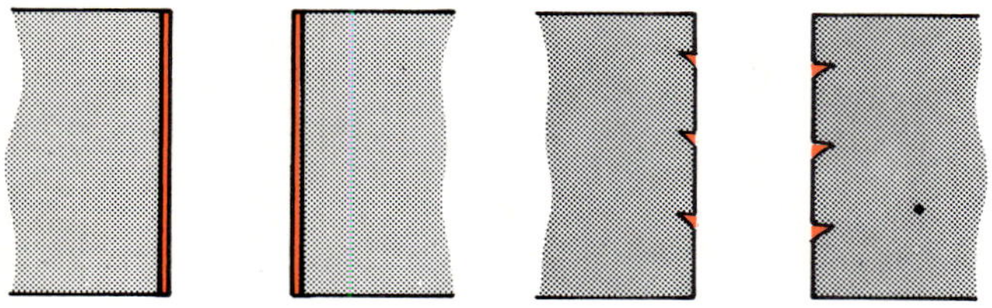

2.**3**
Für die „selbstschneidende“ Schraube muß das Loch erweitert werden, bevor sie sich eindrehen läßt. Für die AO-Schraube muß ein Gewinde geschnitten werden, bevor sie sich eindrehen läßt.

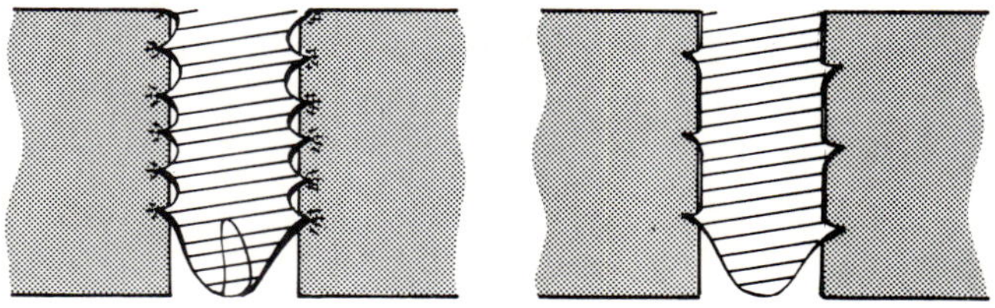

2.**4**
Die „selbstschneidende“ Schraube sitzt lediglich mit den Gewindekanten im Knochen. An diesen Kanten entsteht sehr hoher Druck. Die Gänge der AO-Schraube schmiegen sich mit breiter Auflage ohne Kantendruck in das zuvor geschaffene Gewindebett.

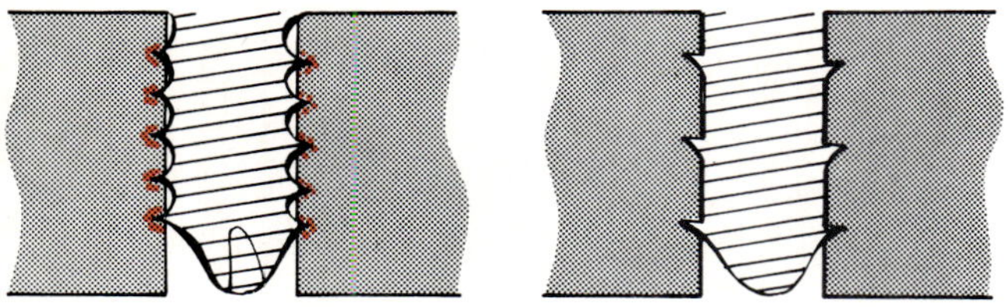

2.**5**
Durch den hohen Kantendruck bei der „selbstschneidenden“ Schraube kommt es nach einigen Tagen zur Knochenresorption an diesen Stellen, die Schraube verliert ihren Halt. Bei der richtig eingebrachten AO-Schraube können keine Drücke entstehen, welche zur Resorption des Knochens führen.

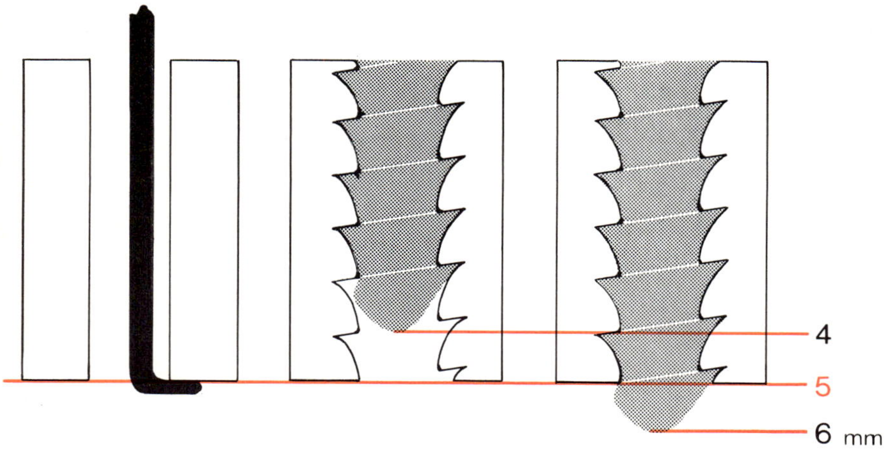

2.**6**
Bestimmen der *Schraubenlänge:* Die Stufung der Schraubenlängen beträgt 2 mm. Die Schrauben sollen mit der Spitze immer etwas (1–2 mm) überstehen. Das heißt z. B.: gemessen 4 oder 5 mm bedeutet eine auszuwählende Schraube von 6 mm Länge. Nur so kann das Gewinde voll in der gesamten Gegenkortikalis tragen.

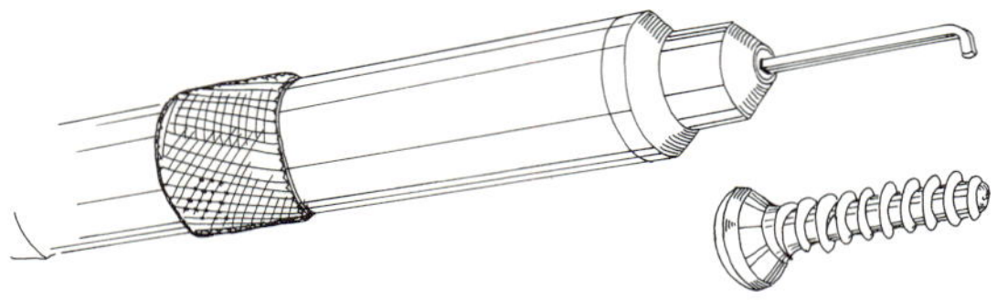

2.**7**
Das Meßgerät für die Schraubenlänge zählt auch den durch die konisch verjüngte Schraubenspitze für die Verankerung nicht genützten Knochenraum mit.

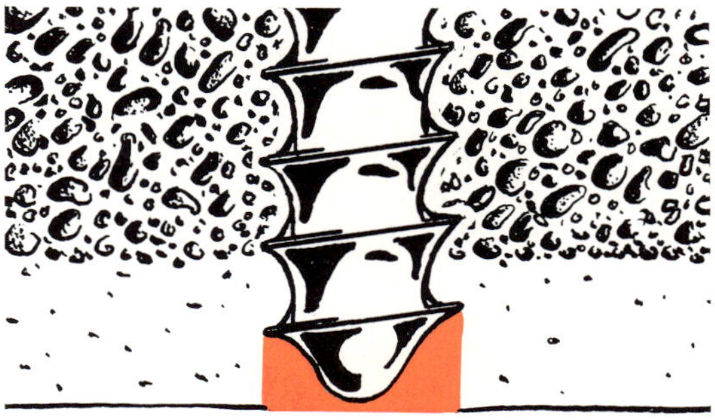

2.**8**
Für die Verankerung der Schraube ungenützter Knochenraum, wenn man die Schraubenspitze nicht 1–2 mm überstehen läßt.

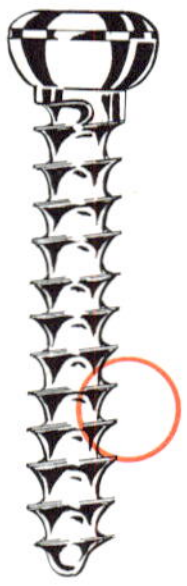

2.**9**
4,5 mm-Kortikalisschraube. Verwendung als Zugschraube s. Abb. 2.**25** ff. Passender Bohrer: 3,2-mm-Bohrer.

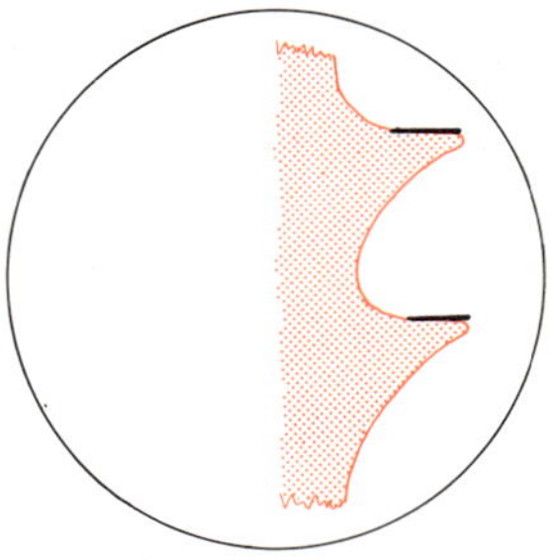

2.**10**
Das Schraubengewinde ist so beschaffen, daß es den beim Anziehen der Schraube entstehenden Druck im Gewindegang durch breite Auflageflächen weitergibt.

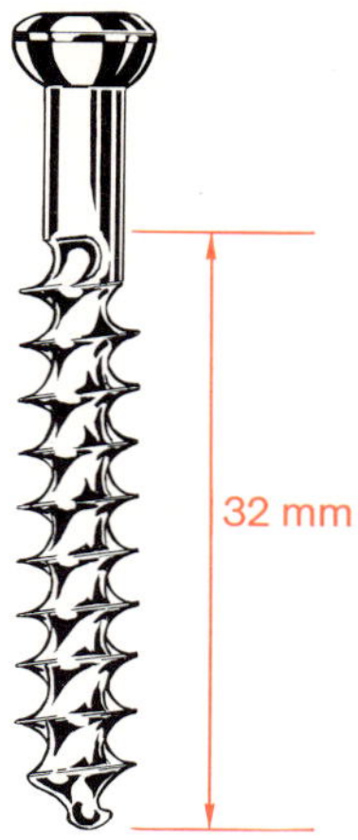

2.**11**
Langes Gewinde: Es gibt bei den Spongiosaschrauben kurze und lange Gewinde. Nach Möglichkeit werden Schrauben mit langem Gewinde verwendet.

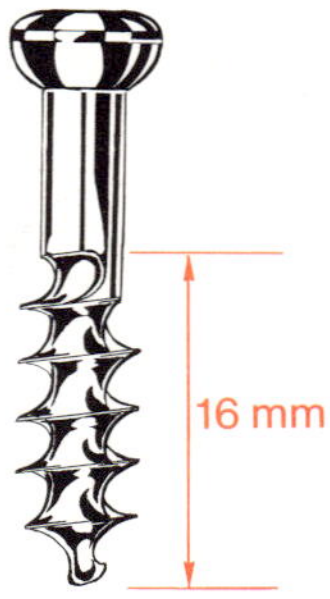

2.**12**
Kurzes Gewinde: Für besondere Situationen mit kleinen Fragmenten (Volkmannsches Dreieck an der Tibia, perkondyläre Frakturen) benötigt man gelegentlich das kurze Gewinde. Die kürzeste Spongiosaschraube ist 25 mm lang.

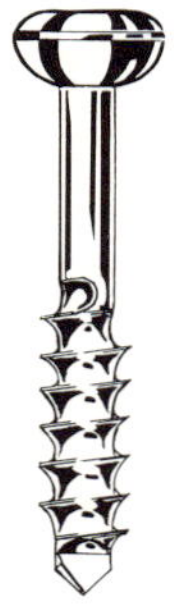

2.**13**
4,5-mm-Malleolarschraube. Passender Bohrer: 3,2-mm-Bohrer. Verwendung nur in spongiösem Knochen, wenn keine große Beanspruchung erwartet wird. Einsatz praktisch nur am medialen Knöchel bei guter Indikation.

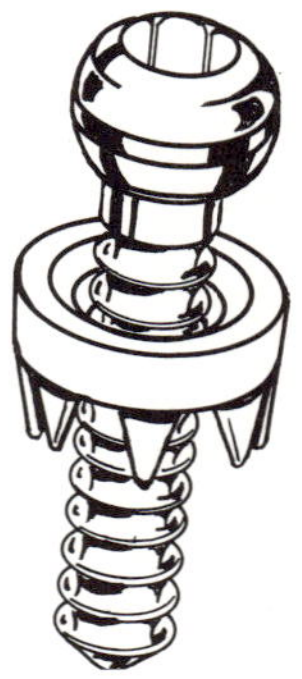

2.**14**
Gezahnte Unterlegscheiben ermöglichen die Fixierung von Weichteilen (Gelenkkapsel, Bänder) am Knochen, ohne zu breiten Drucknekrosen zu führen (s. Abb. 14.**14**).

Kortikalisschraube

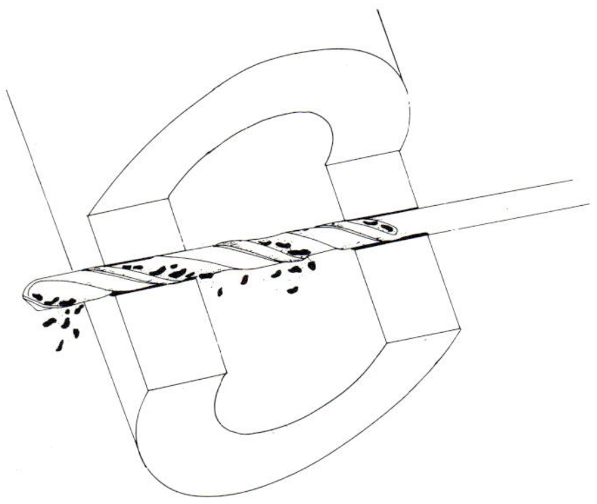

2.**15**
Vorbohren mit dem 3,2-mm-Bohrer. Das Bohrmehl wird aus den Bohrlöchern ausgeworfen.

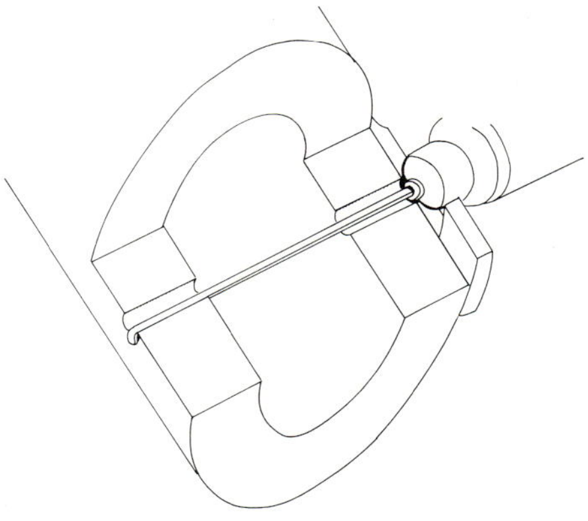

2.**16**
Bestimmen der Schraubenlänge mit der Schraubenmeßsonde.

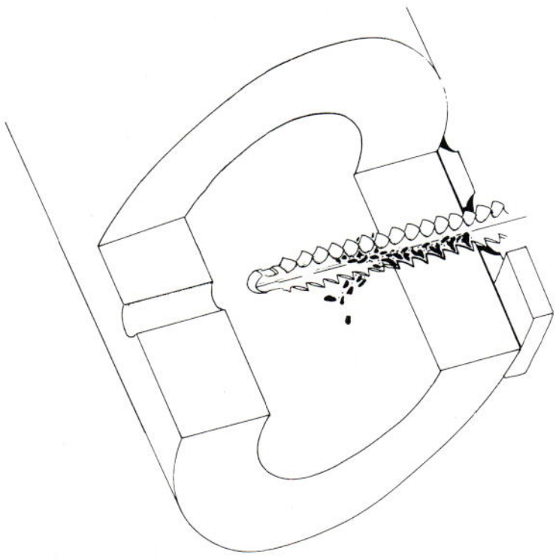

2.**17**
Gewindeschneiden: Die aus den Gewindegängen gefrästen Späne fallen zunächst in die Längsrille des Gewindeschneiders und werden dann aus dem Loch ausgeworfen. Zunehmend schwereres Drehen des Gewindeschneiders während des Schneidens wird durch Verklemmen dieser Späne verursacht, das kann zur Zerstörung des Knochengewindes führen. Durch eine halbe Rückumdrehung beseitigt man die verklemmten Schneidespäne.

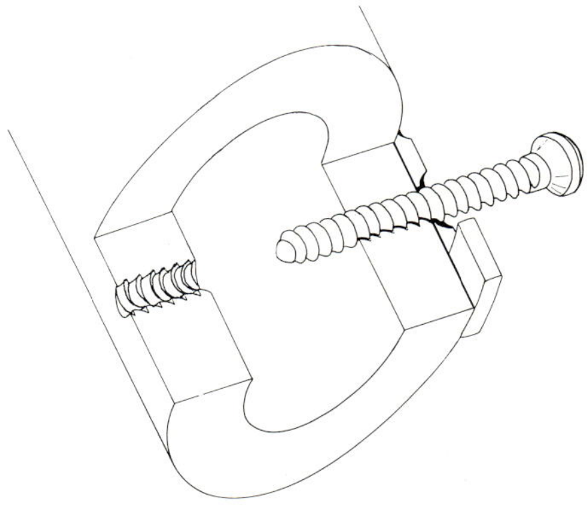

2.**18**
Die Schraube läßt sich leicht paßgenau in das vorbereitete Knochengewinde eindrehen.

Schanzsche Schraube

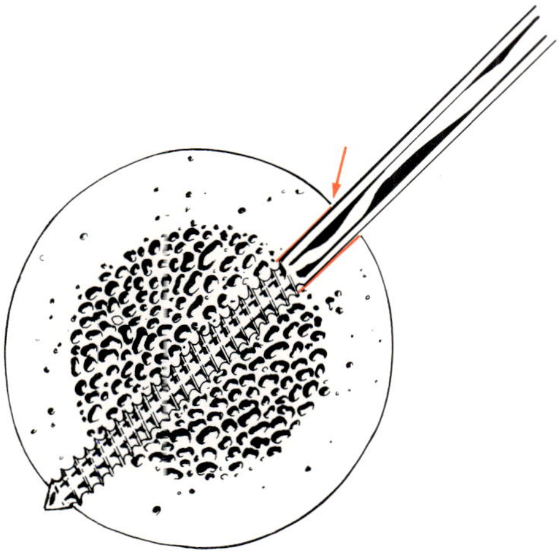

2.**19**

Wenn immer möglich sollte man Schanzsche Schrauben mit *kurzem Gewinde* einsetzen: Der volle Schraubenschaft formschlüssig in dem Bohrloch in der einen Kortikalis hat eine wesentlich höhere Biegefestigkeit als ein Gewinde in diesem Bereich.
Das gilt aber nur, wenn eine relativ dicke Kortikalis vorhanden ist, wie z. B. an der Tibia und wenn der Knochenrohrdurchmesser größer ist als die Gewindelänge.

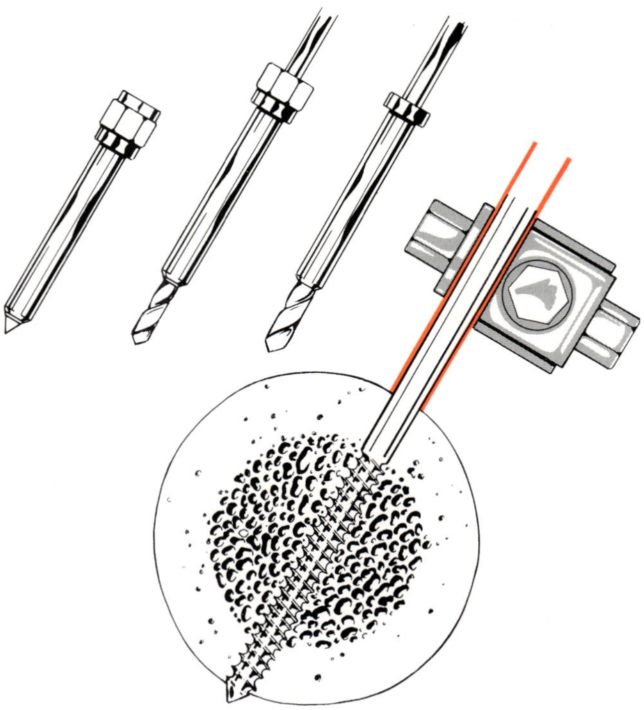

2.**20**

Der exakte Sitz wird durch ein ineinander passendes Dreifachset von Troikar und Bohrbüchsen ermöglicht, durch welches man die erforderlichen Bohrlöcher von 3,5 bzw. 4,4 mm zentrisch anlegen und auch die Schraube eindrehen kann, ohne beim jeweiligen Wechsel das Bohrloch zu verlieren.

Spongiosaschraube

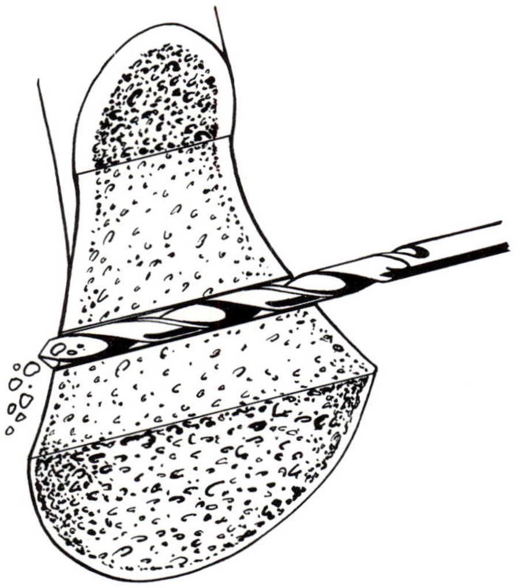

2.**21**
3,2-mm-Bohrer.

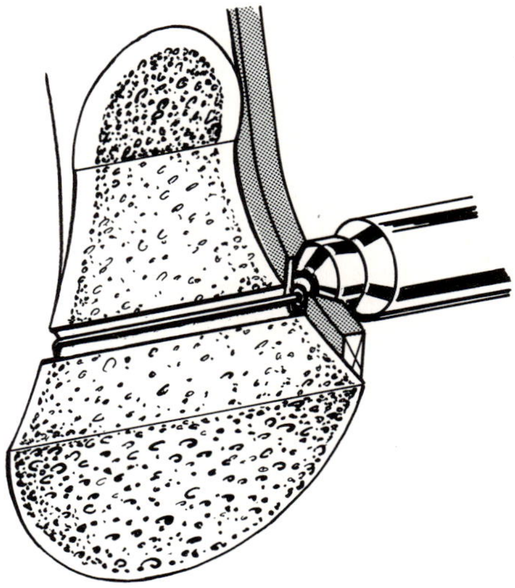

2.**22**
Bestimmen der Schraubenlänge.

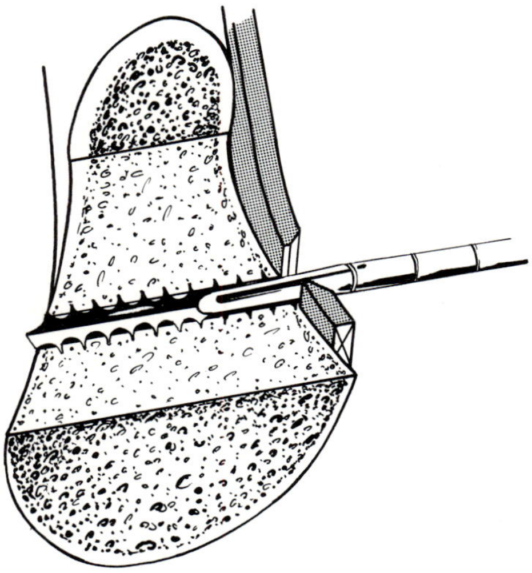

2.**23**
Spongiosagewindeschneider (mit Skala zur Kontrolle der gemessenen Schraubenlänge).

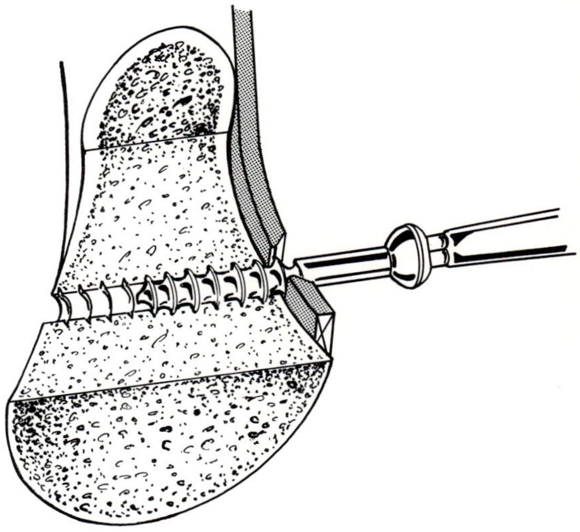

2.**24**
Schraube (ca. ½ Gewindegang) = 1–2 mm überstehend (s. Abb. 2.**6**).

Zugschrauben

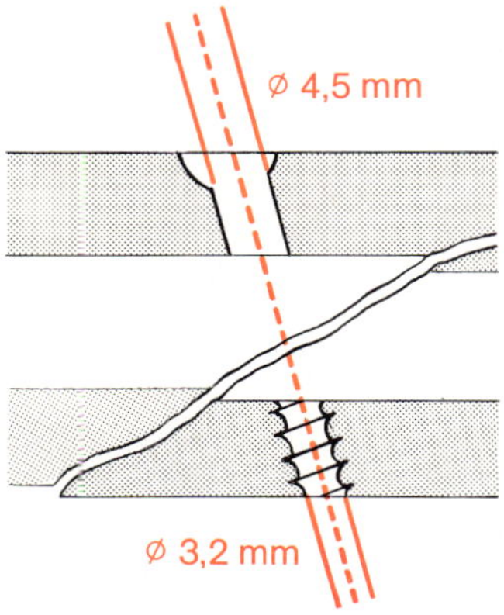

2.**25**
Die entsprechende Anwendung . . .

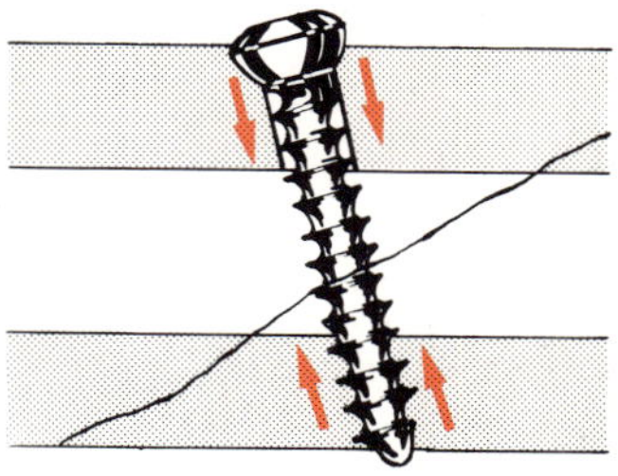

2.**26**
. . . macht aus der normalen *Kortikalisschraube* eine *Zugschraube.*

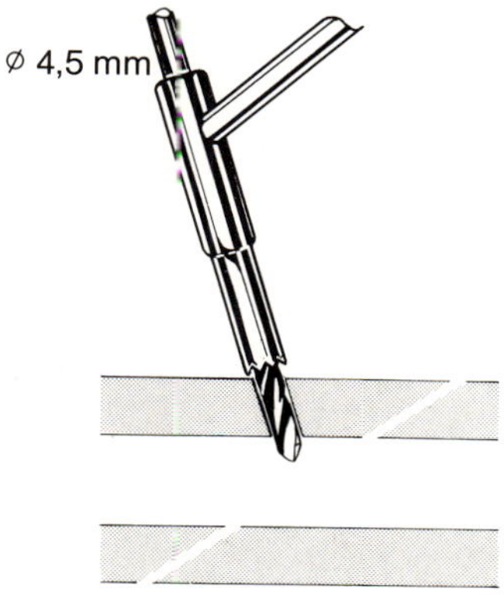

2.**27**
Beginn mit dem 4,5-mm-Bohrer.

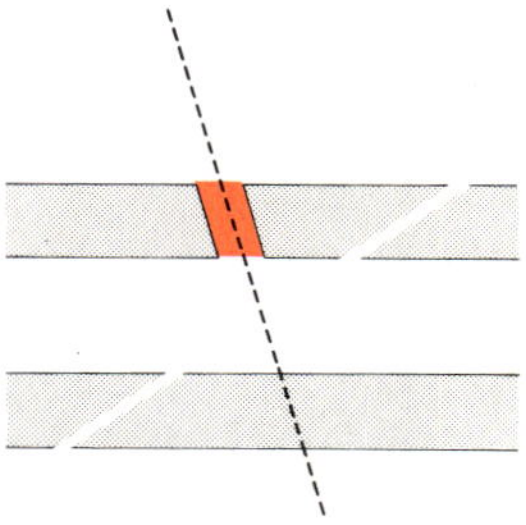

2.**28**
Die Führungshülse sorgt für richtige Zentrierung des Bohrloches in der gegenüberliegenden Kortikalis, so daß sich die Schraube nicht verklemmen kann.

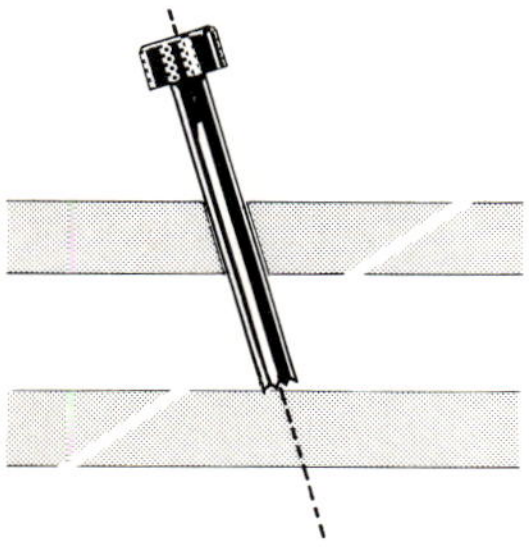

2.**29**
Nur *eine* Kortikalis wird durchbohrt.

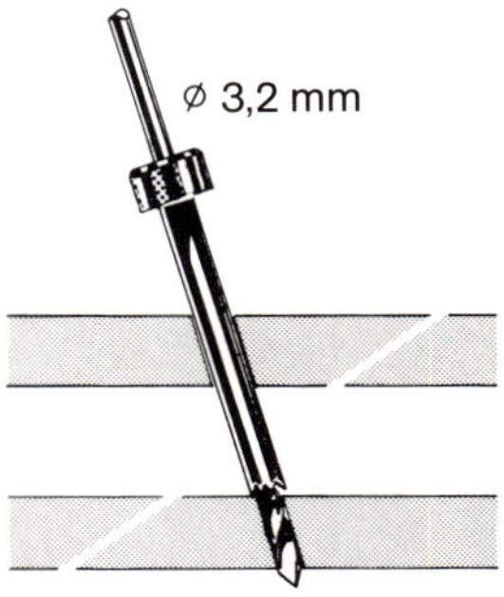

2.**30**
Verwendung des 3,2-mm-Bohrers.

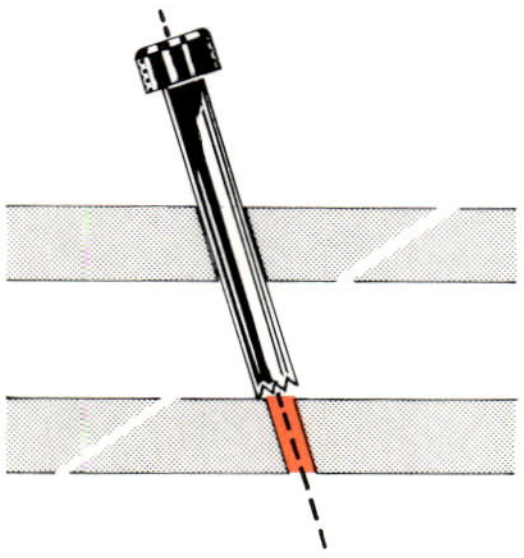

2.**31**
Die Bohrhülse wird entfernt.

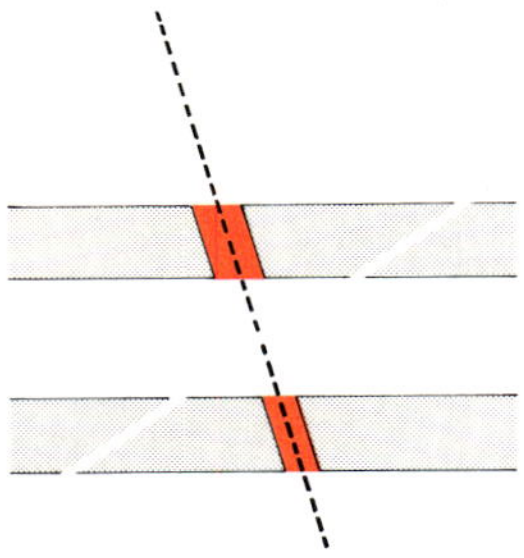

2.32
Es bestehen nun zwei miteinander zentrische Bohrlöcher in den Kortikales. Das erste hat einen Durchmesser, der größer ist als das Schraubengewinde, so daß die Schraube hier glatt durchgleitet.

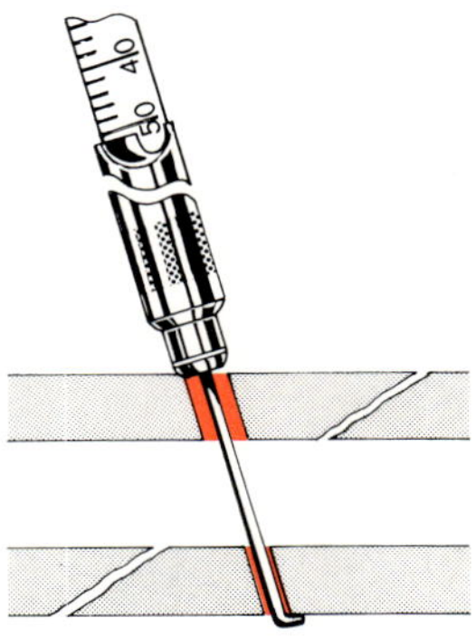

2.33
Messen der Schraubenlänge vor dem Gewindeschneiden, damit man mit dem Gerät nicht ein etwa schon geschnittenes Gewinde im Knochen beschädigt.

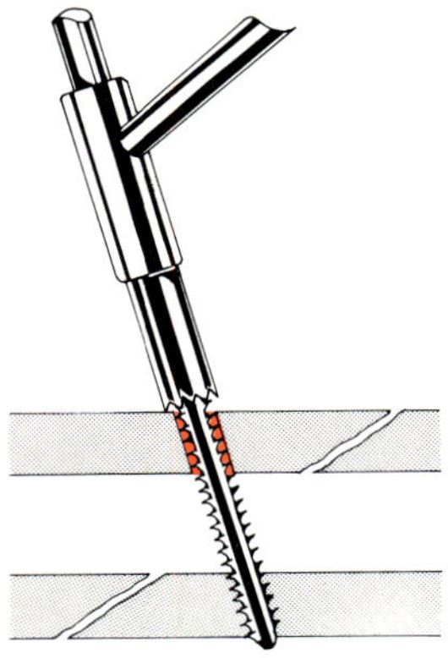

2.34
Gewindeschneiden.

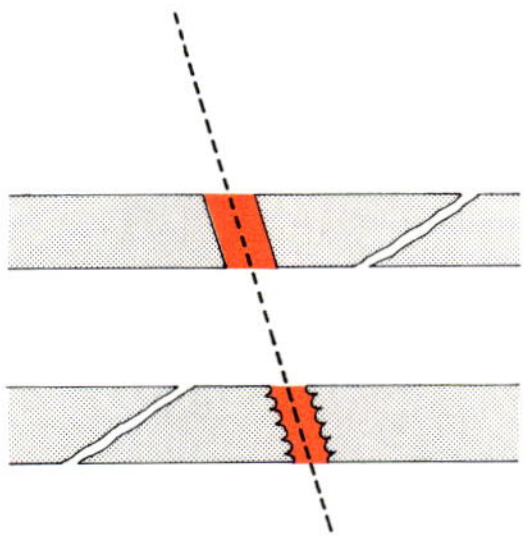

2.35
Nur im zweiten Bohrloch ist ein Gewinde entstanden, nur hier kann auch die Schraube fassen.

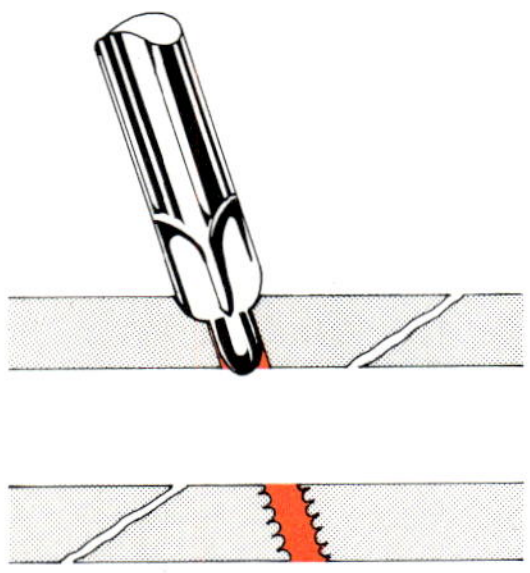

2.36
Mit der Kopffräse erreicht man eine breitere Auflagefläche für den Schraubenkopf auf dem Knochen.

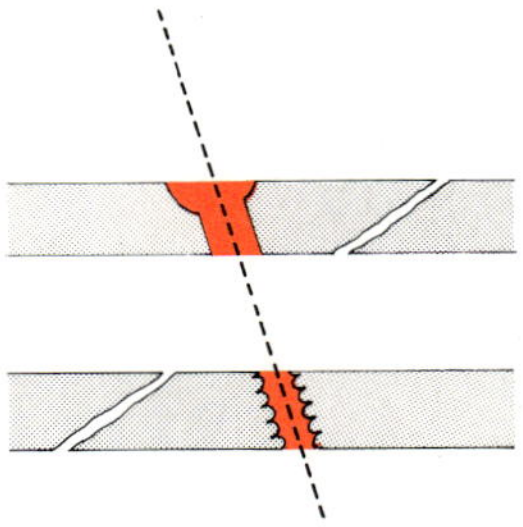

2.37
Die Schraube muß sich so nicht nur gegen die Kante des Bohrloches abstützen. Zu beachten ist, daß man nicht zu tief ausfräst, damit nicht die Kortikalis zu dünn wird und beim Anziehen der Schraube einbricht.

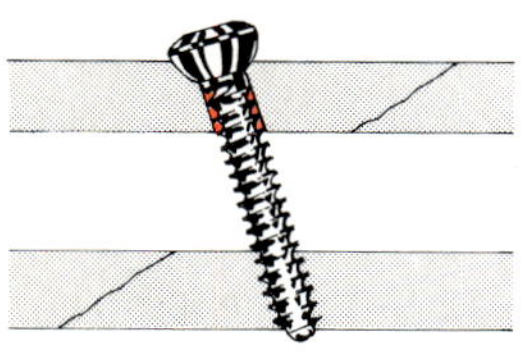

2.38
Beim Anziehen der Schraube pressen sich die beiden Fragmente aufeinander.

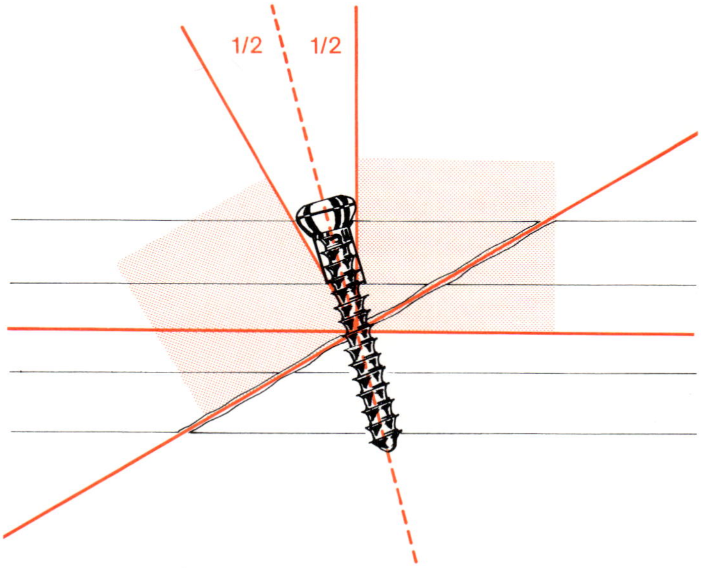

2.**39**
Die Richtung der Zugschraube ist die Winkelhalbierende zwischen den Senkrechten auf die Fraktur und der Senkrechten auf die Schaftachse.

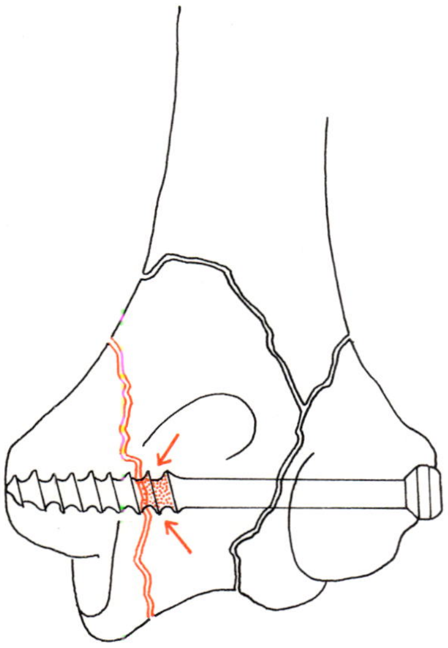

2.**40**
Spongiosaschraube als Zugschraube: Bei Verwendung einer Spongiosaschraube mit langem Gewinde wird der Frakturspalt vom Gewinde nicht vollständig überquert, und es kommt zu einer Sperrwirkung.

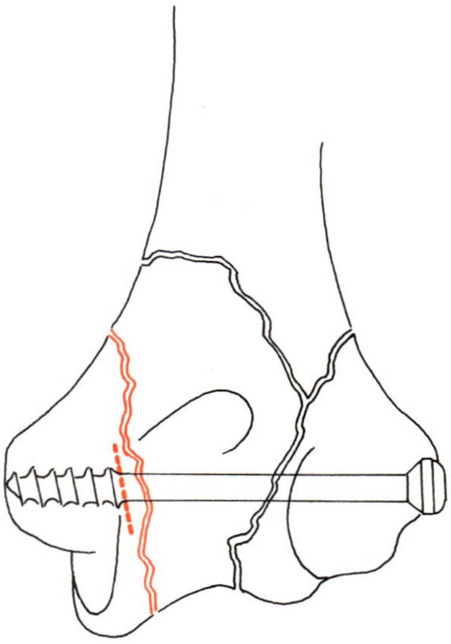

2.**41**
Spongiosaschraube als Zugschraube: Nimmt man bei der gleichen Fraktur eine Spongiosaschraube mit kurzem Gewinde, so überquert dieses den Frakturspalt, es entsteht interfragmentärer Druck.

2.**42**
Die Verwendung von Malleolar-, Spongiosa- und Navikulareschrauben in Bereichen mit kräftiger Kortikalis ist riskant: Das in die Kortikalis geschnittene Gewinde zum Eindrehen der Schraube wächst um den glatten Schaft wieder zu. Beim *Entfernen* der Schraube kann das Schraubengewinde nicht mehr durch die Kortikalis zurück und dreht leer oder bricht ab.

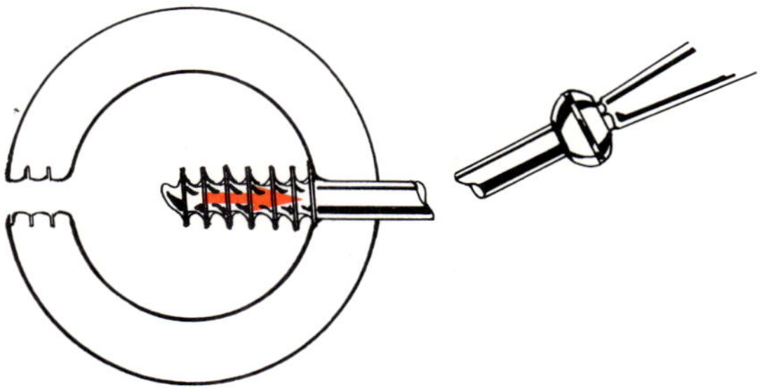

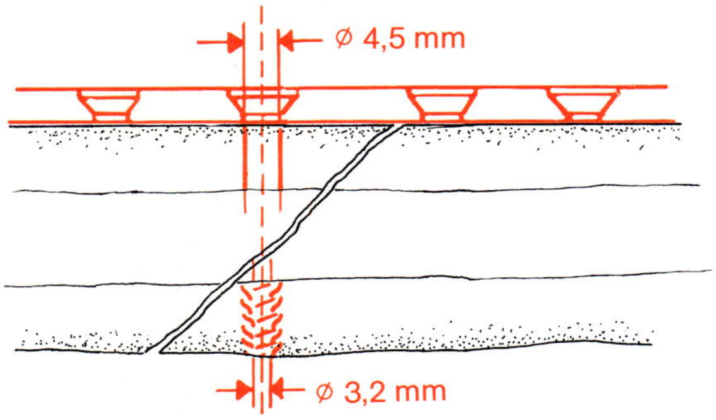

2.**43**
Auch durch eine Platte hindurch läßt sich ohne Schwierigkeiten eine Kortikalisschraube als Zugschraube anlegen, falls man nur eine Neutralisationsplatte anlegen kann. Hier erzeugt dann die Zugschraube den interfragmentären Druck, und die Platte dient lediglich als innere Schienung. Bei Rundlochplatten kann die Schraube allerdings nur in senkrechter Richtung durch das Plattenloch geführt werden. Die Winkelhalbierende (s. Abb. 2.**39**) zwischen Frakturebene und Knochenschaftachse ist somit kaum zu treffen.

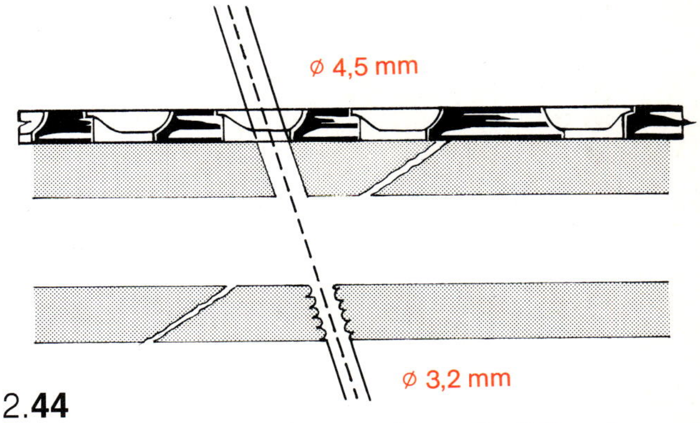

2.**44**
Bei Gleitlochplatten dagegen kann die Schraube auch schräg angelegt werden.

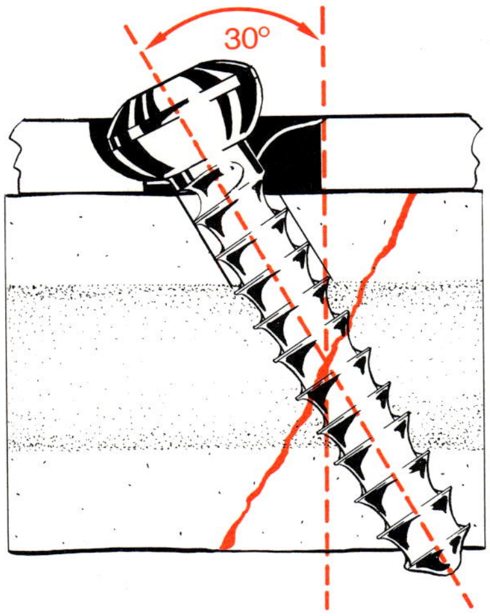

2.**45**
Der Winkel der Schrägrichtung kann bis zu 30 Grad in Längsrichtung betragen (nicht bei Rundlochplatten!).

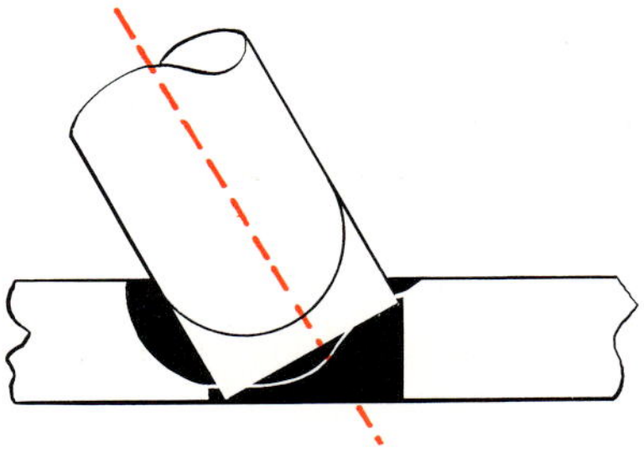

2.**46**
Der runde Kopf der Schraube schmiegt sich auch bei schräger Lage ohne Kantendruck in das entsprechend geformte Plattenloch ein.

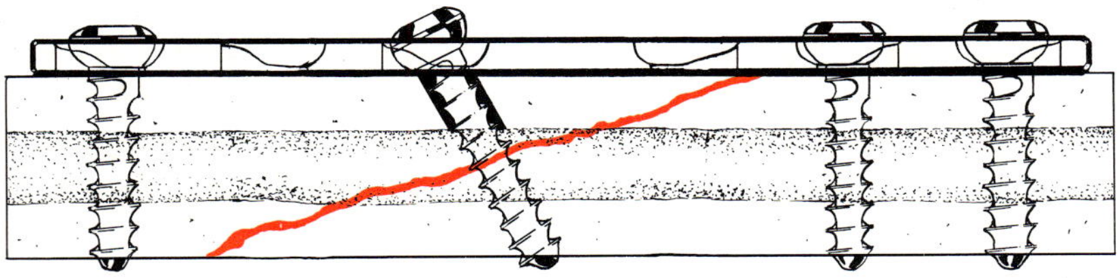

2.**47**
Auch durch ein Plattenloch hindurch kann bei den Langlochplatten die Forderung nach Abb. 2.**39** erfüllt werden.

Abgebrochene Schraube

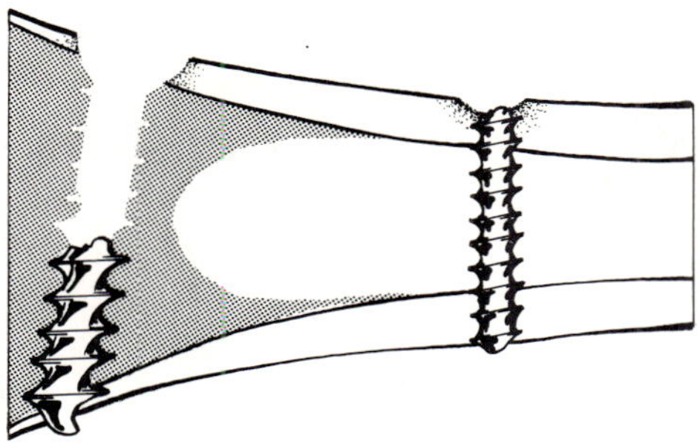

2.48
Abgebrochene Schrauben in der Tiefe und an der Oberfläche.

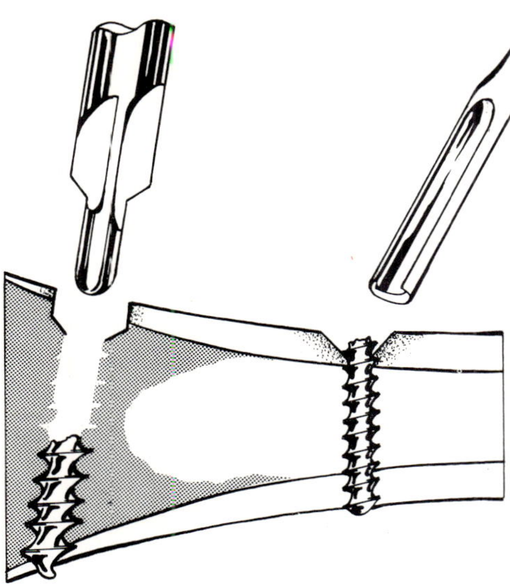

2.49
Die Kanäle der abgebrochenen Schrauben werden mittels kleinem Hohlmeisel oder Kopfraumfräse dargestellt.

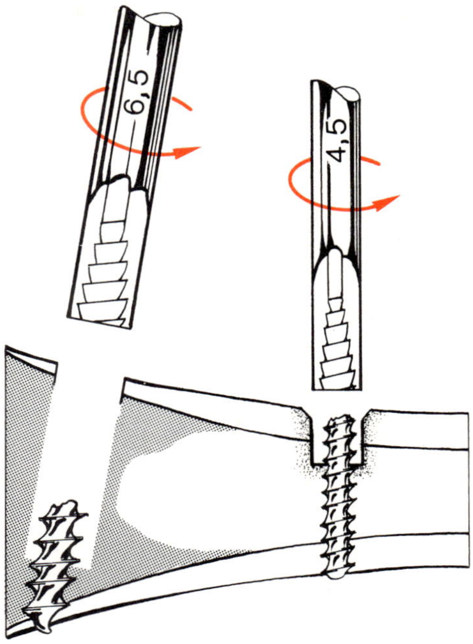

2.50
Ein Zentrierbolzen in der Hohlfräse führt die Fräse in der richtigen Achse auf das Schraubenfragment.

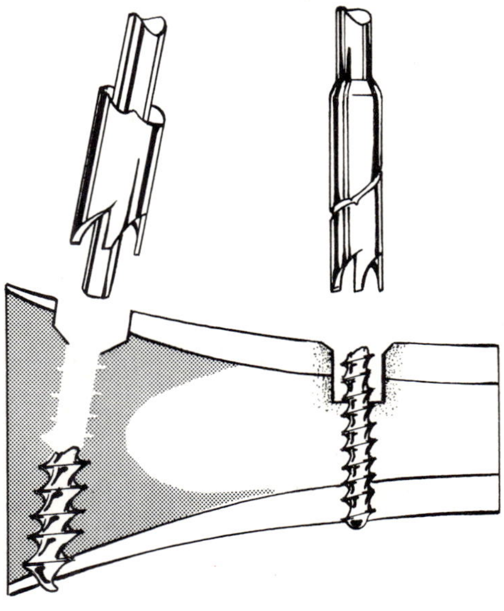

2.51
Für die verschiedenen Schraubendurchmesser stehen Extraktionsbolzen in den Größen 3,5/4,5/6,5 mm Durchmesser zur Verfügung.

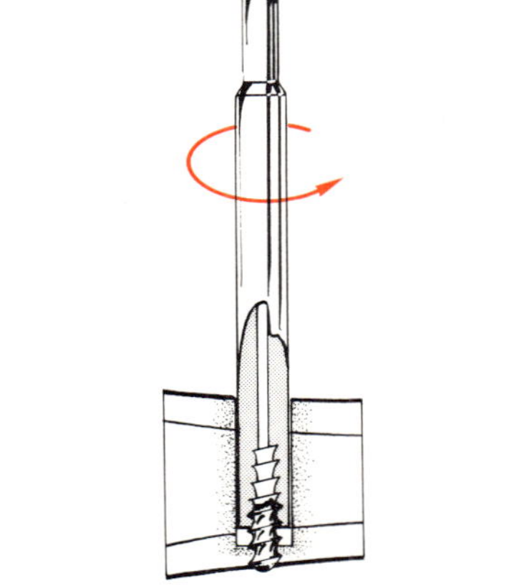

2.52
Der Extraktionsbolzen wird auf den Schraubenkopf gedrückt und gleichzeitig mit einer *Linksdrehung* der Schraubenrest herausgedreht.

Platten

Prinzip

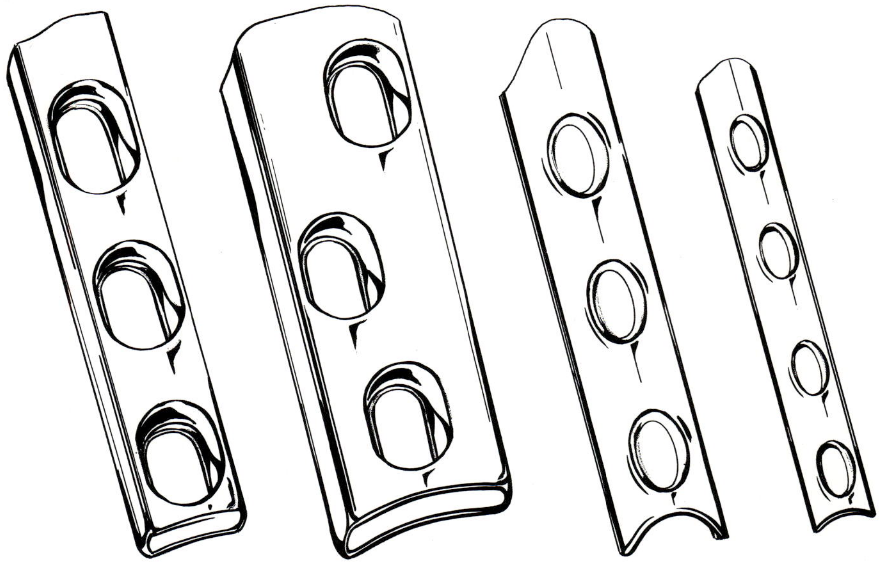

2.**53**

Schmale Platten werden vornehmlich an Unterarm und Unterschenkel verwendet. Breite Platten kommen ausschließlich am Oberarm, in Ausnahmefällen auch am Oberschenkel zur Anwendung, obwohl hier Winkelplatten vorzuziehen sind, wenn keine intramedulläre Nagelung möglich ist.

Halbrohrplatten werden in besonderen Fällen am Unterarm sowie in allen Situationen verwendet, wo eine schmale Platte zuviel Platz wegnimmt. Die Halbrohrplatte ist eine schwache Platte, sie sollte immer nur im Sinne einer Zuggurtung eingesetzt werden, nie als Neutralisationsplatte.
Drittelrohrplatten kommen vor allem am Außenknöchel zum Einsatz.

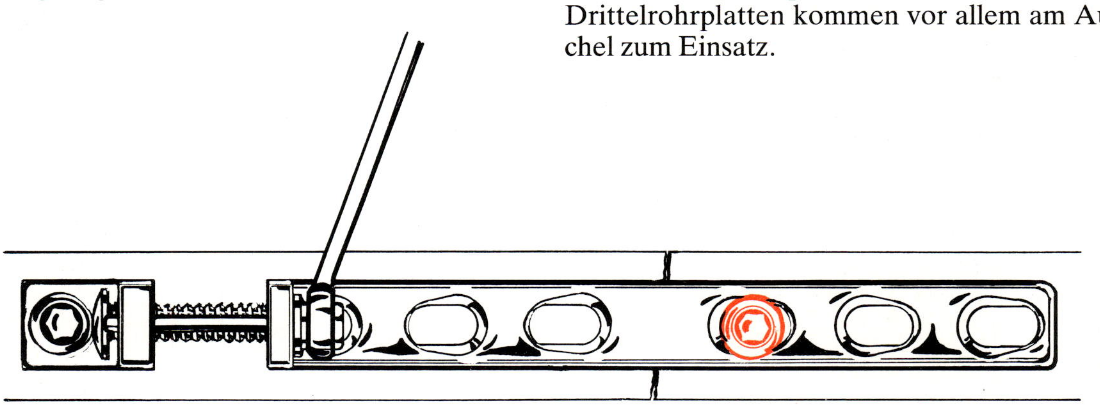

2.**54**

Die erste Schraube zur Fixierung der Platte muß *frakturnah* eingesetzt werden.

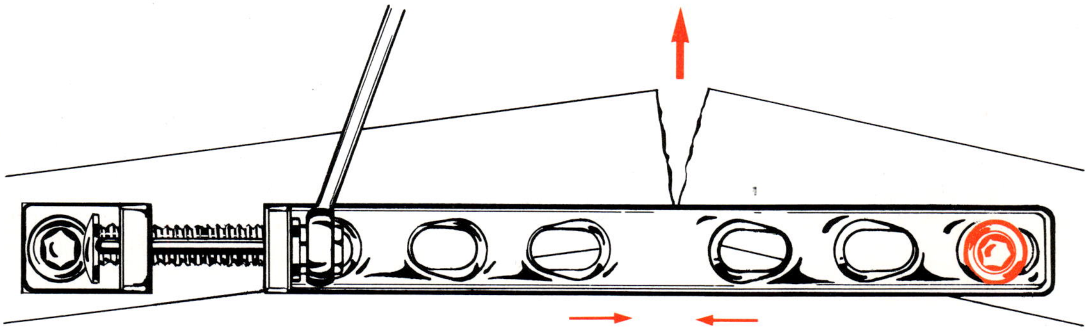

2.**55**

Mißachtet man diese Regel, so weichen die Fragmente beim ersten Spannen der Platte seitlich (oder wie in Abb. 2.**57** aus, ohne daß ein wesentlicher interfragmentärer Druck entsteht.

2.**56**
Auch bei der Gleitlochplatte müssen die Spannschrauben zuerst und frakturnah eingesetzt werden.

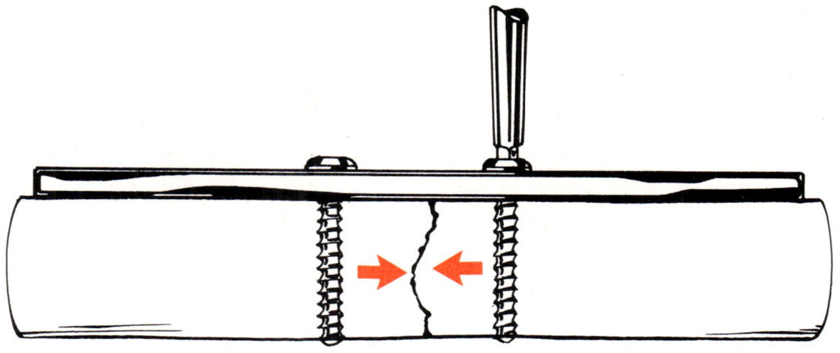

2.**57**
Beim Spannen durch *enden*nah eingesetzte Schrauben weichen die Fragmente aus. Man kann diese Erscheinung jedoch auch im positiven Sinn zu vermehrtem interfragmentärem Druckaufbau einsetzen, wenn man analog Abb. 2.**60** und 2.**61** verfährt.

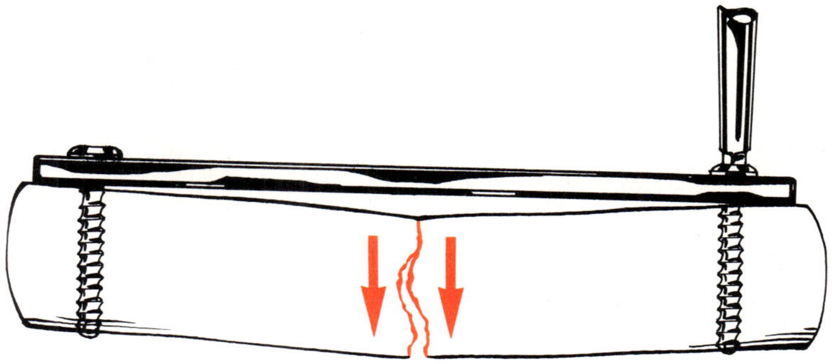

2.**58**
Legt man eine Platte auf eine konkav gewölbte Knochenfläche, welche gebrochen ist, und zieht den tiefsten Punkt im Bereich der Fraktur mittels einer Schraube gegen die Platte . . .

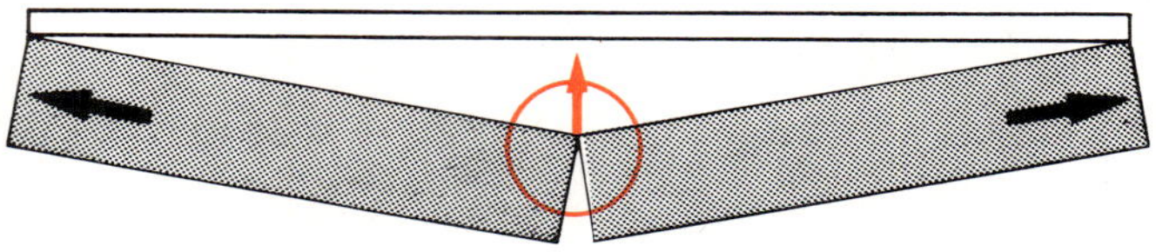

2.**59**
. . . so schiebt sich der Knochen über die Plattenenden hinaus. Die Fragmente legen sich im Bruchspalt ohne Druck aneinander.

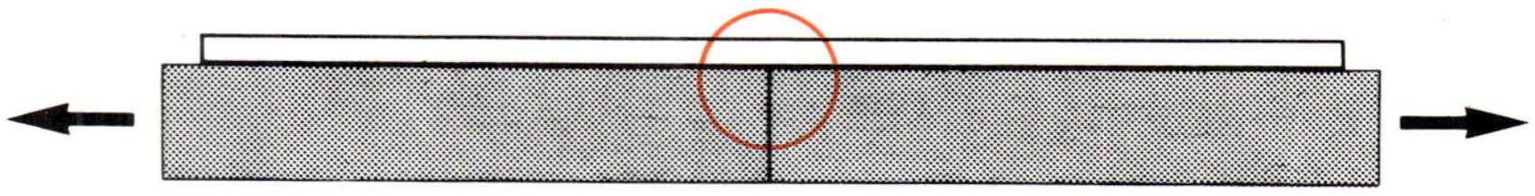

2.**60**
Hindert man dagegen vorher den Knochen durch Schrauben an den Plattenenden daran, daß er ausweicht, und . . .

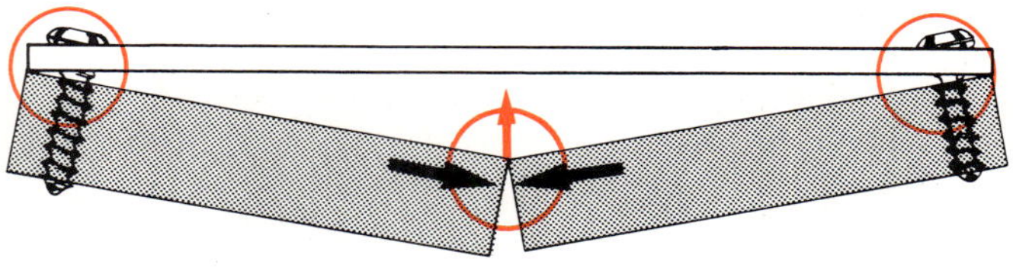

2.**61**
. . . zieht man die mittlere Schraube an, so muß im Frakturgebiet Druck entstehen

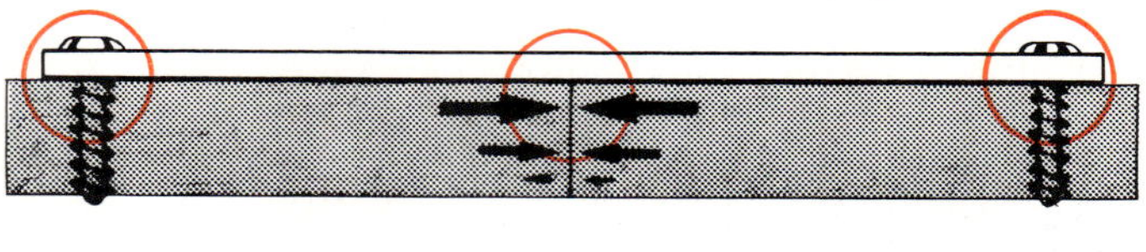

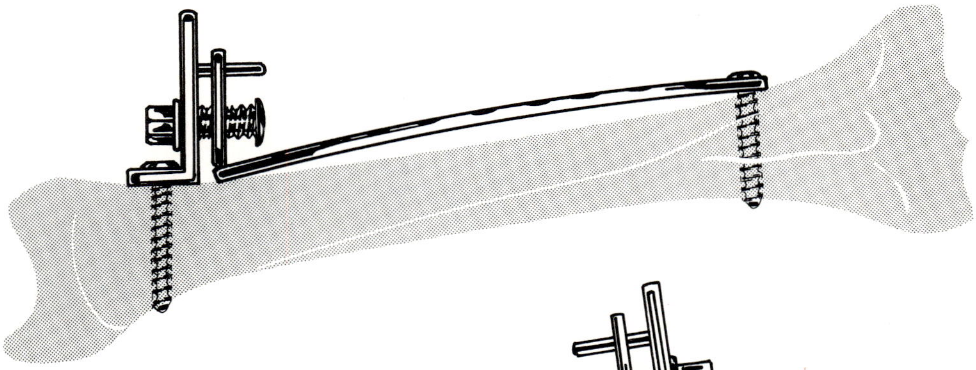

2.**62**
Ein wichtiges Element der Druckosteosynthese bei Platten ist das *„Hohlbiegen"* der Platte vor dem Anlegen.

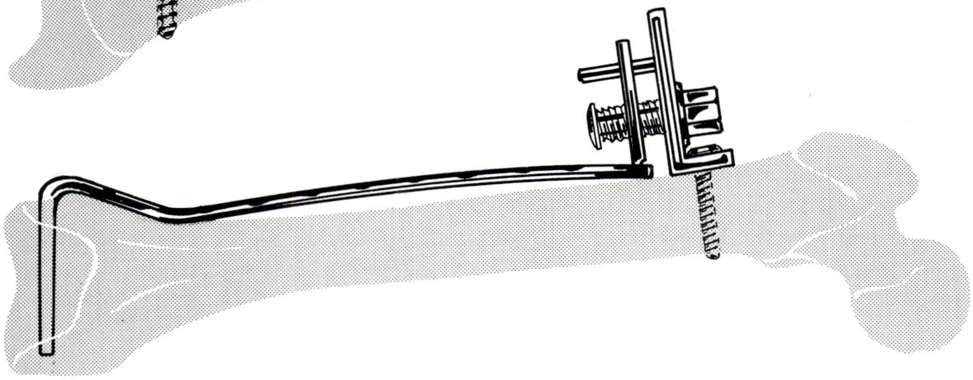

2.**63**
Am geraden Schaftknochen kann für z. B. eine 10-Loch-Platte als *Faustregel* gelten: Abstand der Plattenmitte im Bereich der Fraktur etwa 5 mm.

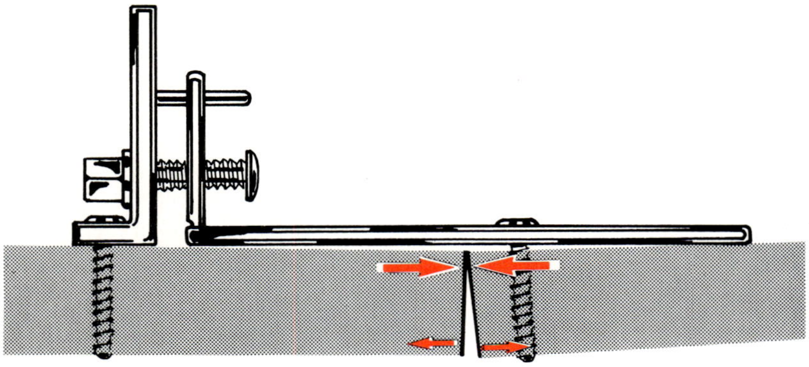

2.**64**
Wird eine nicht hohlgebogene Platte gespannt, so schließt sich der Frakturspalt unter der Platte, es entsteht hoher Druck. Kein Druck oder sogar Klaffen des Frakturspaltes auf der der Platte gegenüberliegenden Frakturseite.

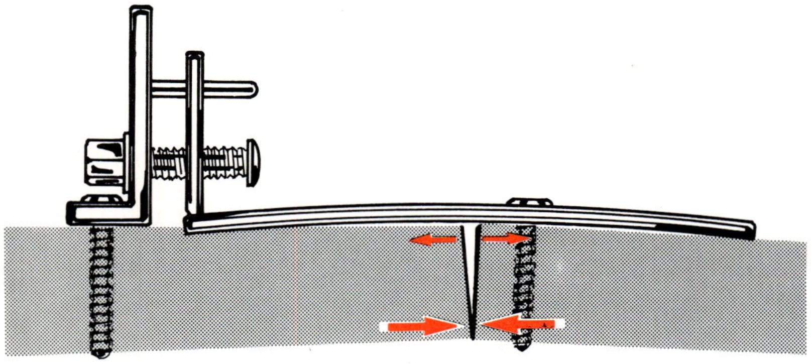

2.**65**
Beim Spannen einer hohlgebogenen Platte entsteht zunächst auf der der Platte abgewandten Seite des Frakturspaltes Druck.

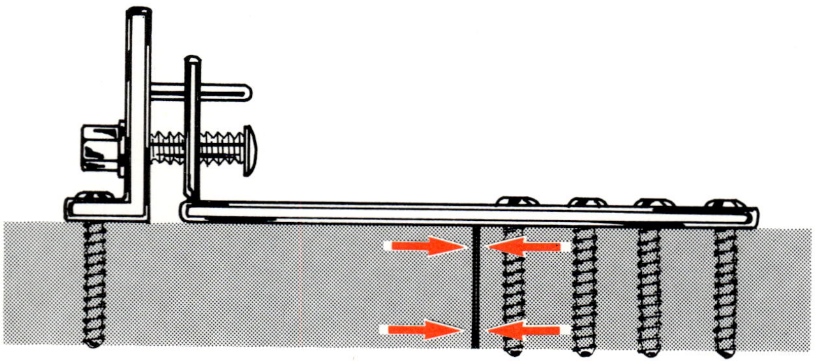

2.**66**
Beim weiteren Spannen erfolgt dann ein über die gesamte Frakturfläche gleichmäßig verteilter Druckaufbau.

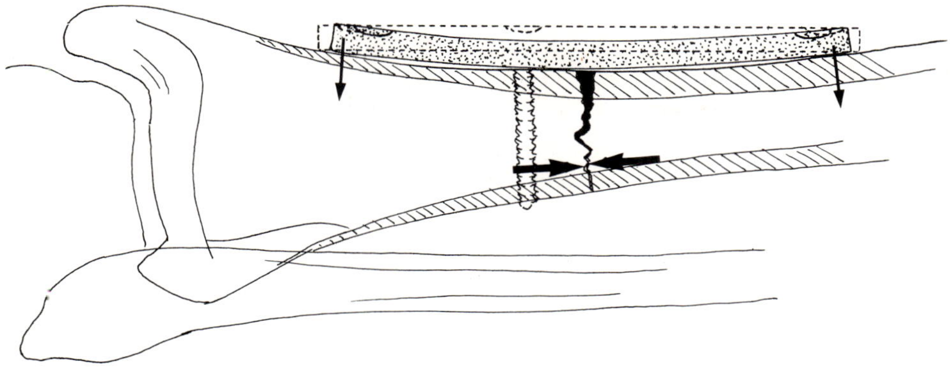

2.67
Auf konkaven Knochenflächen läßt sich die Eigenelastizität der Platte auch ohne Hohlbiegen zur gleichmäßigen Druckerzeugung auf der *gesamten* Frakturfläche ausnützen. Versucht man die Mitte einer geraden Platte auf eine konkave Fläche zu ziehen, so üben die Plattenenden Druck auf den Knochen aus, der Frakturspalt schließt sich zwar auf der gegenüberliegenden Seite, klafft aber direkt unter der Platte.

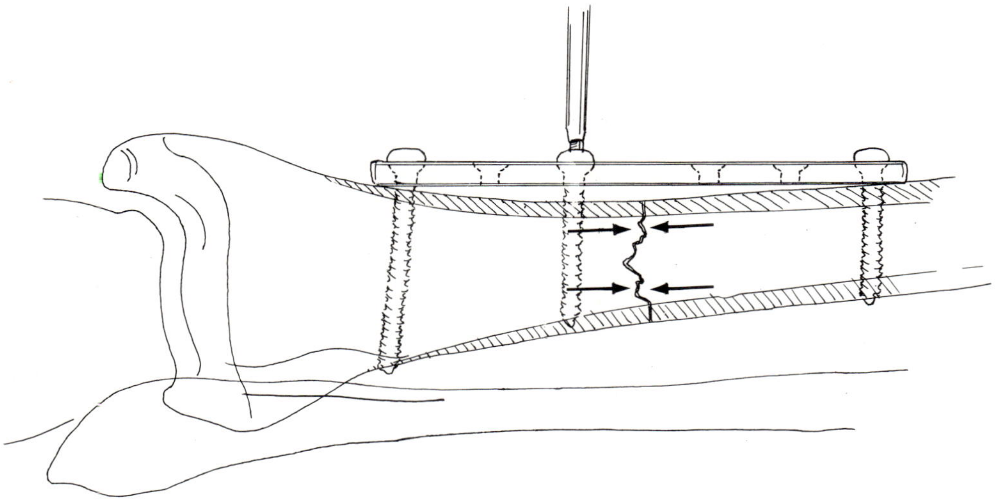

2.68
Kombiniert man nun diese beiden Vorgänge, so tritt im Frakturspalt interfragmentärer Druck auf.

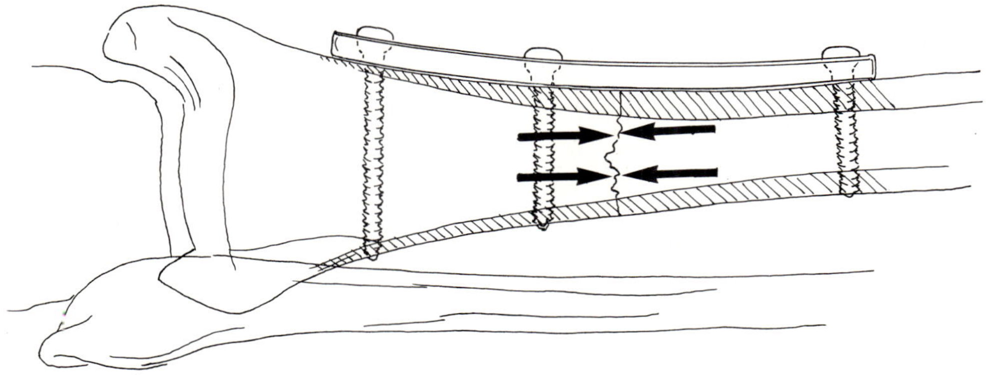

2.69
Interfragmentärer Druck durch die scheinbare Verkürzung der Platte *plattennah* und durch die innere Spannung der sich biegenden Platte via hebelnden Druck an den Plattenenden *plattenfern*.

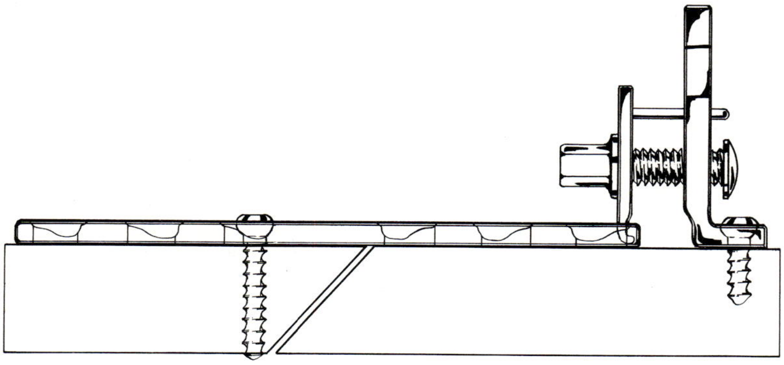

2.**70**
Auch Schrägfrakturen können durch eine Plattenosteosynthese unter Kompression gebracht werden. Entscheidend für das Gelingen der Kompression ist jedoch, auf welcher Seite man die Platte anlegt. Übt man bei einer derart montierten Platte Druck aus, dann kommt es unvermeidlich zu einem Abgleiten der Fragmente.

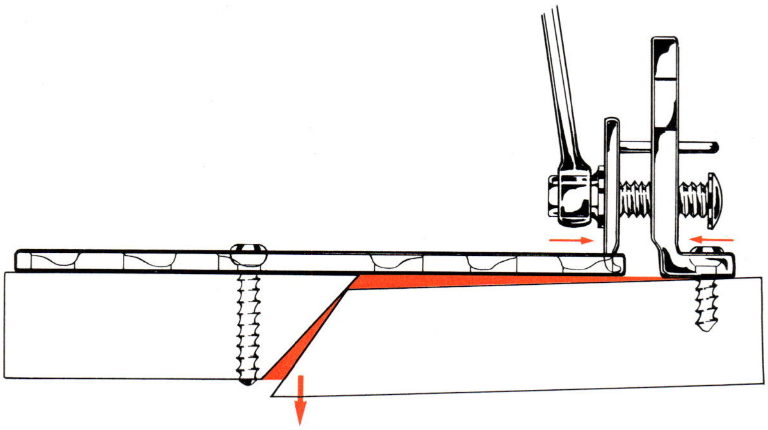

2.**71**
Abgleiten der Fragmente, Dislokation, ein interfragmentärer Druck kann nicht entstehen.

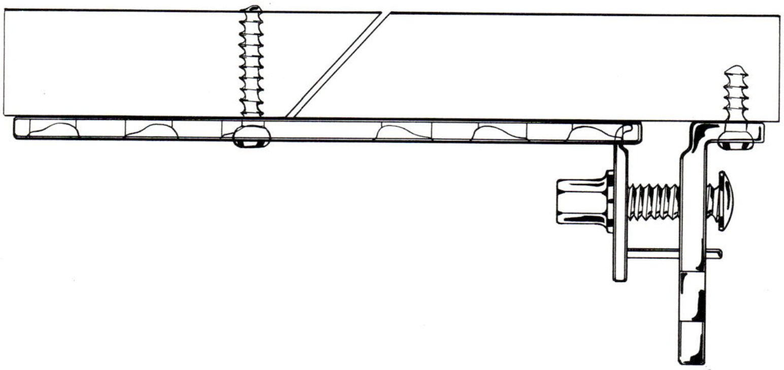

2.**72**
Montiert man die Platte jedoch auf der Gegenseite, so bilden Gegenfragment und Platte eine Gabel, in welche sich die Spitze des gezogenen Fragments hineindrücken kann.

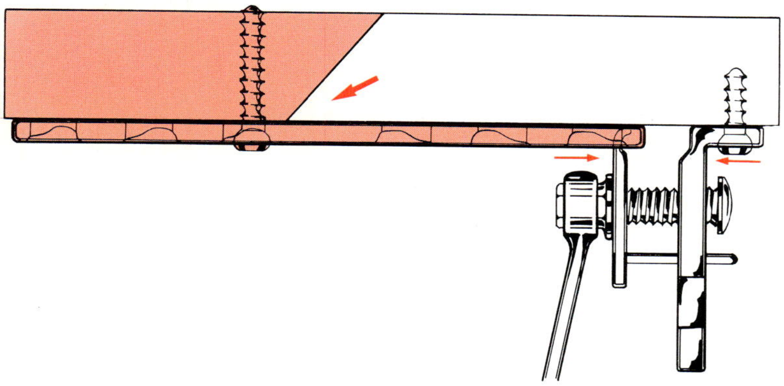

2.**73**
Kompression, keine Dislokation.

Fehler bei der Plattenosteosynthese

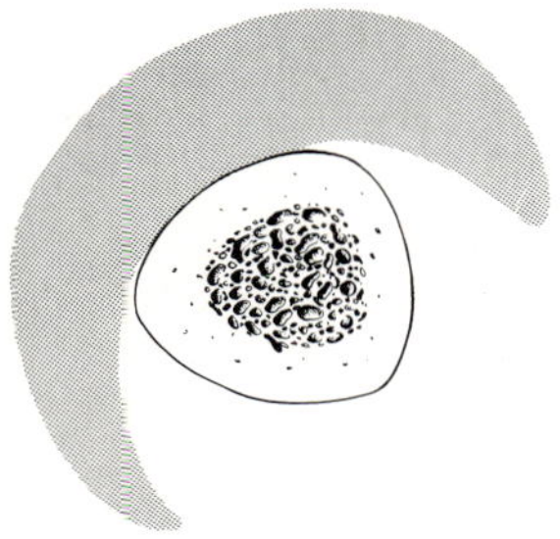

2.**74**
Die *Weichteile* werden zu *mehr als ½ des Umfanges* vom Knochen abgelöst.

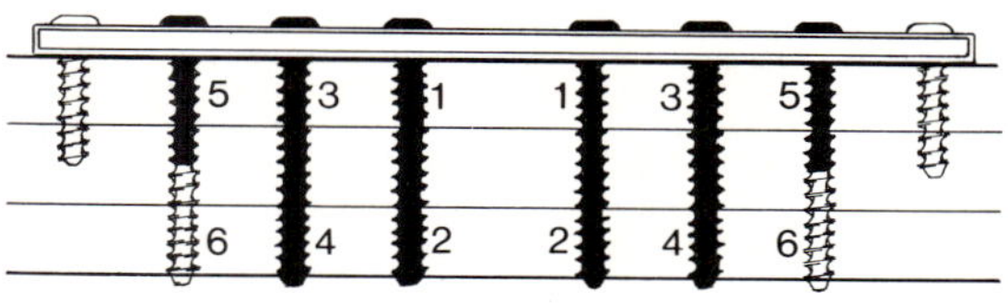

2.**75**
Die *Platte* ist *zu kurz:* Es sollen wenigstens 5–6 Kortikales sicher von Schraubengewinden auf jeder Frakturseite gefaßt sein. Da die Schrauben am Plattenende an Schaftknochen nur durch eine Kortikalis gehen sollen, ergibt sich hierdurch allein schon eine längere Platte, als man zunächst annimmt.

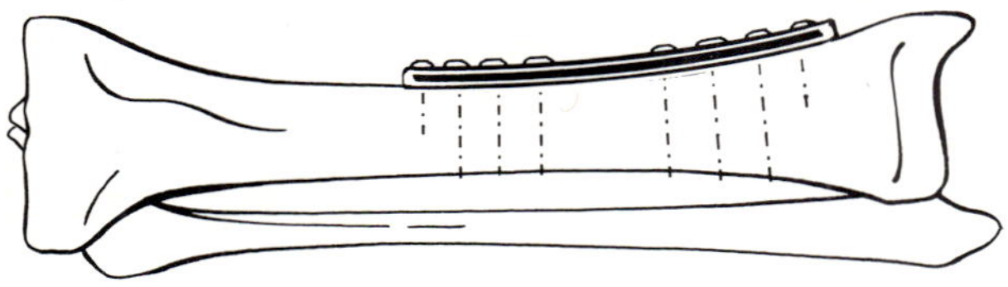

2.**76**
Die *Platte* ist *zu massiv* und fordert zuviel Raum (s. Kompartmentsyndrom) und führt zu Durchblutungsstörungen. Deshalb z. B. keine breite Platte an der Tibia.

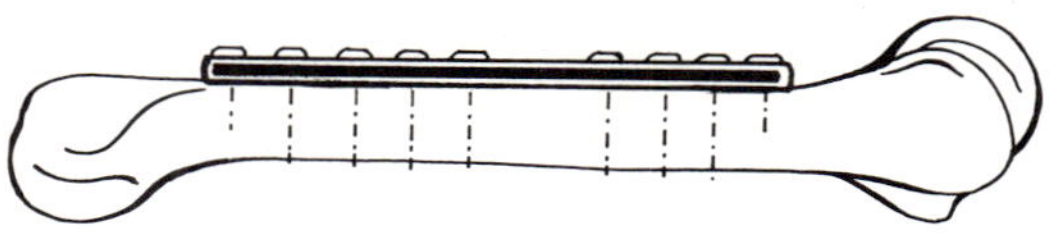

2.**77**
Die *Platte* ist *zu schwach.* Den Humerus kann und soll man mit einer breiten Platte stabilisieren. Hier sind keine Durchblutungsstörungen durch Raumnot zu befürchten.

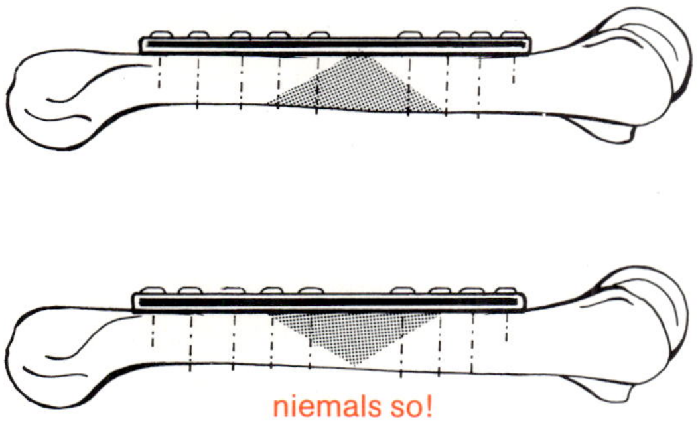

2.**78**
Die *Platte devastiert* zuviel Knochen. Sie darf nicht über die Basis eines Biegungskeiles gelegt werden. Dies ist schon bei der Wahl des Zugangsweges u. U. zu bedenken. Es ergeben sich überlange Heilungszeiten mit der Gefahr des Ermüdungsbruches der Platte.

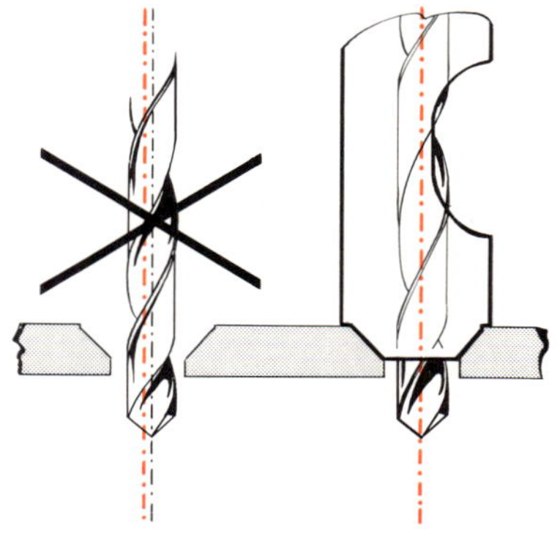

2.**79**
*Keine Kompressions*osteosynthese durch Spannen der Platte oder Zugschrauben. Oder Aufhebung der zunächst erreichten Kompression durch Verzicht auf die richtige Zentrierbohrbüchse oder dadurch, daß die Platte auf der konkaven Seite des Knochens angelegt wird.

Halbrohrplatte

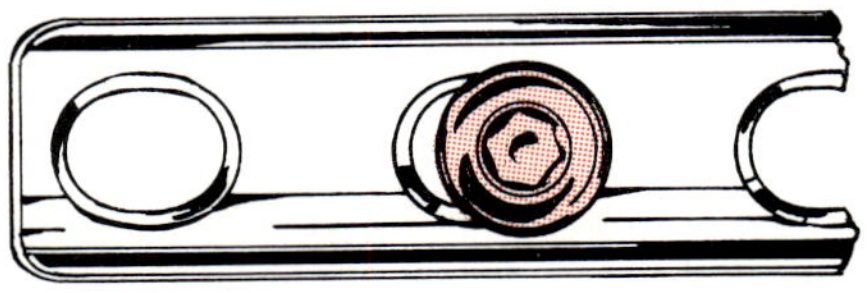

2.**80**
In der Halbrohrplatte sind die Löcher oval (nicht zu verwechseln mit dem Gleitloch). Sie kann innerhalb gewisser Grenzen ähnlich der Gleitlochplatte allein durch exzentrisches Setzen der Schrauben gespannt werden.

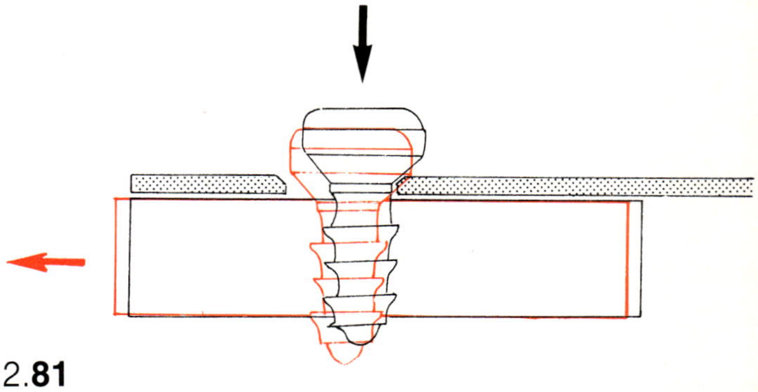

2.**81**
Wenn man sich die Platte als feststehend denkt, muß eine exzentrisch angelegte Schraube beim Einsenken des Kopfes in das Schraubenloch zur Lochmitte hin wandern und das mit ihr verbundene Fragment mitnehmen.

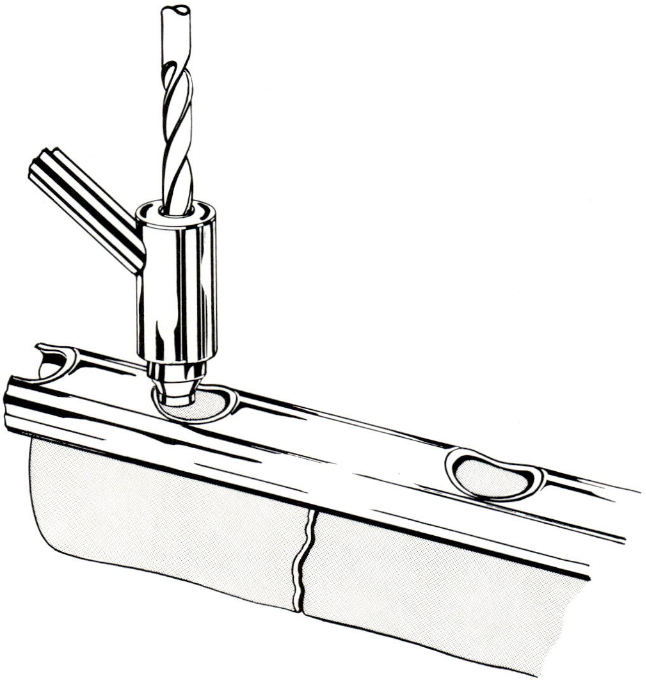

2.**82**
Das erste Loch wird frakturnah gebohrt.

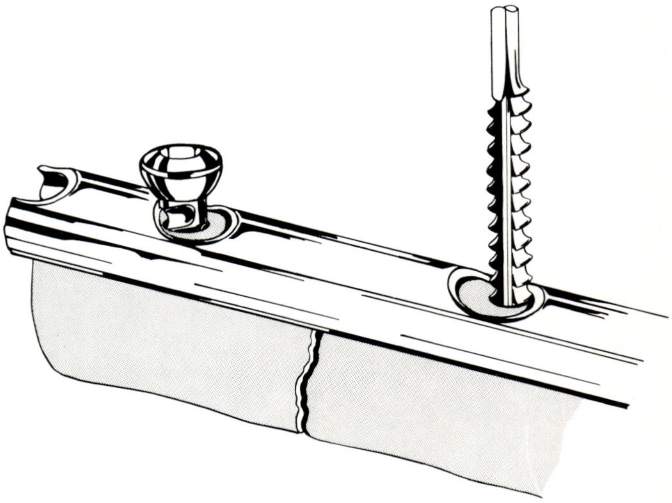

2.**83**
Die erste Schraube wird nicht eher mit dem Kopf ins Plattenloch eingesenkt, als nicht die zweite Schraube montiert ist. Auch die zweite Schraube kommt in ein frakturnahes Loch. *Innerhalb der Plattenlöcher* werden die *Schraubenlöcher frakturfern* plaziert, dabei muß der Frakturspalt mittels Haken oder Repositionszangen bereits so gut wie möglich verengt worden sein.

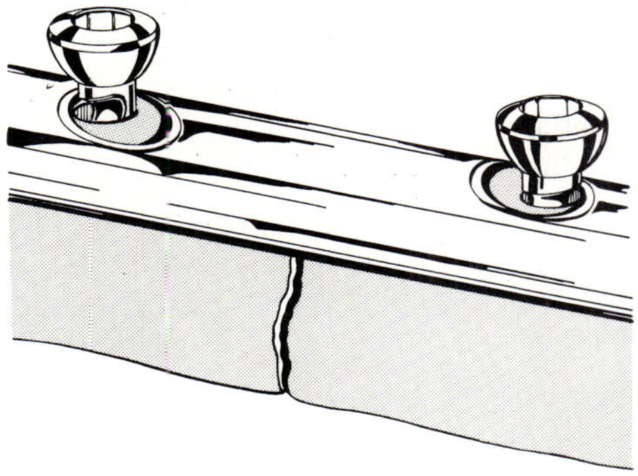

2.**84**
Beide frakturnahen Schrauben sind montiert, die Köpfe jedoch noch nicht in die Plattenlöcher eingesenkt: Der Frakturspalt klafft noch etwas.

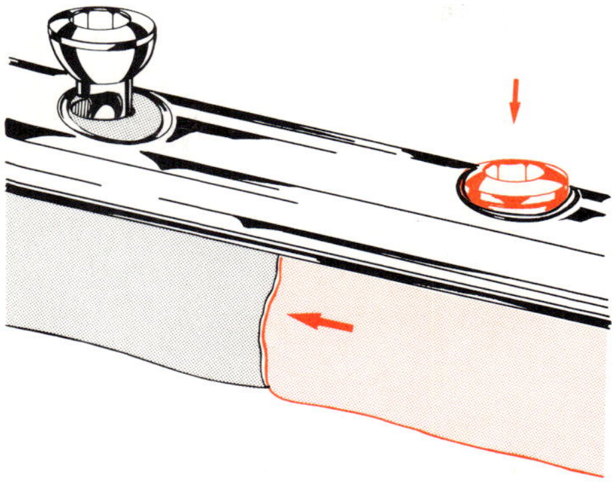

2.**85**
Beim Einsenken des ersten Schraubenkopfes wird dieser durch den Rand des Plattenloches in Richtung Frakturspalt geschoben, er nimmt das Fragment mit. Das gegenseitige Fragment kann wegen der anderen Schraube nicht ausweichen, der Frakturspalt schließt sich.

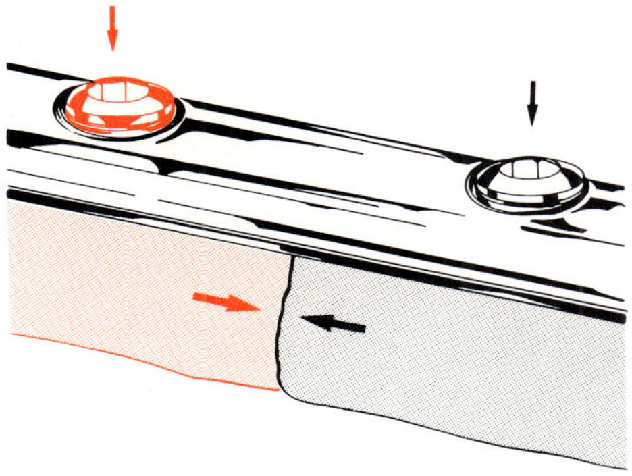

2.**86**
Beim Einsenken des anderen Schraubenkopfes geschieht der Vorgang in gegensinniger Richtung, es entsteht Druck im Frakturspalt. Auch die Halbrohrplatte kann mit dem Plattenspanngerät sehr gut gespannt werden.

Gleitlochplatte

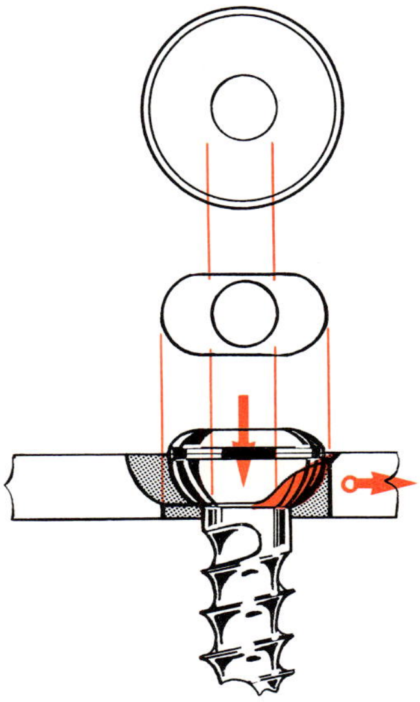

2.87
Das Einsenken des Schraubenkopfes erzwingt eine Längsverschiebung der Platte. Eine Seitverschiebung ist nicht möglich.
Darüber hinaus ist die Platte bei Resorptionserscheinungen im Frakturspalt gegen weitere Längsverschiebung nicht blockiert: Die Fragmente können weiter zusammenrücken, und es entsteht keine Sperrwirkung.

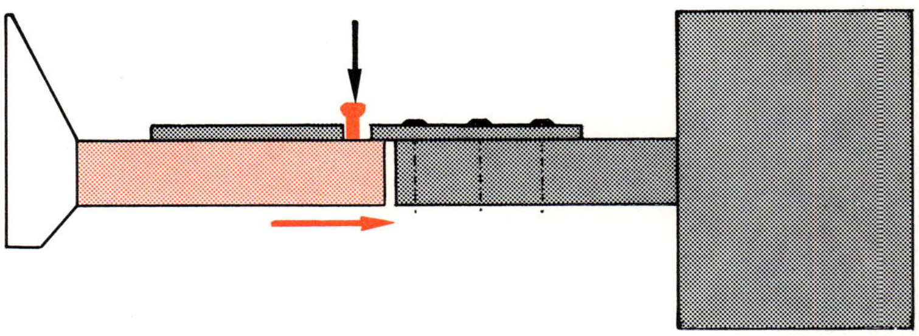

2.88
Die Platte ist am „unbeweglichen“ Fragment, die Schraube am „beweglichen“ Fragment befestigt.

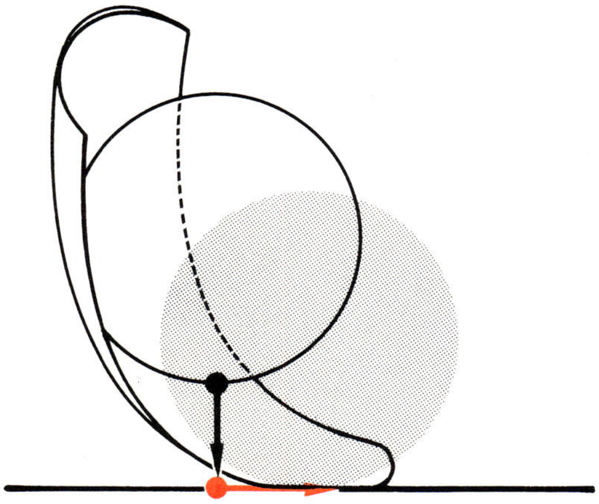

2.89
Die Gleitbahn ist fest, die Kugel muß beim Herabgleiten ausweichen.

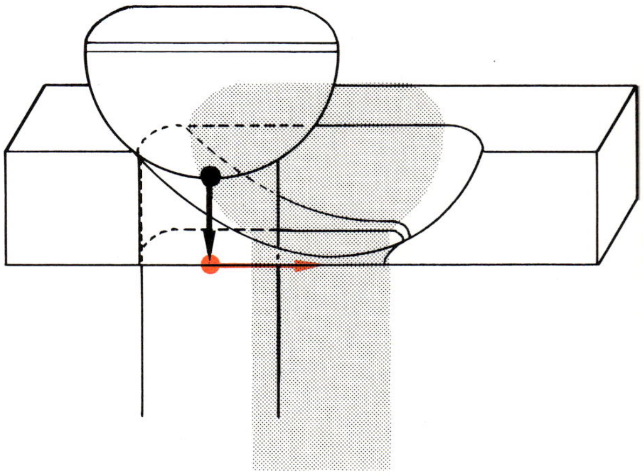

2.90
Die Platte ist „fest“, die Schraube bewegt sich beim Eindrehen in das Plattenloch auf der Gleitbahn in Pfeilrichtung und nimmt „ihr“ Fragment mit.

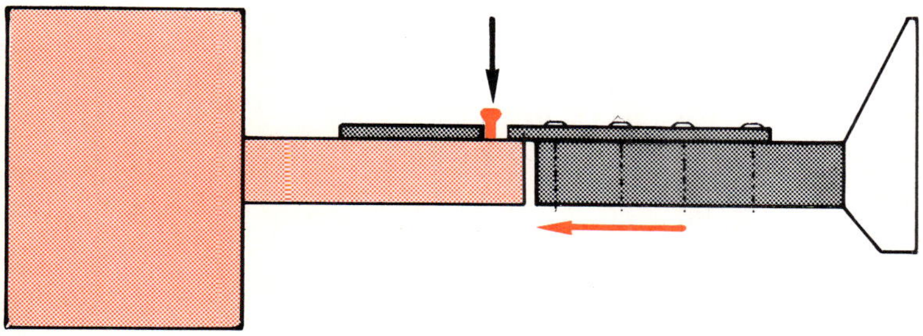

2.**91**
Die Platte ist am „beweglichen“, die Schraube im „unbeweglichen“ Fragment befestigt.

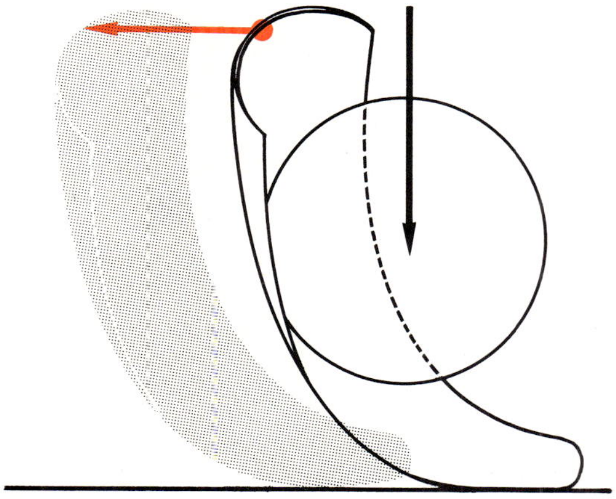

2.**92**
Die Kugel behält beim Herabgleiten ihre Richtung bei, deshalb muß die Gleitbahn ausweichen.

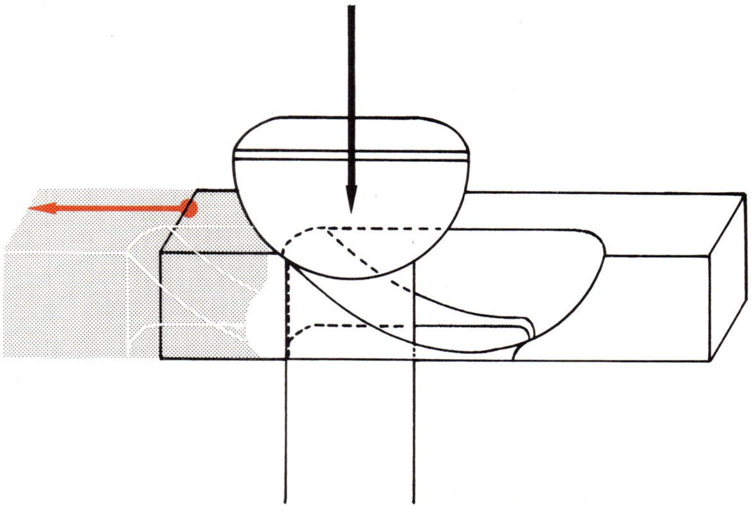

2.**93**
Die Platte kann sich mit „ihrem“ Fragment bewegen, die Schraube ist „fest“.

Bei Bohrbüchsen mit eingeprägtem Pfeil sollte man sich merken:
Der Pfeil zeigt zur Fraktur.

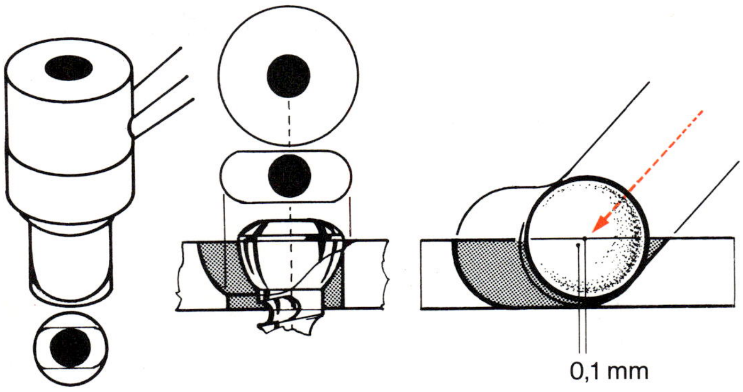

2.**94**
Durch die Form der Plattenlöcher ergibt sich bei der zentrischen Bohrbüchse ein zwangsläufiger Schub von 0,1 mm. So kann (im Gegensatz zur Rundlochplatte) keine Sperrwirkung entstehen.

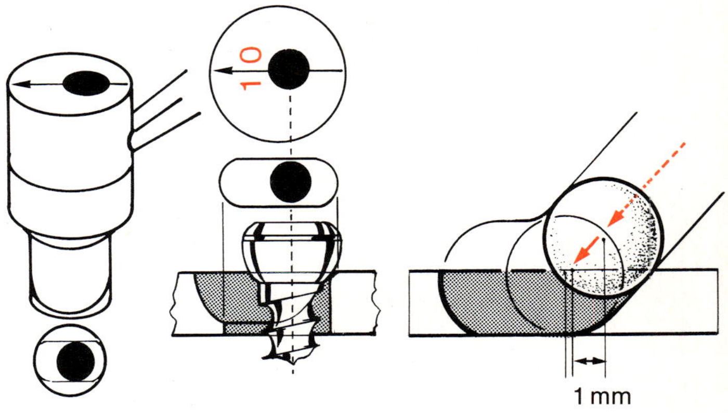

2.**95**
Der Spannweg von 1 mm erlaubt zwar bei engen Verhältnissen den Verzicht auf das Plattenspanngerät. Es ist aber empfehlenswert, das Spanngerät auch bei der Gleitlochplatte routinemäßig zu verwenden. Der Spannweg von 1 mm ist sehr knapp und reicht oft nicht aus, um die Fragmente überhaupt einander so weit zu nähern, daß eine interfragmentäre Kompression aufgebaut werden kann.

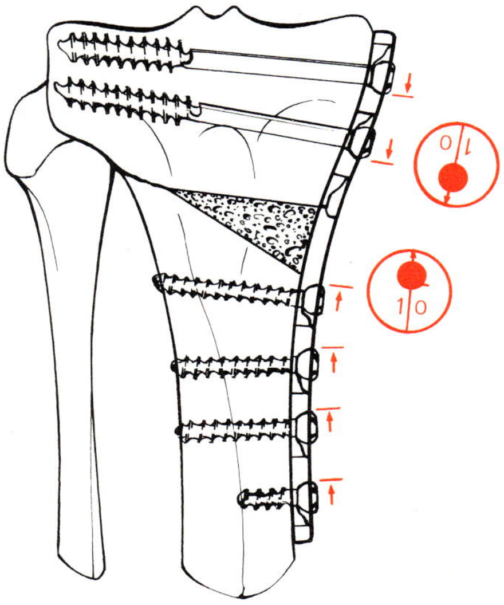

2.**96**
Die Gleitlochplatte als *Abstützplatte* durch entsprechende Verwendung der Bohrbüchse.

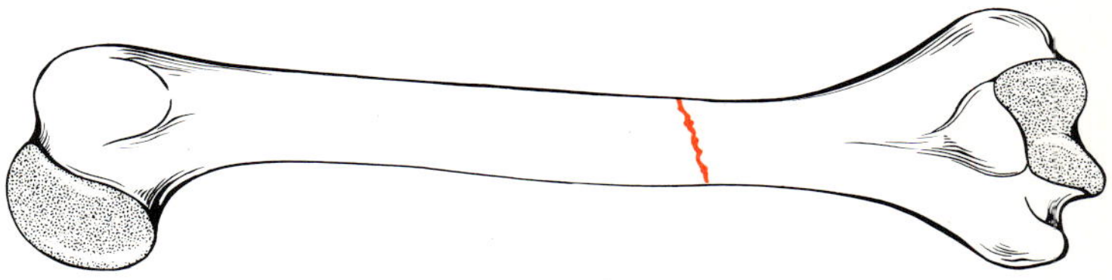

2.**97**
Schaftfraktur, bei welcher ein Plattenspanngerät nicht ohne Schwierigkeiten anwendbar ist.

2.98
Die Gleitbahnen in den Plattenlöchern sind so angeordnet, daß sie die Schraubenköpfe immer zur Plattenmitte hin schieben.

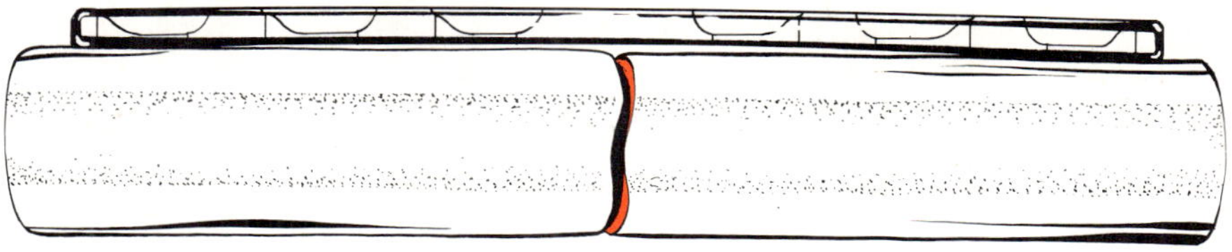

2.99
Erstes Bohrloch ohne Platte und in der Regel auch ohne Zentrierbüchse *frakturnah*. Der Abstand „d" sollte zur Fraktur wenigstens 5 mm, besser 8 mm betragen. Das bedeutet nicht selten, daß ein Schraubenloch im Frakturgebiet nicht mit einer Schraube besetzt wird.

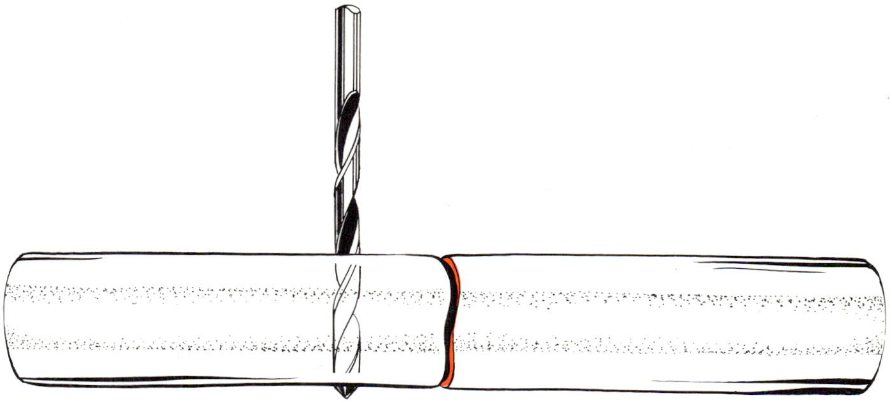

2.100
Beim Einsenken der Schraube zentriert sich deren Kopf im Gleitloch so, daß noch ein Restweg zum Zusammenrücken der Fragmente bei Resorptionserscheinungen im Frakturspalt bleibt.

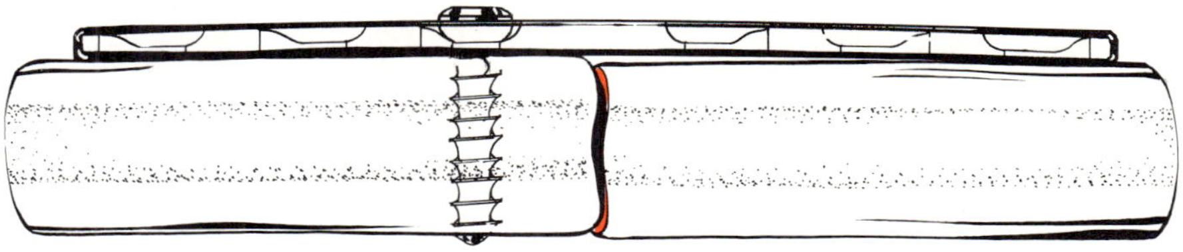

2.101
Die zweite Schraube wird *ebenfalls frakturnah* eingesetzt, diese in jedem Fall mit der Zentrierbohrbüchse.

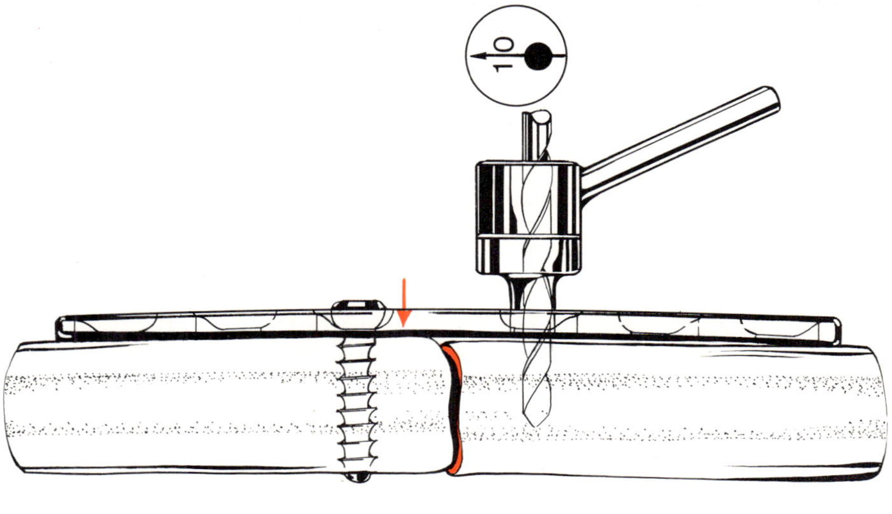

2.102
Beim Einsenken des Schraubenkopfes rutscht dieser auf der Gleitbahn des Loches zur Plattenmitte hin und nimmt sein Fragment mit.

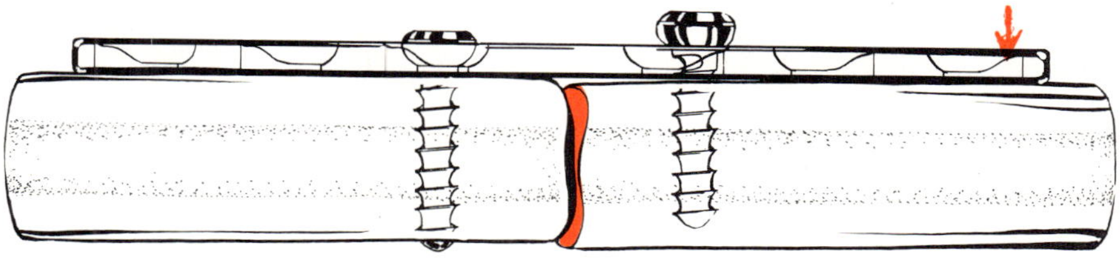

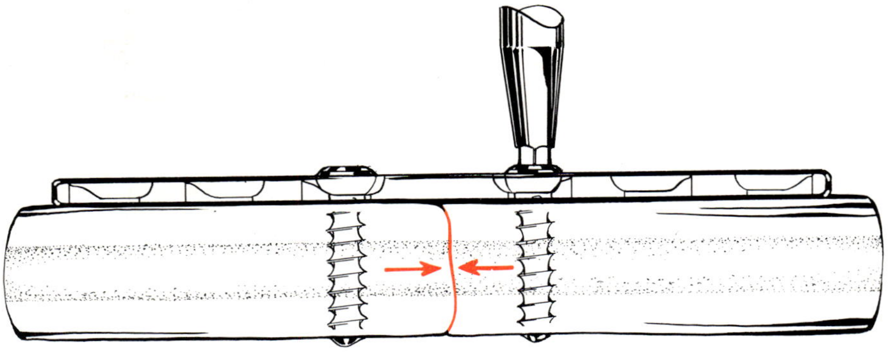

2.**103**
Interfragmentäre Kompression ist entstanden. Trotzdem bleibt in beiden Gleitlöchern (wie auch in allen anderen) ein Restweg, welcher auch später noch ein gewisses Zusammenrücken der Fragmente erlaubt.

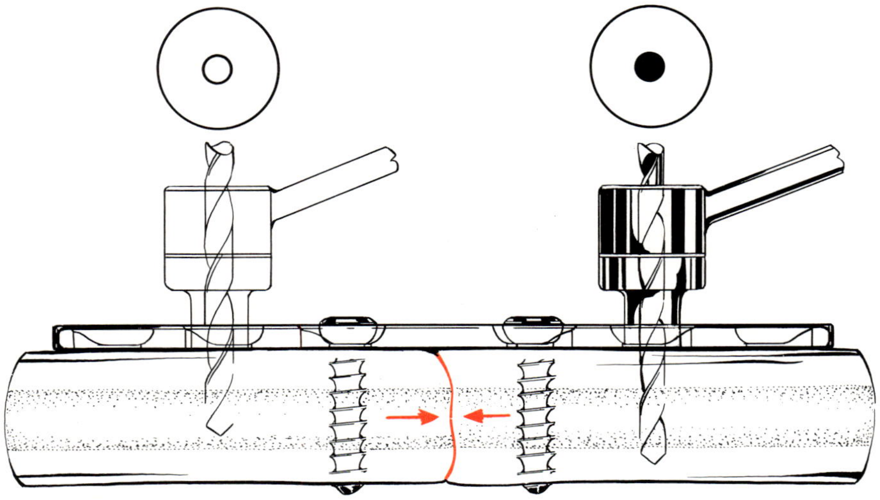

2.**104**
Alle weiteren Schrauben werden nicht mehr mit der exzentrischen Bohrbüchse „1,0“ sondern . . .

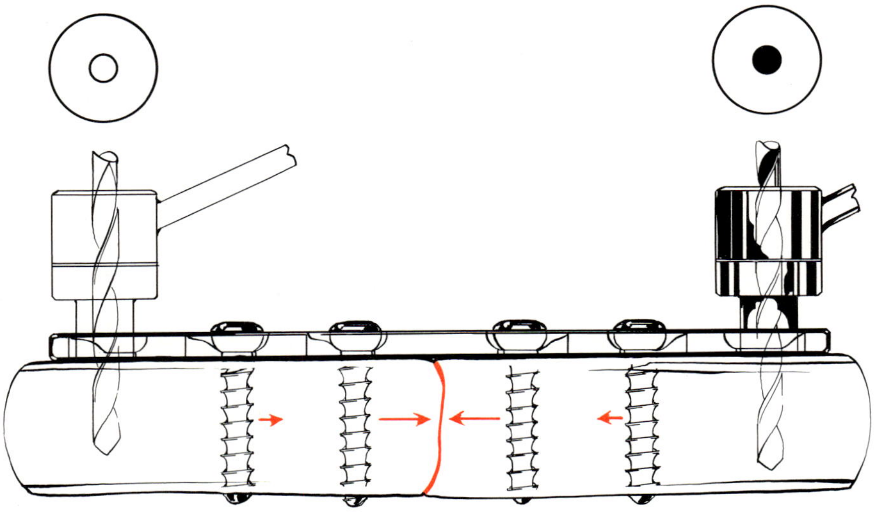

2.**105**
. . . ausschließlich mit der neutralen Bohrbüchse mit zentrischem Loch plaziert.

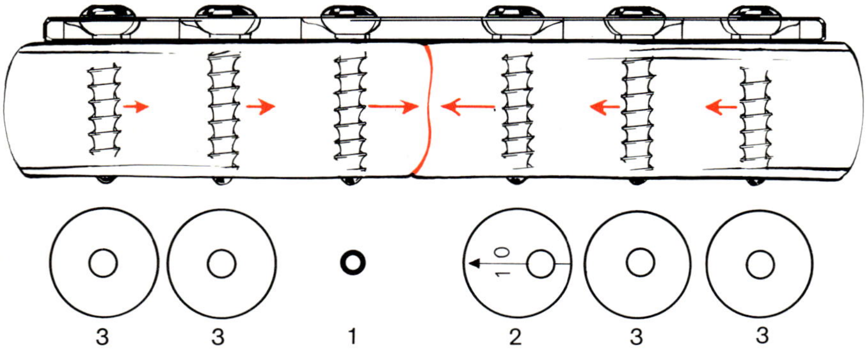

2.**106**
In der unteren Reihe sind den Schrauben nochmals die entsprechenden Bohrbüchsen in der richtigen Reihenfolge zugeordnet. Nur konsequentes Vorgehen führt zu guten Osteosynthesen. Wechsel in der Reihenfolge oder Auslassen von Schritten führt sicher zu Komplikationen.

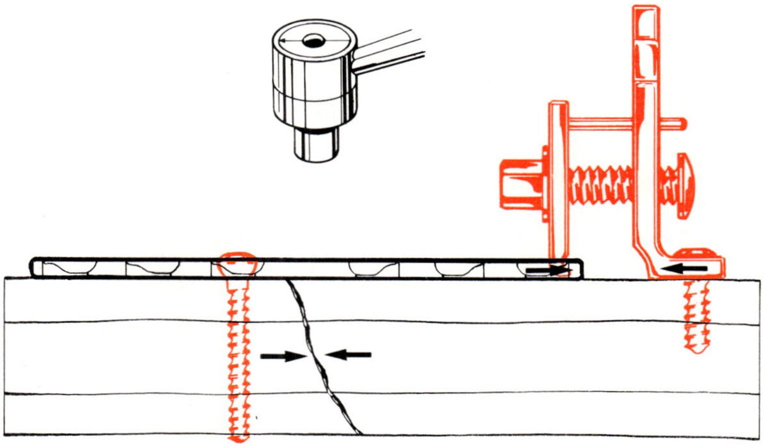

2.**107**
Routine-Anwendung der Gleitlochplatte mit
- *Plattenspanngerät* und
- *neutraler Bohrbüchse.*

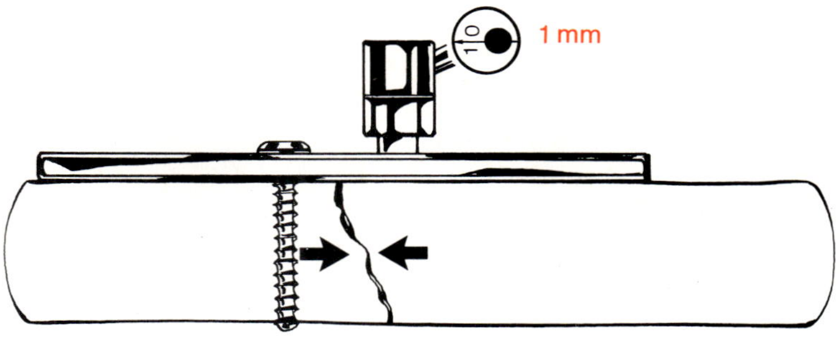

2.**108**
Ausnahme-Anwendung der Gleitlochplatte lediglich mit
- Spannbohrbüchse 1,0 mm.

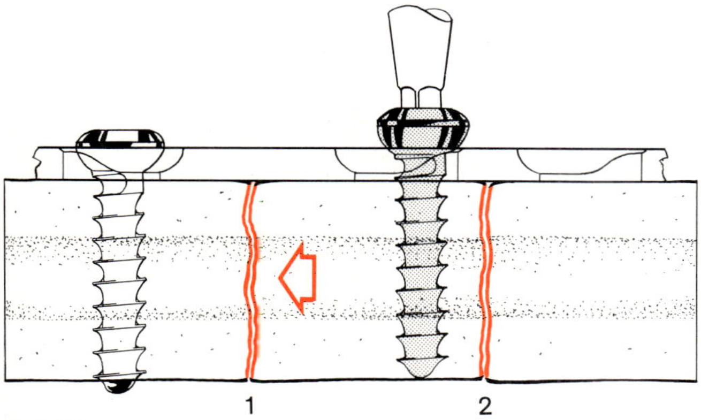

2.**109**
Bei *Stückfrakturen*, welche nicht mit dem Plattenspanngerät unter Druck gebracht werden können, erlauben die Gleitlöcher in beiden Frakturetagen nacheinander interfragmentären Druck aufzubauen.

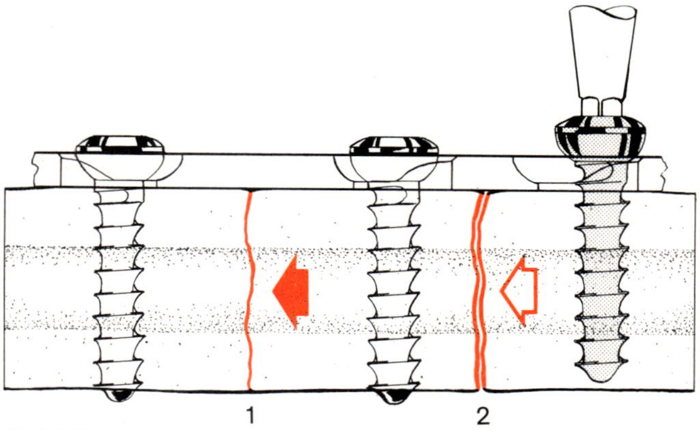

2.**110**
Die erste Schraube wird nahe der Plattenmitte mit der 1,0-mm-Bohrbüchse eingesetzt und erzeugt Kompression in Frakturspalt 1. *Auch die zweite Schraube* wird *mit der 1,0-mm-Bohrbüchse* eingesetzt und . . .

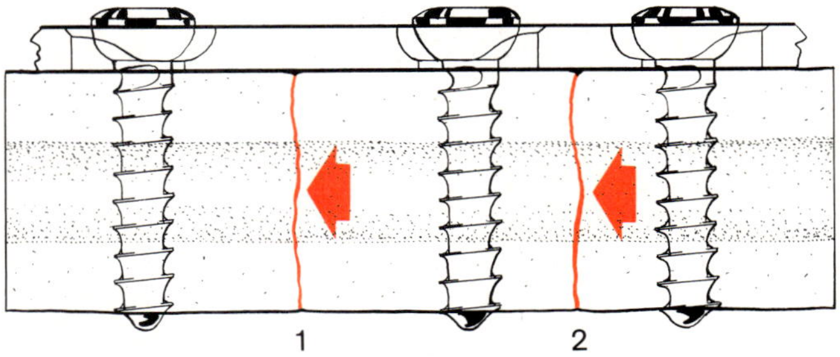

2.**111**
. . . erzeugt Kompression in Frakturspalt 2.

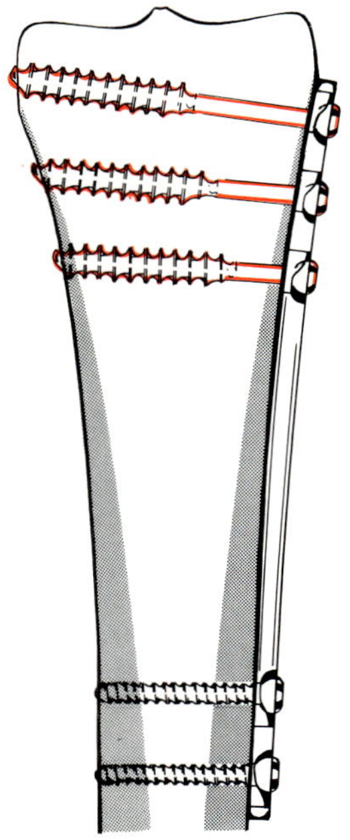

2.**112**
Durch jedes Loch der Platte kann auch eine Spongiosaschraube passieren.

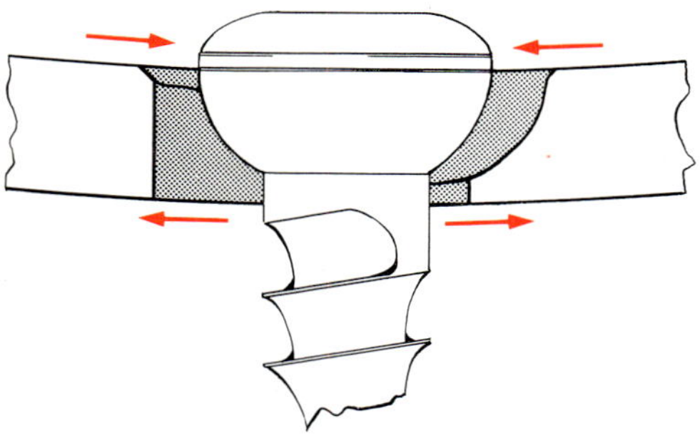

2.**113**
Geringes Verbiegen im Bereich des Plattenloches führt nicht zum Verklemmen von Schraubenkopf oder -gewinde.

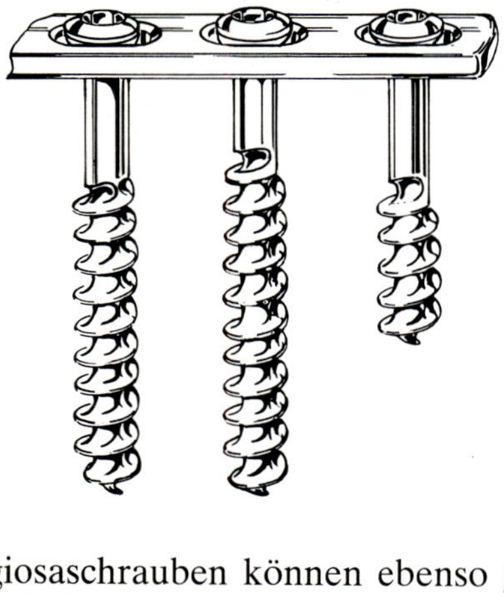

2.**114**
Die Spongiosaschrauben können ebenso glatt durch alle Plattenlöcher gestreckt werden wie Kortikalisschrauben.

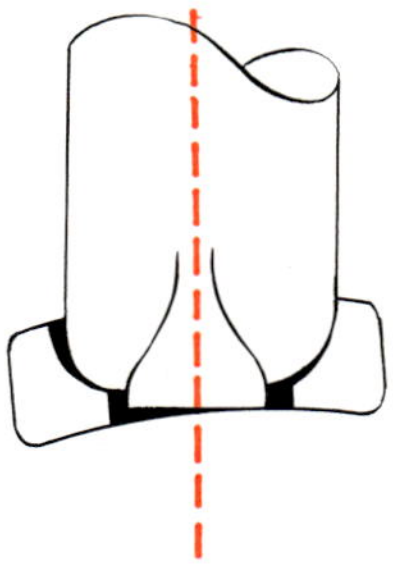

2.**115**
Auch quer zur Plattenlängsachse kann bei der Gleitlochplatte ohne Gefahr für ein Verkanten des Schraubenkopfes die Schraube schräg eingesetzt werden.

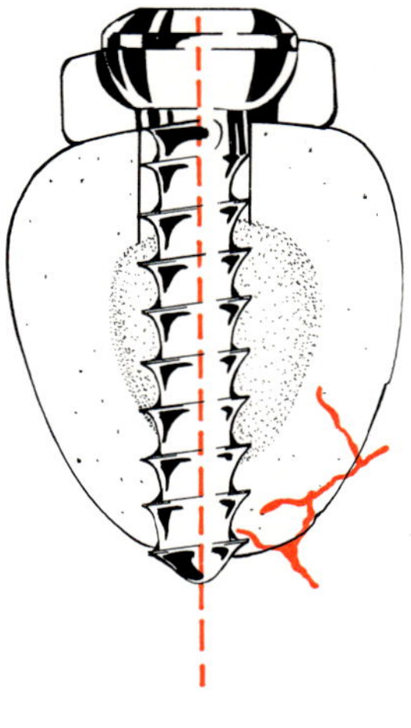

2.**116**
Man kann dadurch leichter Frakturspalten und Trümmerzonen auf der Platte gegenüberliegenden Kortikalis ausweichen.

Winkelplatten

Allgemeines

2.**117**
130°-**Winkel-Platte:** Die Platte liegt nahe der Belastungslinie, erlaubt jedoch keinerlei Medialisierung und birgt die Gefahr der sekundären Penetration der Klinge in das Gelenk (s. u.). Geeignet für Schenkelhalsfrakturen.

2.**118**
Kondylenplatte:
Vorteile:
- Trägt breit im Kopf-/Halsfragment;
- Klingenspitze kann leicht kaudal im Kopf plaziert werden.

Nachteil:
- Benötigt sehr hohe Einschlagstelle am Trochanter major und wird fast immer zu tief eingeschlagen. Diese Situation läßt sich allerdings durch leichtes Aufbiegen der Platte ohne Nachteile entschärfen.

Gut geeignet für nahezu alle Frakturen im Bereich des proximalen Femurs einschließlich Schenkelhals.

2.**119**
Einfach abgewinkelte Osteotomieplatte: besonders bei medialen Schenkelhalsfrakturen zur Aufrichtungsosteotomie mit Medialisierung.

2.**120**
Doppelt abgewinkelte (90°-)Osteotomieplatte: Zur Versorgung frischer Frakturen evtl. am medialen Kondylus, sonst vor allem für Korrekturosteotomien.

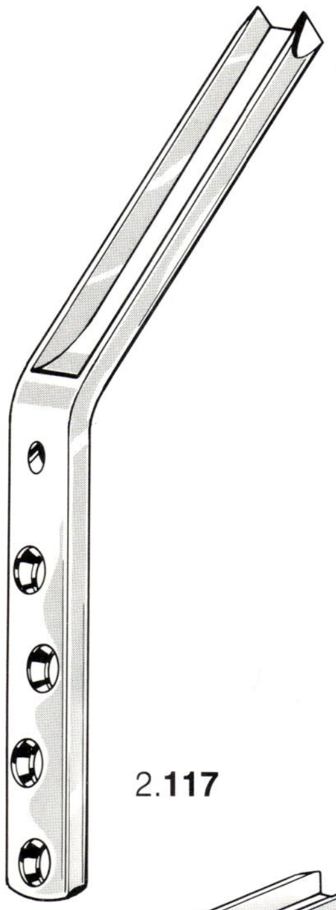
2.**117**

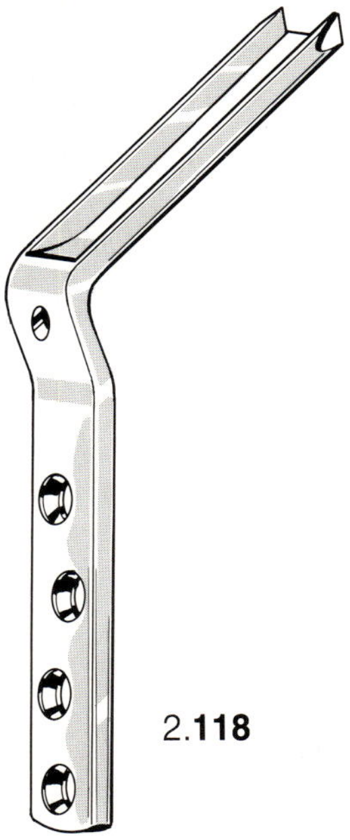
2.**118**

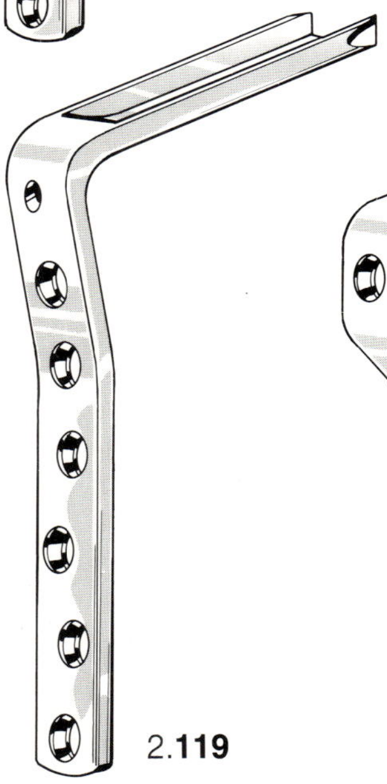
2.**119**

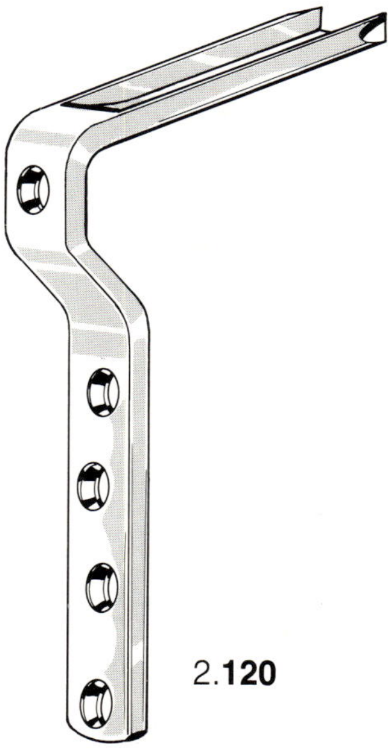
2.**120**

Vorhersehbare Probleme

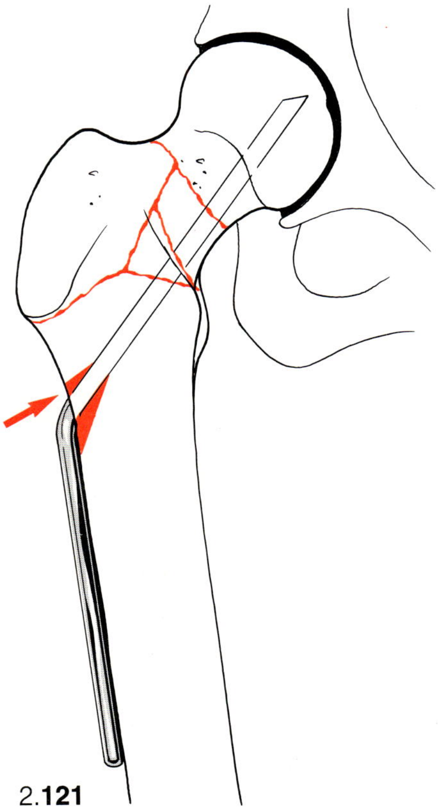

2.**121**

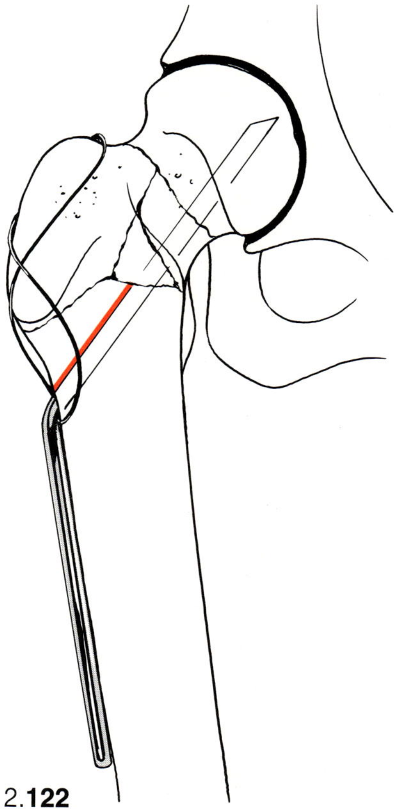

2.**122**

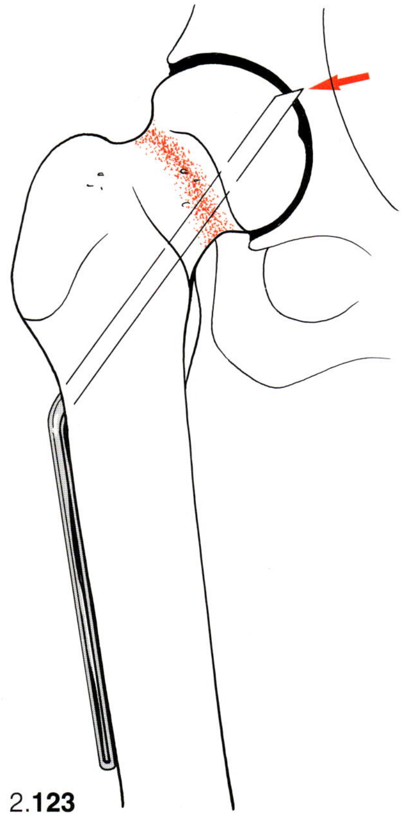

2.**123**

2.**121** u. 2.**122**
Die Eintrittsstelle liegt meist gut außerhalb des eigentlichen Frakturgebietes. Wenn das Kortikalisfenster jedoch zu eng angelegt wird, kann das Trochanterfragment leicht sekundär ausbrechen.
Ausweg: Refixation des Trochanter major mittels Zuggurtung.

2.**123**
Eine sekundäre Perforation ist bei Schenkelhalsschwund im Verlaufe der Heilung möglich.

Äußerer Festhalter

Vorzugsindikationen

1. Offene Frakturen 2. und 3. Grades.
2. Infizierte Pseudarthrosen.
3. Arthrodesen und metaphysäre Osteotomien.

Prinzipien bei der Anwendung

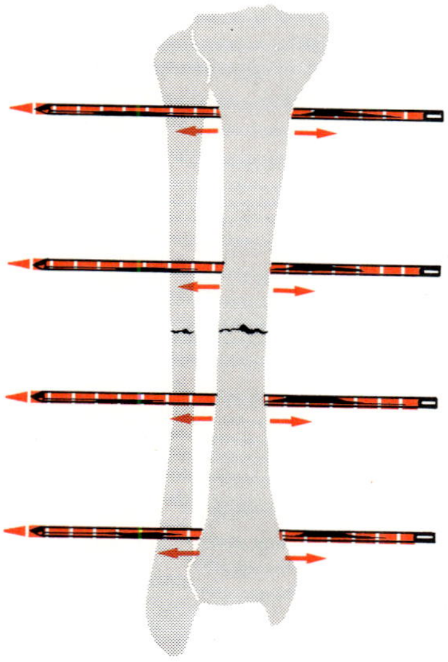

2.**124**
Nagelinfekte sind nur zu vermeiden, wenn man eine Verschiebung der Nägel im Knochen während der Liegezeit verhindert.

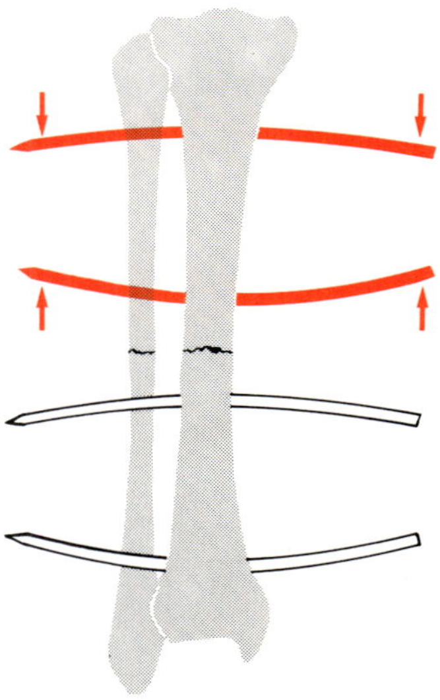

2.**125**
Solche seitlichen Nagelwanderungen sind zu verhindern entweder durch Verspannen der Nägel gegeneinander . . .

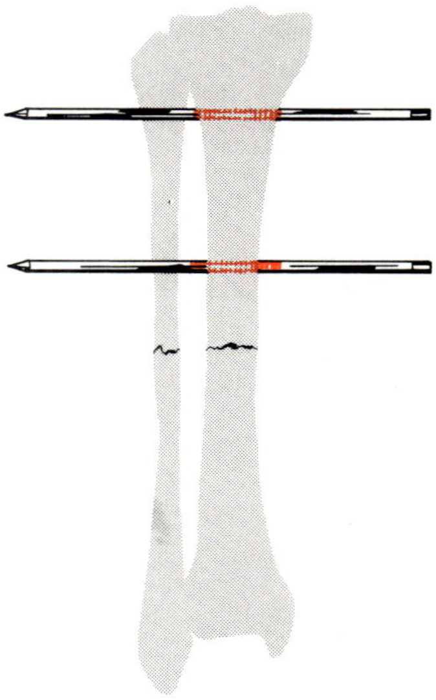

2.**126**
. . . oder durch Nägel mit mittlerem Gewindeteil.

Prinzipiell sind folgende Arten der Montage möglich:

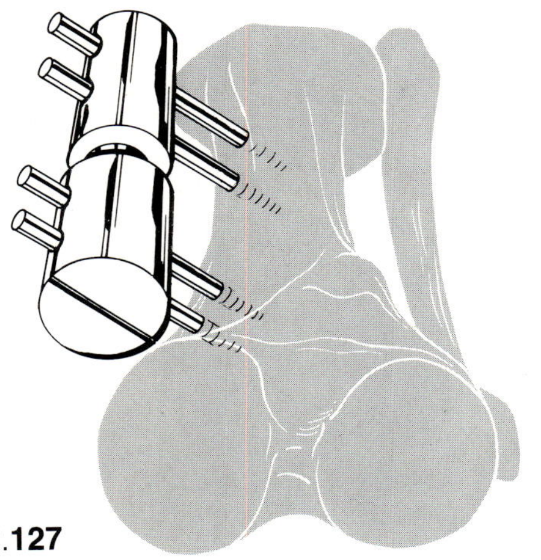

2.**127**

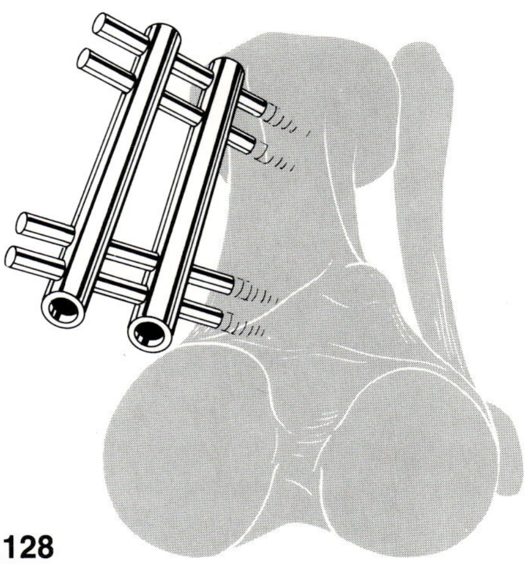

2.**128**

2.127 u. **2.128**
Unilaterale Anwendung: entweder mit zwei Stangen oder, als Sonderform, mit einem Monofixateur.

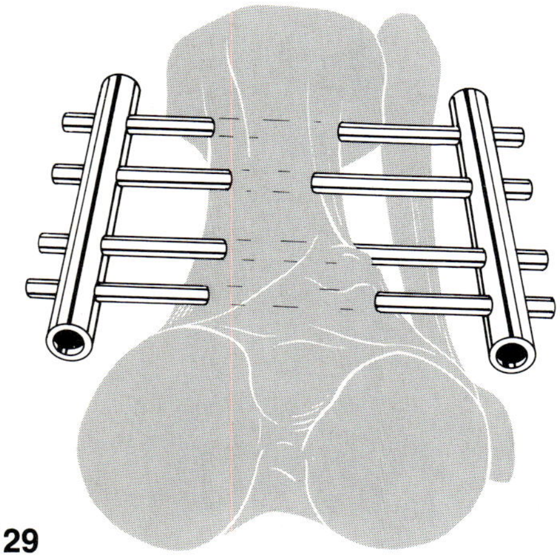

2.**129**

2.129
Zweidimensionale Anwendung: z. B. für Osteotomien an proximaler oder distaler Tibia oder nach einer vorangehenden Deltamontage.

2.130
Deltamontage: eine außerordentlich rigide Montage, die in der Regel nach einiger Zeit die Umwandlung in eine zweidimensionale oder unilaterale Montage erfordert.

2.131
V-förmige Montage: kann zur weiteren Dynamisierung in unilaterale Montage umgewandelt werden.

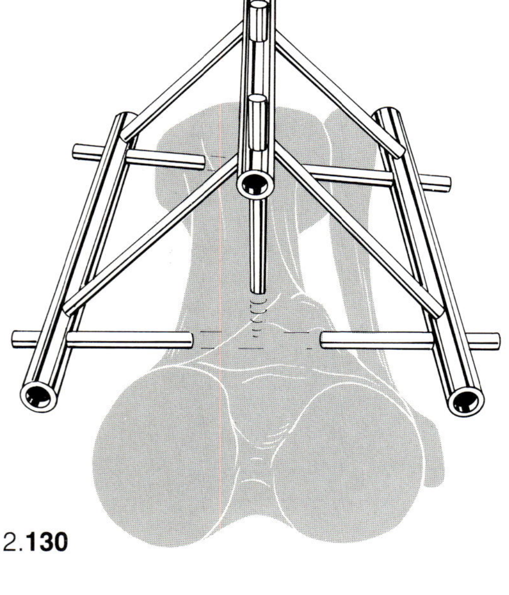

2.**130**

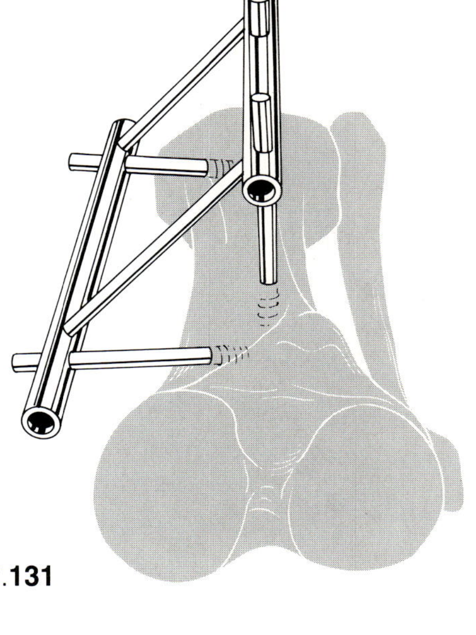

2.**131**

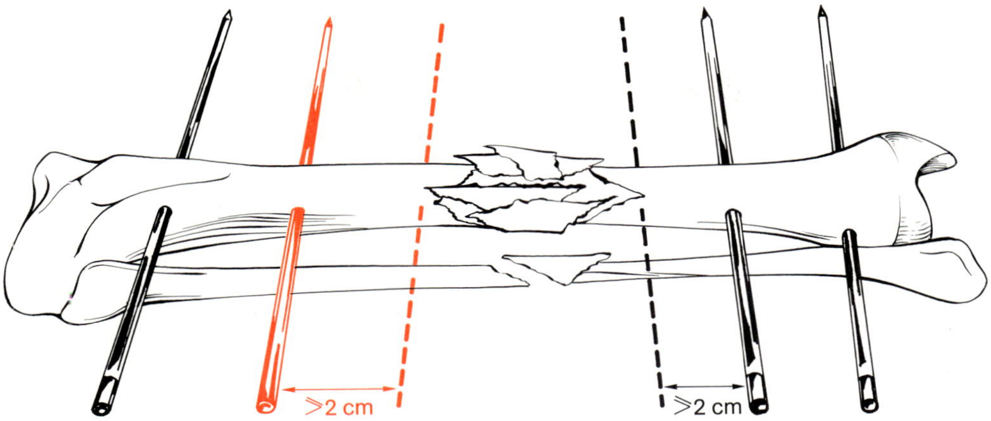

2.**132**
Nägel möglichst frakturfern, aber auch jeweils soweit auseinander wie möglich (sonst werden die Hebelarme zu kurz).

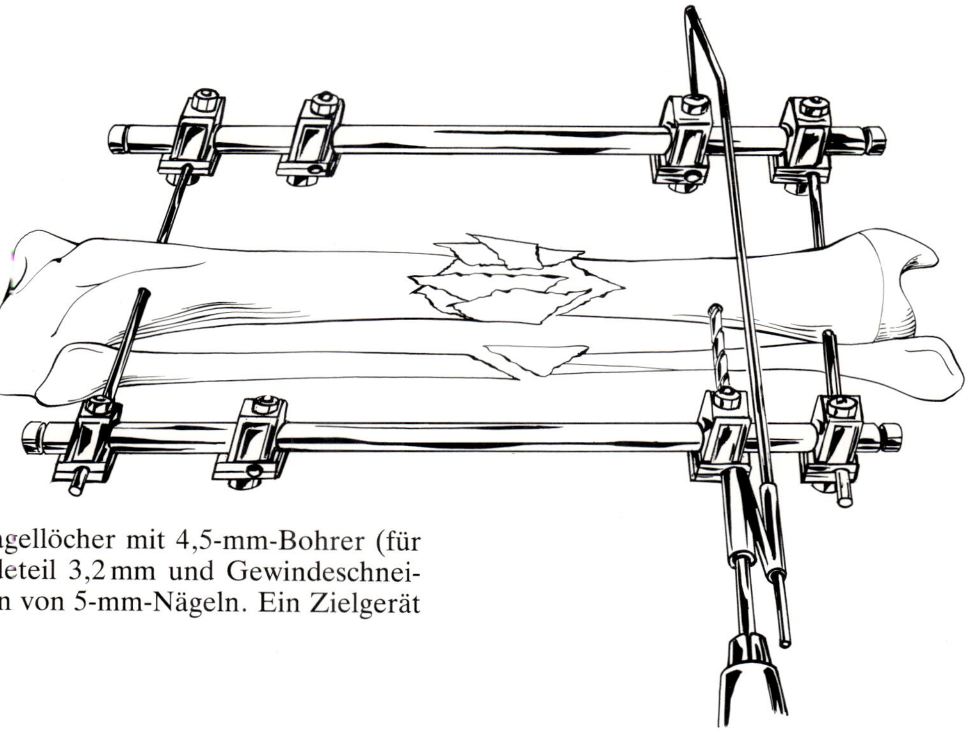

2.**133**
Vorbohren der Nagellöcher mit 4,5-mm-Bohrer (für Nägel mit Gewindeteil 3,2 mm und Gewindeschneiden) und Einsetzen von 5-mm-Nägeln. Ein Zielgerät ist sehr hilfreich.

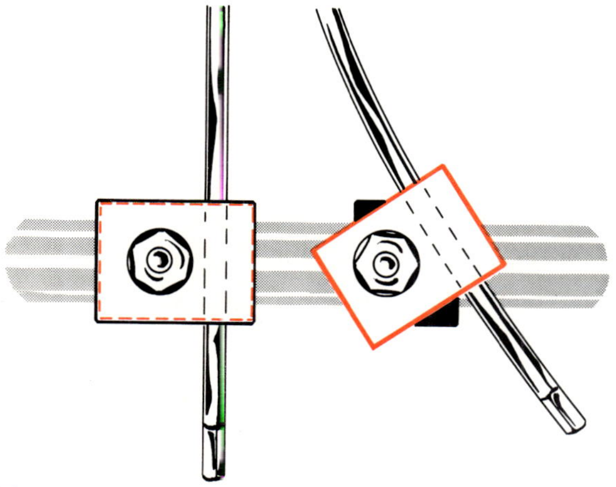

2.**134**
Verwendung einzelner drehbarer Backen.

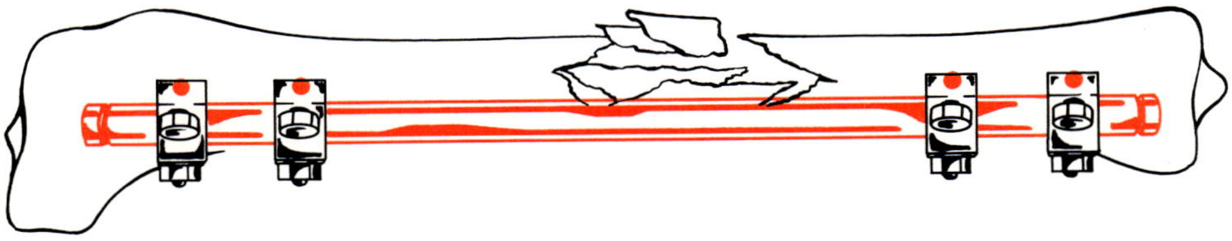

2.**135**
Rohre dorsal der Nägel.

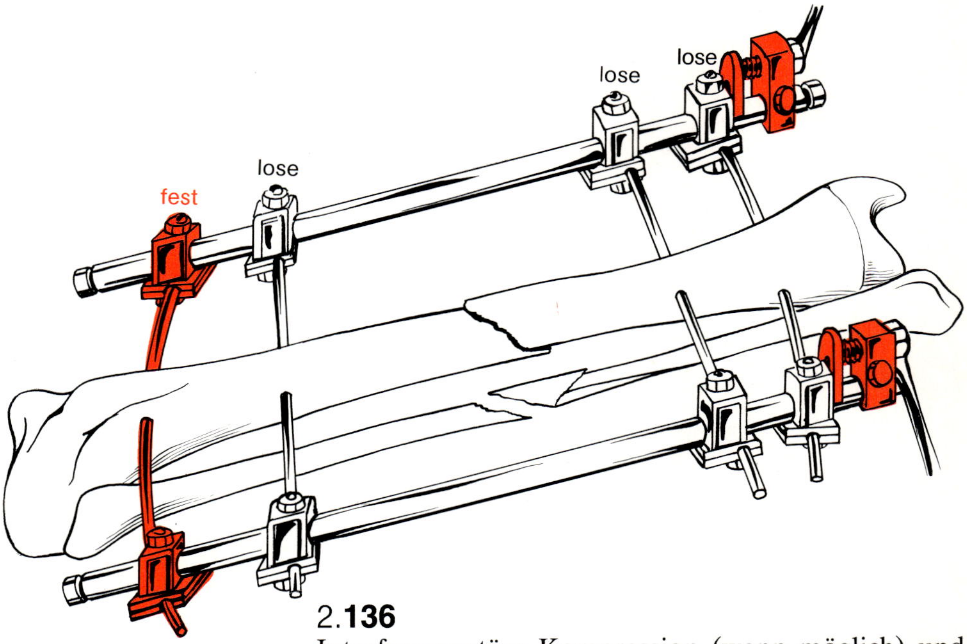

2.**136**
Interfragmentäre Kompression (wenn möglich) und anschließend . . .

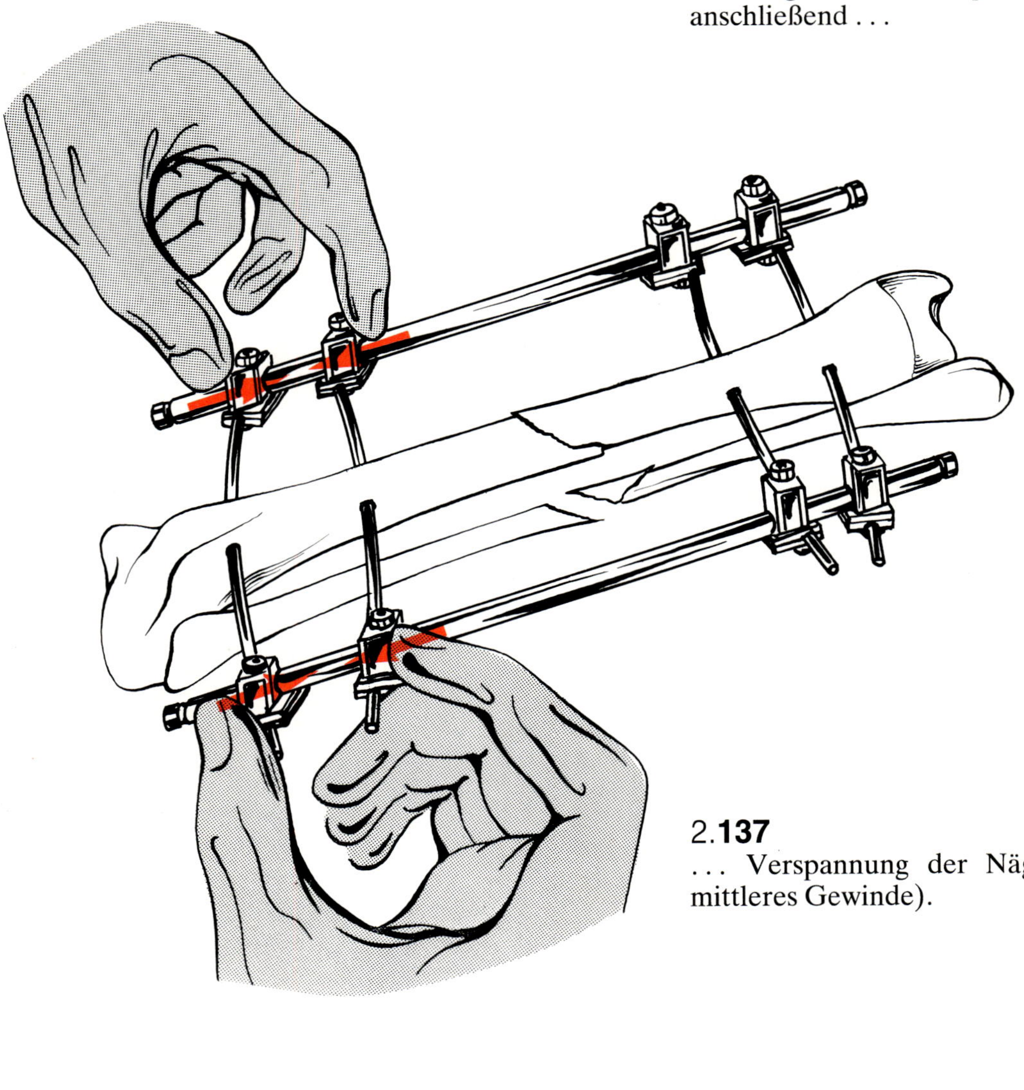

2.**137**
. . . Verspannung der Nägel gegeneinander (oder mittleres Gewinde).

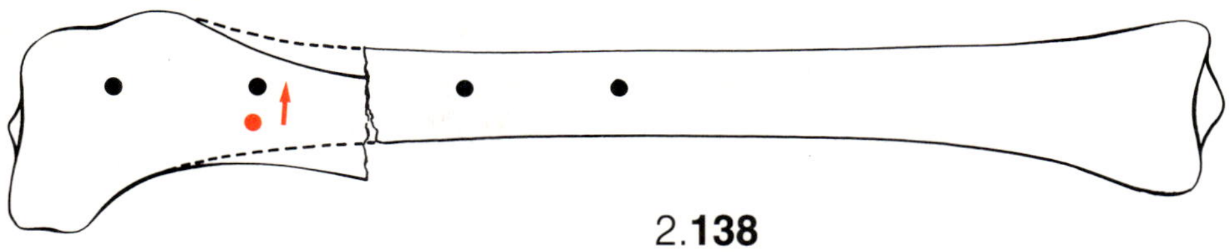

2.**138**
Eine Verschiebung der Fragmente in a.-p. Richtung kann man durch einen zweiten Nagel verhindern (andere Möglichkeit s. Abb. 2.**140**).

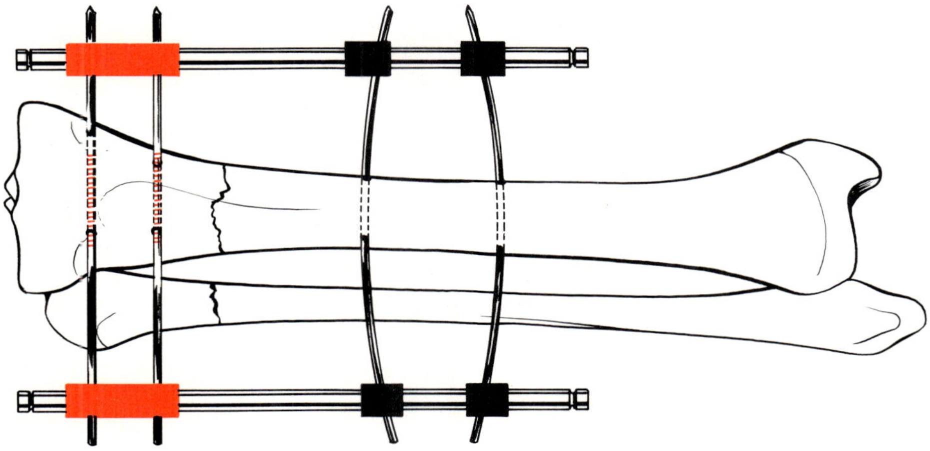

2.**139**
Wählt man diese Montage bei sehr kurzem Fragment, steht eine Doppelbacke zur Verfügung. Da hierbei die Nägel nicht gegeneinander verspannt werden können, sind in jedem Fall hier ebenfalls Nägel mit mittlerem Gewindeteil erforderlich.

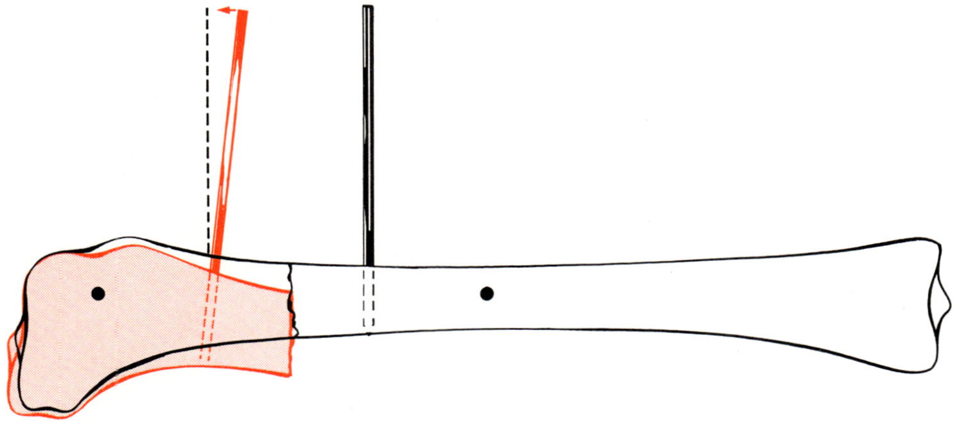

2.**140**
Eine Fixierung der Fragmente in a.-p. Richtung ist durch einen zweiten Nagel (Schanzsche Schraube) senkrecht zum ersten möglich.

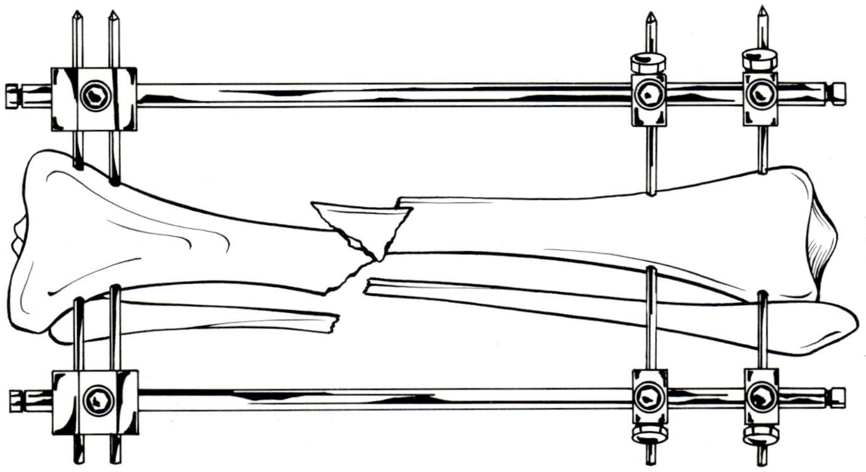

2.**141**
Seitliche Fragmentverschiebung wird durch . . .

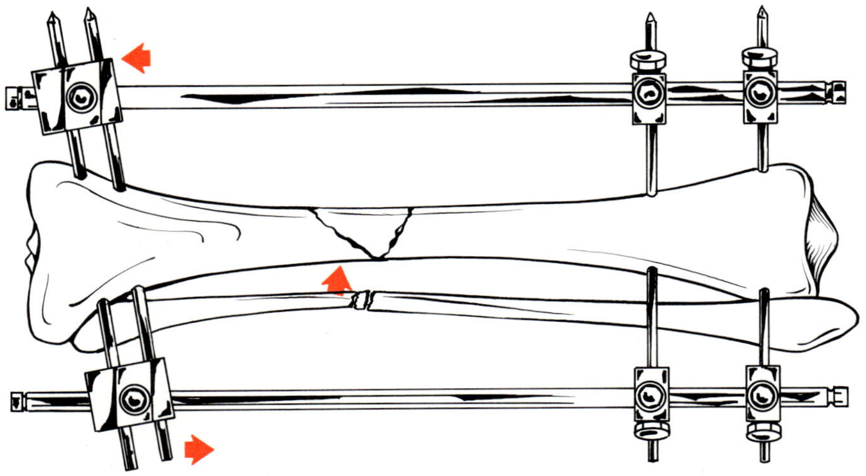

2.**142**
. . . entsprechendes Verschieben der drehbaren Backen auf dem Rohr korrigiert. Der gleiche Vorgang ist auch mit speziellen schwenkbaren Einzelbacken möglich.

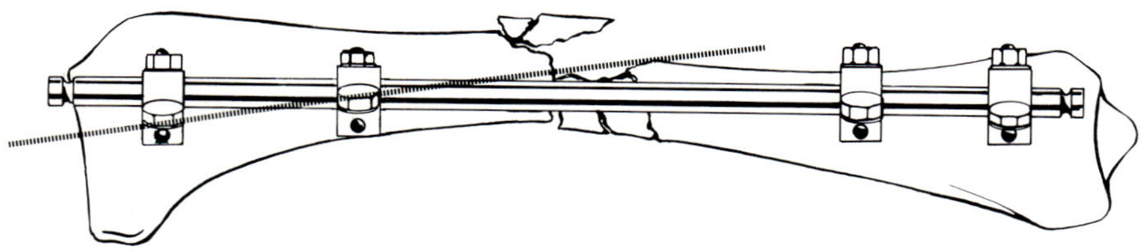

2.**143**
Verschiebungen *in der Frontalebene* sind durch . . .

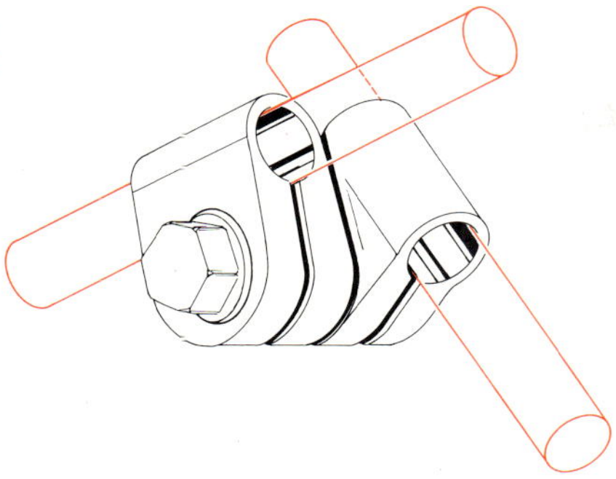

2.**144**
... Einsatz eines Gelenkstückes und Austausch der langen Rohre gegen kürzere möglich. Zwei Gelenkstücke in Verbindung mit weiteren Rohren erlauben außerdem bei entsprechender Montage ...

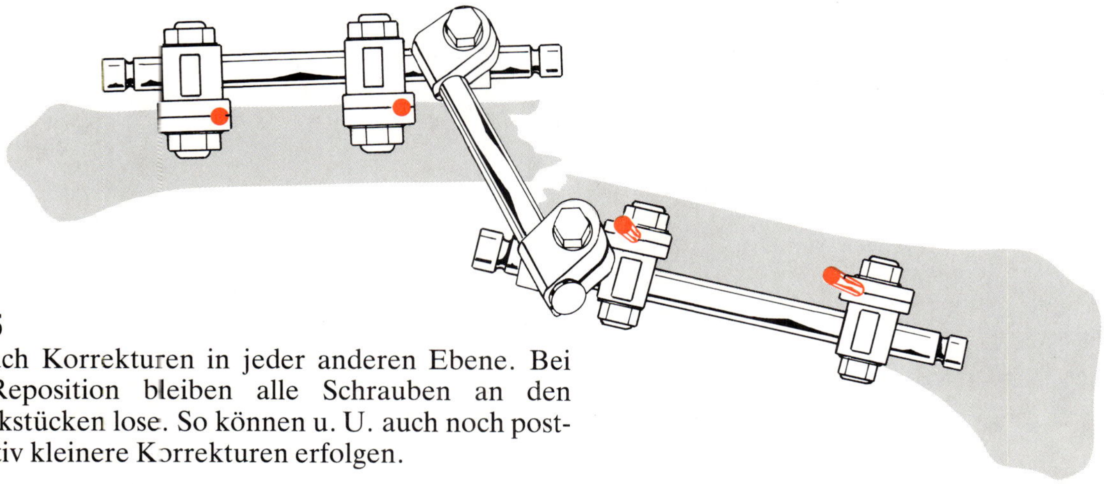

2.**145**
... auch Korrekturen in jeder anderen Ebene. Bei der Reposition bleiben alle Schrauben an den Gelenkstücken lose. So können u. U. auch noch postoperativ kleinere Korrekturen erfolgen.

Zuggurtung

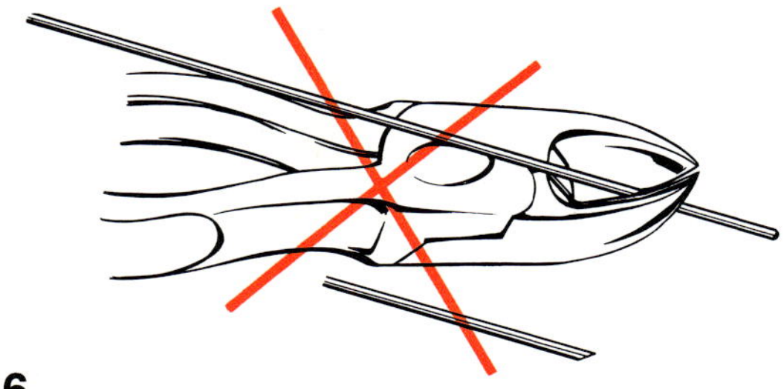

2.**146**
Um z. B. bei Zuggurtungen ein freies Drahtende durch die Weichteile zu schieben, spitzt man die Drahtenden an. Eine scharfe lange Spitze erhält man, wenn man die Schneidezange nicht vom langen Drahtende her ansetzt . . .

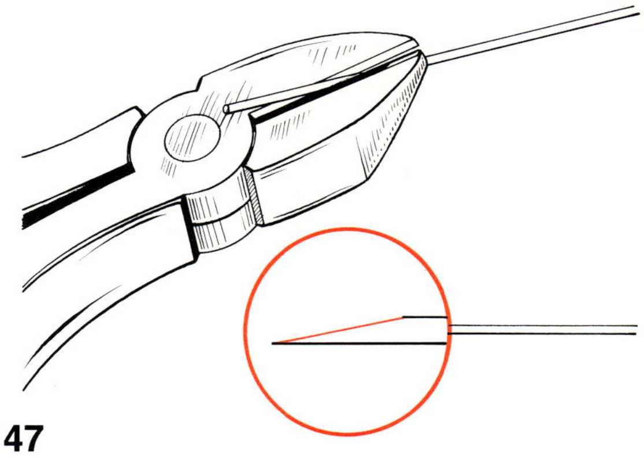

2.**147**
. . . sondern (entgegen dem ersten Impuls) vom kurzen Ende des Drahtes her.

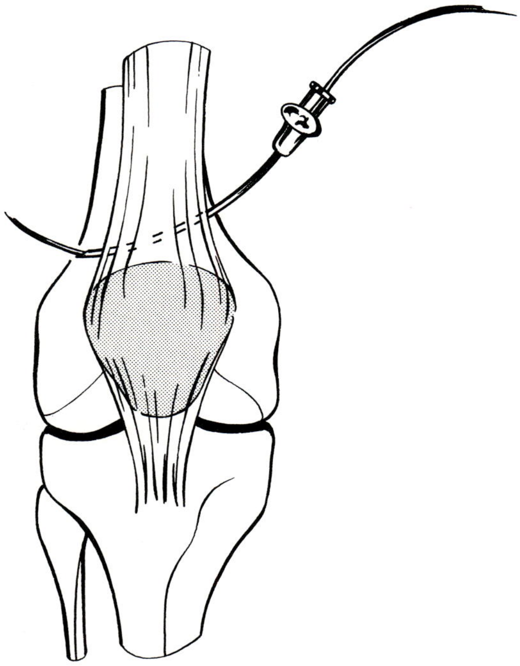

2.**148**
Um den weichen Draht exakt führen zu können, ist eine entsprechend gebogene lange Kanüle sehr hilfreich, da diese die erforderliche Steifigkeit hat.

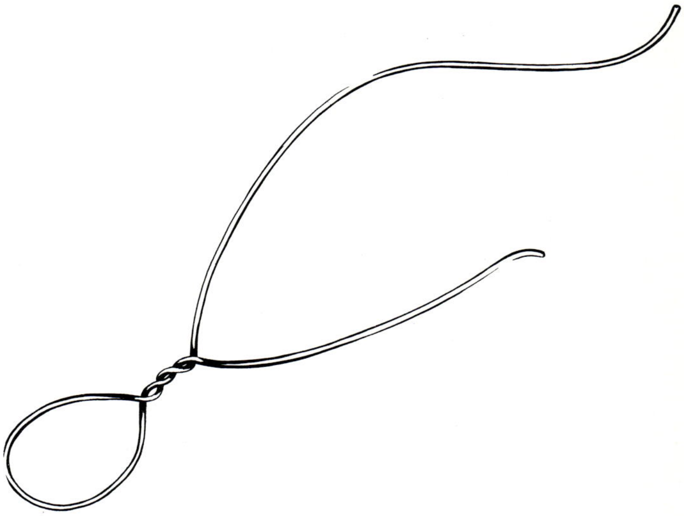

2.**149**
Legt man bei der Zuggurtung zwei Wirbel an, dann läßt sich der Zug verstärken. Vor Anlegen der Gurtung versieht man den Draht mit einem Wirbel und beläßt die kleine Schlinge zunächst.

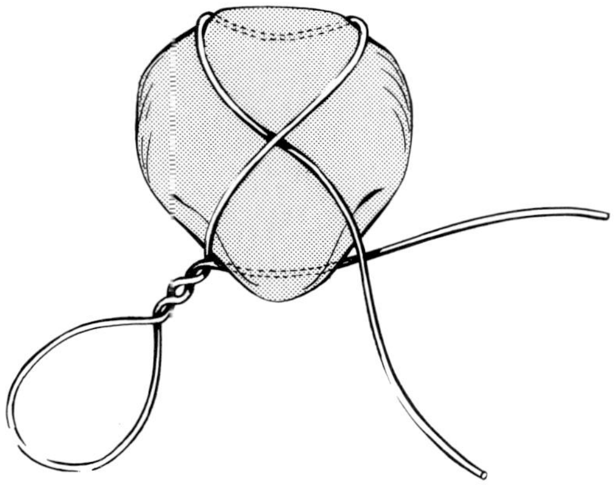

2.**150**
Die Zuggurtung ist gelegt, der zweite Wirbel wird mit den freien Drahtenden gebildet.

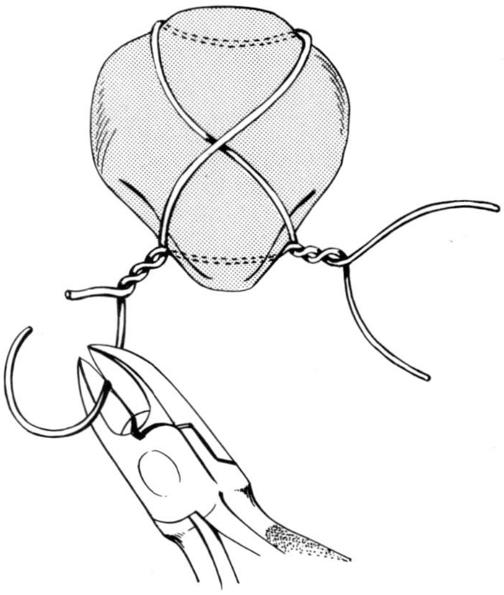

2.**151**
Die kleine Drahtschlinge wird abgeschnitten. Nun kann man durch weiteres Zudrehen der Wirbel starken Zug erzeugen.

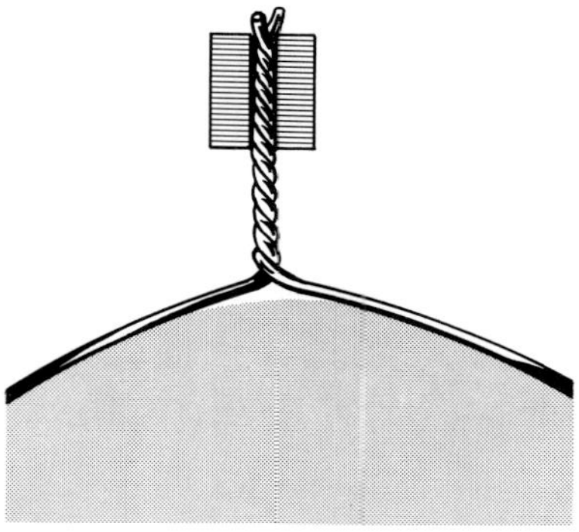

2.**152**
Den Drahtwirbel sollte man nicht zu kurz abzwicken, da man ihn dann besser in den Weichteilen versenken kann. Dazu wird er mit der Flachzange nicht an seiner Wurzel, sondern zunächst nur am Ende gefaßt . . .

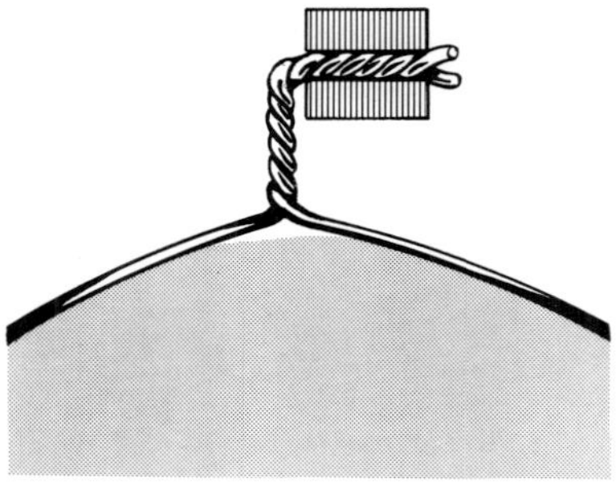

2.**153**
. . . und eingebogen.

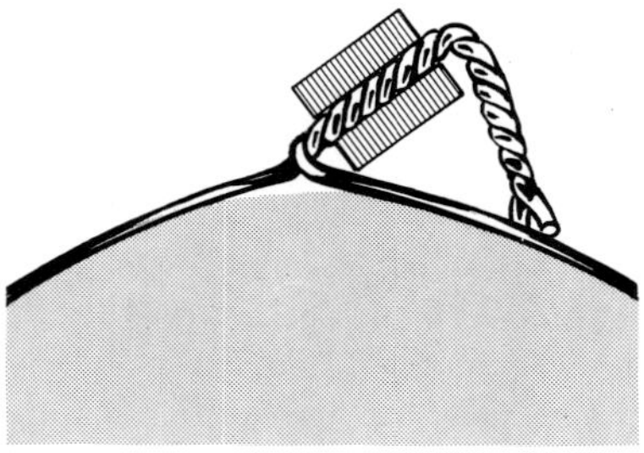

2.**154**
Erst dann wird der Wirbel an seiner Wurzel gefaßt. Nun läßt sich das Wirbelende dem Knochen gut anlegen, so daß es nicht in die Weichteile spießen kann und durch Bewegungen aufgebogen wird.

Spickdrähte sollen nur seitliche Dislokationen, nicht aber das Aufeinanderrücken der Fragmente verhindern:

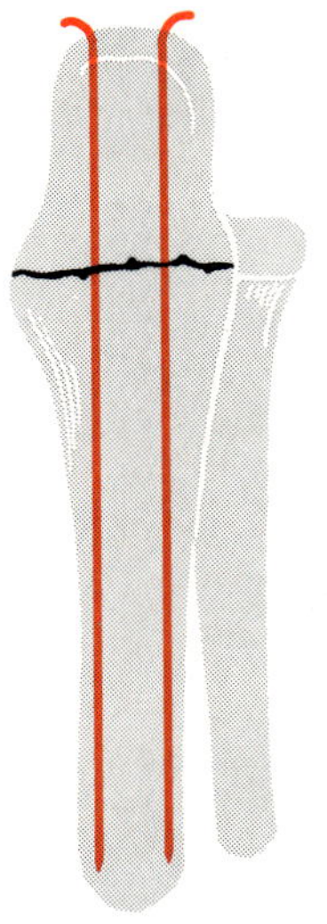

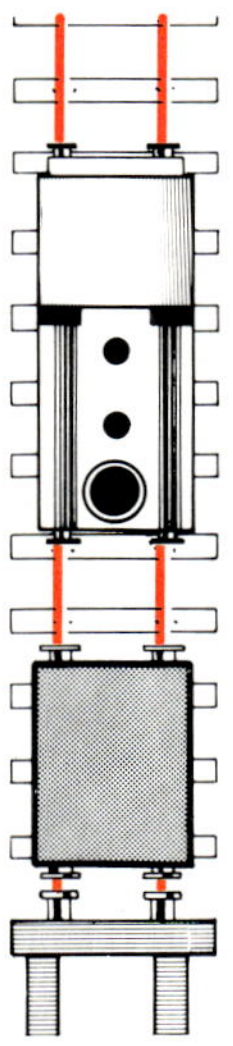

2.**155** u. 2.**156**
Parallele Spickdrähte wirken *wie Schienen.*

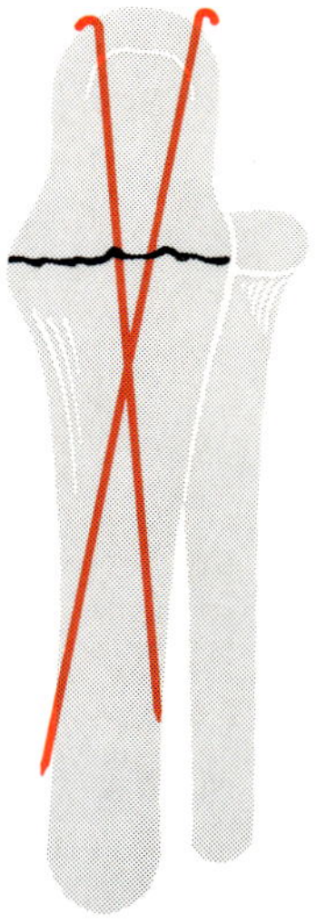

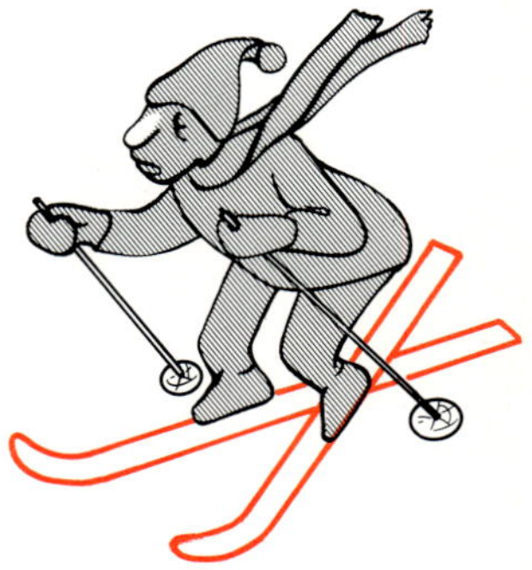

2.**157** u. 2.**158**
Gekreuzte Spickdrähte *bremsen* vor allem das Aufeinanderrücken der Fragmente bei Resorptionserscheinungen im Frakturspalt.

Marknagel

Allgemeines

Eine stabile Nagelung ist nur nach Aufbohren der Markhöhle möglich.

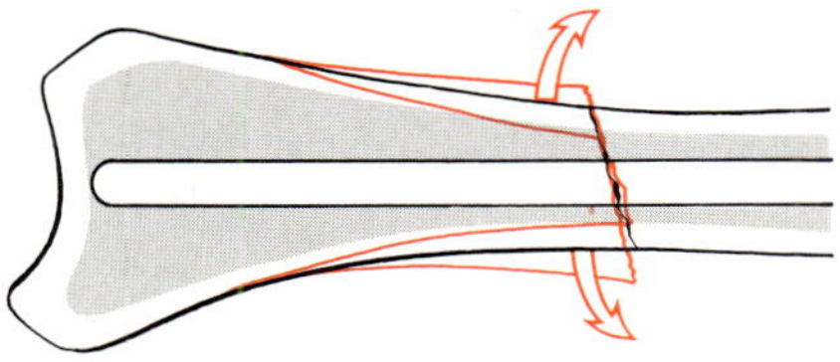

2.**159**
Der Nagel muß genügend stark sein, um Bewegungen im Frakturspalt zu verhindern.

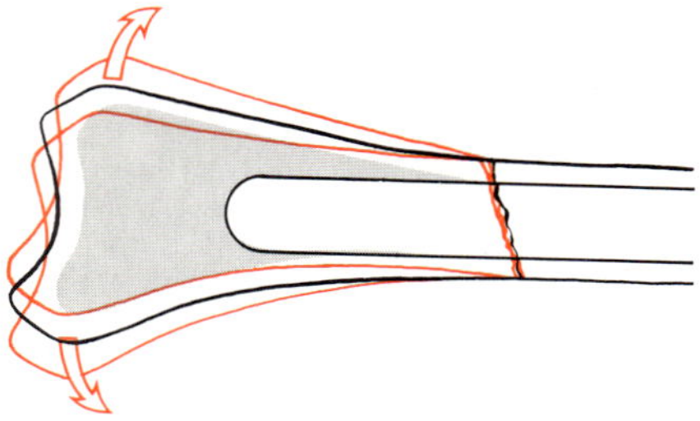

2.**160**
Aus gleichem Grund muß er genügend lang sein.

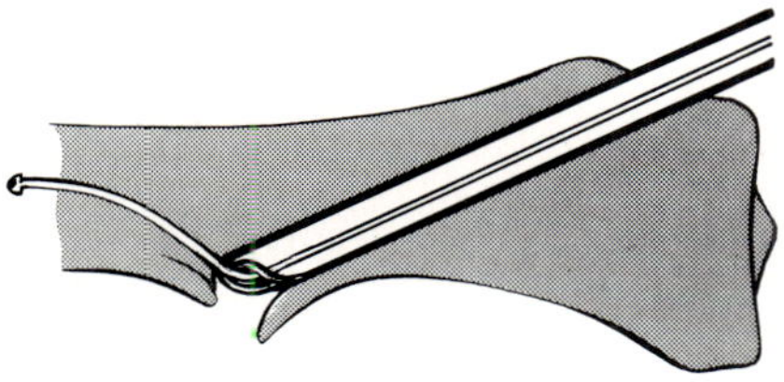

2.**161**
Bei der gegebenen Elastizität des AO-Nagels und Gebrauch des 4-mm-Führungsstabes ist eine solche Perforation nicht möglich. Es empfiehlt sich jedoch auch hier ein langsames Vortreiben des Nagels, bis er diese kritische Stelle mit seiner Spitze passiert hat.

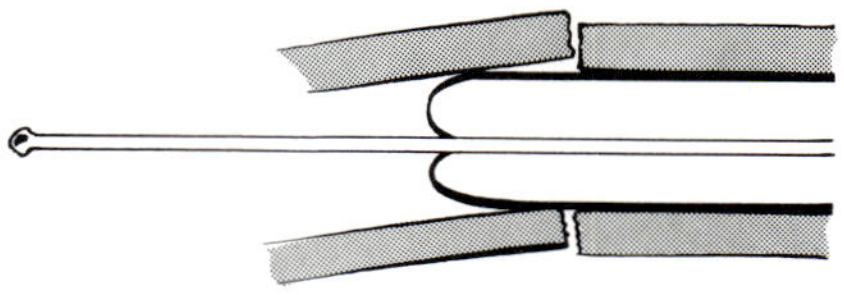

2.**162**
Das distale Nagelende muß genügend eingebogen sein, damit sich bei kleinen, nach der Reposition noch verbliebenen Dislokationen ...

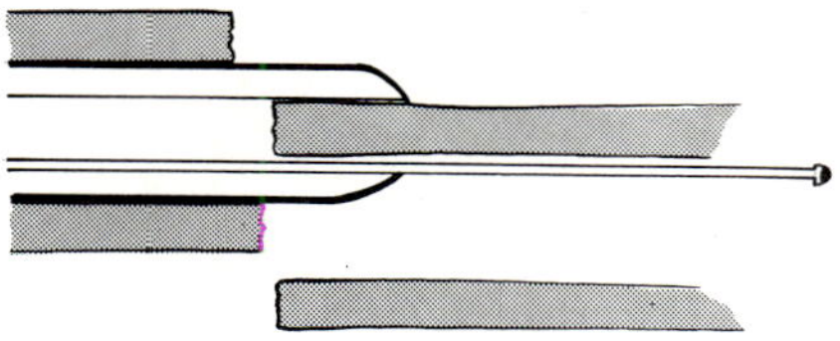

2.**163**
... nicht die Kortikalis zwischen 4-mm-Führungsstab und Nagelwand schieben kann.

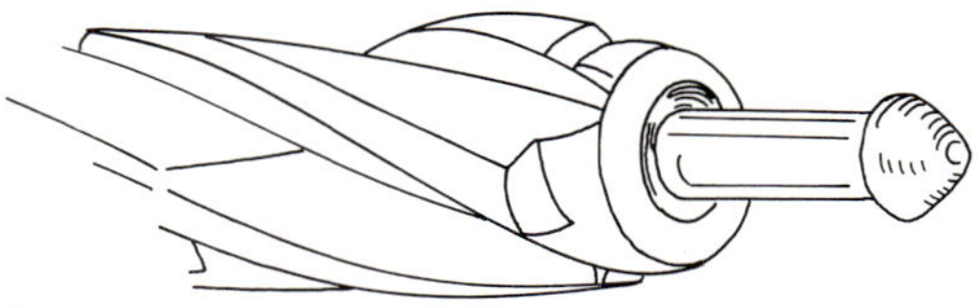

2.**164**
Bohrdorn (3 mm) mit Knopf an der Spitze.

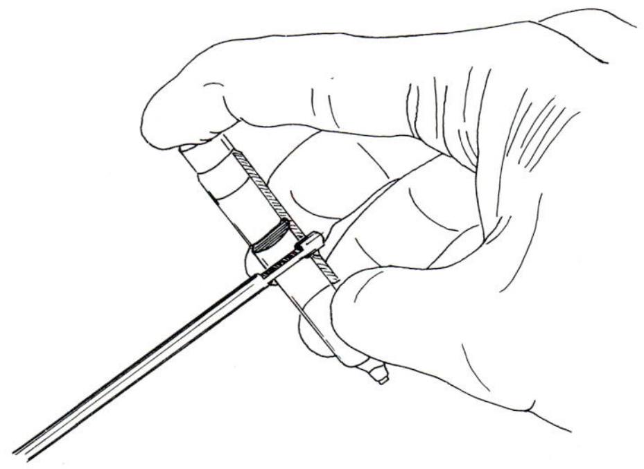

2.**165**
Der Handgriff paßt auf Bohrdorn und Führungsstab gleichermaßen. Er wird zum Dirigieren (Drehen der abgebogenen Bohrdornspitze) beim Einschlagen des Dornes, zum Festhalten des Bohrdornes beim Aufbohren der Markhöhle und zum Festhalten des Führungsstabes beim Einschlagen des Nagels gebraucht. Durch Druck auf einen Knopf kann er seitlich aufgeschoben werden.

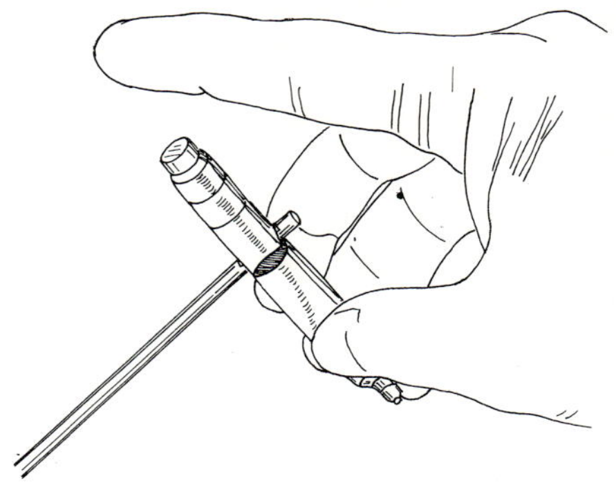

2.**166**
Nach Loslassen des Knopfes ist der Handgriff auf Dorn oder Stab arretiert und kann nicht mehr herunterfallen. Dieses An- und Absetzen des Handgriffes sollte man mit einer Hand ausführen können.

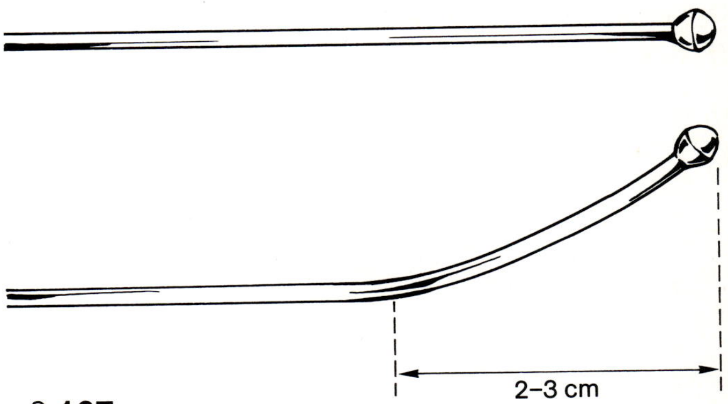

2.**167**
Der Bohrdorn wird an seinem vorderen Ende etwas abgebogen. Man läßt zweckmäßigerweise einen entsprechend gebogenen Dorn ständig beim Instrumentenset.

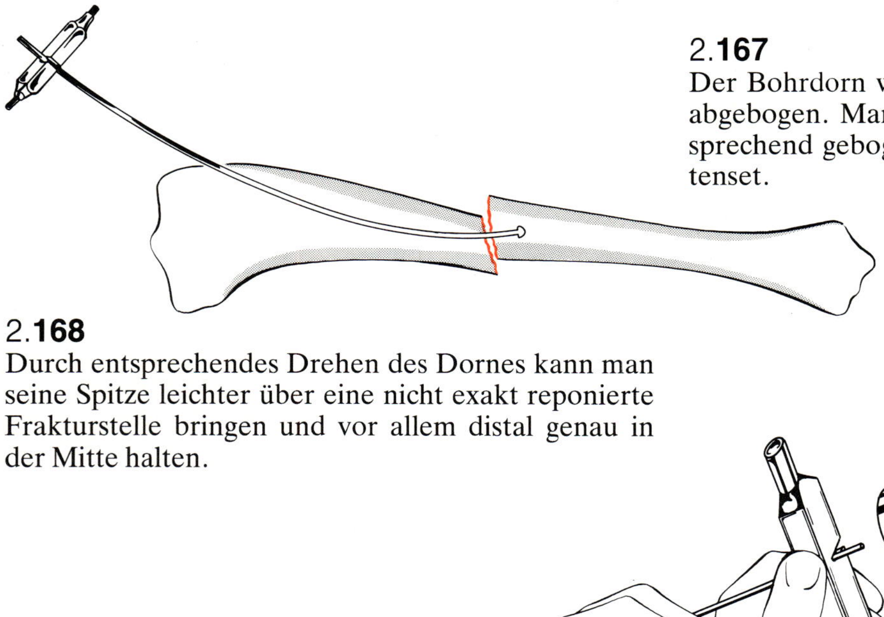

2.**168**
Durch entsprechendes Drehen des Dornes kann man seine Spitze leichter über eine nicht exakt reponierte Frakturstelle bringen und vor allem distal genau in der Mitte halten.

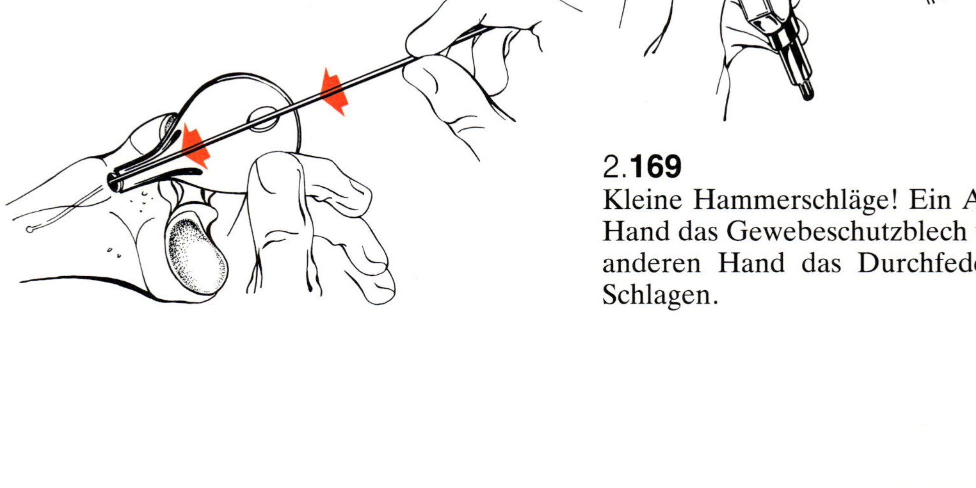

2.**169**
Kleine Hammerschläge! Ein Assistent hält mit einer Hand das Gewebeschutzblech und verhindert mit der anderen Hand das Durchfedern des Dornes beim Schlagen.

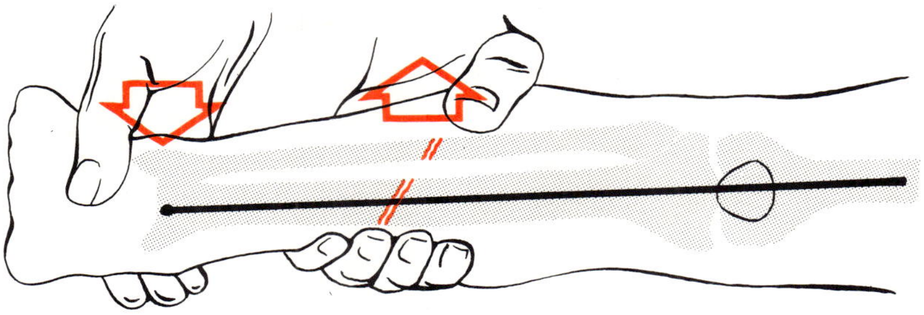

2.**170**
Es ist wichtig, bereits während der *ersten Bohrtour* durch entsprechendes Halten die Valgusstellung zu beseitigen. Bei der gedeckten Nagelung erleichtert ein Nachlassen des Längszuges das Manöver, was zwar die Tendenz zur Rekurvation verstärkt, welche jedoch durch entsprechendes Halten gut auszugleichen ist. Man erhält so einen geraden Bohrkanal zur richtigen Führung des Nagels.

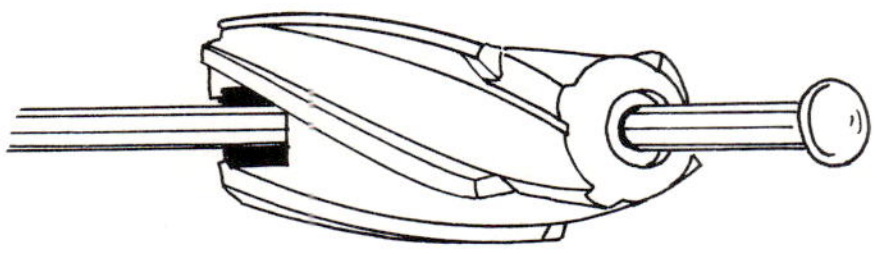

2.**171**
Stumpfer Bohrer. Verfügbare Durchmesser (um 0,5 mm steigend) von 9,5 mm an aufwärts.

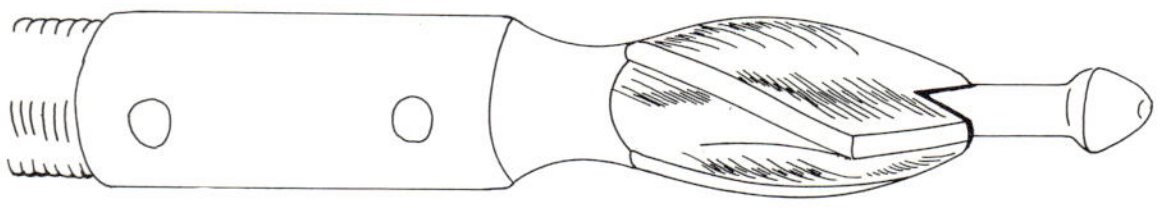

2.**172**
Scharfer Bohrkopf: Durchmesser 9 mm (für erste Bohrtour Tibia und evtl. Femur) und 11 mm für erste Bohrtour Femur bei weiter Markhöhle.

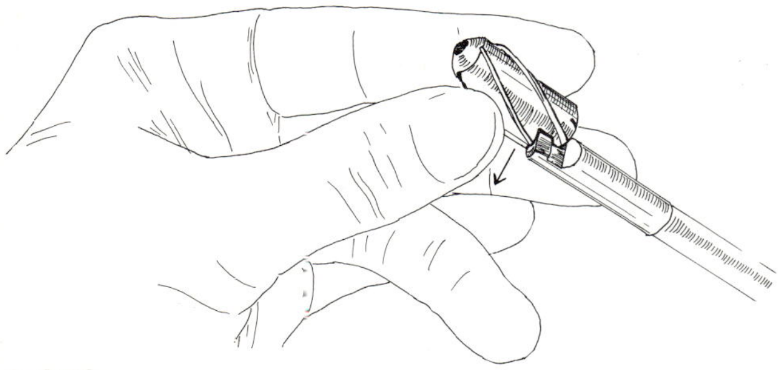

2.**173**
Die auswechselbaren Bohrköpfe werden von der Seite her auf die biegsame Bohrwelle aufgeschoben. Sie fallen wieder ab, solange sie nicht zusammen mit der Bohrwelle auf dem Bohrdorn aufgefädelt sind.

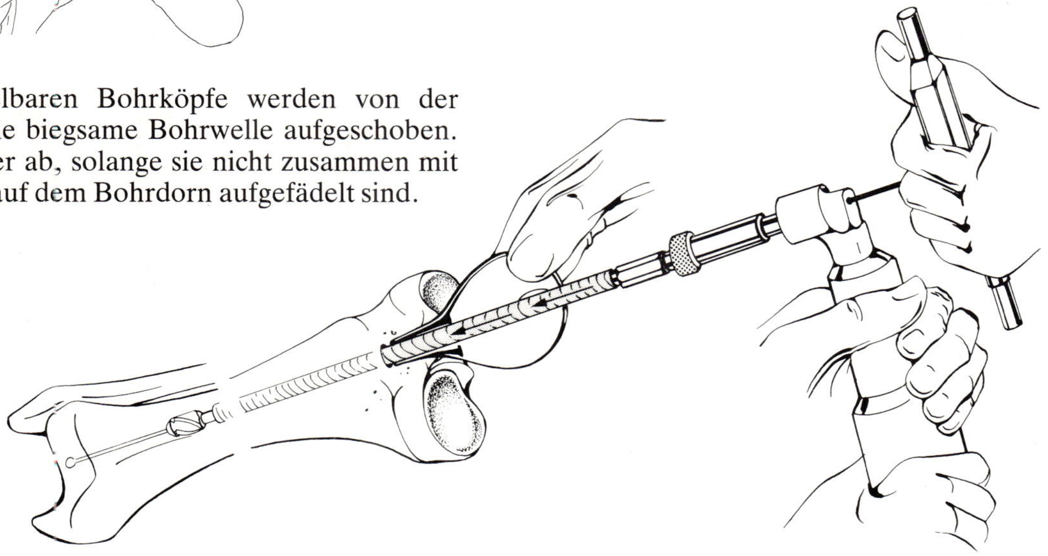

2.**174**
Aufbohren: *Hohe Tourenzahl,* trotzdem *langsames Vorschieben* des Bohrers. *Richtiges Halten der Bohrmaschine* entgegen der Bohrrichtung verhindert sehr viel sicherer ein Festfressen des Bohrkopfes in der Markhöhle. Mit dem Handgriff wird der Bohrdorn ständig in die Markhöhle gedrückt.

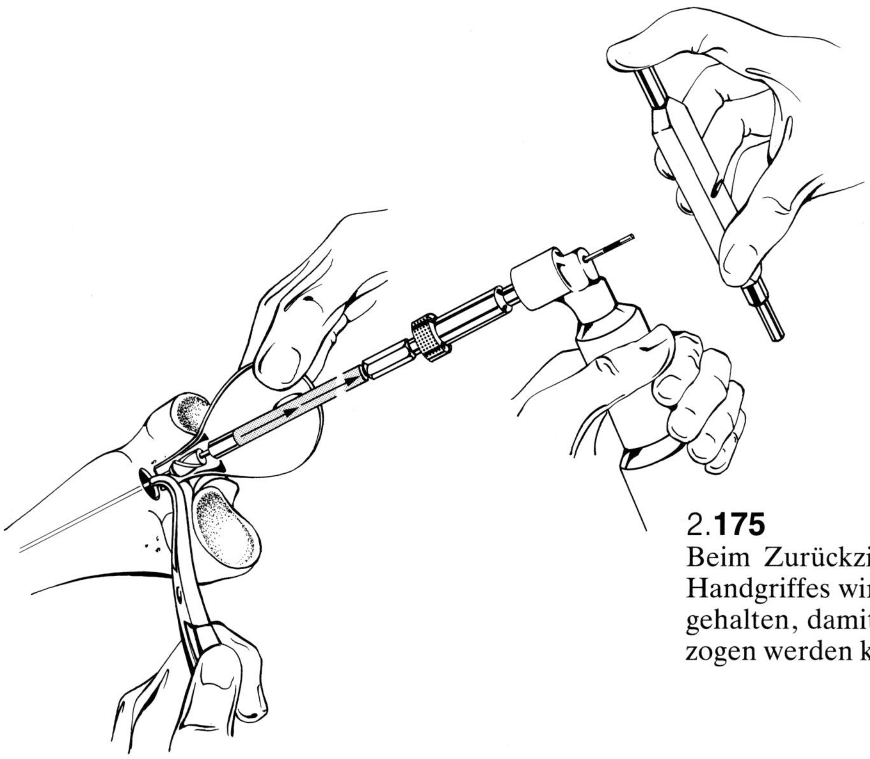

2.**175**
Beim Zurückziehen des Bohrers vor Abnahme des Handgriffes wird der Bohrdorn mit einer Zange festgehalten, damit er nicht unbeabsichtigt mit herausgezogen werden kann.

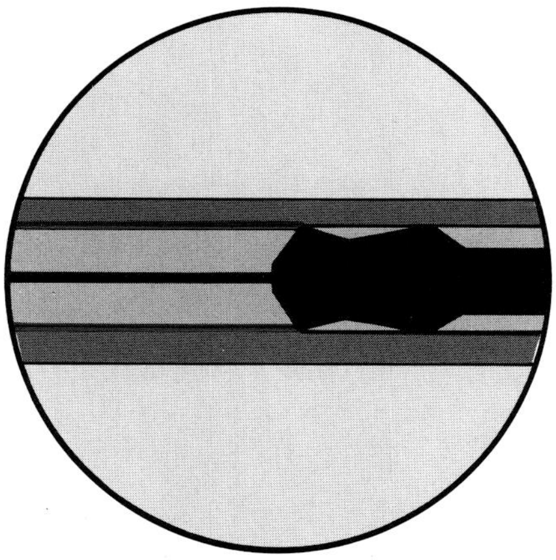

2.**176**
Aufbohren, bis deutliche Fühlung mit der Kortikalis besteht. Im Röntgenbild sieht man dann, daß der schmale, helle Saum zwischen Bohrkopf und Innenseite der Kortikalis an der engsten Stelle eben verschwindet.

Bei festem Knochen sollte die effektive Nagelstärke der des Bohrkopfes entsprechen, bei „weichem" (osteoporotischen 3 Wochen nach Fraktur) ½ mm stärker sein.

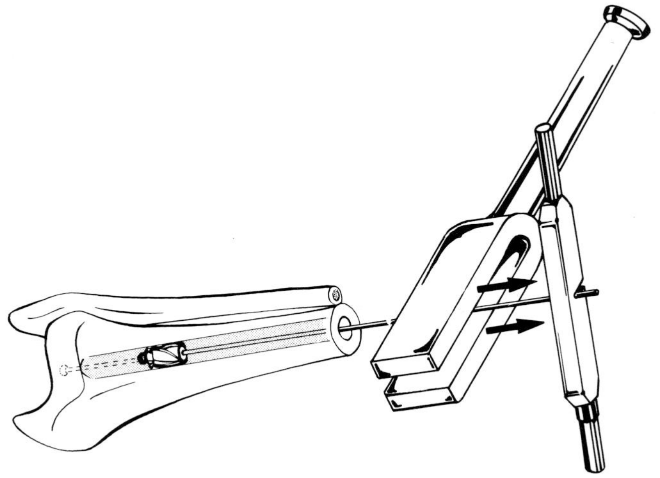

2.**177**
Ein abgebrochener oder festgefahrener Bohrkopf kann durch den Knopf an der Spitze des Bohrdornes mittels Dorn und Schlitzhammer entfernt werden. Zug an der elastischen Bohrwelle bleibt ohne Wirkung und zerstört diese.

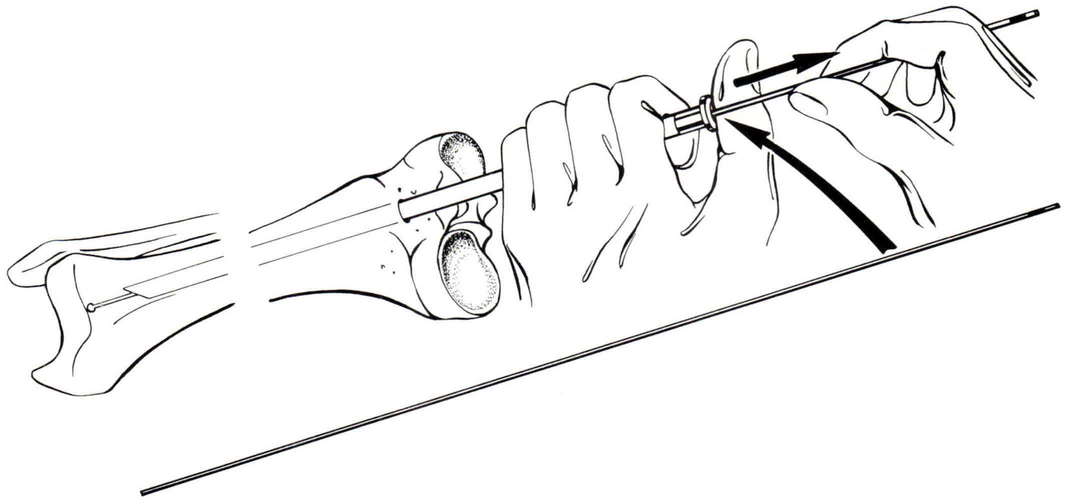

2.**178**

Bei dem steiferen Universalnagel sollte man nicht *wechseln,* sondern über einem zum Stab einschlagen. Nur beim dünnwandigen alten Nagel Auswechseln des Bohrdornes gegen den *Führungsstab,* nachdem die Markhöhle bis an die Kortikalis 0,5 mm um 0,5 mm aufgeweitet wurde. Zu diesem Zweck wird ein Teflonrohr übergeschoben, welches die Frakturstelle überquert und so die Reposition hält, solange kein Stab im Bohrkanal liegt.

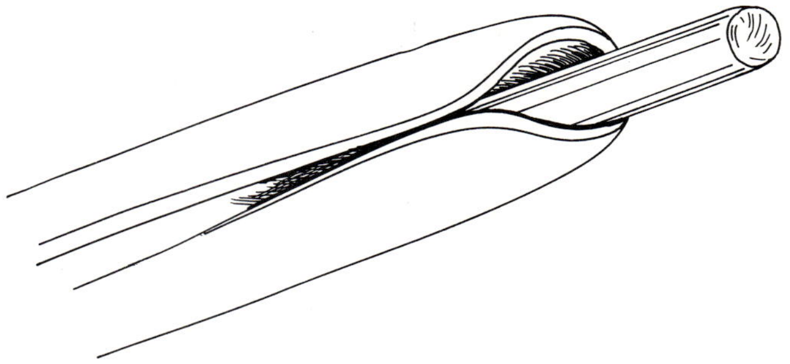

2.**179**

Der Führungsstab hat 4 mm Durchmesser und keinen Knopf an der Spitze. Der Nagel darf nicht über dem Bohrdorn eingeschlagen werden, da dieser mit 3 mm zu schwach ist und Komplikationen wie z. B. bei Abb. 2.**161** entstehen können.

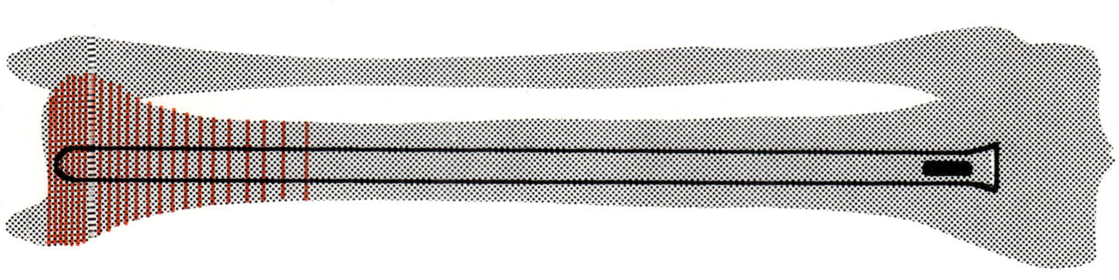

2.**180**

Die Nagelspitze soll dicht an der Gelenklinie liegen. Dadurch sitzt sie in fester subchondraler Spongiosa und der Nagel hat eine lange Führung im distalen Fragment. Die Kontrolle hierfür erfolgt im seitlichen Strahlengang, wobei der Zentralstrahl senkrecht auf die Gelenklinie eingestellt werden muß. Bis 360 mm sind die Nagellängen in 15-mm-Abständen gestuft, ab 360 mm in 20-mm-Abständen. Gemessene Zwischenlängen können durch verschieden tiefes Einschlagen des Nagels in die Markhöhle so ausgeglichen werden, daß in jedem Falle die Nagelspitze so weit distal liegt, wie nur möglich. Das Nagelende darf keinesfalls über die Vorderfläche der Tibia herausstehen, da dies ständige Beschwerden verursachen würde, solange der Nagel liegt.

Montage

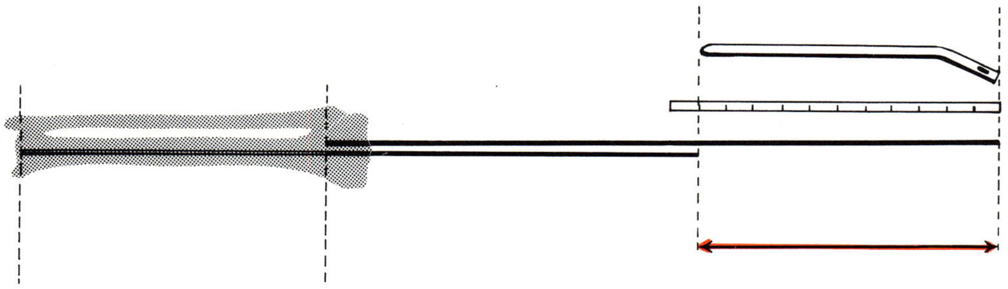

2.**181**
Bestimmung der Nagellänge mittels eines zweiten, gleich langen Führungsstabes.

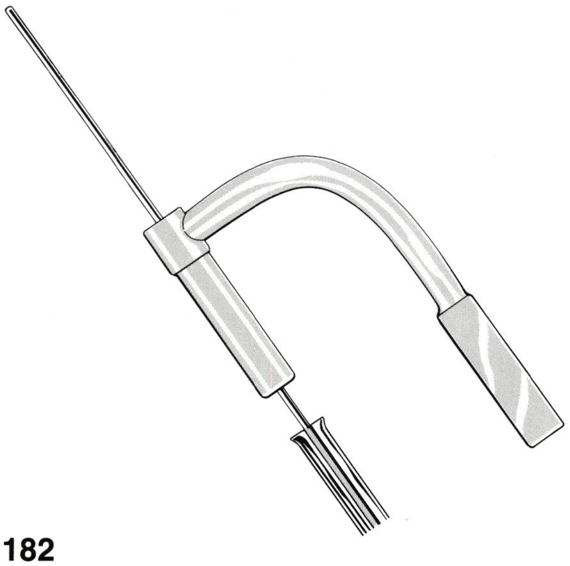

2.**182**
Es gibt 3 Größen von Koni, Rändelschrauben und Zielgeräten, je nach Nageldurchmesser. Die Montage erfolgt über dem Führungsstab, der Nagel ist von Hand bereits so weit wie möglich in den Markraum eingeführt. Aufschieben des Zielgerätes.

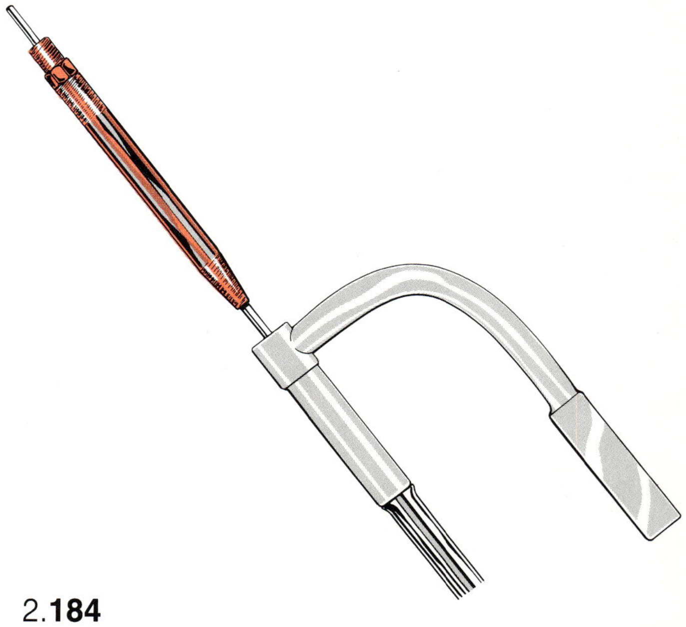

2.**184**
Der passende Gewindekonus wird aufgesetzt und durch die Hülse des Zielgerätes hindurch . . .

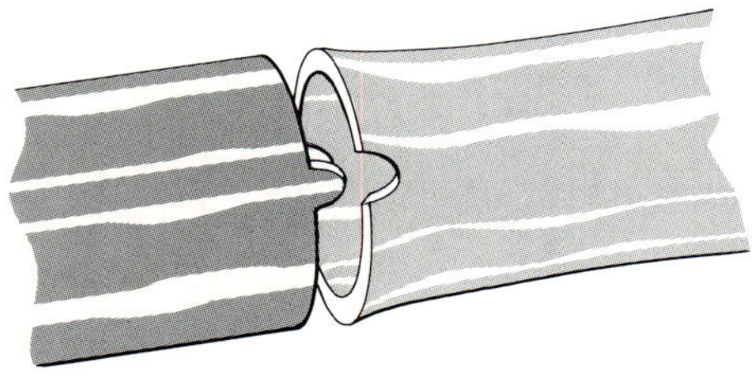

2.**183**
Die distalen Nocken des Zielgerätes müssen in entsprechende Nuten des Nagels einrasten.

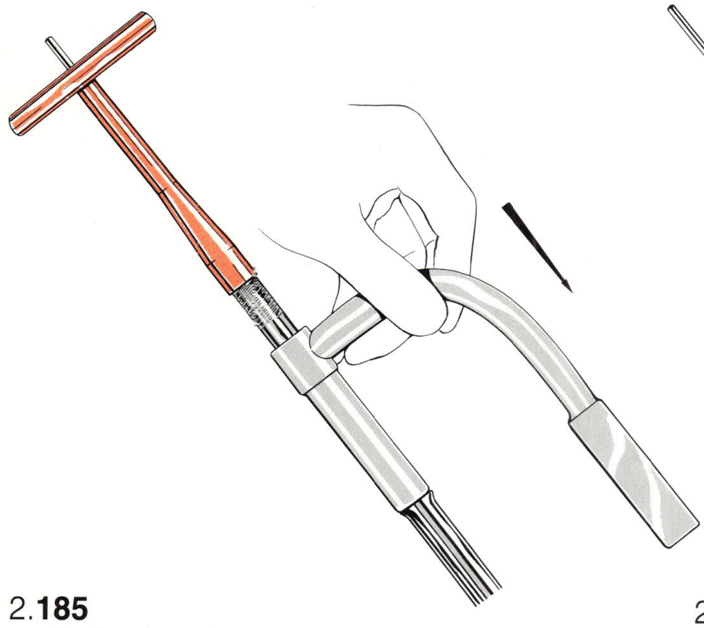

2.**185**
... in den Nagel eingeschraubt. Dabei das Zielgerät fest auf den Nagel drücken, damit sich der längsgeschlitzte Nagel nicht am Konus verkanten kann und festläuft.

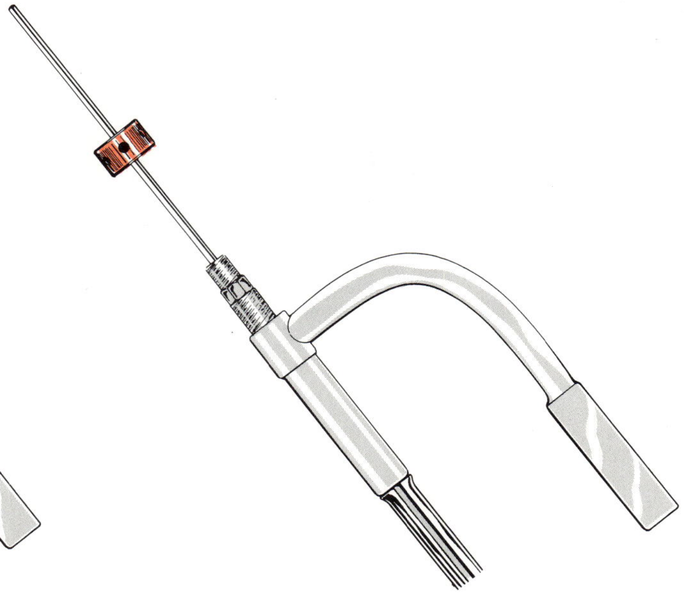

2.**186**
Mit der Rändelschraube wird nun auch das Zielgerät endgültig auf dem Nagel festgesetzt.

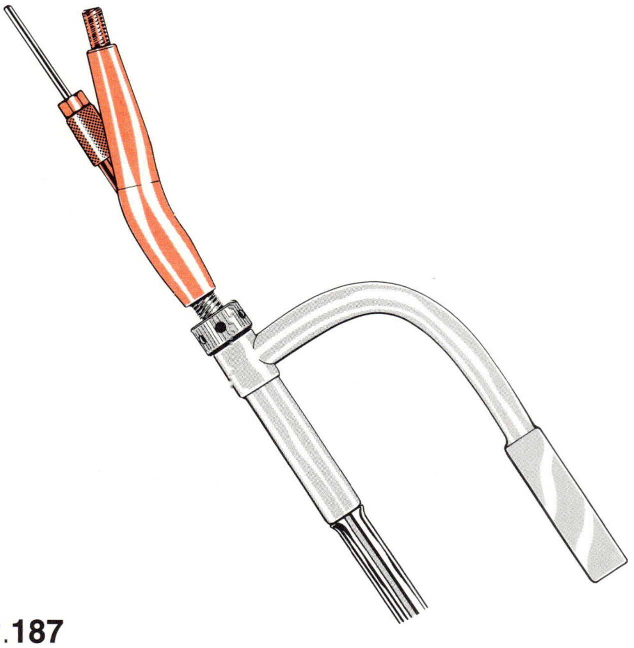

2.**187**
Aufsetzen des gekröpften Einschlagstückes, wobei dieses zur Schonung der Gewinde mit der Rändelschraube von Hand so eingestellt wird, daß es beim Aufsetzen etwa 3 mm Abstand zum obersten Gewindegang des konischen Gewindebolzens hat.

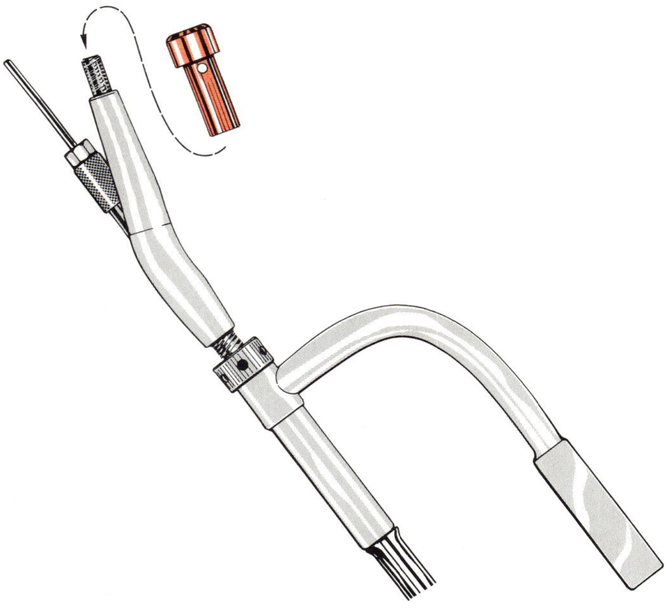

2.**188**
Schließlich Aufschrauben des Schlagkopfes oder der Führungsstange für das Schlaggewicht.

Komplikationen

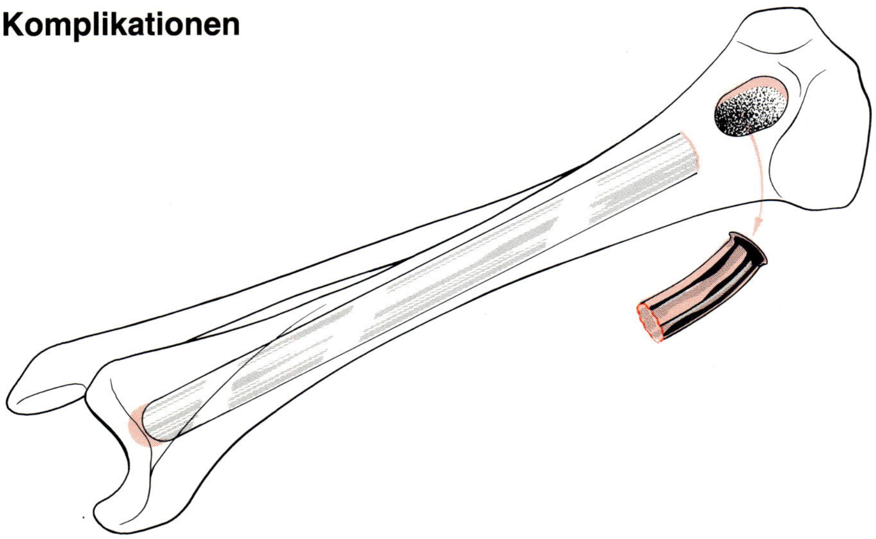

2.**189**
Die Entfernung eines abgebrochenen Nagels ist immer möglich, wenn man bei den operativen Maßnahmen davon ausgeht, daß ein Längsschlitz die Stabilität eines (Knochen-)Rohres nur wenig beeinträchtigt.
Zusätzlich erhöht man dadurch dessen Querelastizität.

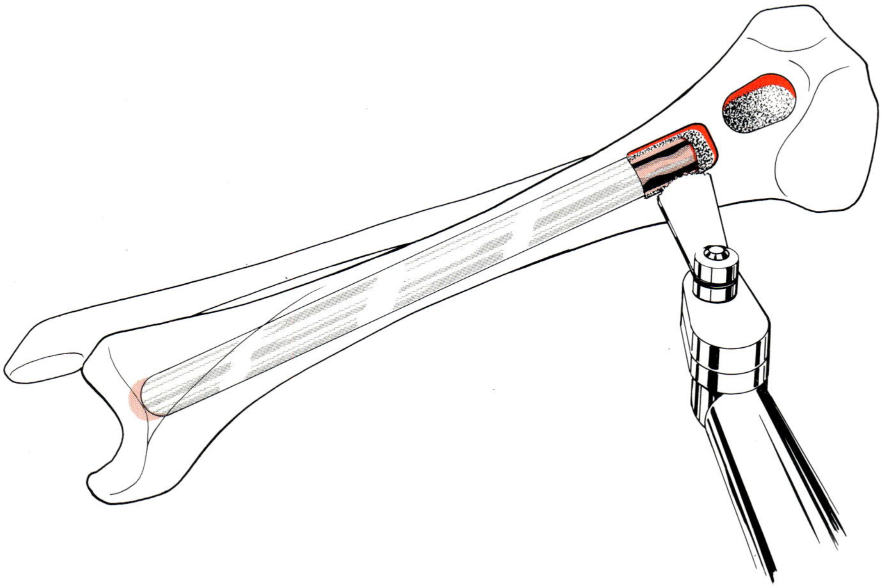

2.**190**
Zunächst wird von einem kleinen Längsfenster aus das obere abgebrochene Nagelende soweit dargestellt, daß dessen oberer Eingang einigermaßen zugänglich wird.

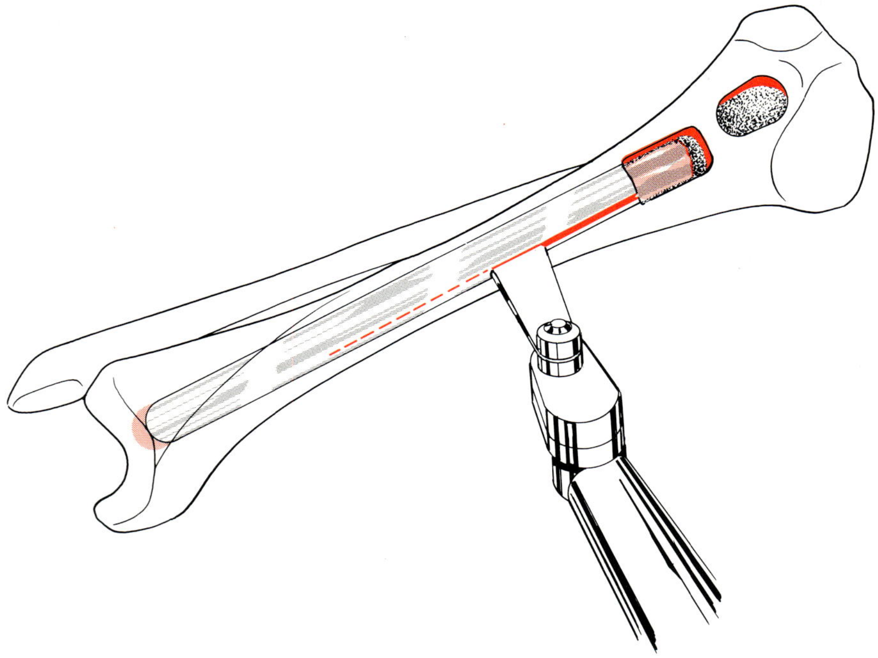

2.**191**
Durch einen Längsschnitt in den Schaft, zunächst etwas über die Mitte nach distal hinaus, wird dessen Klemmwirkung beseitigt.

2.**192**

Mit einem etwas abgebogenen Stift wird das obere Nagelende aus dem Fenster soweit herausgebogen bzw. geknickt, daß es . . .

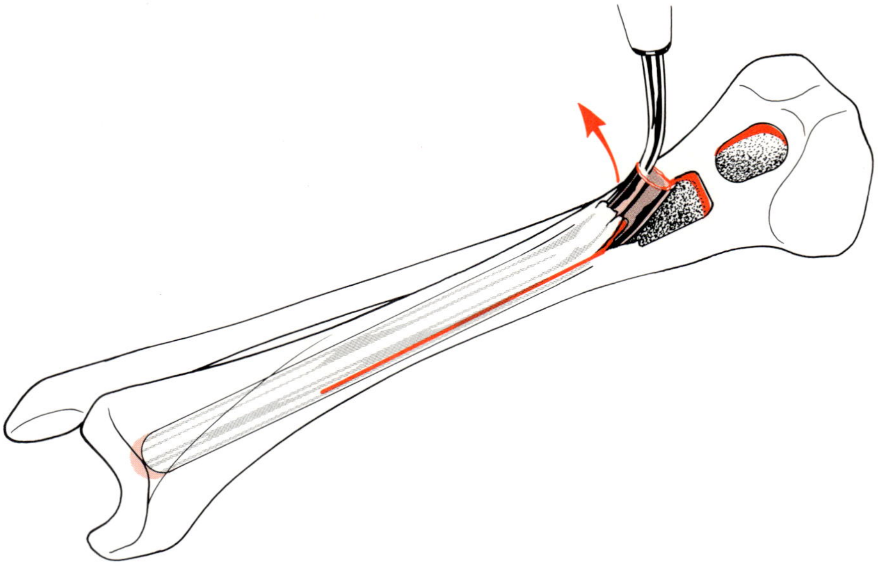

2.**193**

. . . mit einer Tonnenzange gefaßt und damit im allgemeinen ohne weiteres herausgeschlagen werden kann.
Als weitere Maßnahme käme dann nur noch eine Verlängerung des kleinen Fensters nach distal in Betracht, bis der Nagel durch diese hindurch herausgezogen bzw. im Extremfall herausgenommen werden kann.

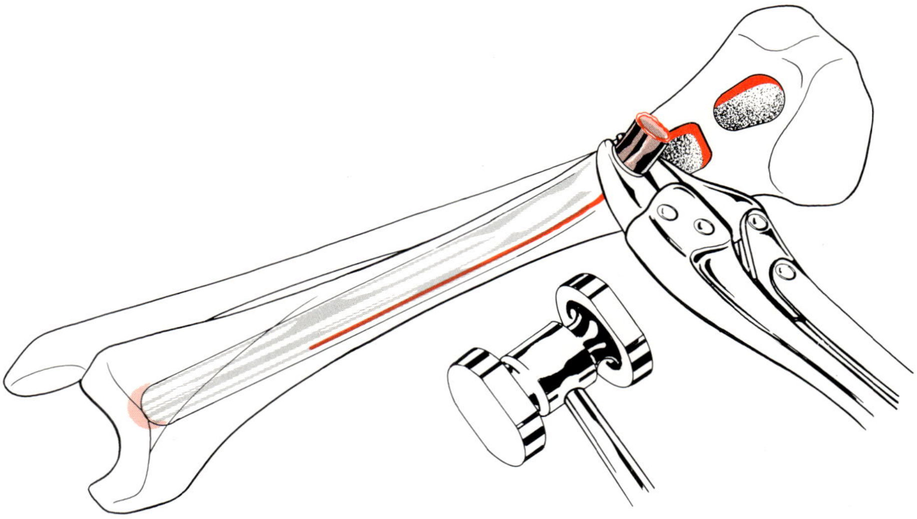

3. Klavikula

Anatomie

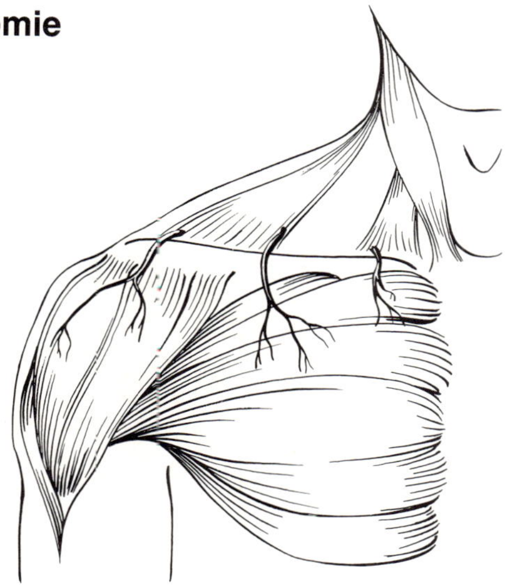

3.**1**
Die sensiblen Hautnerven Nn. supraclaviculares überqueren die Klavikula von kranial nach dorsal. Deshalb ist eine vertikale Hautinzision vorteilhafter.

Zugang

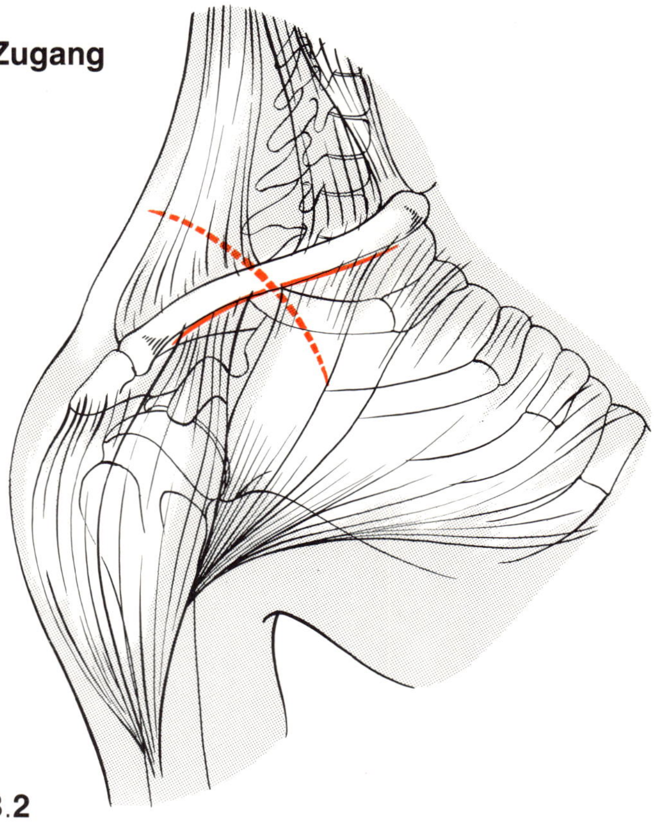

3.**2**
Die sagittale Inzision ist günstiger als eine Inzision parallel zur Klavikula an deren Unterrand.

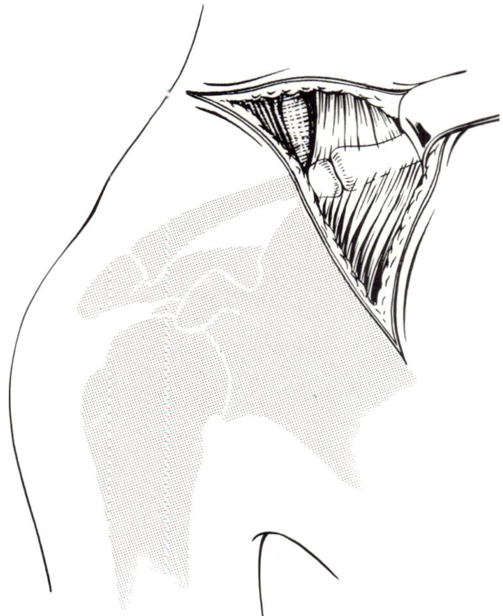

3.**3**
Mobilisierung der Weichteile auf der Muskelfaszie *nach medial . . .*

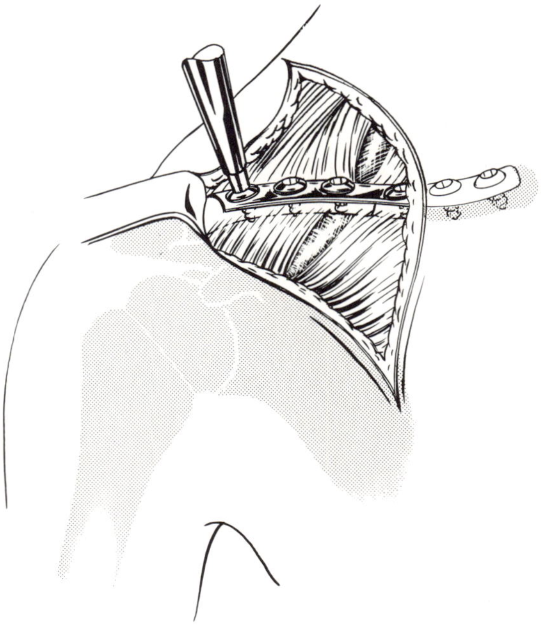

3.**4**
. . . und nach lateral.

Taktik

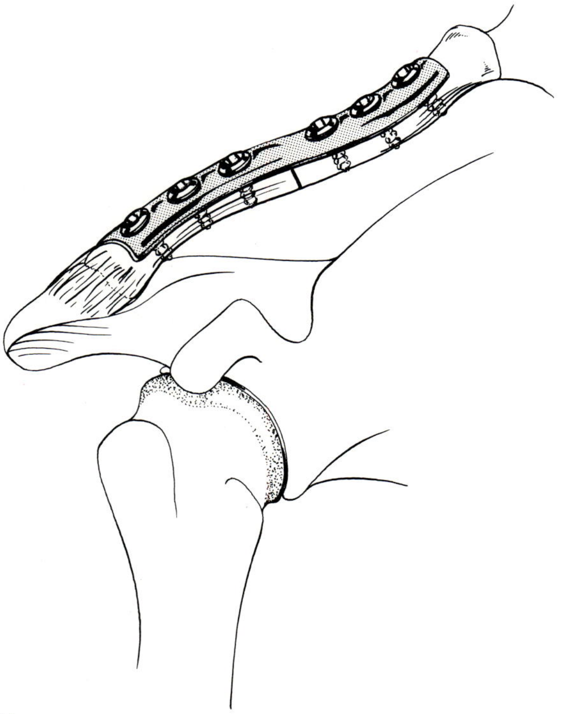

3.**5**
Platte der Wahl ist die Halbrohrplatte, welche sich genügend biegen läßt und noch ausreichend stabil ist, ohne zu sehr unter den geringen Weichteilen aufzutragen. Eine ⅓-Rohr-Platte ist zu schwach.

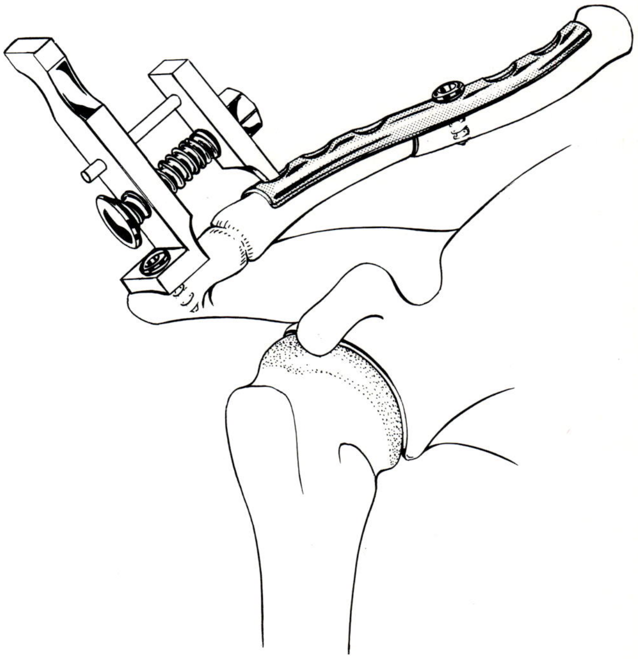

3.**6**
Einsatz des Plattenspanngerätes auch bei Halbrohrplatte zur Erzeugung ausreichend hohen Druckes unumgänglich. Bei Platzmangel Montage ohne nachteilige Folgen auch auf dem Akromion. Nur in Ausnahmefällen ist eine Osteosynthese bei frischen Frakturen erforderlich. Diese werden dann analog einer Pseudarthrose versorgt.

4. Schulter; AC-Gelenk

Anatomie

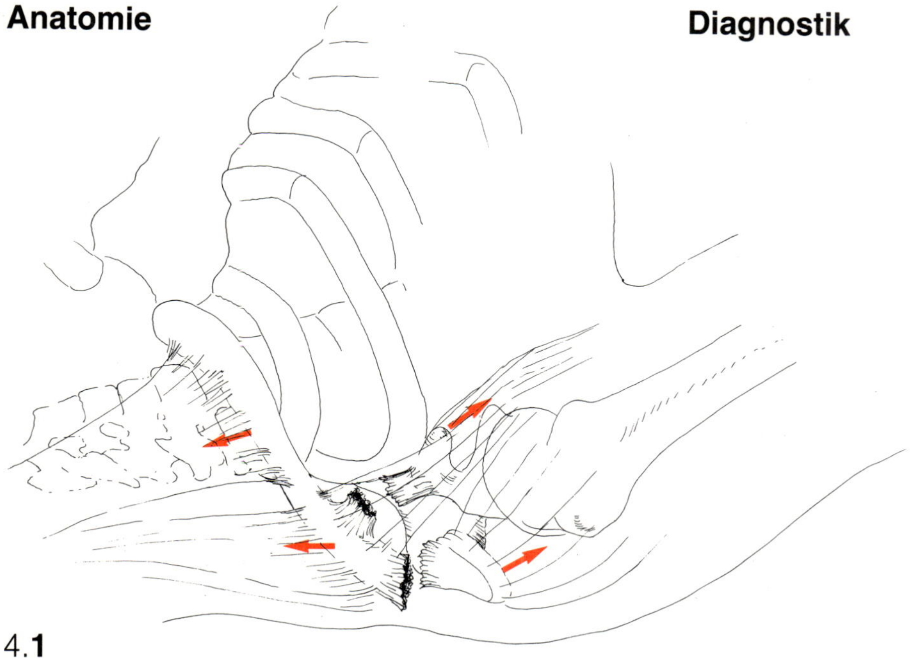

4.**1**
Der M. sternocleidomastoideus zieht das distale Klavikulaende nach oben, die Schwerkraft den Schultergürtel nach unten.

Diagnostik

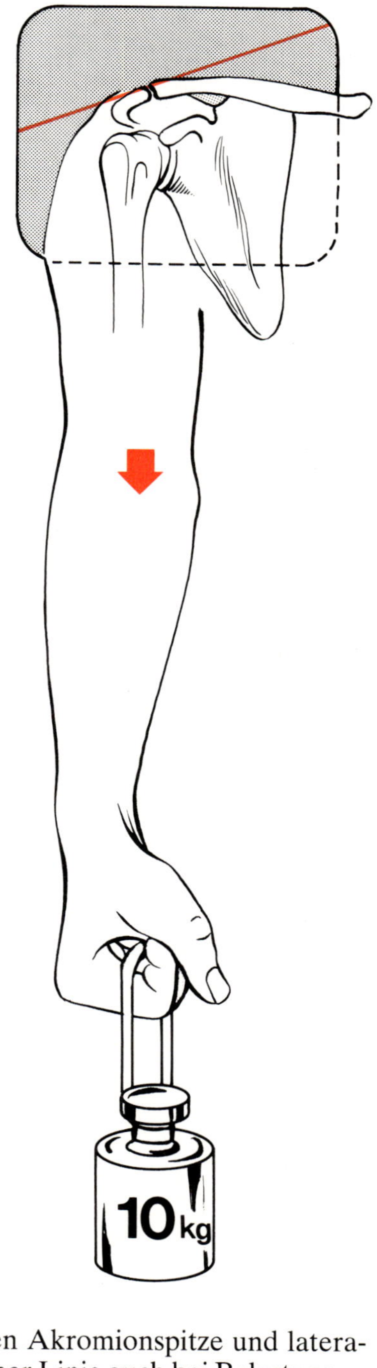

4.**2**
Ohne Verletzung stehen Akromionspitze und laterales Klavikulaende in einer Linie auch bei Belastung.

Indikation

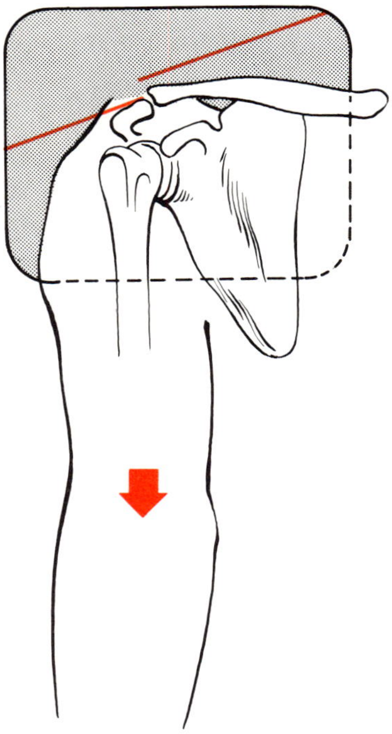

4.**3**
Verschiebung von weniger als 1 Klavikulaschaftbreite: keine Operationsindikation.

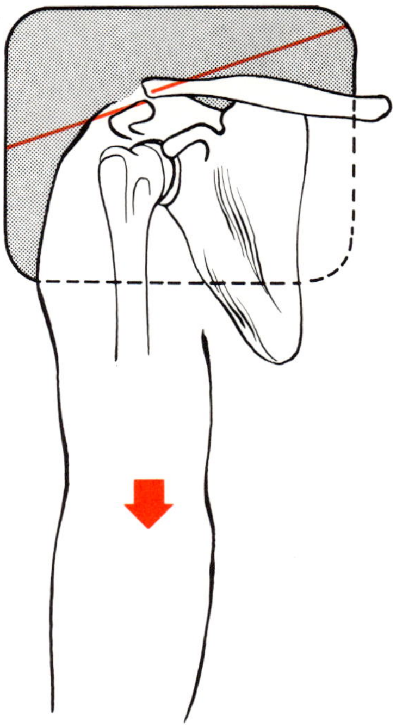

4.**4**
Verschiebung 1 Schaftbreite oder mehr: absolute Indikation zur Operation.

Prinzip

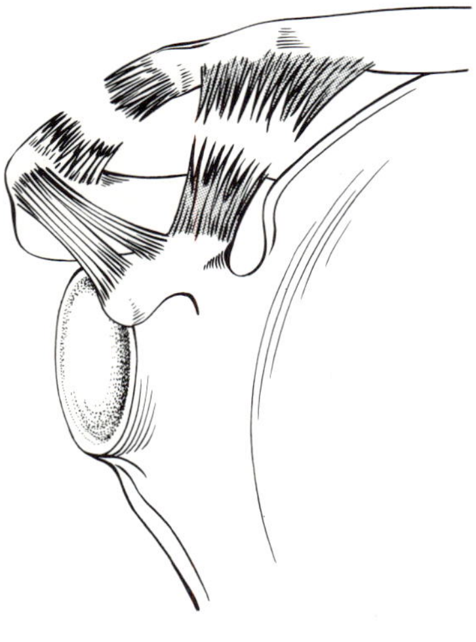

4.**5**
Bei der vollständigen Luxation, welche allein der operativen Behandlung bedarf, ist immer auch das Lig. coracoclaviculare gerissen. Es muß genäht werden. Die Zuggurtung dient lediglich der Sicherung dieser Naht.

Zugang

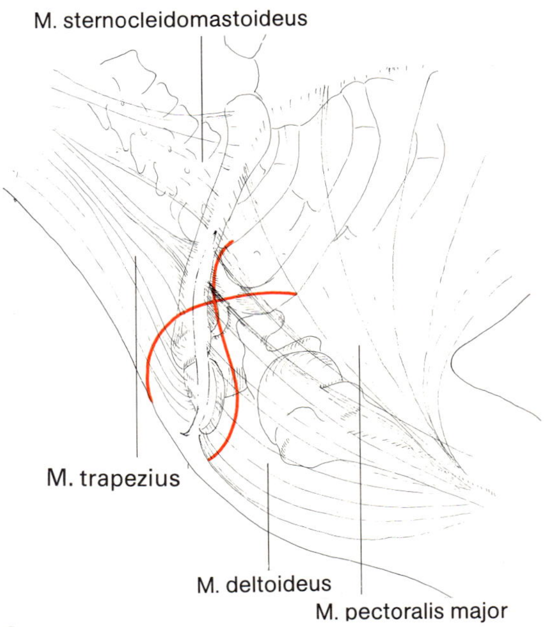

4.**6**
Sagittaler oder S-förmig das Akromion umfahrender Hautschnitt, etwas unterhalb der Klavikula verlaufend.

Technik

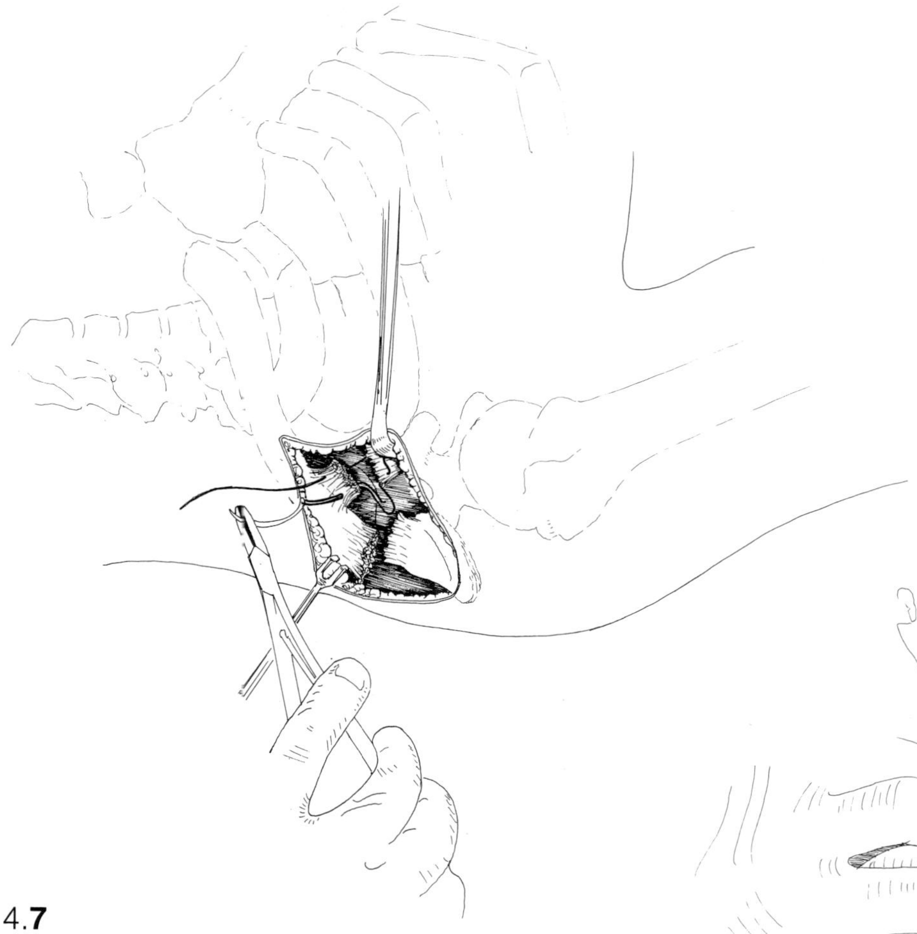

4.7
Vor der Zuggurtung wird die Naht mit einem kräftigen, nicht resorbierbaren Faden durch die Stümpfe des Lig. coracoclaviculare gelegt, aber noch nicht geknotet.

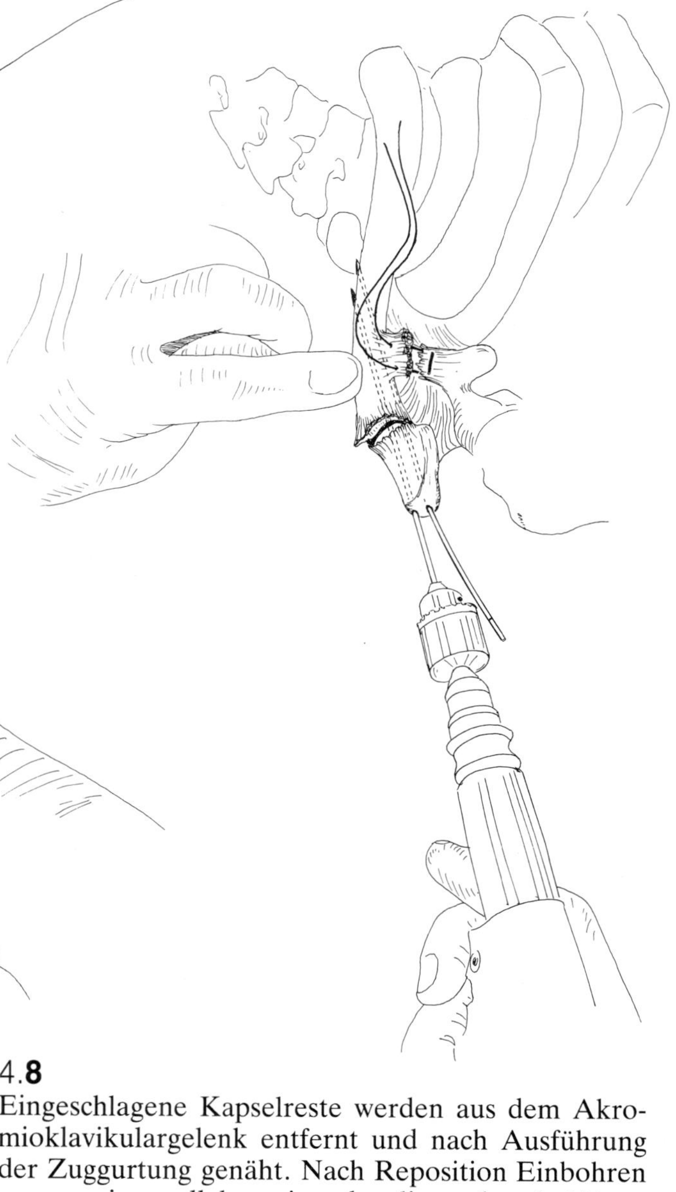

4.8
Eingeschlagene Kapselreste werden aus dem Akromioklavikulargelenk entfernt und nach Ausführung der Zuggurtung genäht. Nach Reposition Einbohren von zwei parallel zueinander liegenden kräftigen Spickdrähten, die Spitzen der Drähte sollen in der gegenüberliegenden Kortikalis der Klavikula Halt finden.

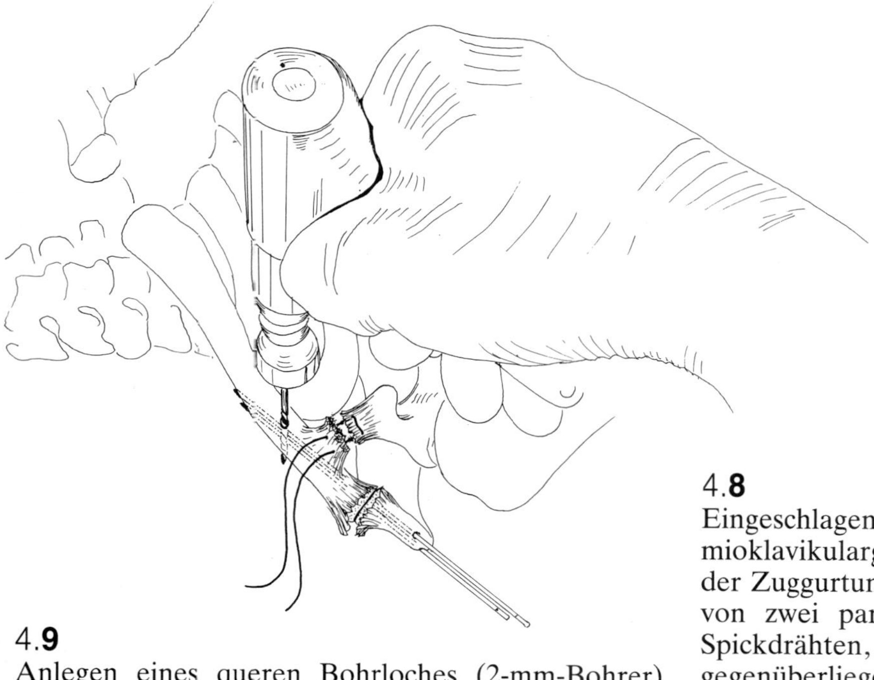

4.9
Anlegen eines queren Bohrloches (2-mm-Bohrer) durch die Klavikula.

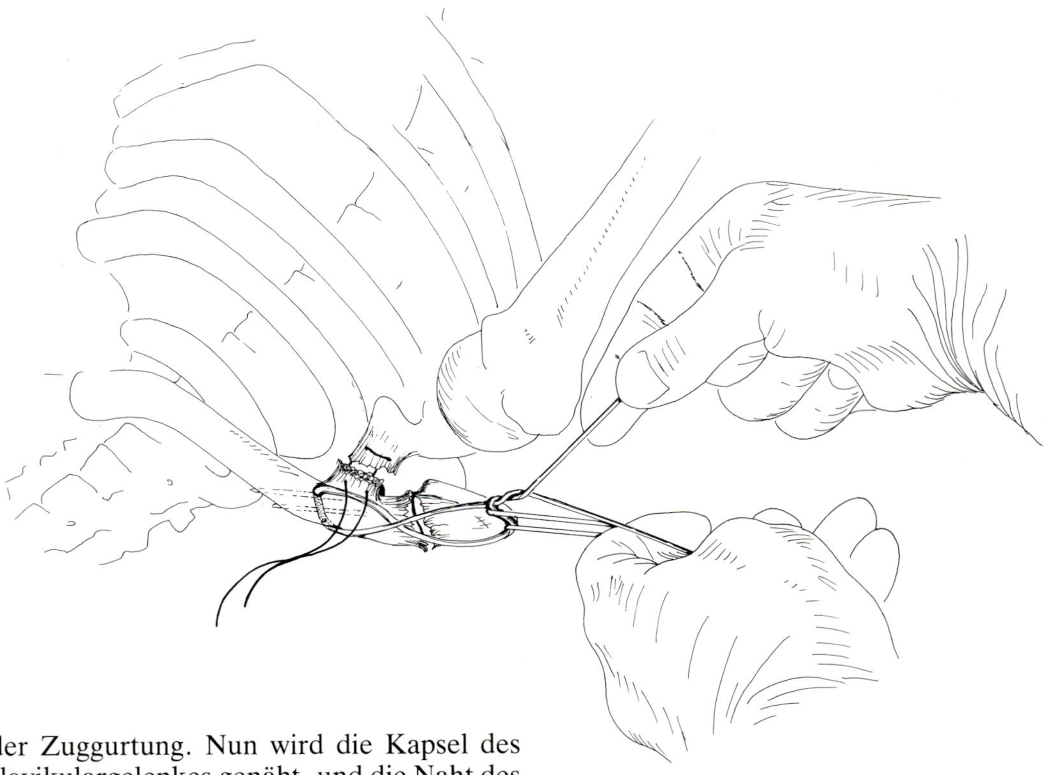

4.**10**
Anlegen der Zuggurtung. Nun wird die Kapsel des Akromioklavikulargelenkes genäht, und die Naht des Lig. coracoclaviculare wird geknotet.

Rekonstruktive Möglichkeiten

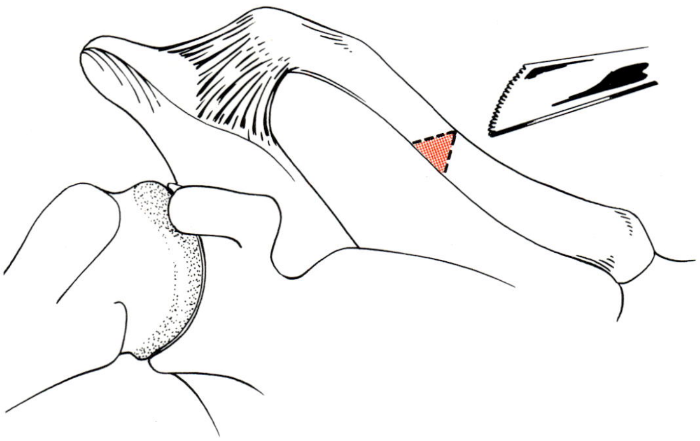

4.**11**
Bei veralteten AC-Sprengungen mit erheblichen Beschwerden empfiehlt sich die Angulationsosteotomie

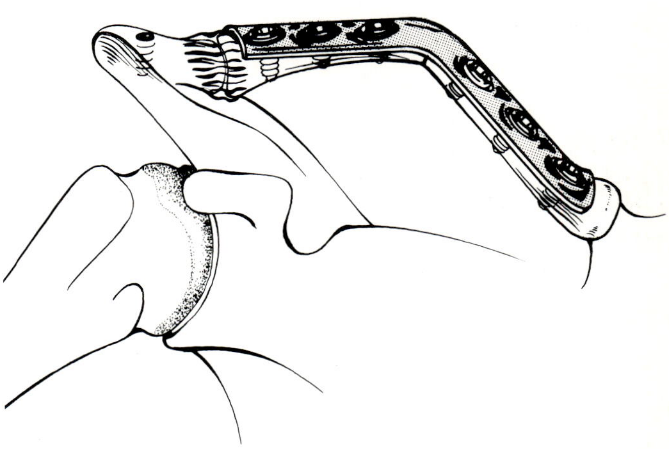

4.**12**
Das Gelenk selbst kann meist unberührt bleiben, nur gelegentlich muß es von Narbengewebe befreit werden, damit sich das periphere Ende der Klavikula richtig einstellen kann. Fixierung mittels Halbrohrplatte.

5. Oberarm

Oberarm – proximal

Anatomie

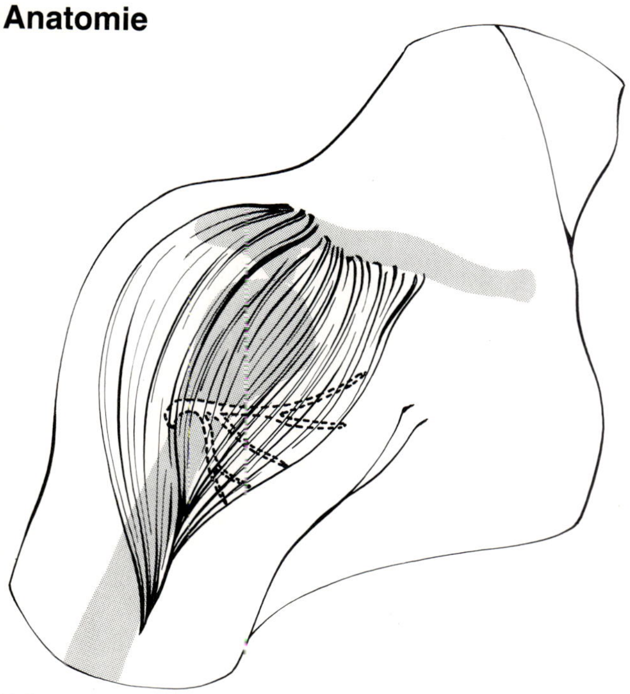

5.**1**
Einen transmuskulären Zugang zum proximalen Humerus durch den M. deltoideus sollte man unbedingt vermeiden. Man würde sonst die nervöse Versorgung der ventralen Anteile des M. deltoideus unterbrechen.

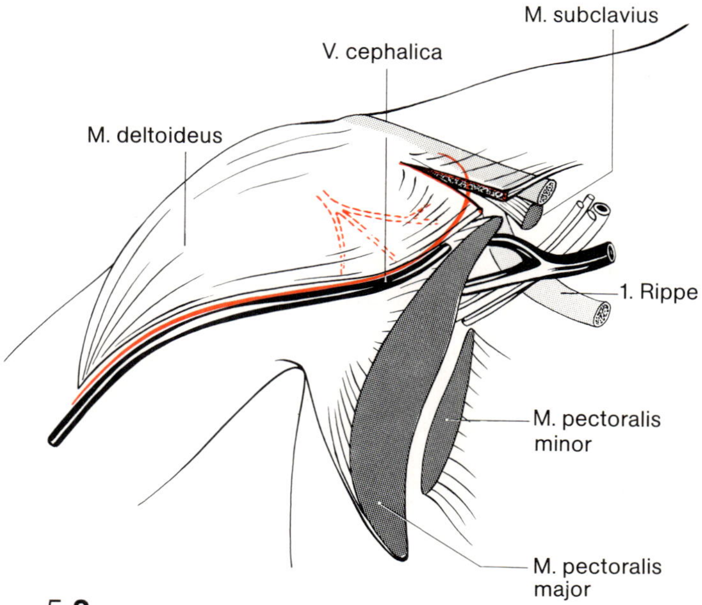

5.**2**
Deshalb soll bei Bedarf der M. deltoideus nur in seinem klavikulären Ansatz eingekerbt bzw. ein Stück weit abgelöst und nach lateral gezogen werden.

Indikation

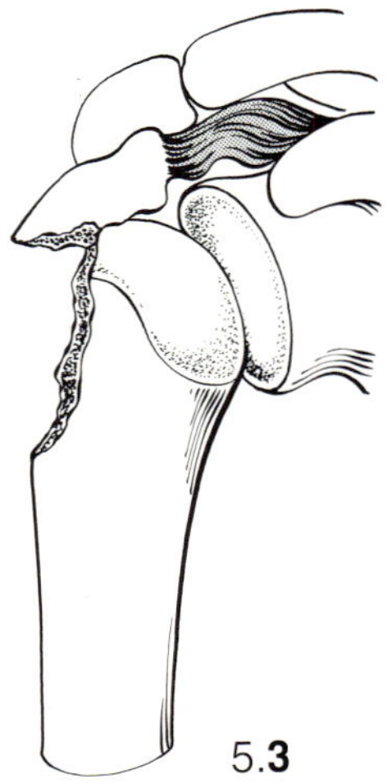
5.3

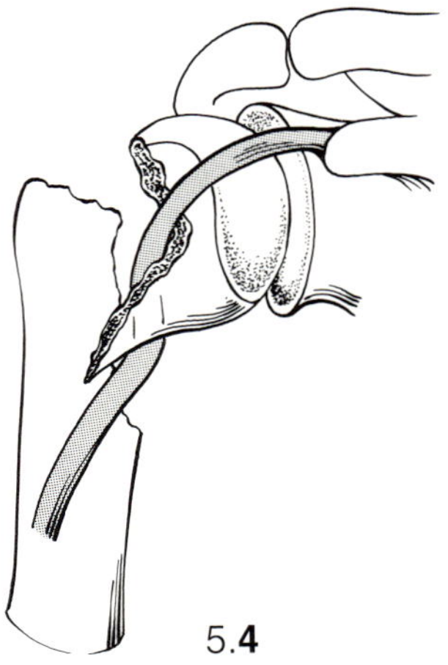
5.4

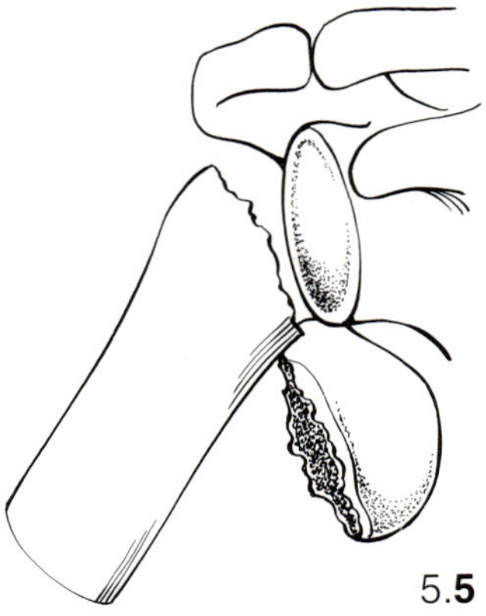
5.5

5.**3**
Dislozierte Abbrüche des und am Tuberculum majus: operative Versorgung.

5.**4**
Luxationsfrakturen mit Interposition der langen Bizepssehne: operative Versorgung, kein ruhigstellender Verband ab dem 30. Lebensjahr.

5.**5**
Subkapitale Frakturen: In der Regel konservative Behandlung bei Luxationsfrakturen, welche sich in Narkose nicht geschlossen reponieren lassen, evtl. Osteosynthese. Auch bei konservativer Behandlung kein ruhigstellender Verband nach dem 30. Lebensjahr.

Prinzip, operative Möglichkeiten

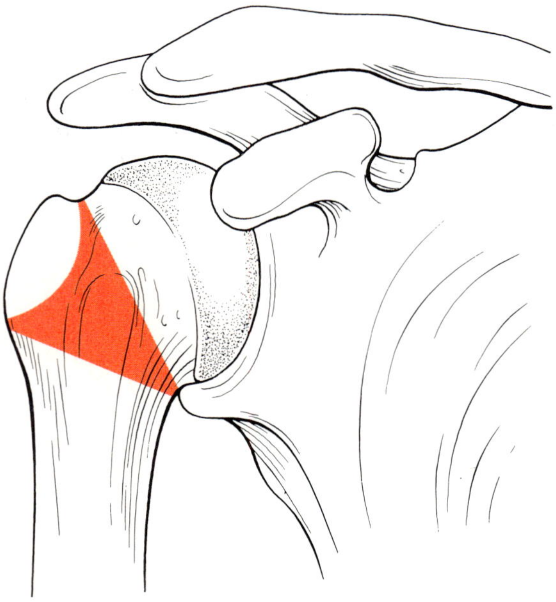

5.**6**
Intermediäre Frakturen sollte man nicht aufrichten. Die Kopfdurchblutung wird dadurch zusätzlich gefährdet und eine Kopfnekrose begünstigt.

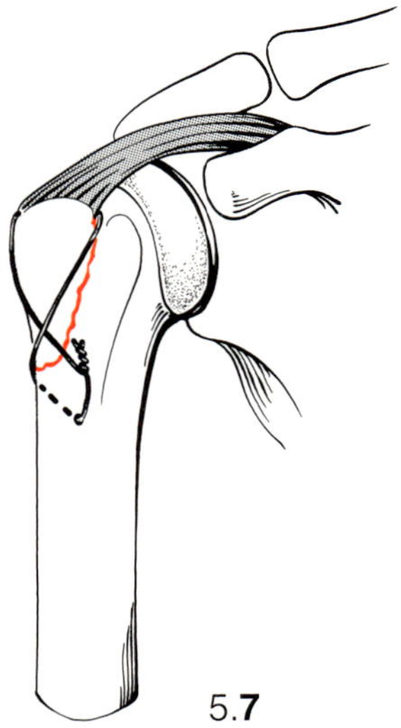
5.7

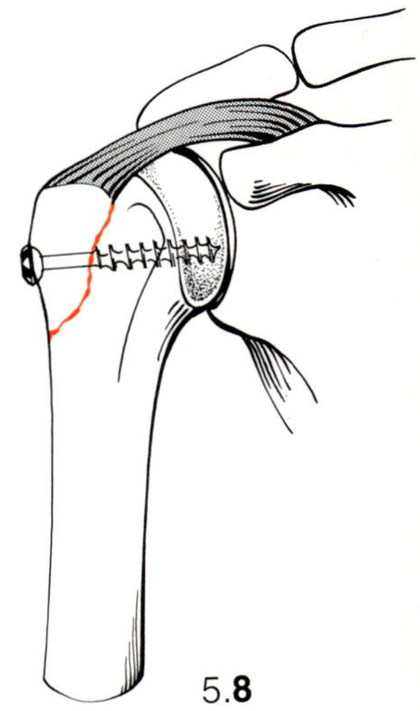
5.8

5.**7**
Tuberculum majus: Zuggurtung oder ...

5.**8**
... Spongiosa- oder Kortikalisschraube.

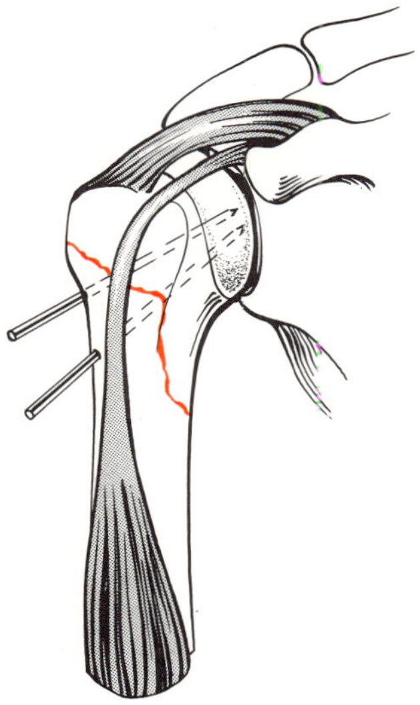

5.**9**
Subkapitale Luxationsfraktur:
Spickdrahtosteosynthese oder . . .

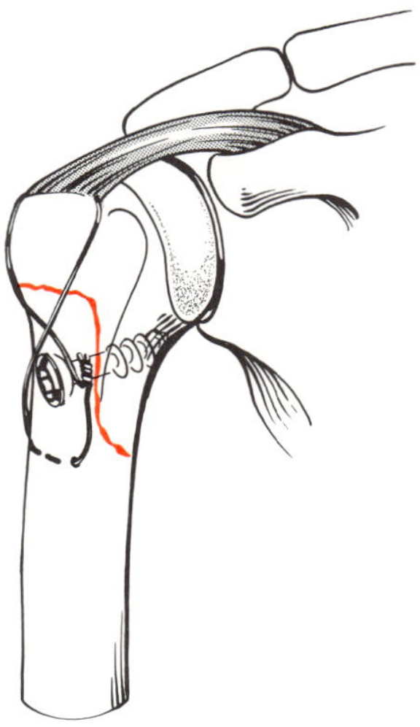

5.**10**
. . . Kombination von Zuggurtung und Schraube oder . . .

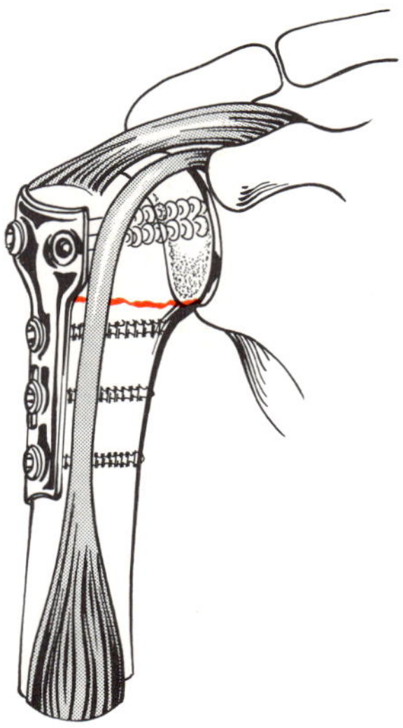

5.**11**
. . . Osteosynthese mittels T-Platte oder L-Platte.

Vorderer Zugang

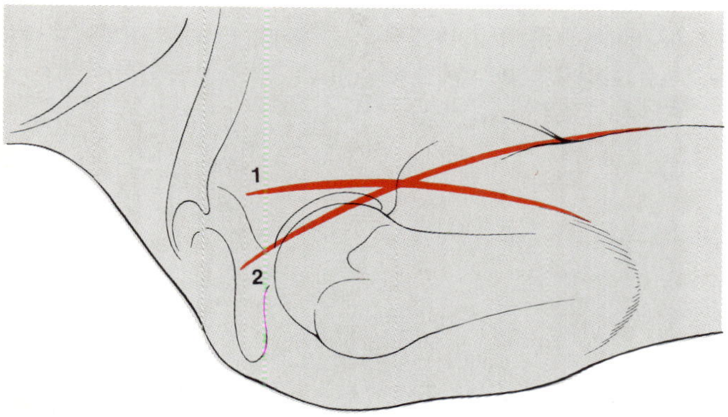

5.**12**
Hautschnitt ① im Sulcus deltoideus oder alternativ ② mit besserer Narbe von Akromion den Sulcus kreuzend in die vordere Axillarlinie.

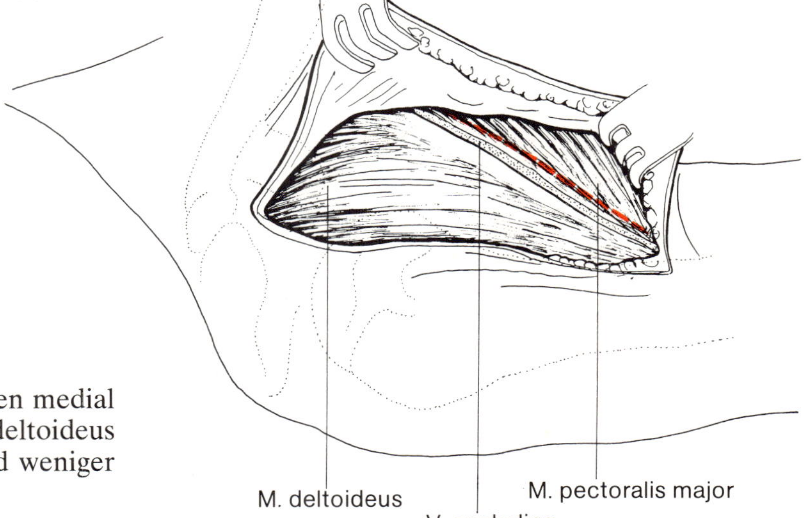

5.**13**
Die V. cephalica wird identifiziert. Eingehen medial von der Vene in den Spalt zwischen M. deltoideus und M. pectoralis major. (Von medial sind weniger Zuflüsse).

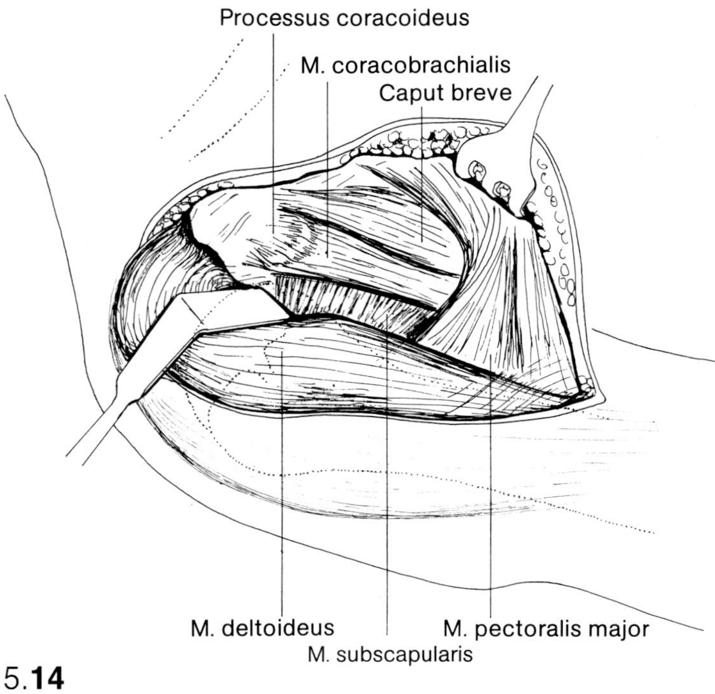

5.**14**
Man stößt dann auf den Ansatz des M. subscapularis und die Gelenkkapsel sowie auf die Sehne des langen Bizepskopfes.

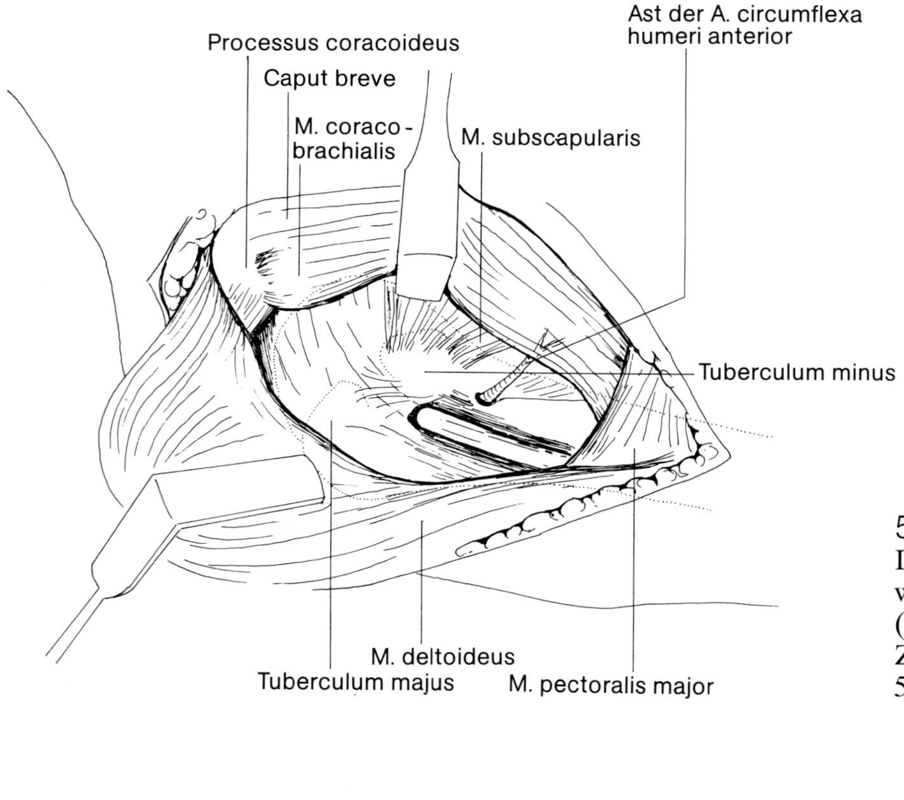

5.**15**
Durch Innenrotation des Armes wird die Sehne des Caput longum (M. biceps brachii) zugänglich. Der Zugang kann entsprechend Abb. 5.**47** nach distal verlängert werden.

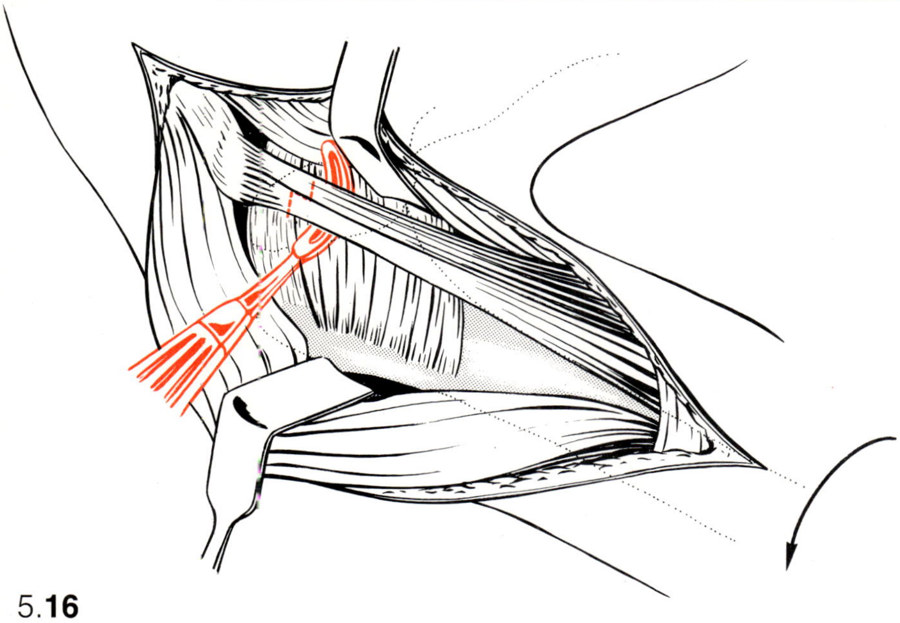

5.**16**
M. coracobrachialis und Caput breve des M. biceps können abgetrennt werden, falls die Übersicht nicht ausreicht.

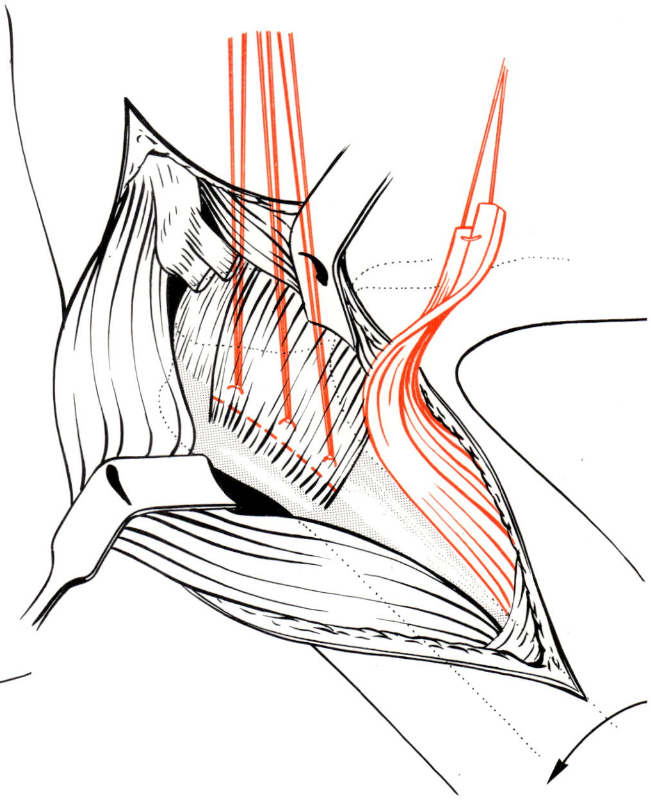

5.**17**
Den M. subscapularis muß man oft ablösen, wenn man ausreichend Zugang zum Gelenk und vor allem zum unteren Pfannenrand haben will. Er wird dann medial der beabsichtigten Trennlinie mit Haltefäden markiert, wozu man den Arm in Außenrotation bringt.

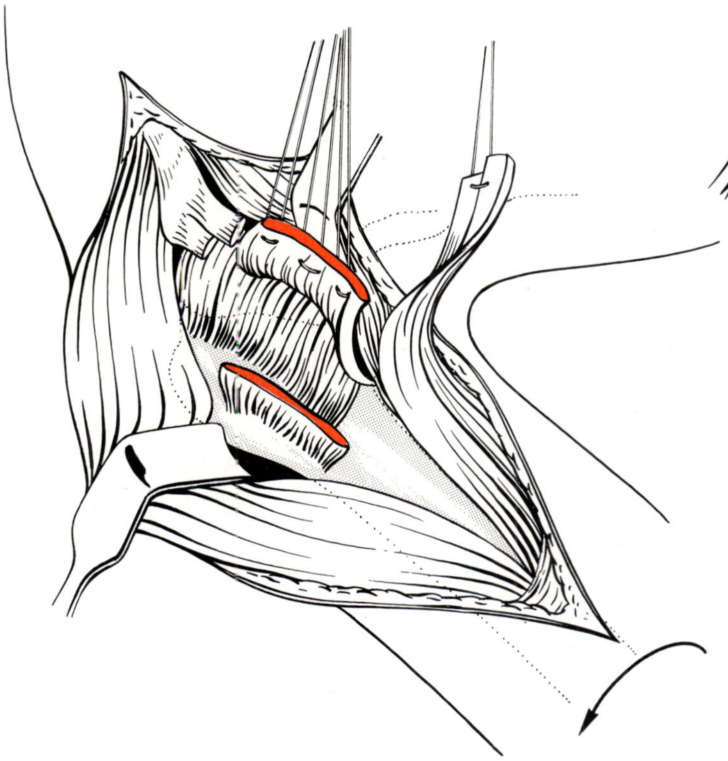

5.**18**
Nach Zurückschlagen des M. subscapularis kommt die Gelenkkapsel zum Vorschein. Jetzt kann man durch diese hindurch leicht den Pfannenrand tasten und sich noch einmal über die anatomischen Verhältnisse orientieren.

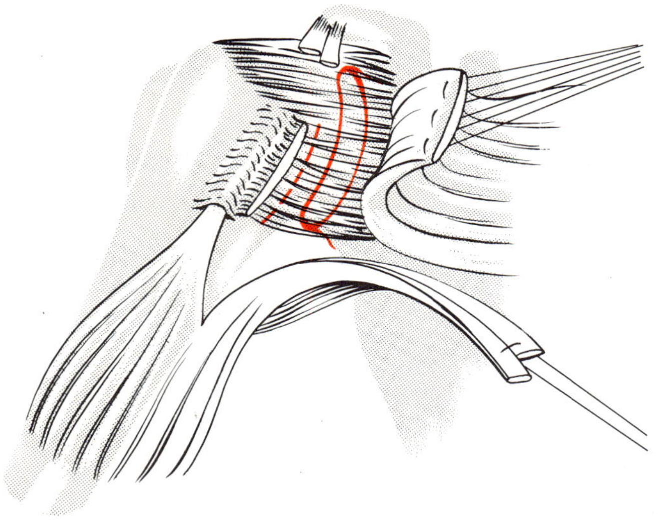

5.**19**
Die Eröffnung der Kapsel erfolgt parallel zum Pfannenrand, wobei man einen kleinen Saum zum Wiederannähen stehenläßt. Die spätere Naht der Kapsel erfolgt am besten überlappend unter gleichzeitiger Raffung.

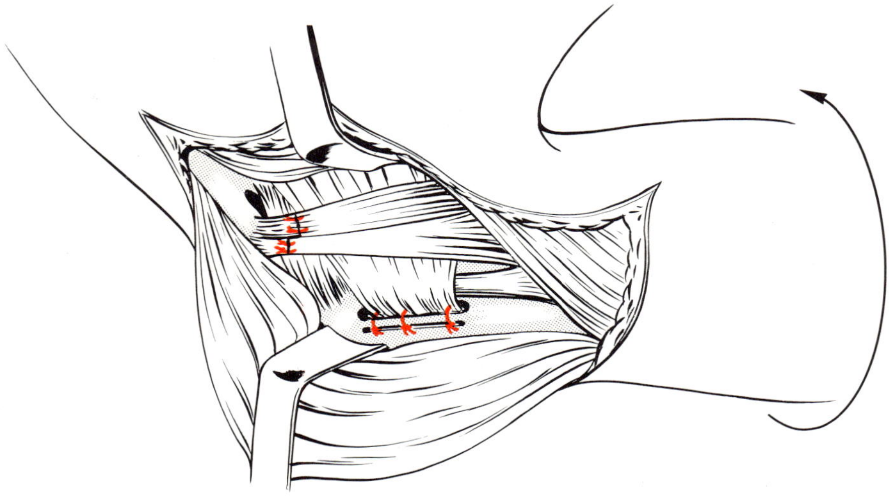

5.**20**
Die abgetrennten Muskelansätze werden reinseriert.

Plattenosteosynthese

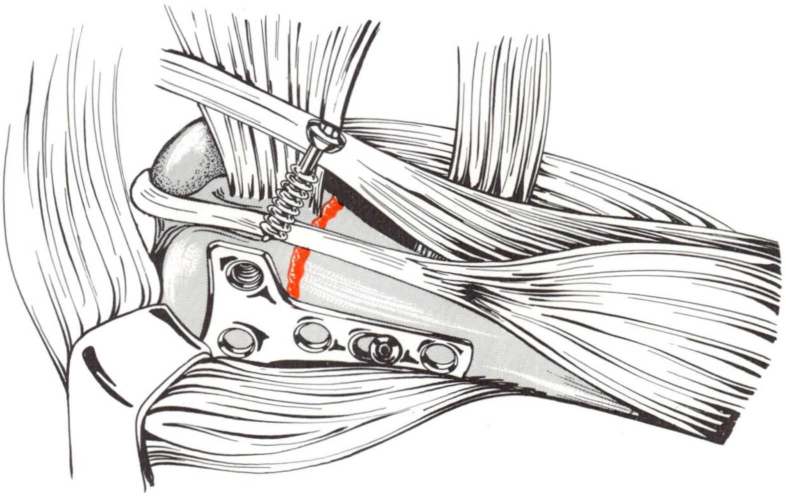

5.**21**
Die T-Platte soll lateral vom Sulcus intertubercularis angelegt werden. Geht das nicht, so kann man die lange Bizepssehne an ihrem Ursprung ablösen, muß sie jedoch dann im Bereich des Processus coracoideus reinserieren. Nach Reposition der Fraktur wird die Platte zunächst mittels einer Schraube im ovalären Schraubenloch befestigt, wobei sich die Schraube im distalen Teil des Loches befinden soll. Dann erst werden die Bohrlöcher im Humeruskopf angelegt und die Spongiosaschrauben montiert.

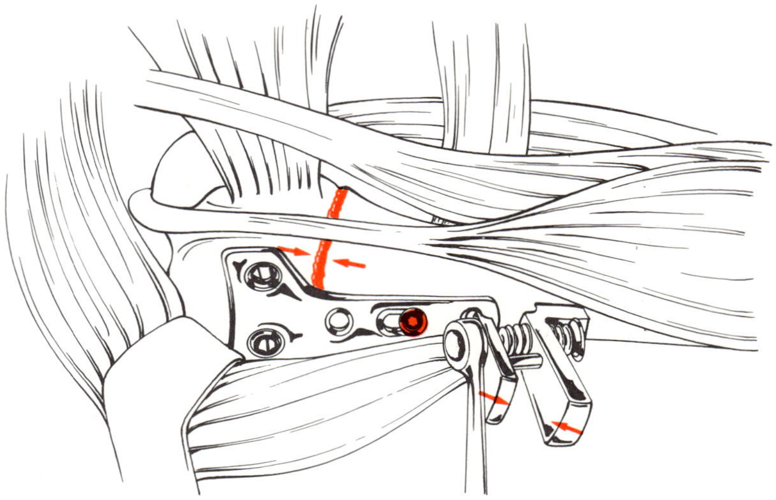

5.**22**
Montage des Plattenspanngerätes und Spannen der Platte. Infolge des ovalen Loches kann die Platte mit dem Humeruskopf auf das distale Fragment gepreßt werden, ohne das die zuerst eingebrachte Schraube entfernt werden muß.

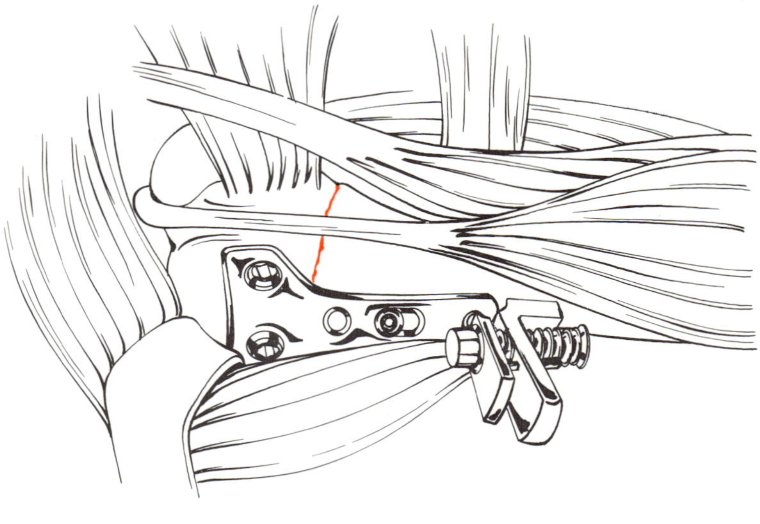

5.**23**
Nach dem Spannen der Platte befindet sich die ersteingebrachte Schraube im proximalen Teil des ovalen Plattenloches.

Spickdrahtosteosynthese

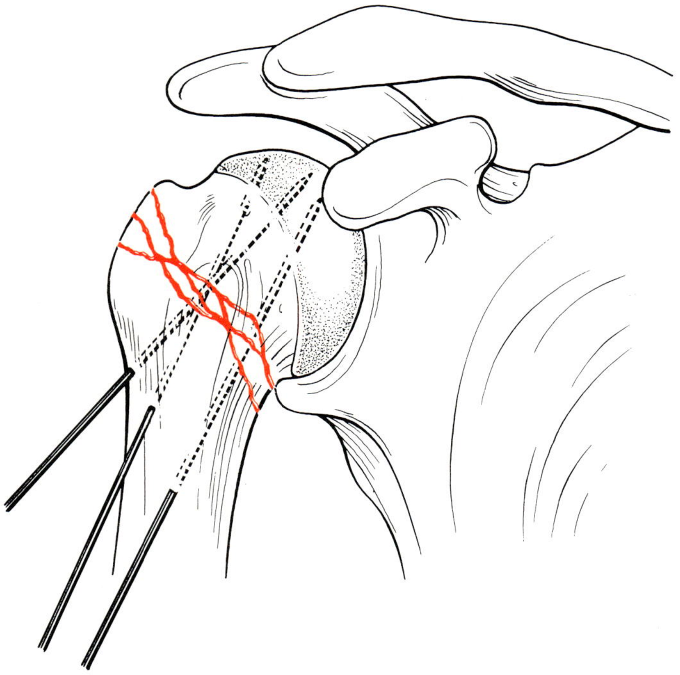

5.**24**
Wenn eine ausschließlich konservative Behandlung nicht ausreichend erscheint, ist eine Spickdrahtosteosynthese sowohl nach geschlossener als auch nach offener Reposition in den meisten Fällen ausreichend.

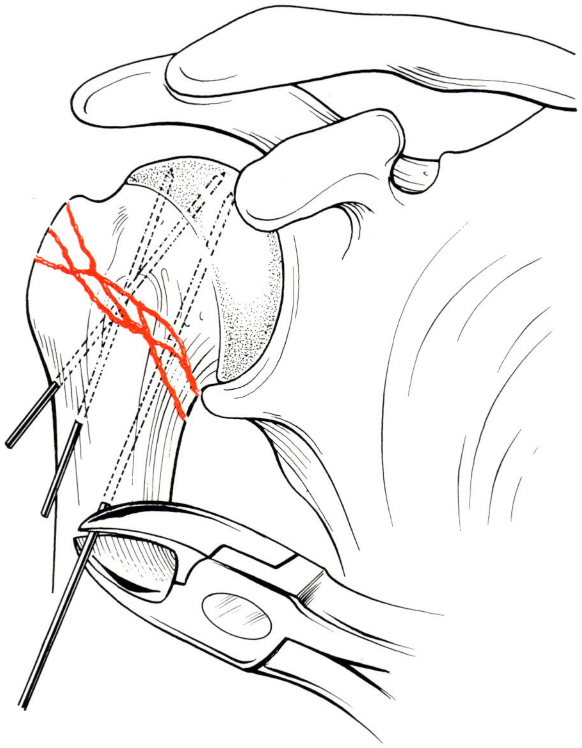

5.**25**
Die Verwendung von Spickdrähten verhindert ein ungewolltes Zurückgleiten. Gewindespitzen sind gelegentlich zweckmäßig.
Beim Kürzen der Drähte subkutan so tief wie möglich, da nach dem Abschwellen die Drahtenden sekundär die Haut erneut durchbohren können.
Umgebogene Drahtenden, die nicht dicht am Knochen anliegen, bringen meist zusätzliche Probleme.

Oberarm – Mitte

Verletzungstypen

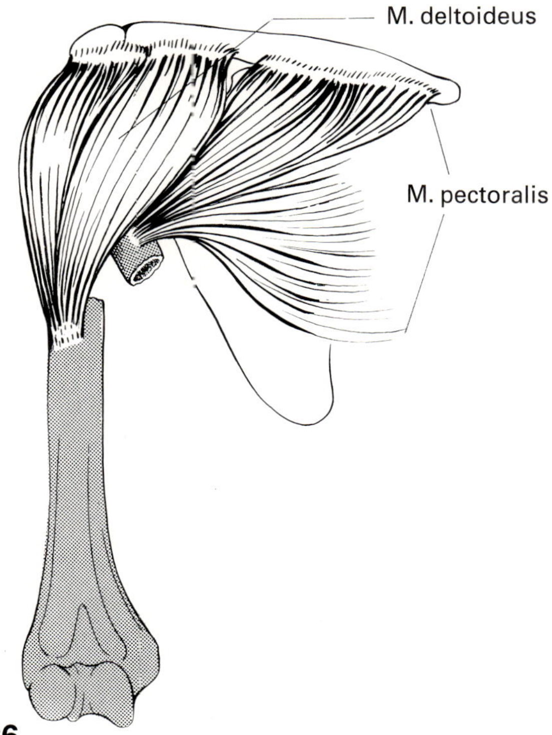

5.**26**
Fraktur *proximal* des Ansatzes des M. pectoralis.

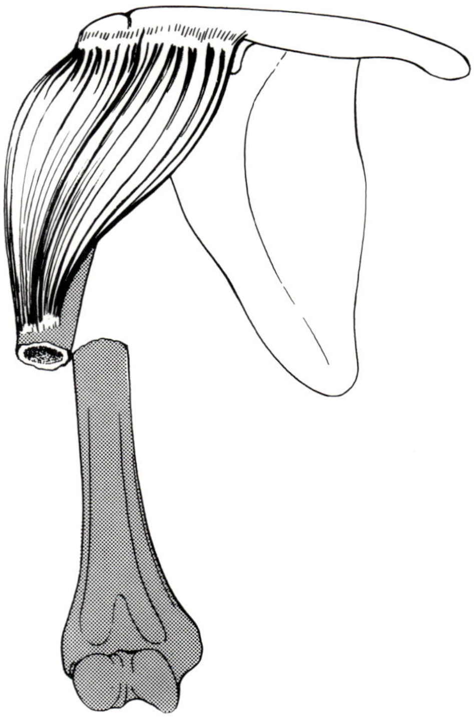

5.**27**
Fraktur *distal* des Ansatzes des M. deltoideus.

Indikation

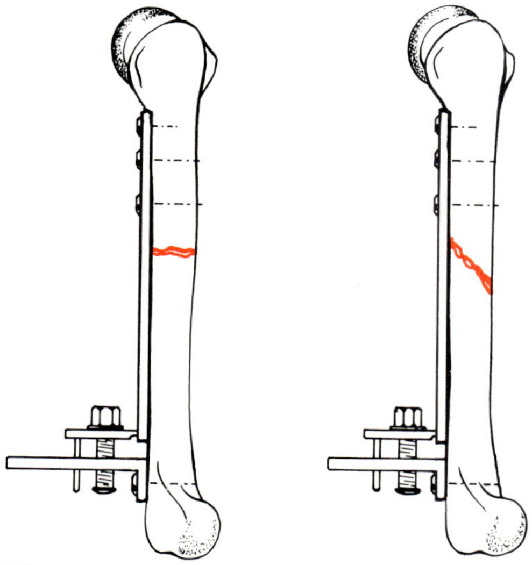

5.**28**
Operativ: Querfrakturen.

5.**29**
Operativ: Kurze Schrägfrakturen.

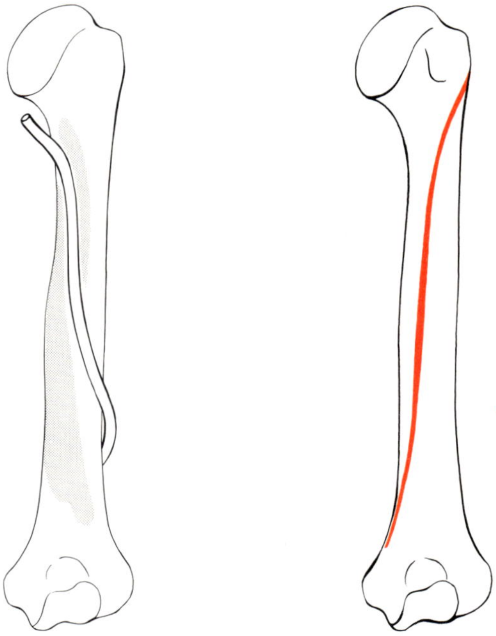

5.**30**
Operativ: Nervenbeteiligung oder Durchblutungsstörungen.

5.**31**
Konservativ (z. B. Hängegips): Lange Schräg-, Mehrfragment- und Trümmerfrakturen.

Lagerung

Rückenlage:

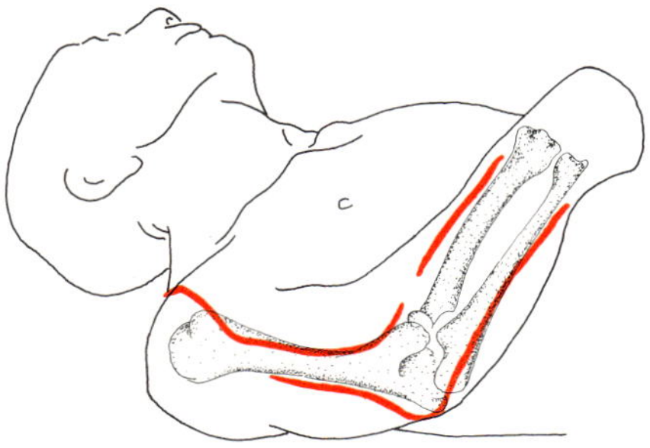

5.**32**

Vorteile:

- Keine Probleme für Anästhesie.
- Keine Probleme für Sterilität.
- Leichte Repositionsmanöver.
- Alle Zugangswege möglich.

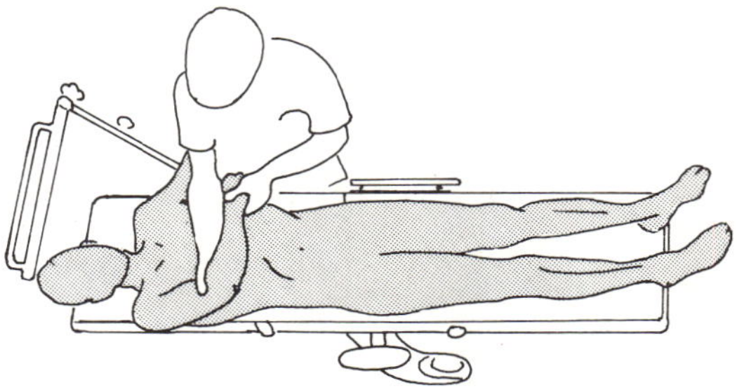

5.**33**

Nachteil:

- Anspruchsvolle Assistenz.

Bauchlage:

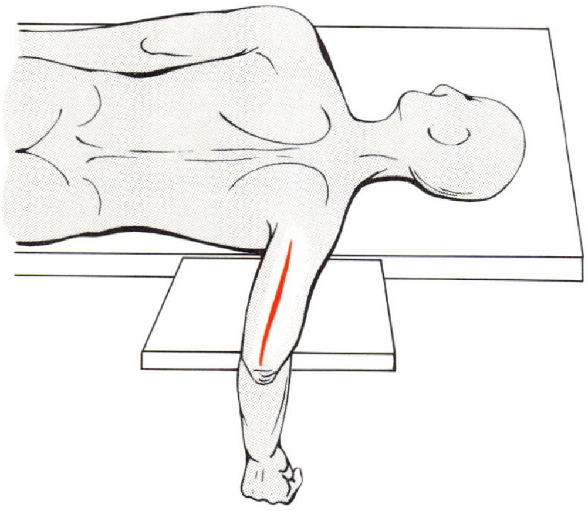

5.**34**

Vorteil:

- Geringe Abhängigkeit von der Assistenz, dadurch im allgemeinen ruhiges Operationsfeld.

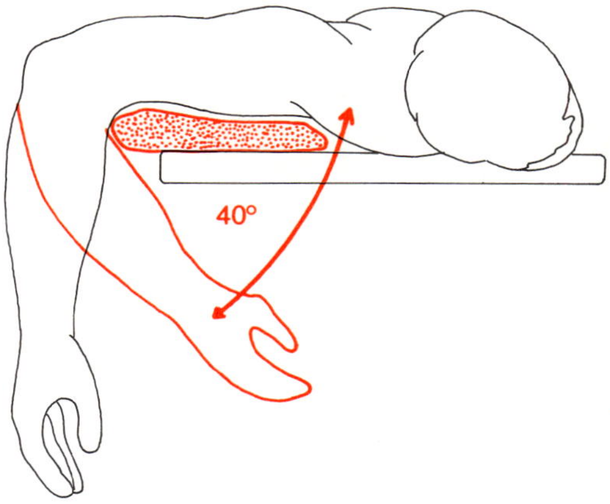

5.**35**

Nachteile:

- Probleme für Anästhesie.
- Probleme für Sterilität durch weit herunterhängende Hand.
- Repositionsmanöver beschränkt.
- Nur dorsaler Zugang möglich.

Dorsaler Zugang

5.**36**
Hautschnitt genügend lang, d. h. ausreichend für breite 8-Loch-Platte plus Spanngerät.

5.**37**
Zuerst gute Blutstillung, dann Spaltung der Muskelfaszie und der Trizepssehne.

5.**38**
In der distalen Hälfte der Wunde dringt man zwischen den Muskelfasern mit einer geschlossenen Schere auf den Knochen vor, spreizt die Schere auf dem Knochen quer zur Faserrichtung der Muskulatur und setzt Zug um Zug Langenbeck-Haken ein bzw. nach.

5.**39**
Nach proximal werden dann mit leicht geöffneter Schere von der Oberfläche her Schicht um Schicht die Muskelfasern unter Sicht und bluttrocken in ganzer Länge geteilt (nicht geschnitten).

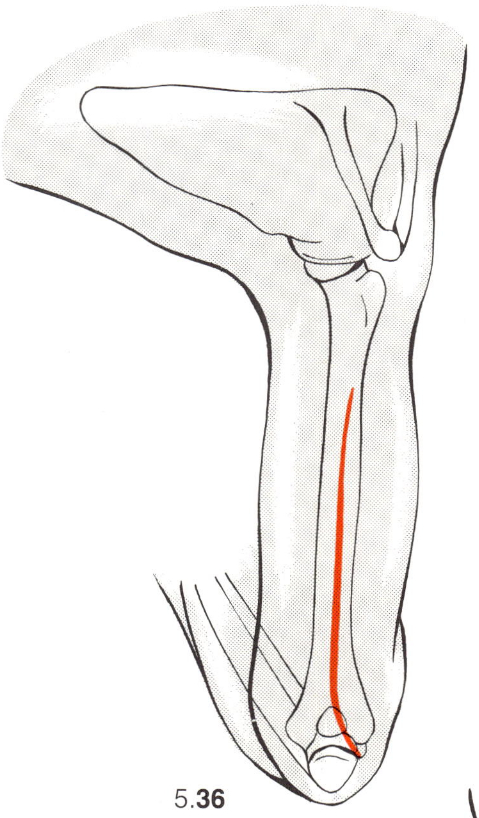
5.**36**

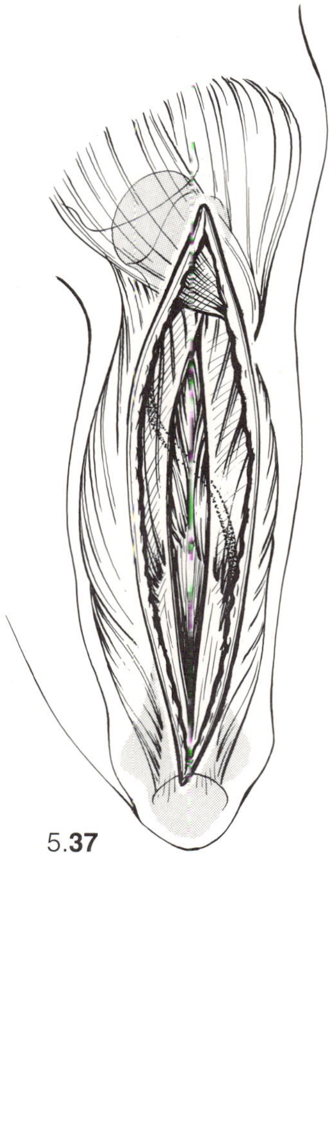
5.**37**

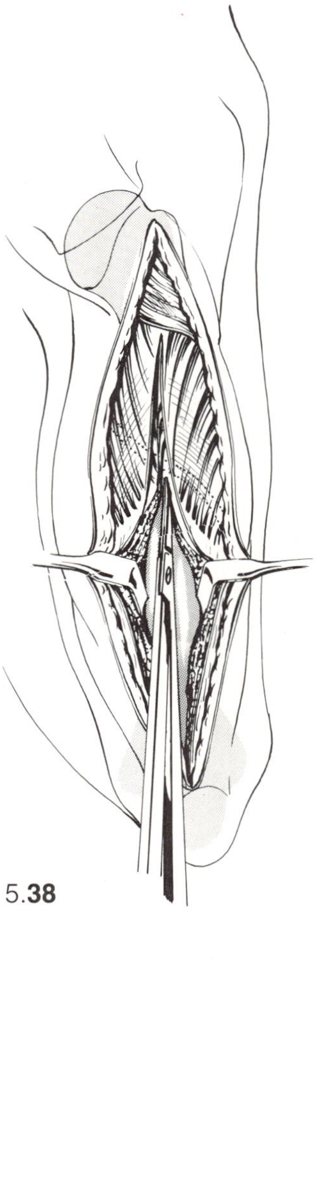
5.**38**

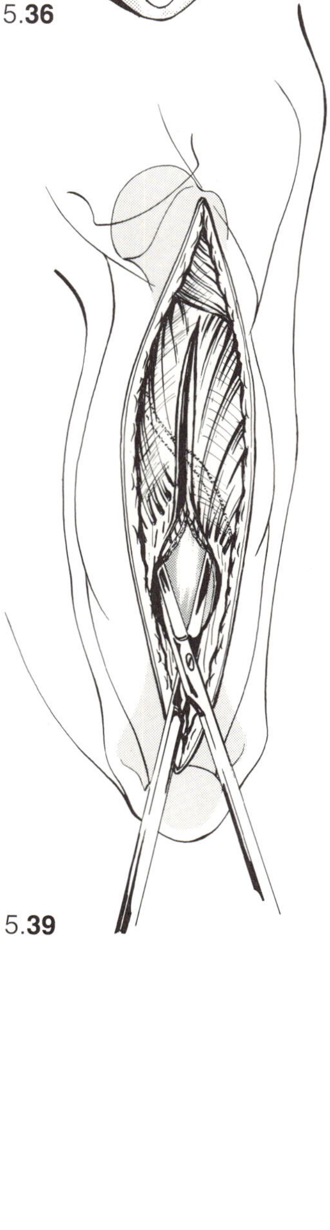
5.**39**

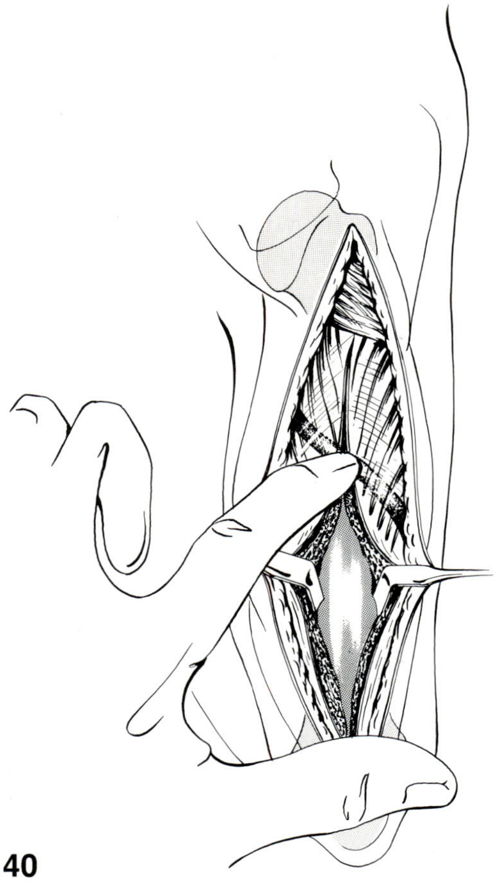

5.**40**
Dazwischen immer wieder Tasten nach dem bleistiftdicken Strang des N. radialis.

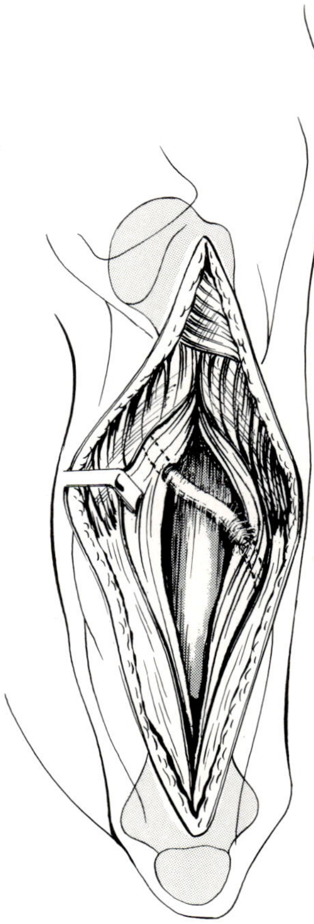

5.**41**
Zwischen den Muskelfasern wird dann der weißliche Strang des N. radialis tast- und sichtbar, oft angekündigt durch Verletzung eines der kleinen Begleitgefäße.

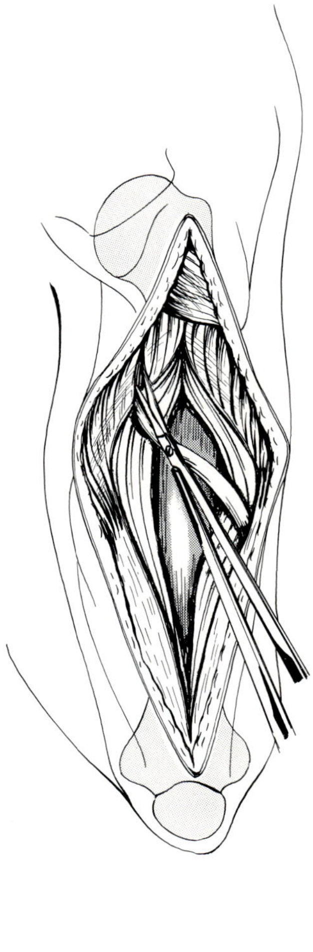

5.**42**
Der Nerv wird nicht ganz isoliert, sondern nur an einer Stelle sicher identifiziert. Der ganze Strang (bestehend aus Nerv, Begleitgefäß und einhüllendem Bindegewebe) wird unterminiert und nach medial/proximal sowie nach lateral/distal genügend weit isoliert, so daß er gut mobilisiert und verlagert werden kann.

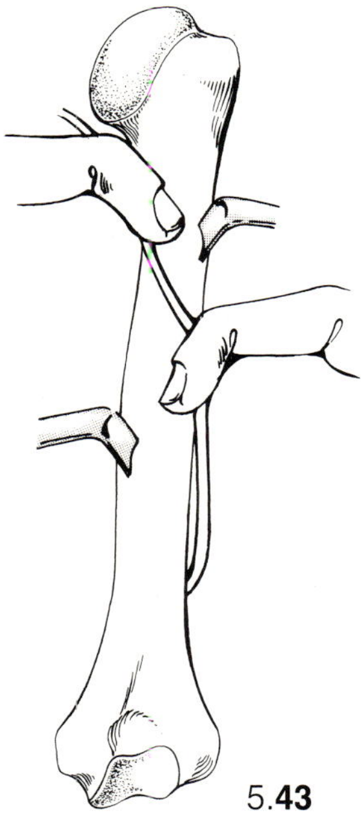
5.43

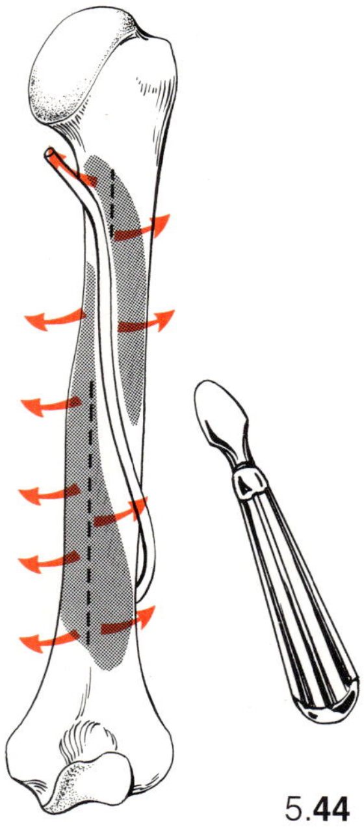
5.44

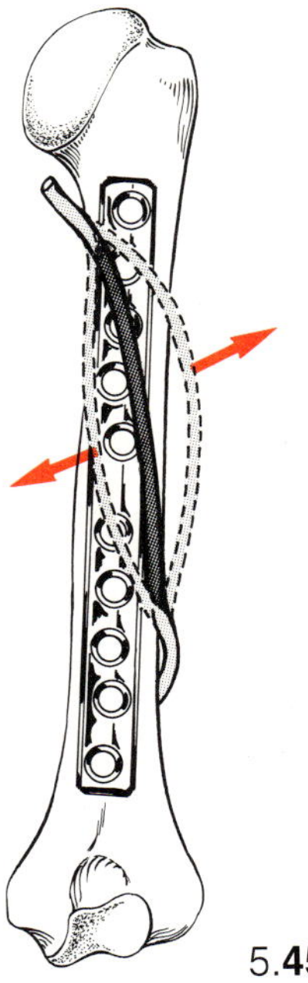
5.45

5.**43**
Jetzt erst wird die Pseudarthrose oder Fraktur aufgesucht und dargestellt.

5.**44**
Spaltung und Abschieben von Caput mediale zur Darstellung der distalen und mittleren Humerushinterfläche und entsprechend von Caput laterale für die proximale Humerusrückseite.

5.**45**
Ohne Schwierigkeiten kann der N. radialis angehoben und eine Platte unter diesem montiert werden. Ist der N. radialis unter Spannung, kann er zwischen den Fragmenten hindurch auf die Volarseite des Humerus verlagert werden.

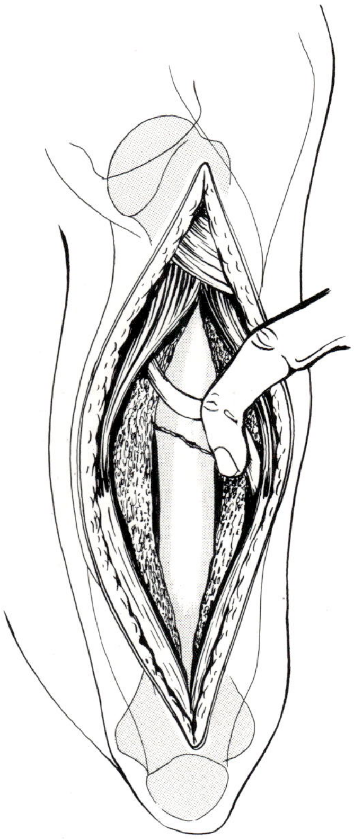

5.**46**
Auf der Seite des Nerven sollte man besser keine Haken oder gar Hebel einsetzen, so groß auch die Versuchung sein mag. Finger sind sehr viel zarter und damit sicher.

Lateraler Zugang

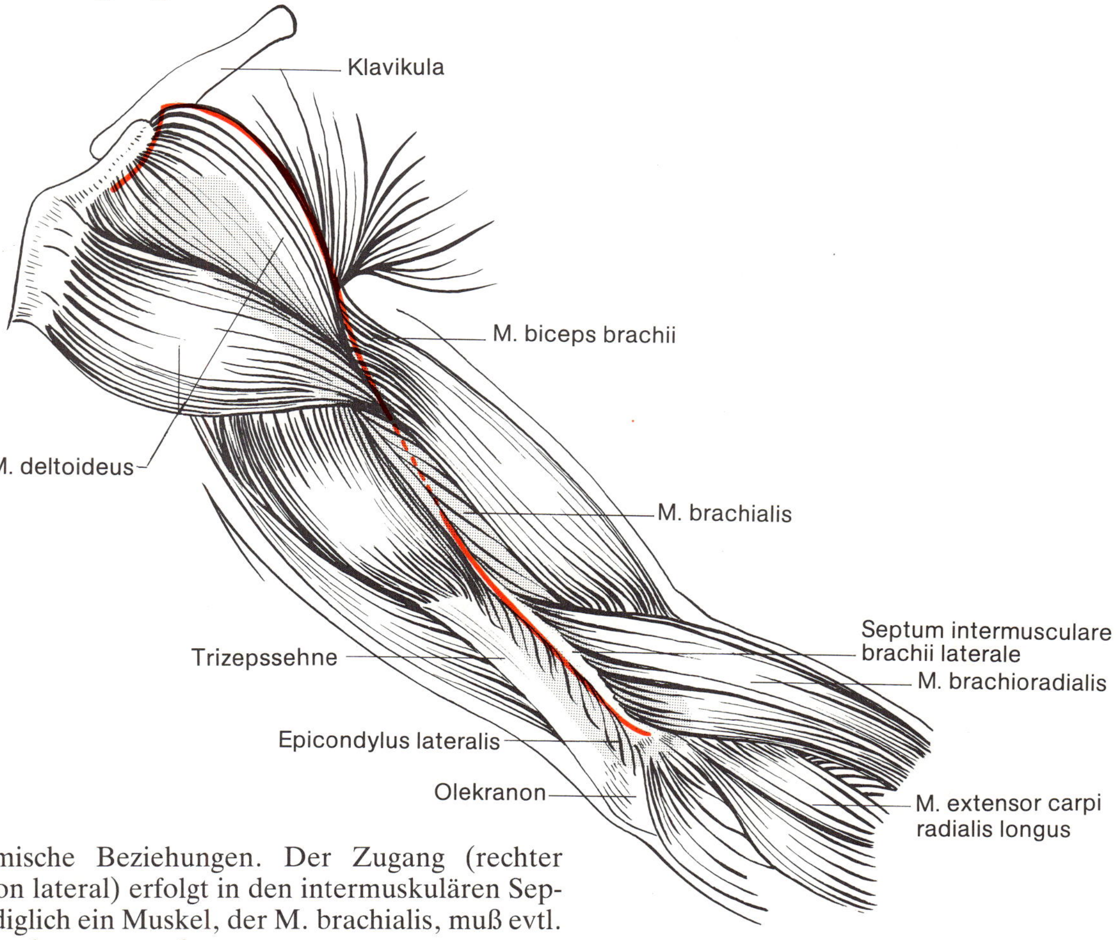

5.**47**
Anatomische Beziehungen. Der Zugang (rechter Arm von lateral) erfolgt in den intermuskulären Septen, lediglich ein Muskel, der M. brachialis, muß evtl. quer durchtrennt werden.

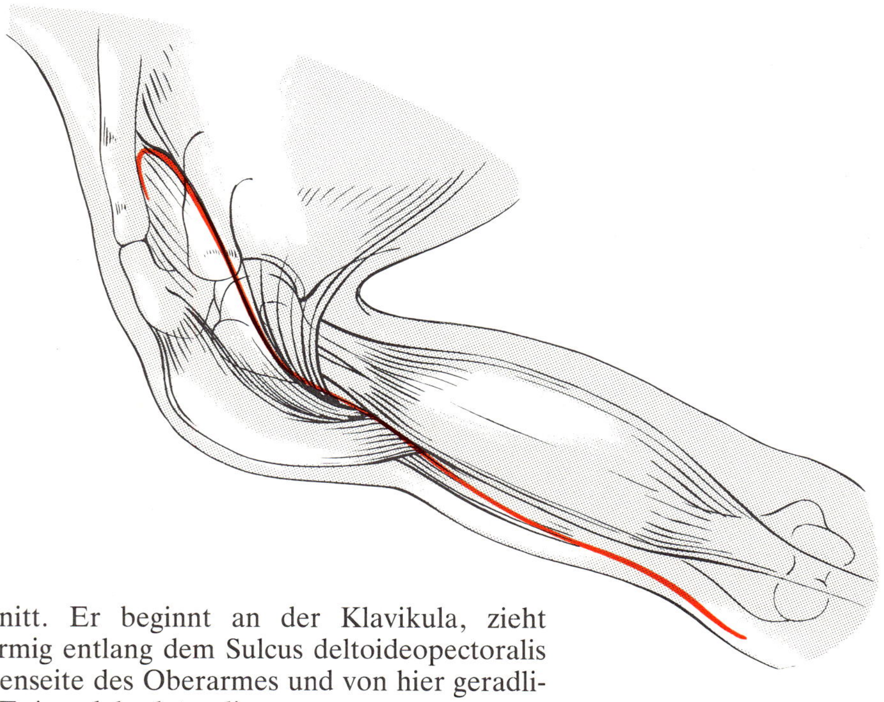

5.**48**
Hautschnitt. Er beginnt an der Klavikula, zieht bogenförmig entlang dem Sulcus deltoideopectoralis zur Außenseite des Oberarmes und von hier geradlinig zum Epicondylus lateralis.

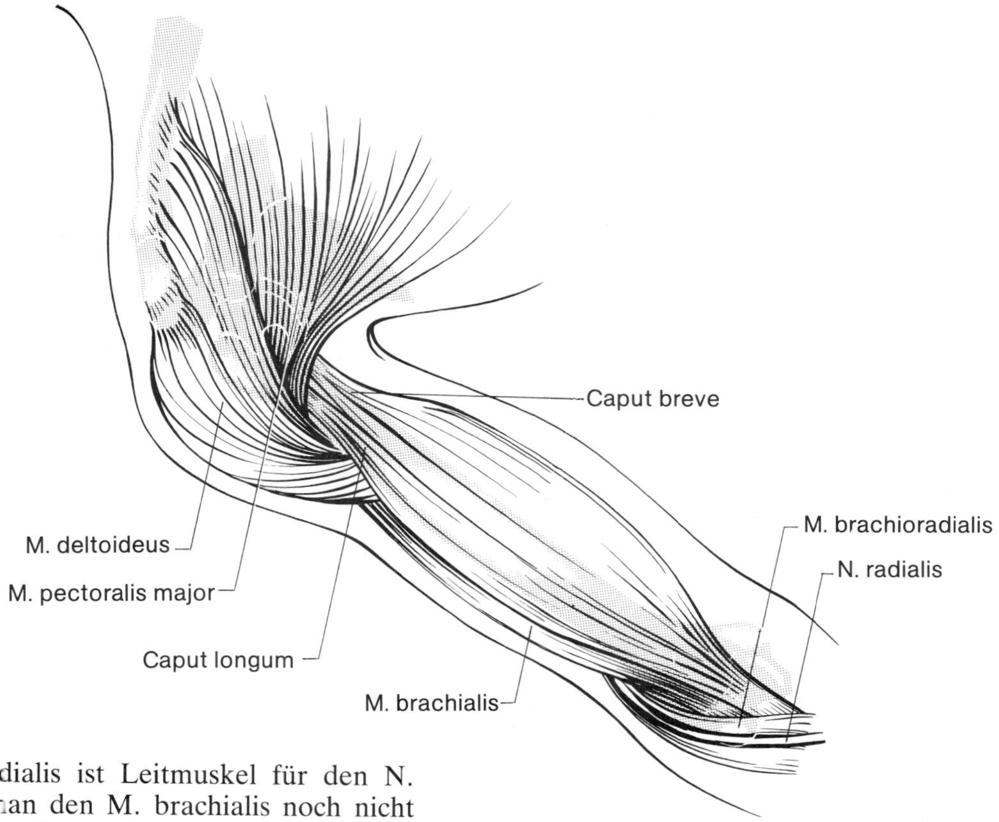

5.**49**
Der M. brachioradialis ist Leitmuskel für den N. radialis. Solange man den M. brachialis noch nicht durchtrennt hat, besteht nur durch Hakenzug Gefahr für den N. radialis.

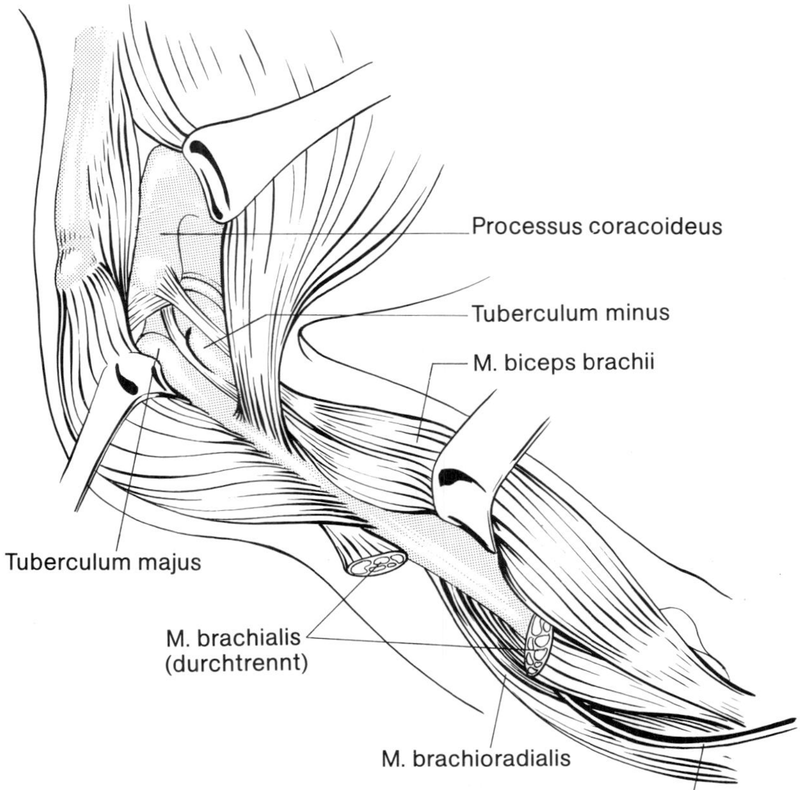

5.**50**
Nachdem der M. brachialis durchtrennt ist, wird der N. radialis identifiziert. Die laterale Fläche des Humerus liegt frei.

Oberarm – distal

Verletzungstypen

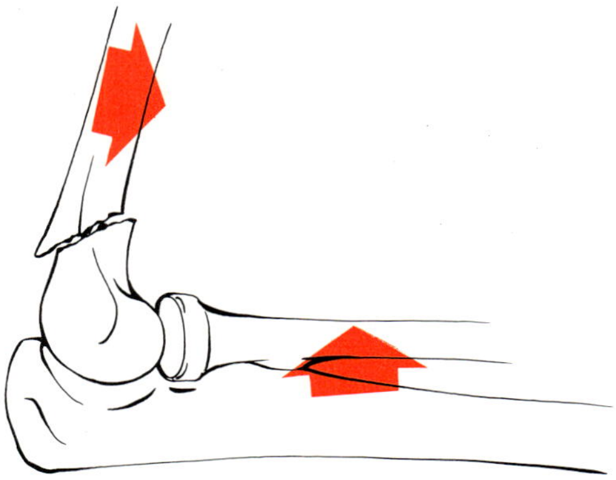

5.**51**
Beugefraktur.

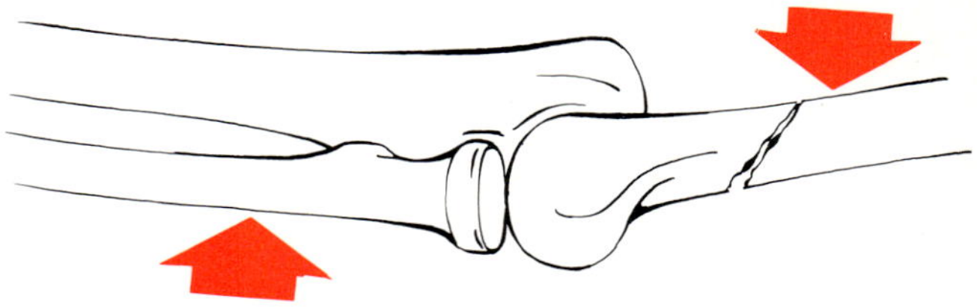

5.**52**
Hyperextensionfraktur.

Indikation

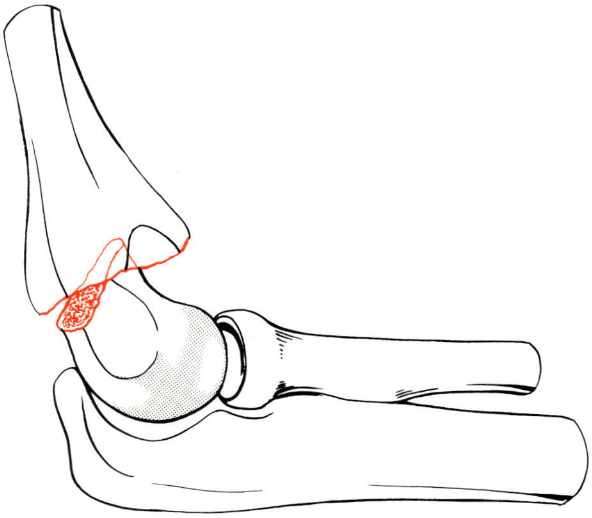

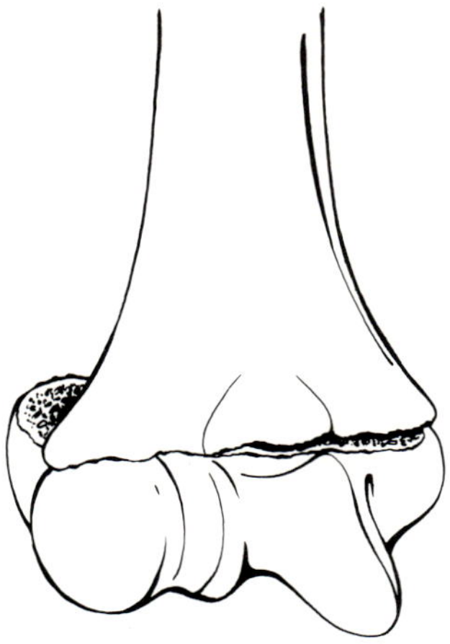

5.**53** u. 5.**54**

- Rotationsfehler. Am schwierigsten ist die Beseitigung des Drehfehlers, welcher sich im seitlichen Röntgenbild als ein dornartiges Herausragen des proximalen Fragmentendes auf der Beugeseite manifestiert. Beträgt dieser Rotationsfehler mehr als 10 Grad (was ohne operative Freilegung kaum zu beurteilen ist), dann sollte die offene Reposition erfolgen.
- Arterielle Durchblutungsstörungen und neurale Störungen.
- Kombination mit intraartikulären Frakturen (Abb. 6.**33** ff).

Zeitpunkt der Operation

Innerhalb der ersten 12–24 Stunden günstigster Operationszeitpunkt.

Operative Möglichkeiten

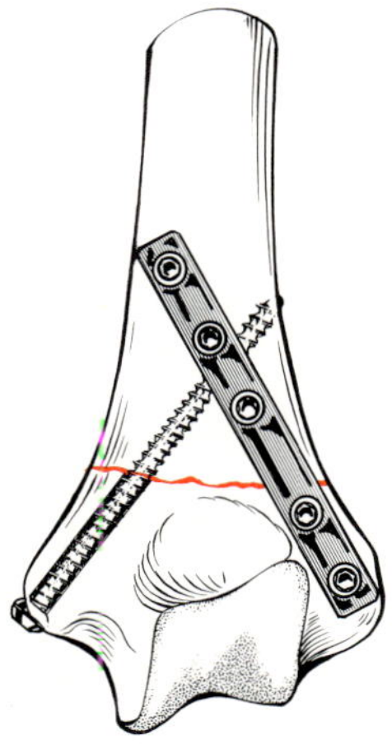

5.**55**
Plattenosteosynthese des radialen Pfeilers mit Platte und Schraube im ulnaren Pfeiler, evtl. Kombination mit Ulnarisverlagerung (Abb. 5.**59**).

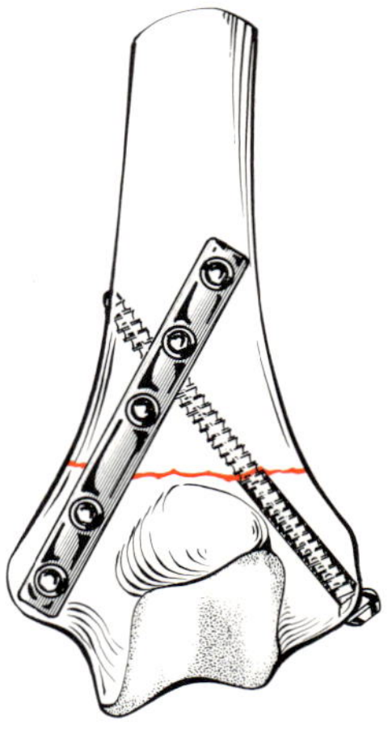

5.**56**
Plattenosteosynthese des ulnaren Pfeilers mit Platte und Schraube im radialen Pfeiler, evtl. Kombination mit Ulnarisverlagerung (Abb. 5.**59**)

Prinzip

siehe zunächst Abb. 6.**39**.

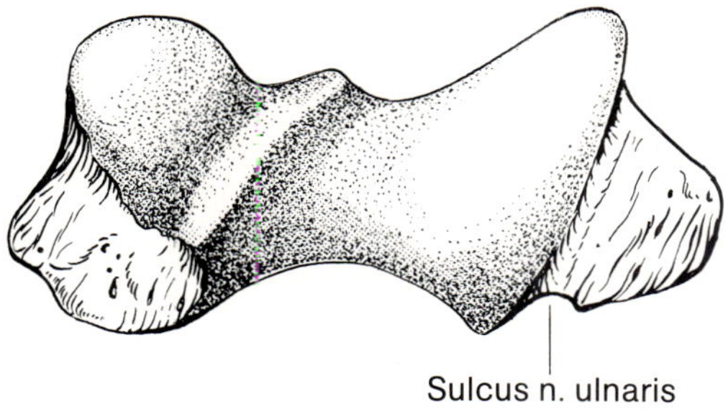

5.**57**
Der N. ulnaris liegt in einem Sulkus an der Dorsalseite des Epicondylus ulnaris hart an der Trochleakante.

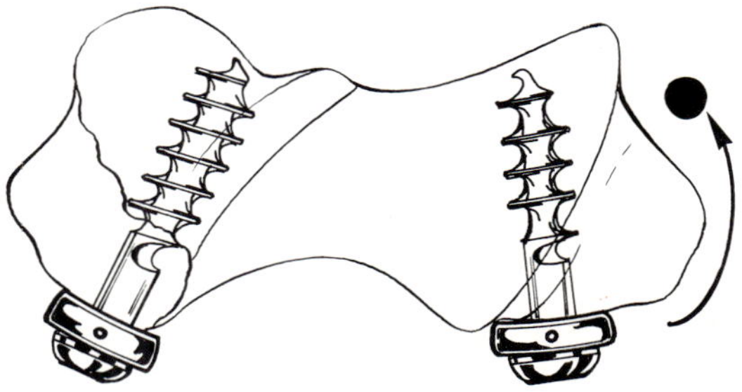

5.**58**
Ulnarisverlagerung auf die Beugeseite. Dadurch kann auch die ulnarseitige Platte weit nach distal gelegt werden.

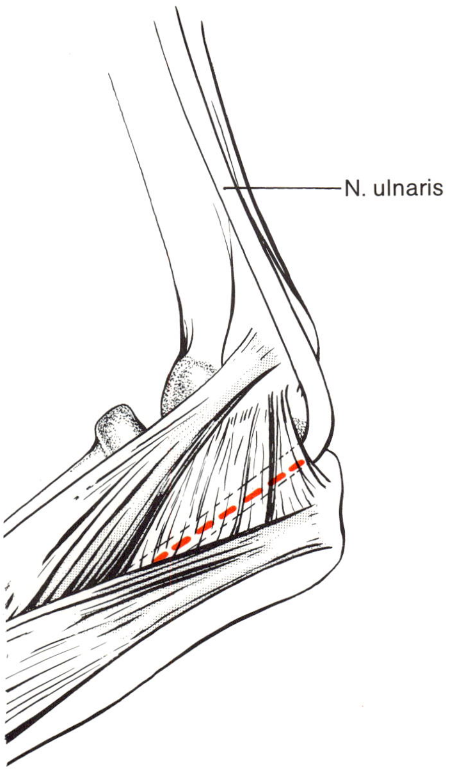

5.**59**
Nachdem man den Ulnaris dorsal aufgesucht und freigelegt hat (am sichersten durch wiederholtes Tasten nach dem fast bleistiftdicken Strang während der fortschreitenden Präparation), wird das Lig. collaterale ulnare durchtrennt.

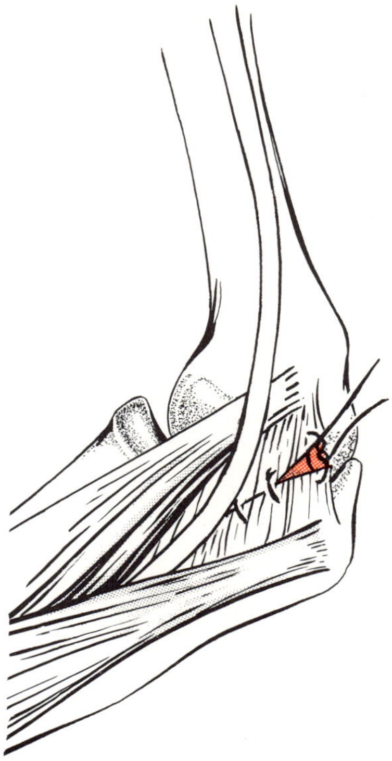

5.**60**
Eine ausreichende Verlagerung ist nur möglich, wenn man die Inzision genügend weit nach distal bis in die Muskulatur hinein vornimmt. Anschließend wird das Band wieder genäht.

Zugang

Dorsal (Abb. 6.**2**) oder radial (Abb. 6.**9**).

Technik

analog Abb. 6.**9** ff.

6. Ellbogengelenk

Allgemeines

Anatomie

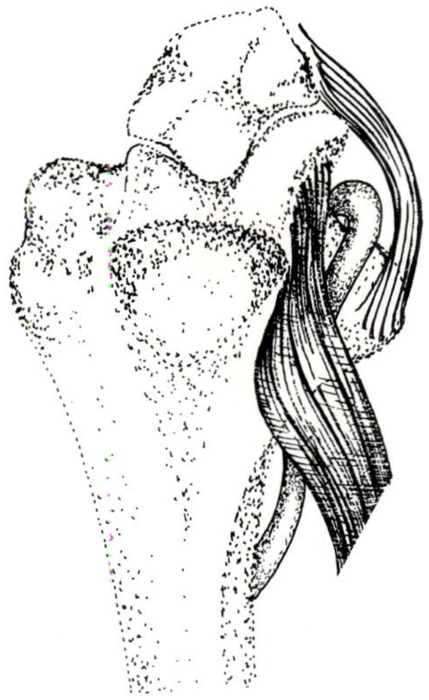

6.**1**
Lage des N. ulnaris, Gelenk gebeugt, Ansicht von dorsal.

Dorsaler Zugang ohne Osteotomie

Bei diesem Zugang ist die Gelenkfläche nur zum Teil einsehbar. Er ist deshalb nur für einfache Gelenkfrakturen geeignet.

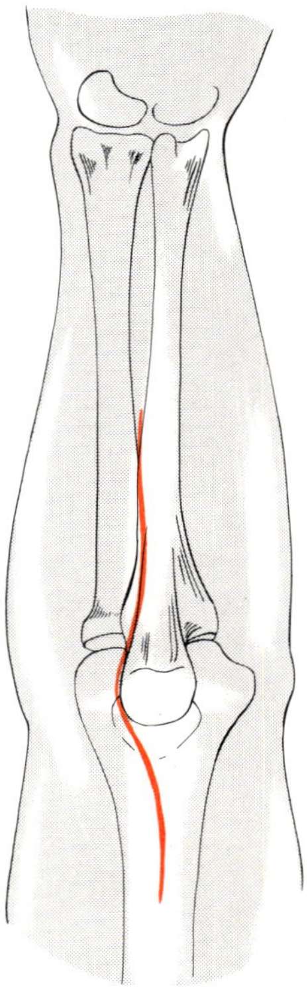

6.**2**
Der Hautschnitt umfährt die Olekranonspitze.

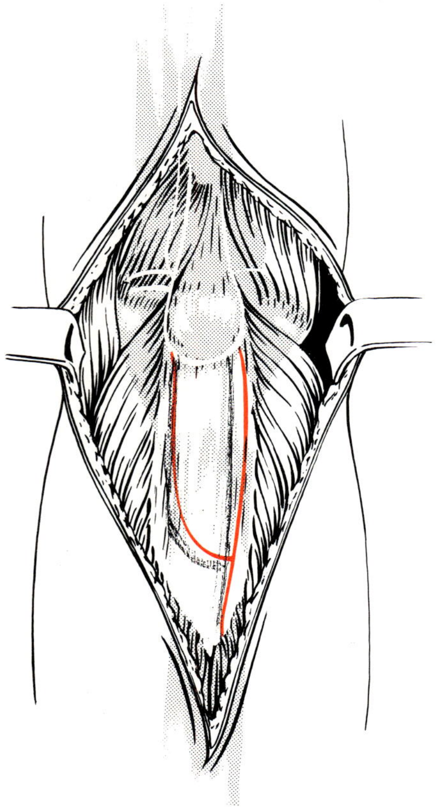

6.**3**
Eine einfache Längsinzision der Trizepssehne ergibt keine ausreichende Übersicht. Durch diese Schnittführung, welche die Trizepssehne zungenförmig umschneidet und welche bei Bedarf nach proximal zwischen den Muskelbündeln erweitert werden kann, erreicht man ein freies Operationsfeld. Nach der Operation ermöglichen die kräftigen Sehnenränder an der Muskulatur eine gut belastungsfähige Reinsertion der Sehne am Muskel.

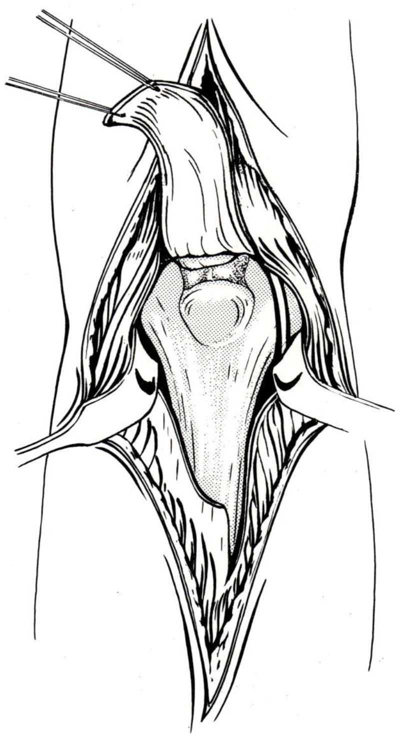

6.**4**
Der Sehnenansatz wird mit einem Haltefaden zurückgehalten. Aufsuchen des N. ulnaris, dann erst Inspektion der Fraktur. Der N. ulnaris muß unbedingt sicher identifiziert werden.

Dorsaler Zugang mit Osteotomie

bei Gelenkfrakturen.

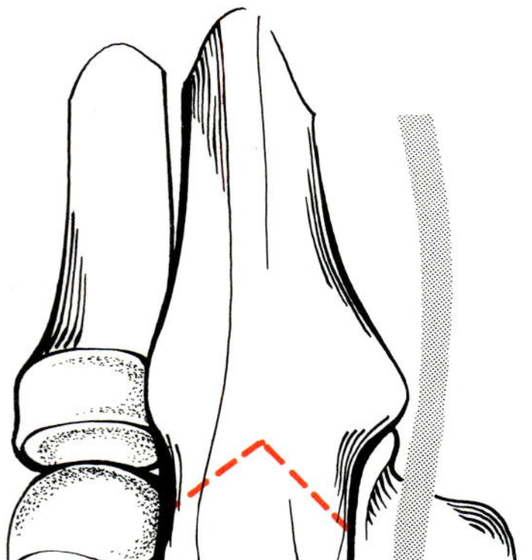

6.**5**
Hautschnitt wie in Abb. 6.**2**, anschließend Darstellung des N. ulnaris. Die Osteotomie erfolgt zweckmäßig nicht als gerade Osteotomie, sondern V-förmig.

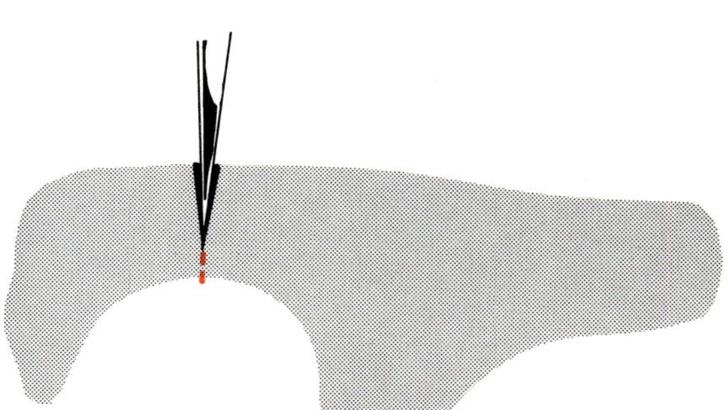

6.**6**
Mit der Säge sollte man nicht bis ins Gelenk dringen, sondern die Osteotomie mit dem Meißel vervollständigen.

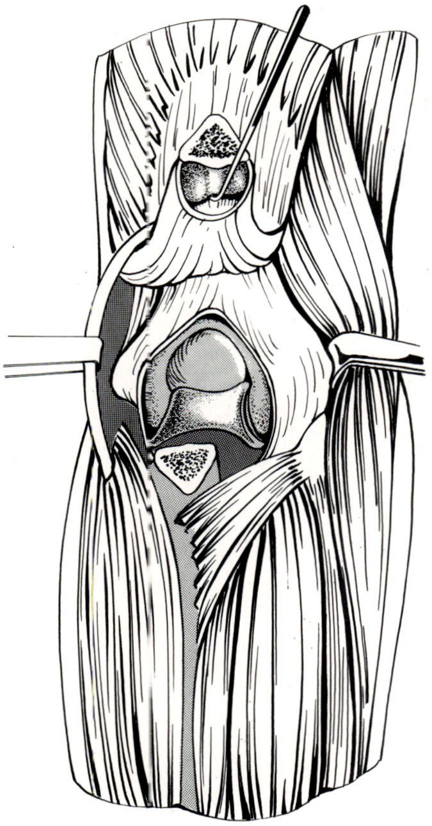

6.**7**
Inzision zu beiden Seiten der Trizepssehne mit Hochklappen des Olekranons nach kranial. Es ist wichtig, bereits jetzt den N. ulnaris genau zu identifizieren.

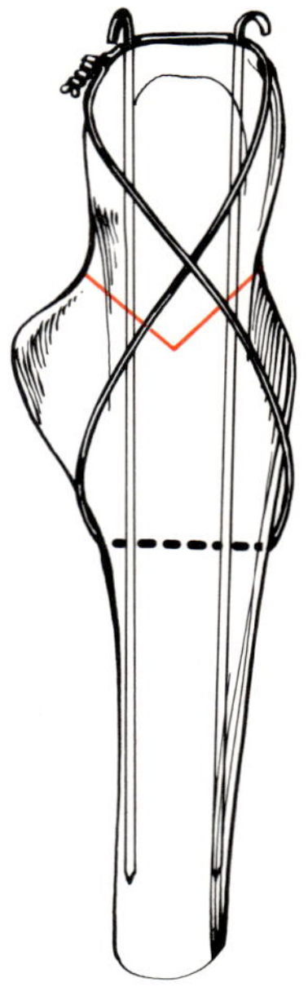

6.**8**
Für die Reinsertion mittels Zuggurtung ergibt die V-Osteotomie Vorteile. Eine Reosteosynthese mit Schraube (auch wenn das Gewinde vor der Osteotomie geschnitten wird) führt leicht zu Dislokation und ist auch als Osteosynthese nicht leistungsfähig genug.

Zugang ulnar

(Nur zum vorderen Gelenkraum, für Bandverletzungen, unikondyläre Frakturen, Processus coronoideus.)

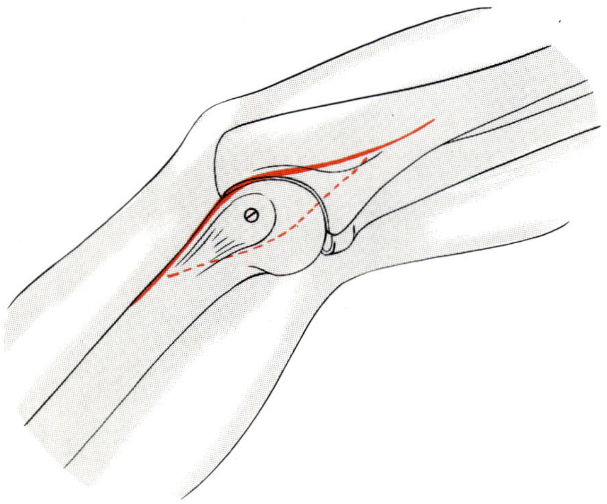

6.**9**
Hautschnitt mit beugeseitiger Umschneidung des Epicondylus ulnaris.
Variante: Dorsale Umschneidung des Epikondylus (z. B. für die Versorgung einer Kondylusfraktur) mit Identifikation des N. ulnaris und ggf. dessen Verlagerung.
Wenn man zu weit nach ventral (aus Angst vor dem N. ulnaris) gerät, wird der Zugang sehr leicht unübersichtlich.

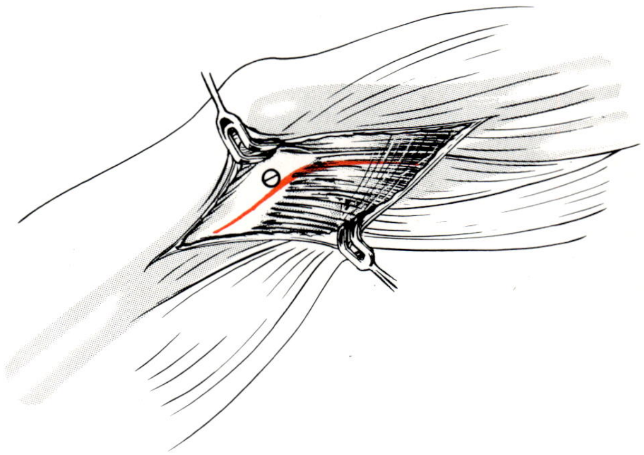

6.**10**
Condylus ulnaris und Lacertus fibrosus werden sicher identifiziert, das Septum musculare ulnare ist sichtbar. Der N. ulnaris sollte immer sicher dargestellt werden, so daß man ihn ständig beobachten kann.

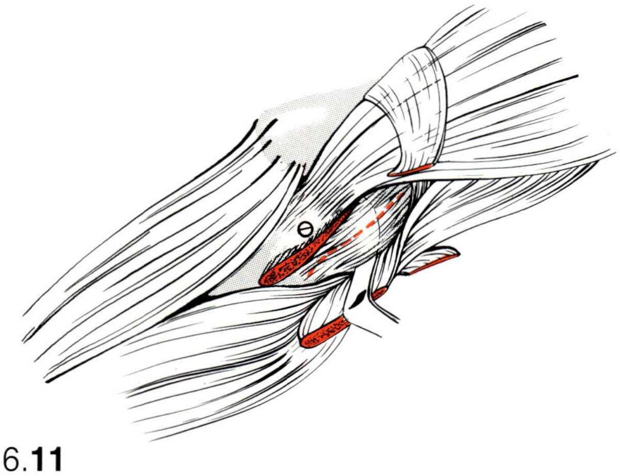

6.**11**
Der M. pronator teres wird an seinem proximalen Ursprung abgelöst, darunter kommt die ventrale Kapsel zum Vorschein. Die Gelenkkapsel wird an ihrem humeralen Ansatz eröffnet.

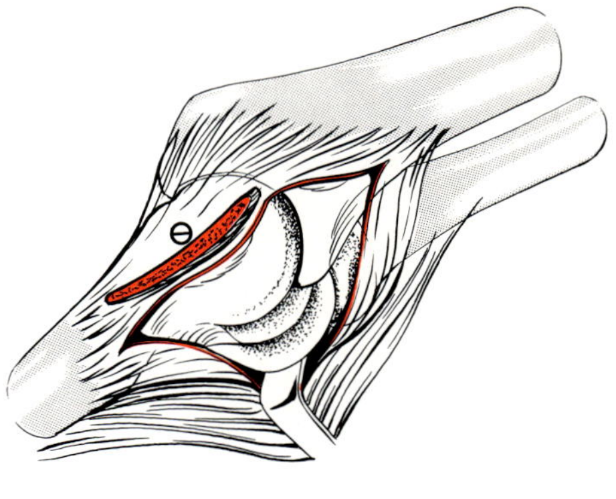

6.**12**
Einblick in den vorderen ulnaren Gelenkraum bis hinüber zum Radiusköpfchen.

Beugeseitiger Zugang

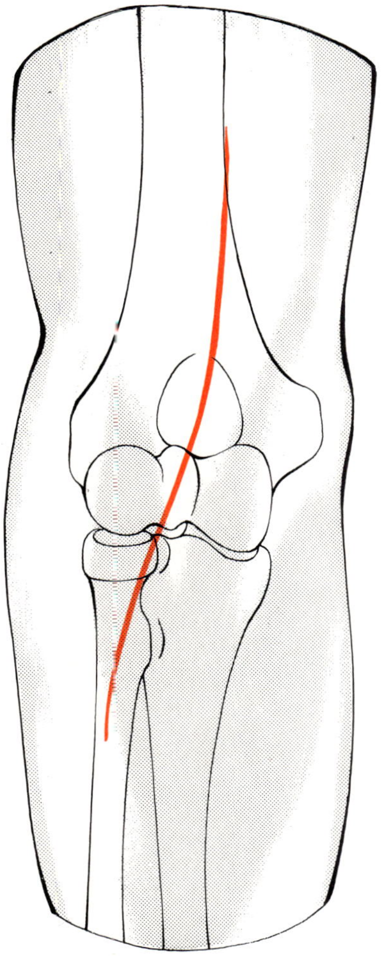

6.**13**
S-förmiger Hautschnitt in der Ellenbeuge.

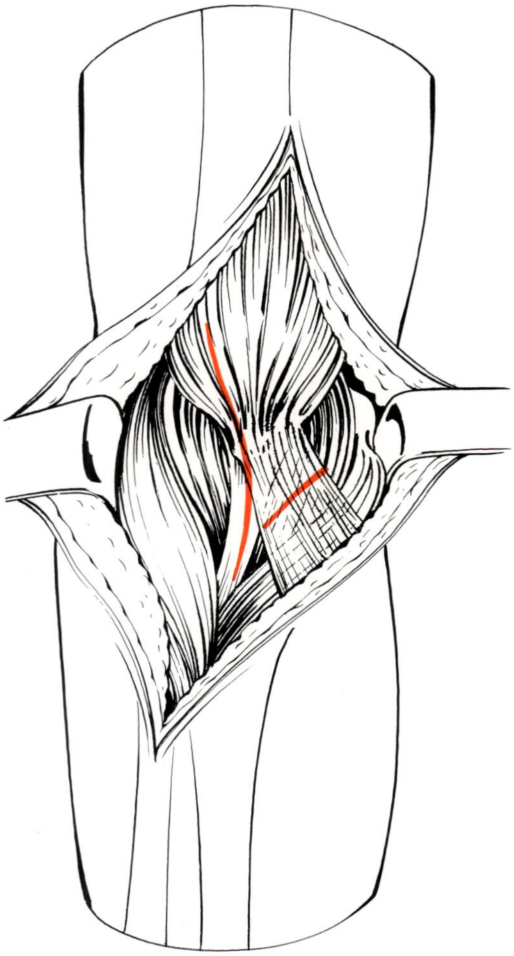

6.**14**
Bizepssehne, Lacertus fibrosus und N. cutaneus antebrachii radialis werden dargestellt. Durchtrennen des Lacertus fibrosus, welcher sonst die ausreichende Öffnung der Wunde verhindert.

Vorteile des Zuganges: Geringe Gefahr iatrogener Schädigung der Nerven und Gefäße.

Nachteil: relativ wenig Einblick und Zugang zum Gelenk. Ausreichend für die Entfernung kleiner Fragmente vom Processus coronoideus, welche sich nicht anschrauben lassen.

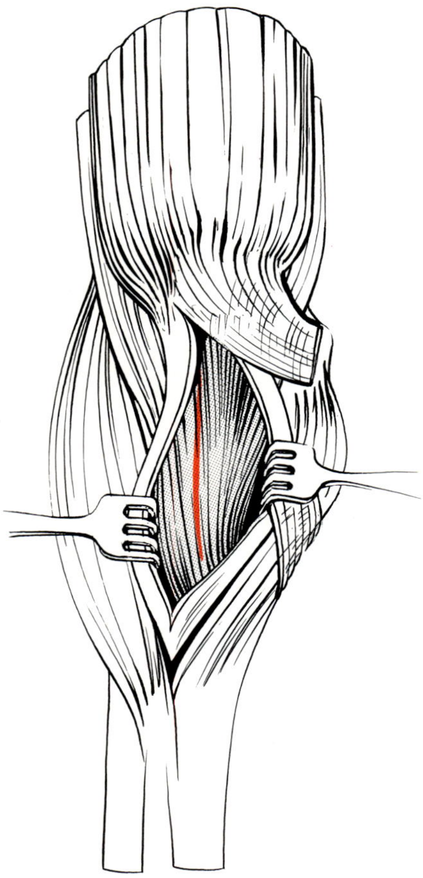

6.**15**
Exakte Längsspaltung der Bizepssehne. Darunter werden die längsverlaufenden Muskelfasern des M. brachialis sichtbar.

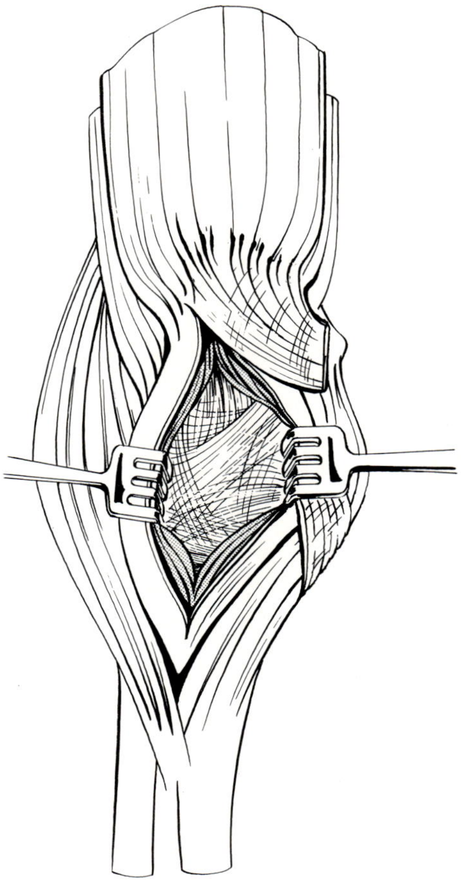

6.**16**
Die Muskelfasern des M. brachialis werden weitgehend stumpf auseinandergedrängt, darunter kommt die Kapsel zum Vorschein.

Zugang radial

(Bandverletzungen, unikondyläre Frakturen, freie Gelenkkörper.)

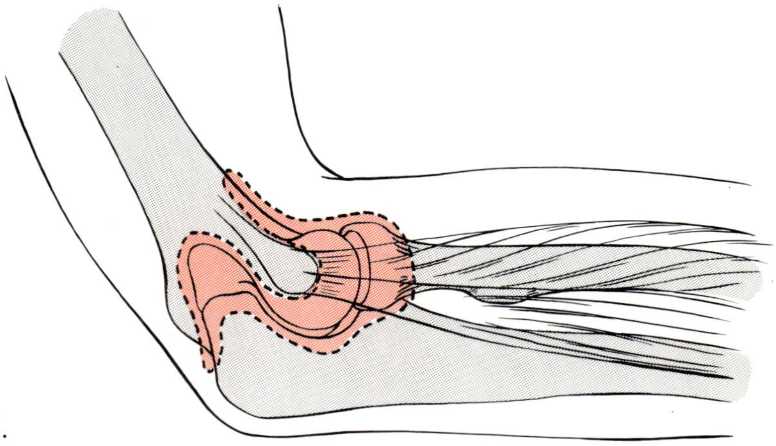

6.**17**
Ausdehnung der Gelenkkapsel.

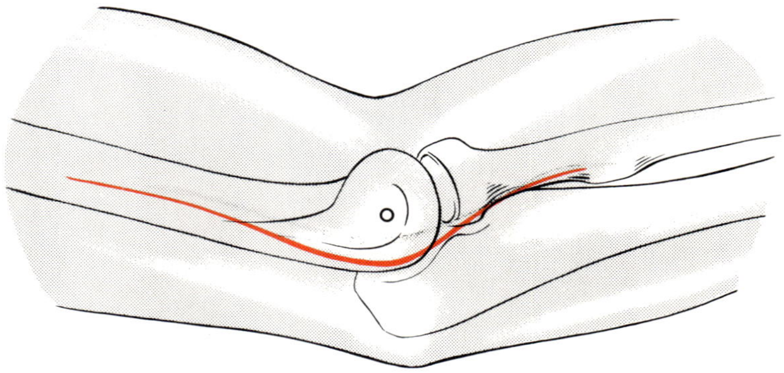

6.**18**
Hautschnitt. Häufigster Fehler dabei: Der Schnitt wird etwas zu weit volar gelegt und die Situation dadurch sehr leicht unübersichtlich. Man sollte peinlich genau darauf achten, eher etwas dorsal des Condylus radialis den Hautschnitt zu legen und dort auch zu bleiben, bis die Faszien-/Bänderschicht vorliegt.

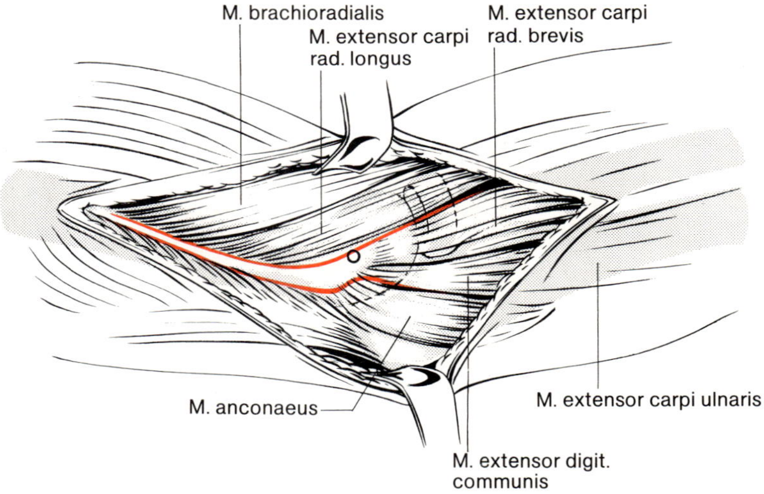

6.**19**
Zugangswege zum ventralen und zum dorsalen Gelenkraum. Bei diesem Zugang sind keine wichtigen Nerven oder Gefäße im Wundbereich sicht- und verletzbar. Der N. radialis läuft unter dem M. brachialis entlang der vorderen und lateralen Anteile der Ellbogengelenkkapsel. Nur in diesem Bereich ist also Vorsicht mit dem Hakenzug geboten.

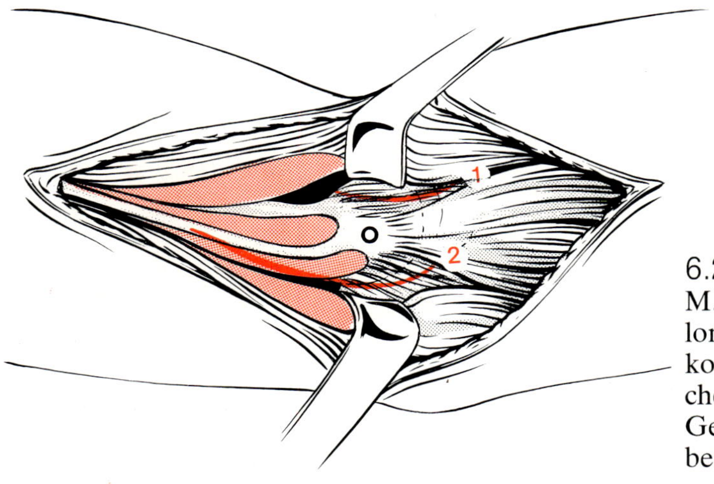

6.**20**
M. brachioradialis und M. extensor carpi radialis longus werden am Ursprung abgelöst. Darunter kommt die ventrale Kapsel (1) zum Vorschein, welche am humeralen Ansatz eröffnet wird. Der dorsale Gelenkraum wird nach Desinsertion des M. anconeus bei (2) eröffnet.

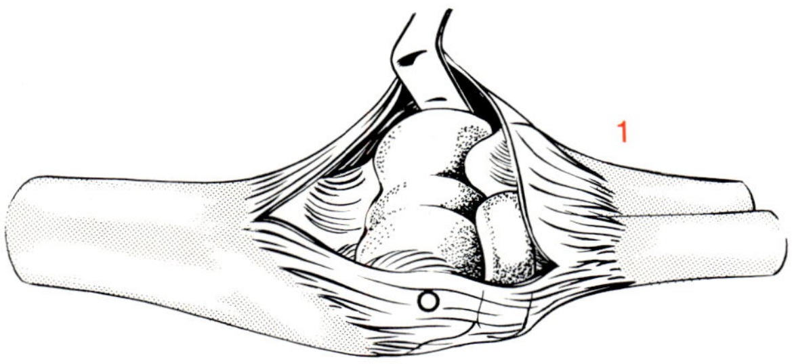

6.**21**
Vorderer Gelenkraum und . . .

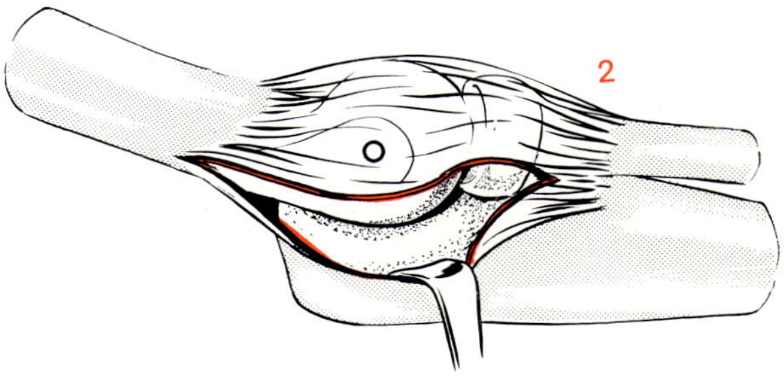

6.**22**
. . . dorsaler Gelenkraum werden bis zur ulnaren Kapselbegrenzung hin einsehbar. Die Präparation wird dann subperiostal ventral und dorsal des Humerus weitergeführt, um genügende Übersicht über das untere Ende des Humerus und ebenso das Gelenkinnere, den Processus coronoideus und das Radiusköpfchen zu erhalten.

Distale Bizepssehne

Anatomie

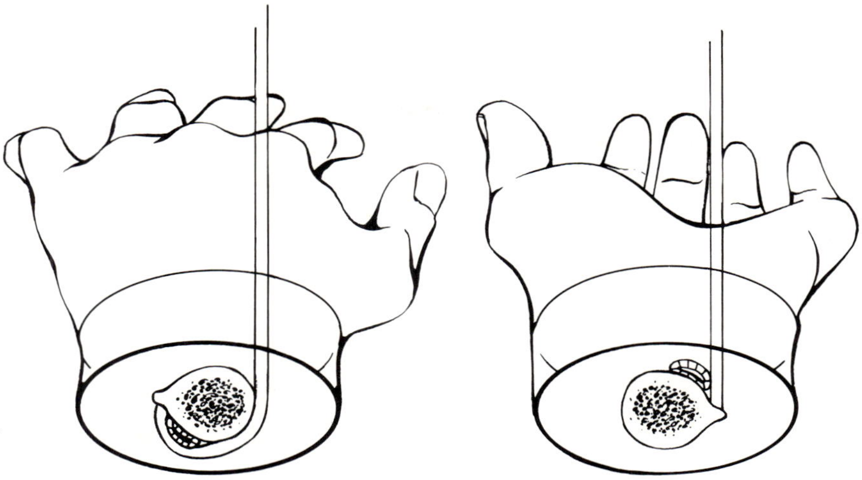

6.**23**
Der M. biceps ist nicht nur der stärkste Beuger, sondern auch der stärkste Supinator des Unterarmes. Beide Funktionen sind nur dann wieder herzustellen, wenn die Reinsertion an der Tuberositas radii erfolgt.

Verletzungstypen

Abriß fast immer vom Ansatz an der Tuberositas radii, sehr selten höher. Deshalb ist praktisch immer eine Reinsertion erforderlich und eine einfache Naht nicht möglich.

Diagnostik

Die Diagnose ist klinisch möglich: Bei rechtwinkliger Beugung des Ellbogengelenkes und *maximaler Supination* ist die Ellenbeuge „leer". Verschiebliche Geschwulst im distalen bis mittleren Drittel der Oberarmbeugeseite zu tasten. Kraftvolle Beugung und Supination eingeschränkt.
Differentialdiagnose: Isolierter Ausfall des N. musculocutaneus.

Indikation

In jedem Fall operativ.

Operative Möglichkeiten

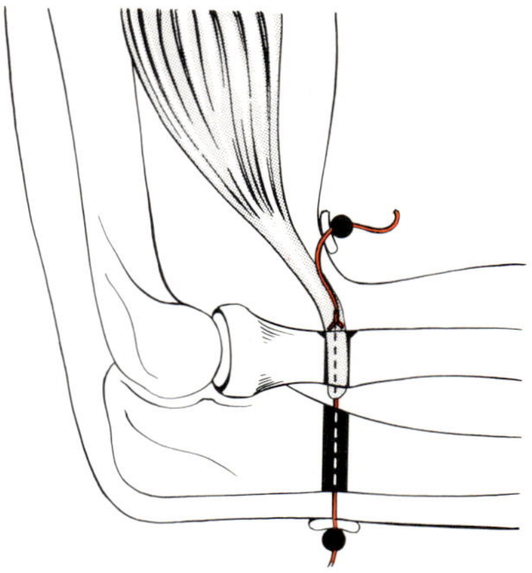

6.**24**
Nach Bunnel: Bohrloch durch Radius und Ulna, Verankerung mittels Ausziehdraht.

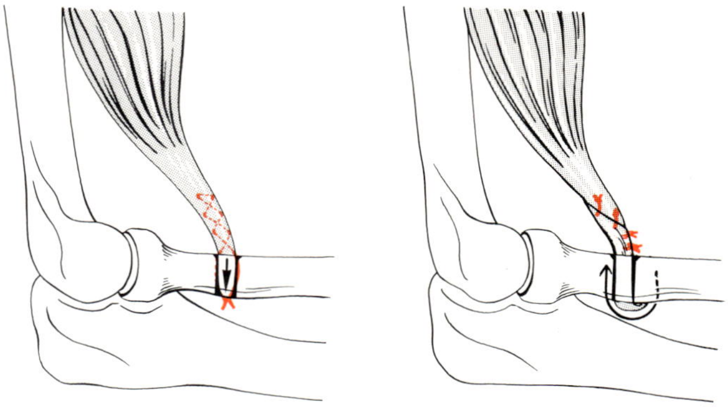

6.**25**
Bohrloch nur in Radius. Der Draht wird um den Radius herum verknotet.

6.**26**
Wenn die Sehne so weit heruntergezogen werden kann: Durchführung der Sehne (oder eines Teiles davon) durch ein Bohrloch im Radius und Vernähung mit sich selbst.

Lagerung

Rückenlage, Armtisch, pneumatische Blutsperre (oder -leere).

Zugang

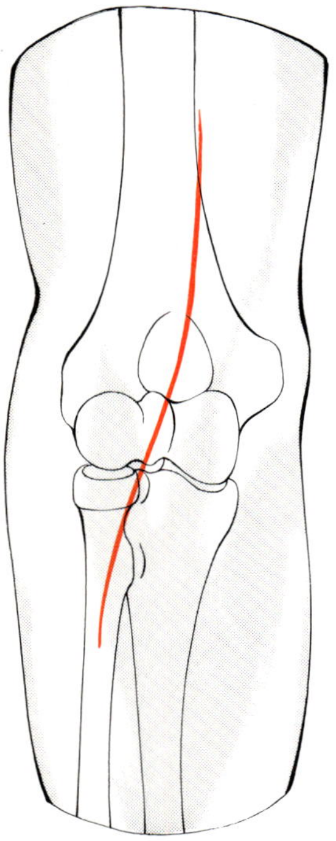

6.**27**
Hautschnitt und Zugang entsprechend Abb. 6.**13**.

Taktik

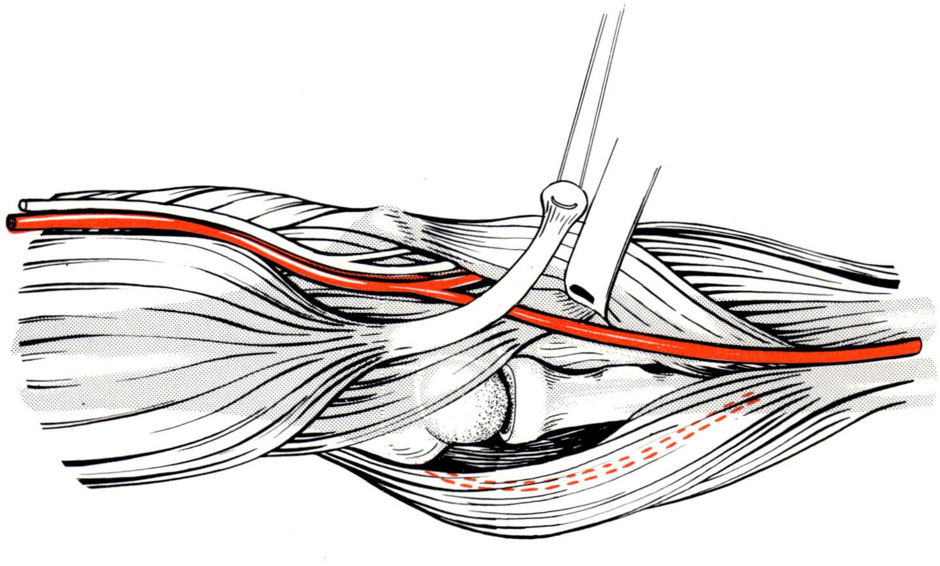

6.**28**
Nach Durchtrennung des subkutanen Fettgewebes sieht man das meist kolbig verdickte Sehnenende. Durch *volle Supination* wird das Vordringen zur Tuberositas radii sehr erleichtert. Nach radial möglichst keinen Haken wegen des N. radialis.

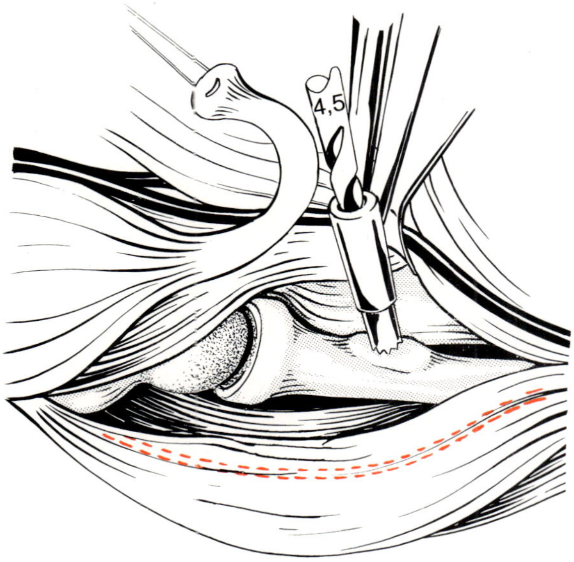

6.**29**
Durchbohren der Tuberositas radii von ventral nach dorsal mit 4,5-mm-Bohrer.

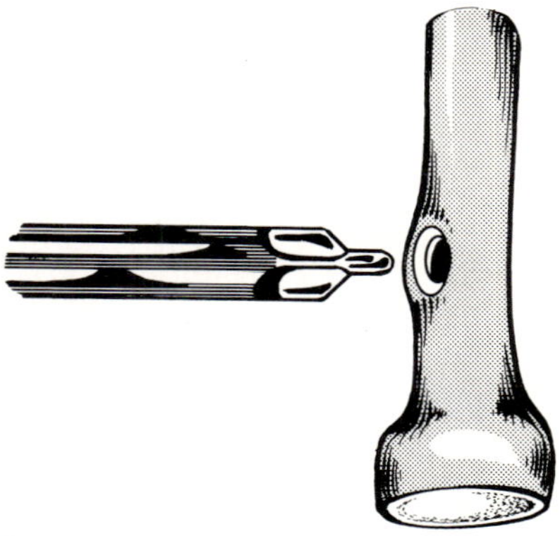

6.**30**
Der Gebrauch der Kopfraumfräse erleichtert das Einziehen der Sehne (s. auch Abb. 1.**12**).

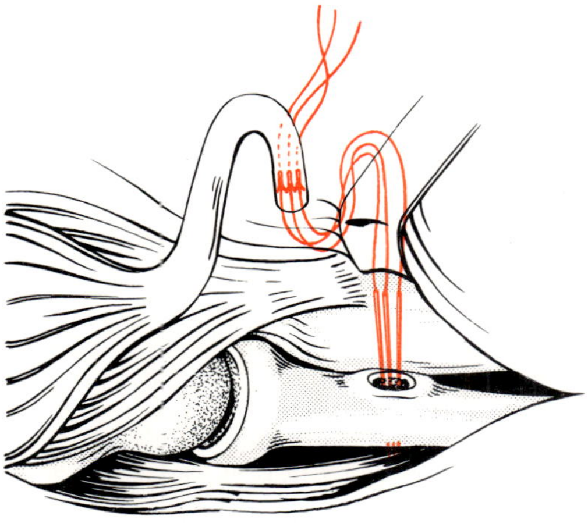

6.**31**
Einziehen von 2–3 Lengemann-Drahtnähten von proximal in den distalen Sehnenstumpf. Die Drähte werden zusammen durch das Bohrloch geführt und nach dorsal durch die Haut gestochen, Unterlegscheiben und Bleikügelchen aufgefädelt.

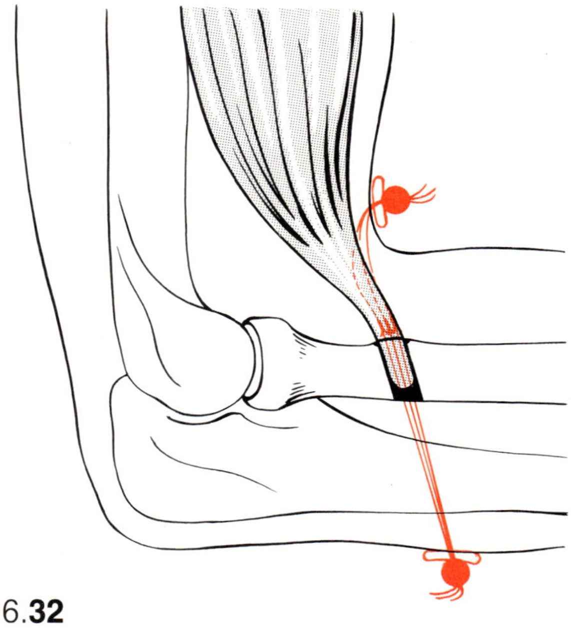

6.**32**
Rechtwinkelige Beugung im Ellbogengelenk und Einziehen der Sehne in das Bohrloch. Fixieren der Bleiplomben.

Nachbehandlung

Oberarmgips in Beugestellung des Ellbogengelenkes und in leichter Supination im Unterarm für 5–6 Wochen. Dann Drahtentfernung und aktive Bewegungsübungen.

Distaler Humerus

Verletzungstypen

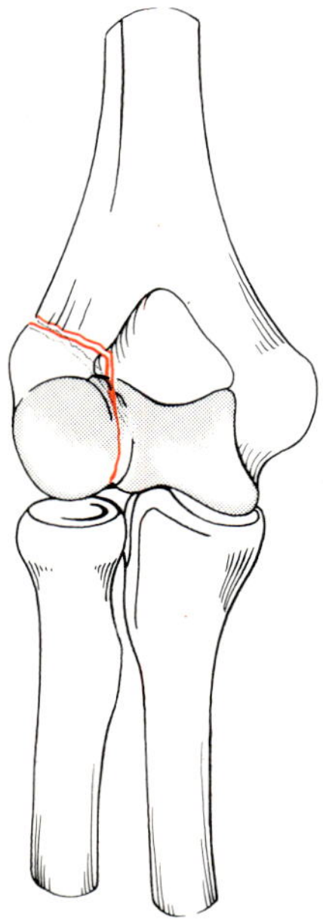

6.**33**
Epi- und Kondylenfraktur radial.

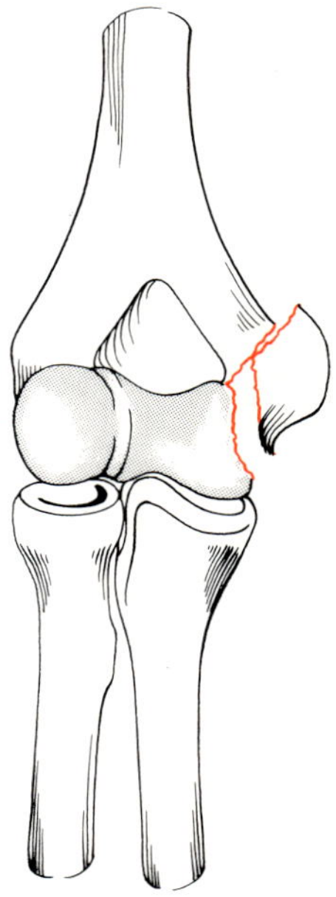

6.**34**
Epi- und Kondylenfraktur ulnar.

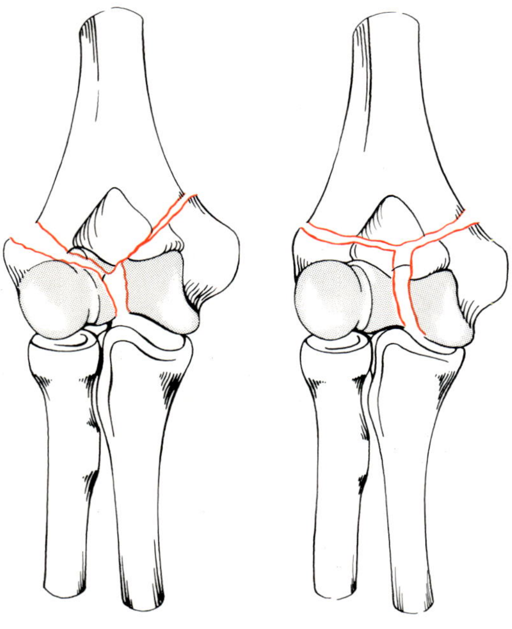

6.**35**
Trans- und interkondyläre Fraktur (Y- und T-Frakturen).

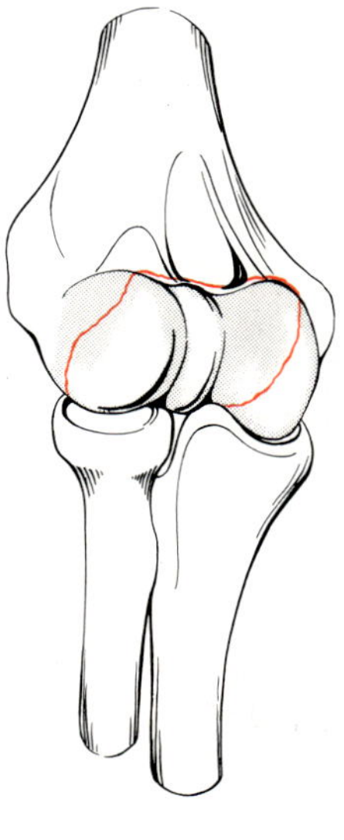

6.**36**
Intraartikuläre Querfrakturen.

Prinzip

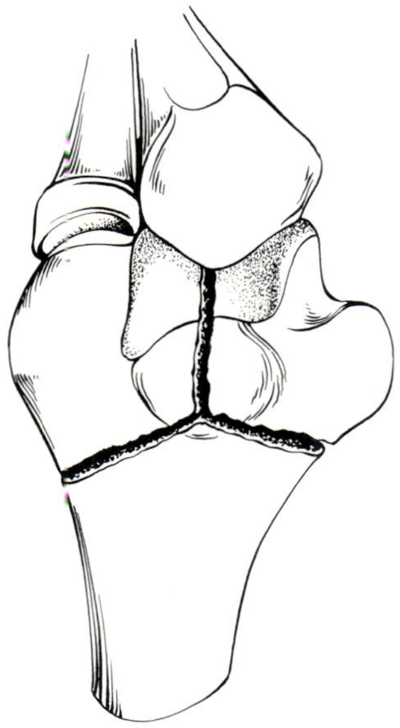

6.**37**
Wie bei jeder intraartikulären Fraktur ist ein zufriedenstellendes Ergebnis nur möglich, wenn es gelingt, . . .

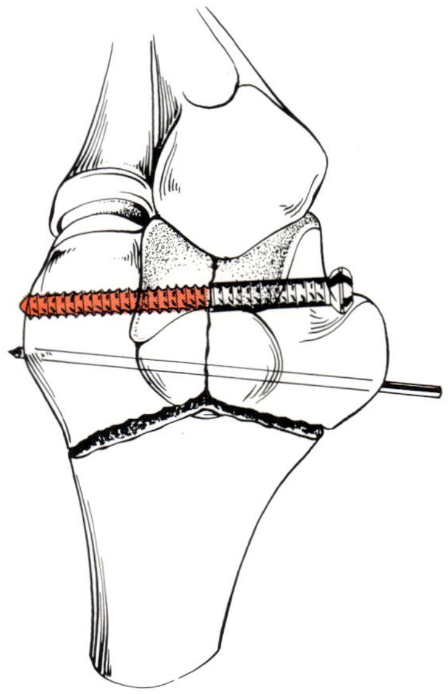

6.**38**
. . . als erstes die Gelenkfläche wieder stufenlos herzustellen. Bei Ellbogengelenkfrakturen ist die Versuchung besonders groß, ein Gelenkfragment zuerst am proximalen Hauptfragment zu fixieren. Für die Wahl der Schraube beachte Abb. 2.**40** und 2.**42**.

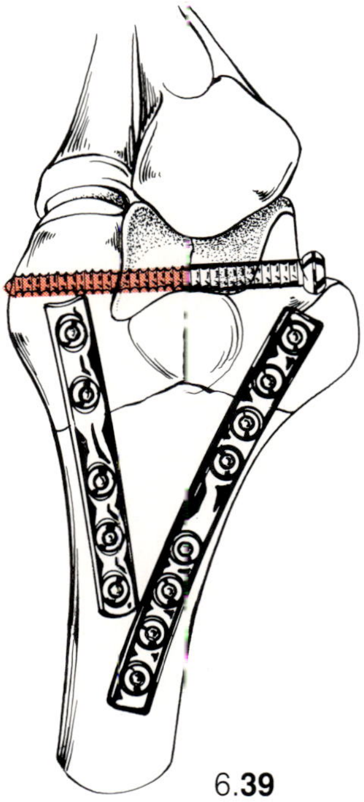

6.**39**

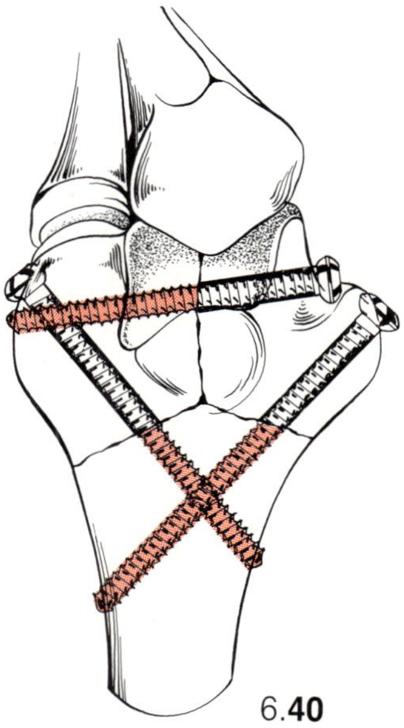

6.**40**

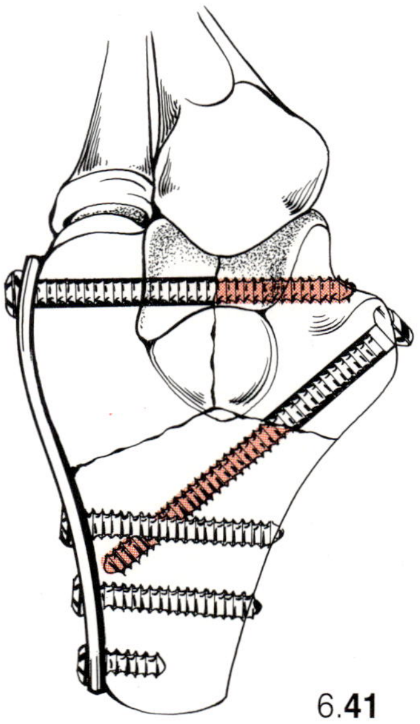

6.**41**

6.**39**
Stabilste Form der Fixierung. Nach Möglichkeit sollte man auf der Seite des Condylus radialis eine schmale, sog. Standardplatte verwenden. DC-Platten sind hier besonders vorteilhaft.

6.**40**
Diese Art der Fixierung sollte man nur verwenden, wenn keine Plattenosteosynthese aus anatomischen Gründen möglich ist (selten).

6.**41**
Oft gelingt bei seitlicher Plattenanlage doch eine Plattenosteosynthese.

Technik bei großen Fragmenten

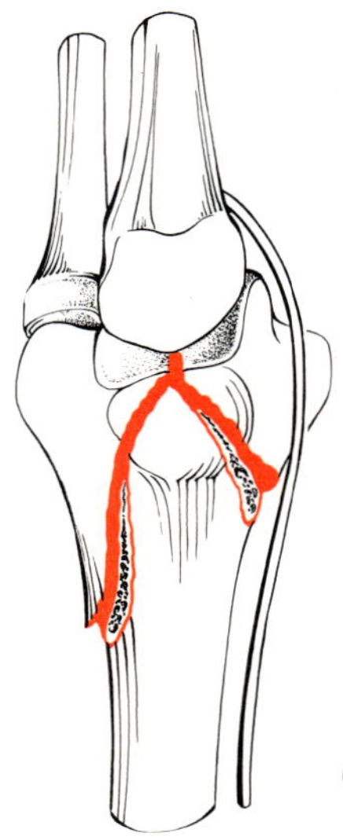

6.42

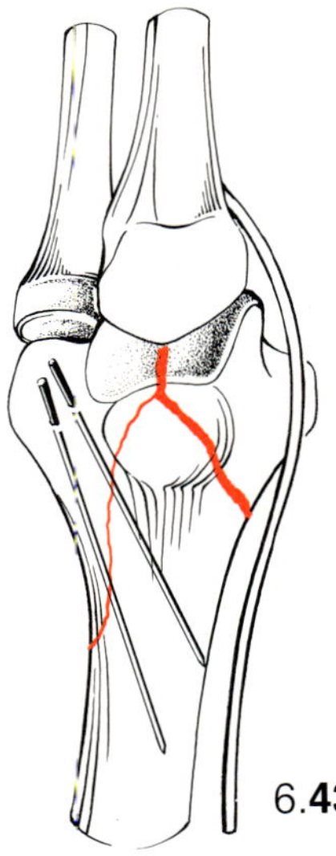

6.43

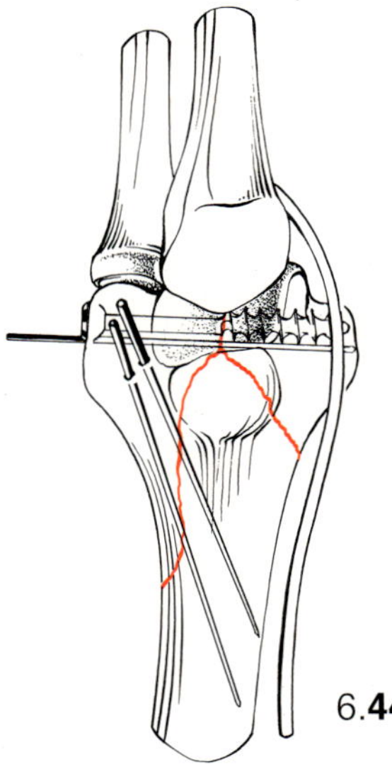

6.44

6.**42**
Zugang wie Abb. 6.**2** u. 6.**5**ff oft ausreichend. Es ist wichtig, gleich zu Anfang den N. ulnaris so weit darzustellen, daß er während der Operation immer im Auge behalten werden kann.

6.**43**
Bei relativ großen Fragmenten ist es gelegentlich leichter, das größere der Fragmente am proximalen Hauptfragment zu fixieren und erst sekundär die Gelenkfläche wieder stufenlos herzustellen.

6.**44**
Die endgültige Fixierung erfolgt jedoch in jedem Falle zuerst in den gelenkbildenden Fragmenten. Das Schraubengewinde muß unbedingt den Frakturspalt vollständig überquert haben. Noch besser ist eine Kortikalisschraube als Zugschraube.

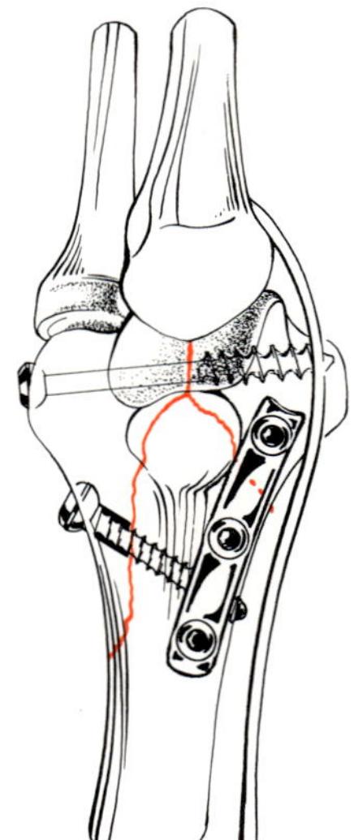

6.45

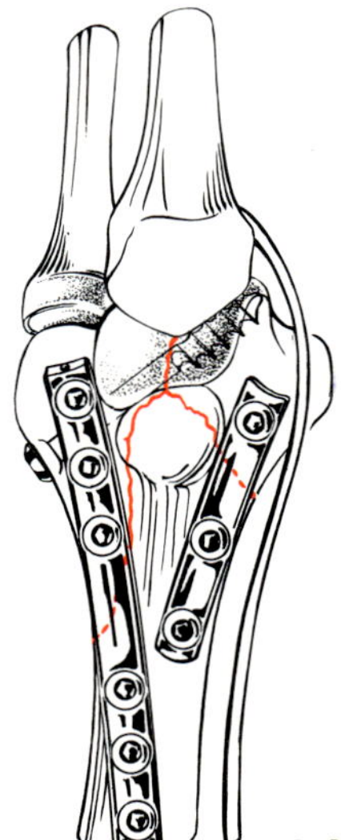

6.46

6.**45**
Weitere Fixierung mittels Schrauben durch die distalen Fragmente ins proximale Hauptfragment.

6.**46**
Besser ist die weitere Fixierung mittels schmaler Platte oder Platten.

Technik bei kleinen und vielen Fragmenten

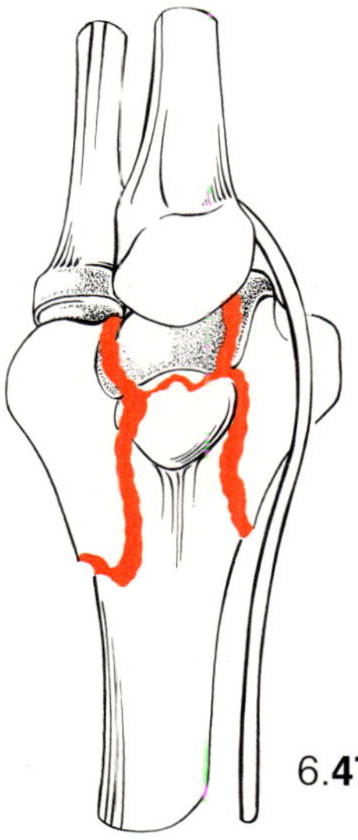
6.**47**

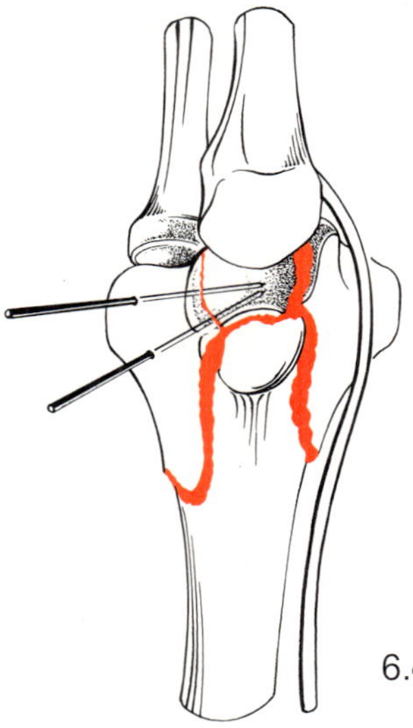
6.**48**

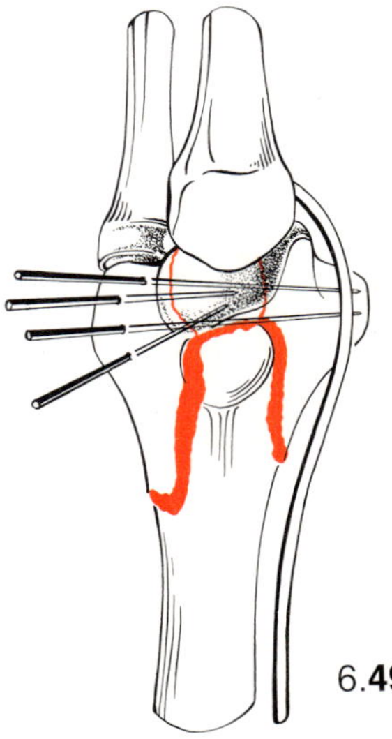
6.**49**

6.**47**
Zugang wie Abb. 6.**2**ff. Bei stärkerer Zertrümmerung empfiehlt sich in jedem Fall zuerst die Rekonstruktion der Gelenkfläche. Vor den ersten Repositionsversuchen zuerst gründliche Reinigung von Koageln und Identifikation der Fragmente unter deren Belassung in situ. Beginnt man zuerst mit dem Entfernen von Fragmenten, wird die Orientierung sehr schwer.

6.**48**
Schrittweise Rekonstruktion und vorläufige Fixierung der gelenkbildenden Fragmente.

6.**49**
Die ersten Spickdrähte können nun entfernt werden, um Platz für die Schraube zu schaffen.

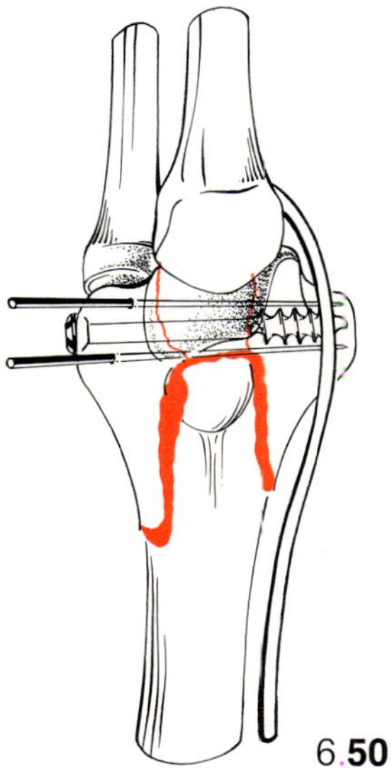
6.**50**

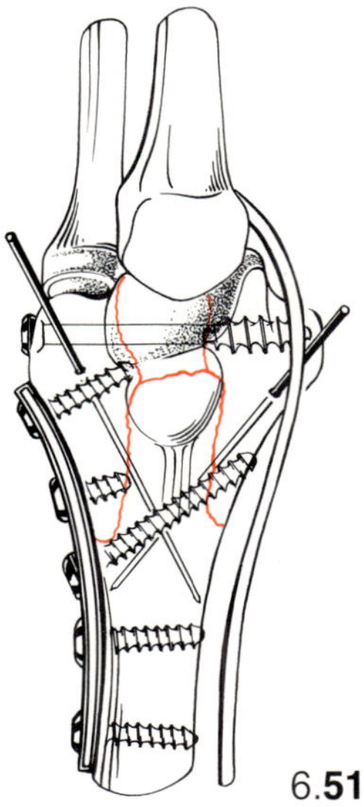
6.**51**

6.**50**
Die Gelenkanteile sind stabilisiert. Jetzt kann die Reposition an das proximale Hauptfragment erfolgen.

6.**51**
Stabilisierung durch Platte und Schrauben. Es sollen keine Spickdrähte belassen werden.

Olekranon

Verletzungstypen

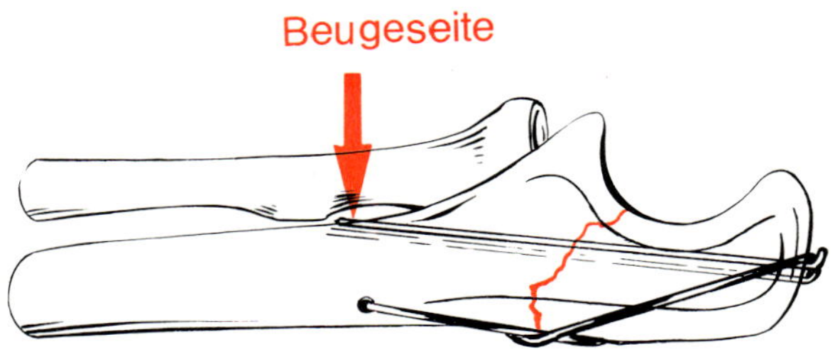

6.**52**
Einfache (Quer-)Fraktur. Behandlung: Zuggurtung (Spickdraht 1,6 mm, Zuggurtungsdraht 2,0 mm weich). Die Spickdrahtspitzen sollen in der Regel auf der *Beugeseite* in die Kortikalis dringen.

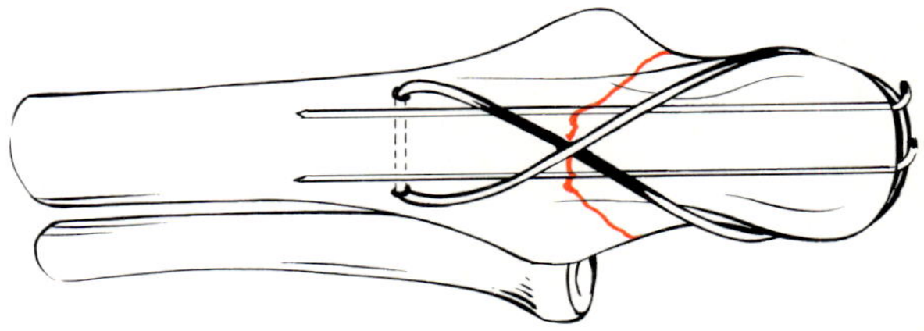

6.**53**
Spickdrähte einander parallel (s. Abb. 2.**155** ff):

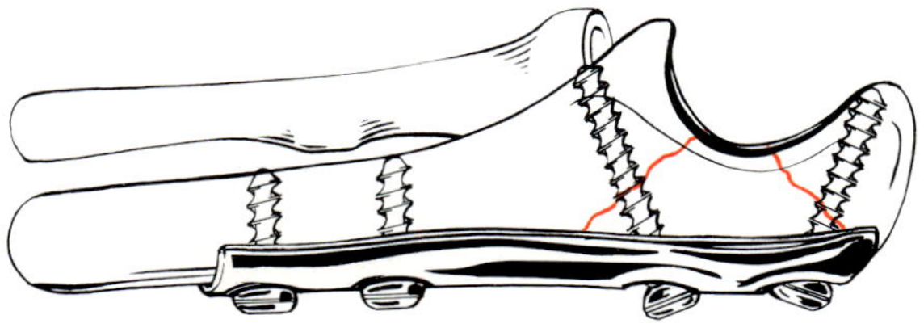

6.**54**
Mehrfragment-/Trümmerfraktur dorsaler Typ. Behandlung: Halbrohr- (evtl. ⅓-Rohr-)Platte.

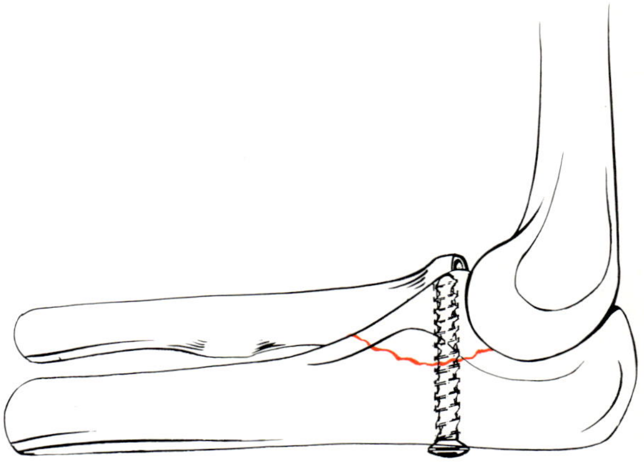

6.**55**
Trümmer-/Mehrfragmentfraktur *ventraler* Typ (ungeeignet für Zuggurtung). Hierzu zählen auch Frakturen des Proc. coronoideus. Ulnarer Zugang nach Abb. 6.**9** ff.

Prinzip

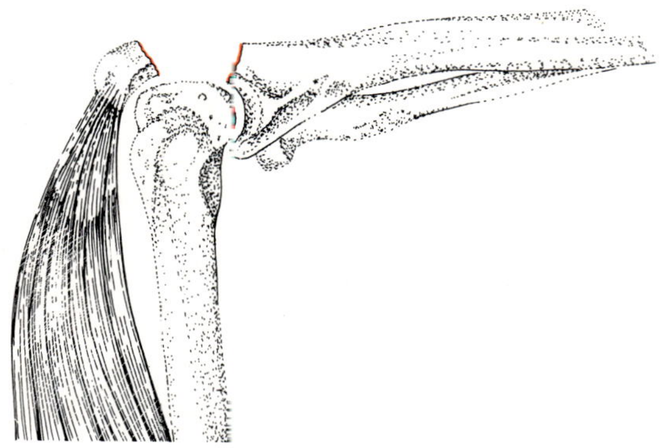

6.**56**
Distraktion der Fragmente bei Beugung.

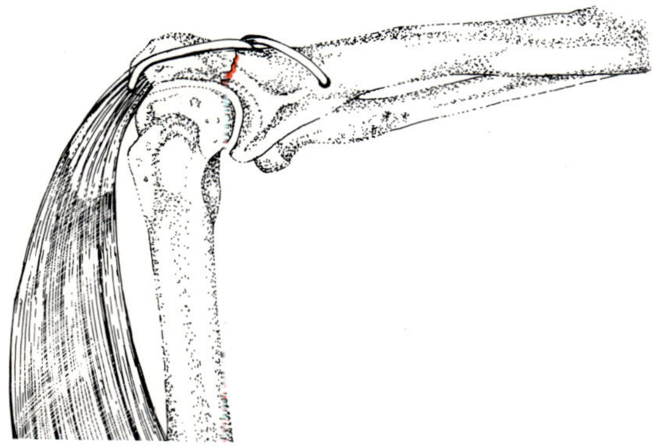

6.**57**
Der interfragmentäre Druck nimmt bei leichter Beugung im Ellbogengelenk von der Zuggurtungsseite zur Gelenkfläche hin ab.

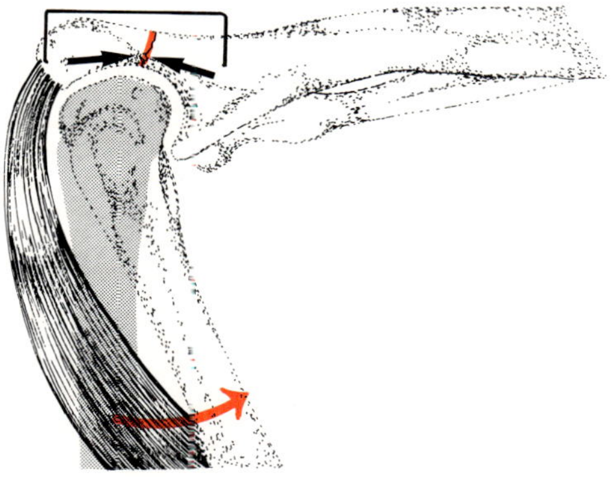

6.**58**
Bei zunehmender Beugung entsteht zunehmender Druck auch im gelenknahen interfragmentären Bereich unter gleichzeitiger Abnahme des Druckes auf der Zuggurtungsseite. Aus diesem Grund kommt die Zuggurtung nur bei funktioneller Behandlung zur Wirkung.

Zugang

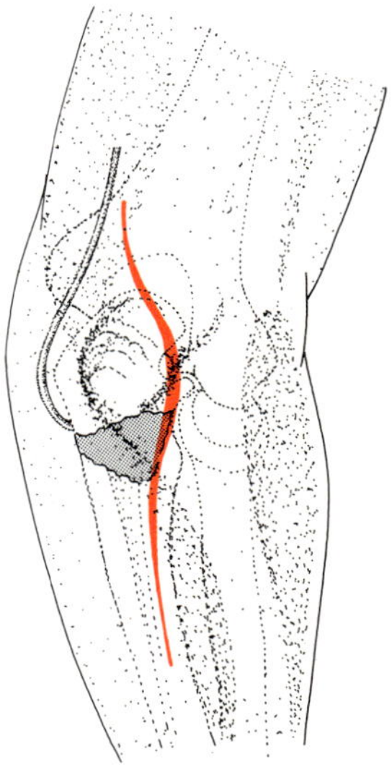

6.**59**
Hautschnitt auf der Radialseite, die Olekranonspitze umfahrend und radial der Ulnakante verlaufend.

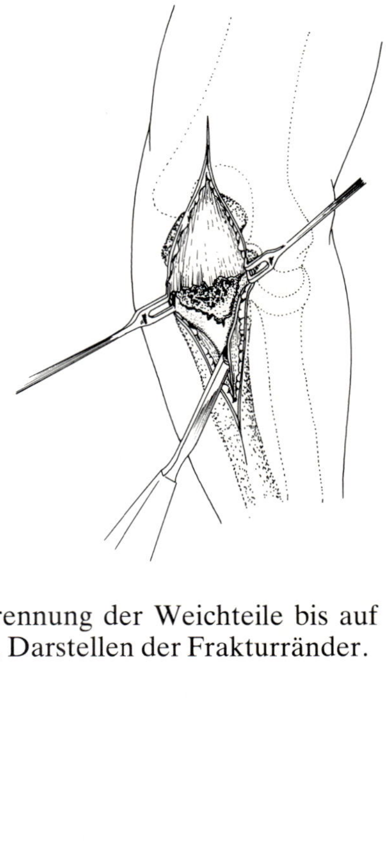

6.**60**
Durchtrennung der Weichteile bis auf den Knochen en bloc, Darstellen der Frakturränder.

Taktik

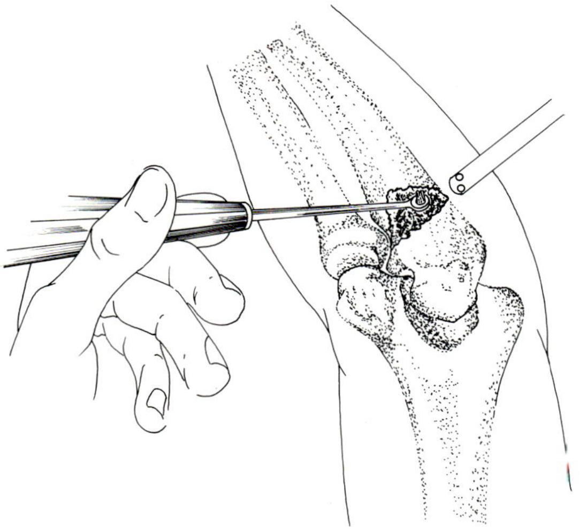

6.**61**
Entfernung der Koagulate und eingeschlagenen Gewebsteile, peinlich saubere Darstellung der Frakturränder.

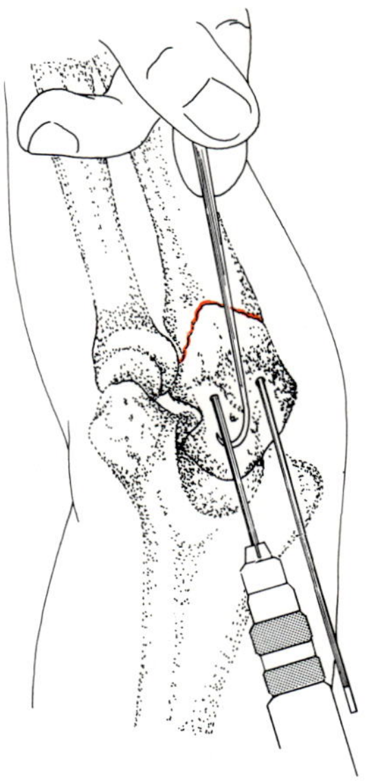

6.**62**
Reposition mit einem Haken. Einbohren der kräftigen Kirschner-Drähte streng parallel zueinander.

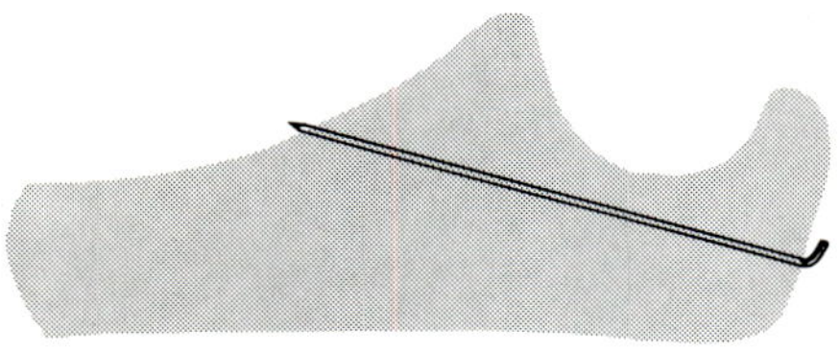

6.**63**
Bei den meisten Frakturen lassen sich die Spickdrähte, welche immer in der Kortikalis verankert werden sollen, in die beugeseitige Kortikalis einbohren.

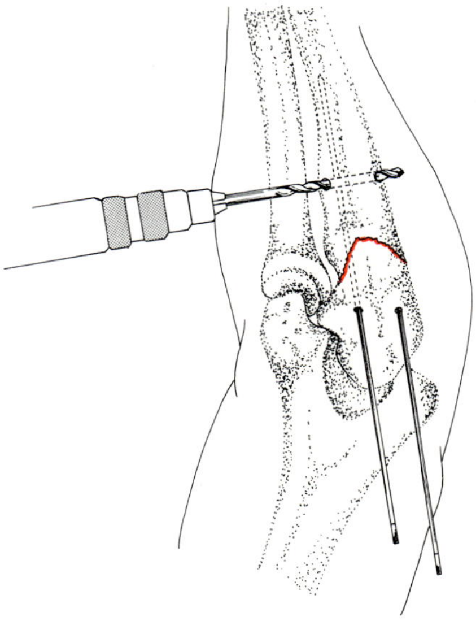

6.**64**
Anlegen eines queren Bohrloches in genügendem Abstand auch zur Olekranonspitze mit 2-mm-Bohrer.

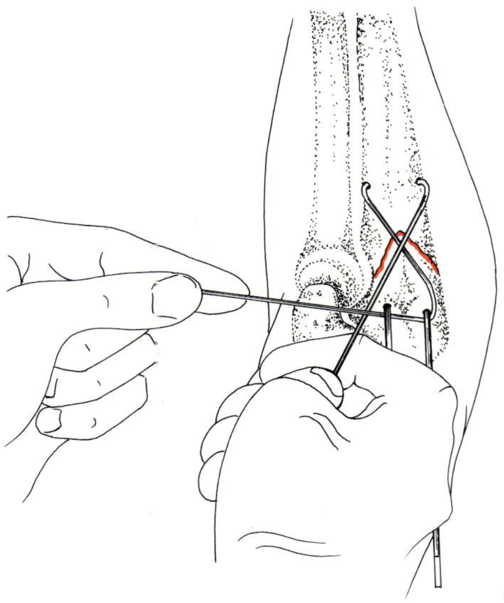

6.**65**
Anlegen der Zuggurtung.

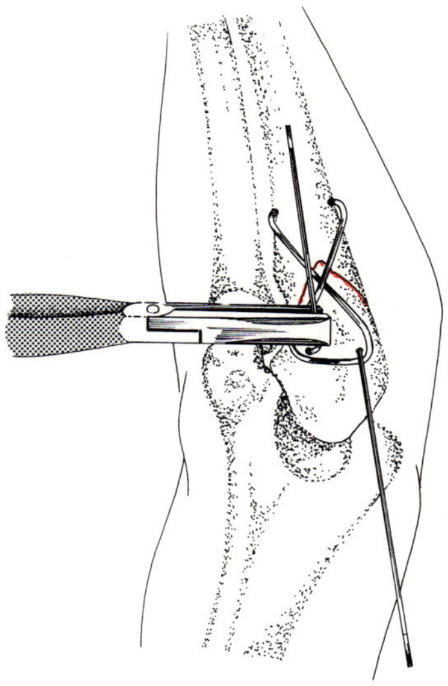

6.**66**
Die Drähte werden nacheinander zunächst zur Fraktur hin umgebogen.

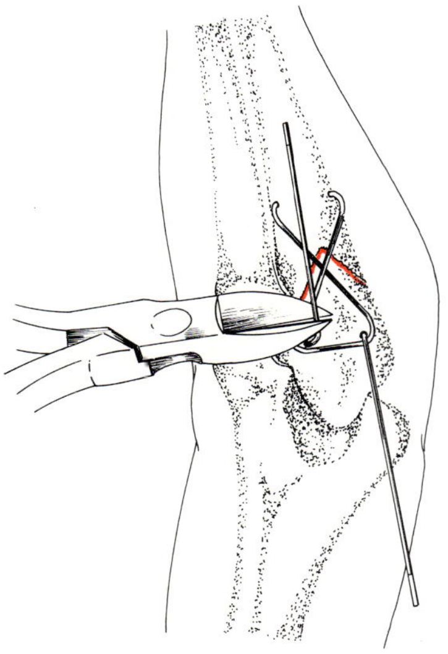

6.**67**
Kürzen der Drähte auf 8–10 mm Überstand.

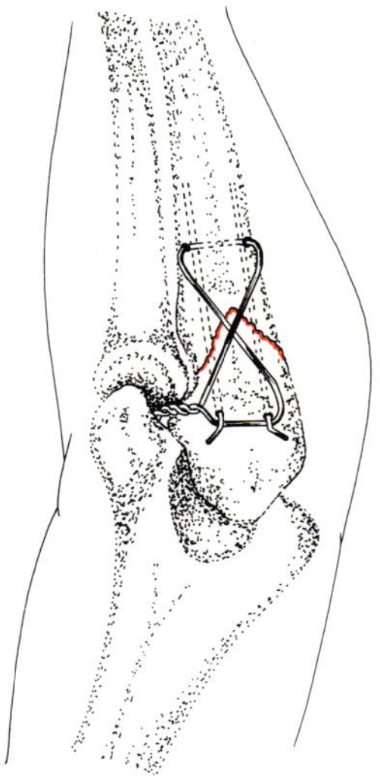

6.**68**
Die Drähte werden dann wieder zurückgedreht, so daß sie die Zuggurtungsschlinge unter den Haken nehmen. Dadurch werden die Haken gleichzeitig in die Weichteile verlagert. Auch der Drahtwirbel wird in die Weichteile eingebogen.

Radiusköpfchen

Verletzungstypen

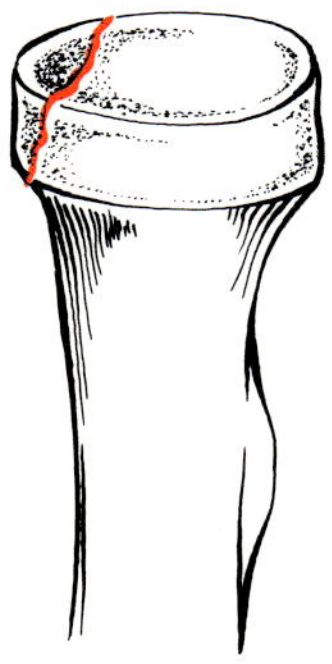

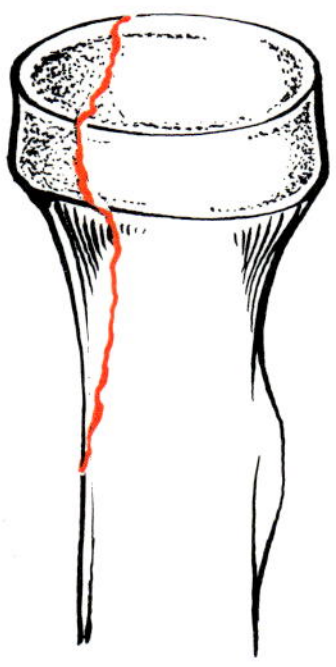

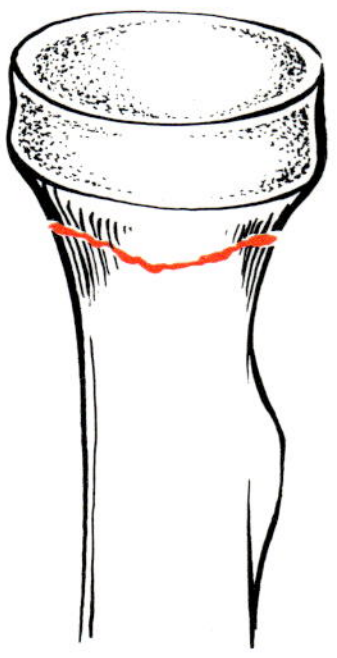

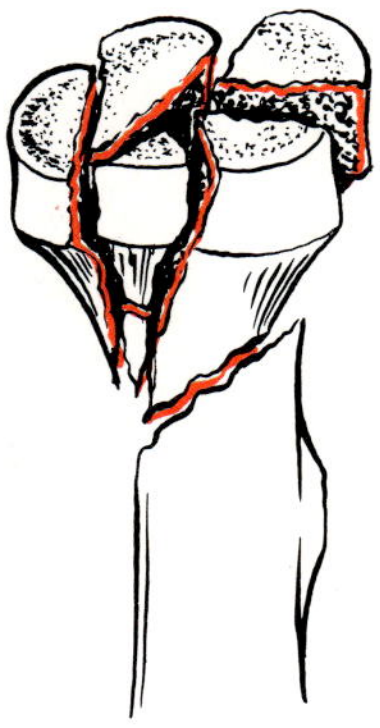

6.**69**
Randfrakturen. Behandlung: (klein) Resektion, (größer) Osteosynthese, (ohne Dislokation) konservativ mit 3wöchiger Ruhigstellung.

6.**70**
Meißelfrakturen. Behandlung wie Abb. 6.**69**.

6.**71**
Halsfrakturen (bei Kindern am häufigsten als Aitken-I-Frakturen). Behandlung: konservativ, bei deutlicher Dislokation offene Reposition, transartikuläre Fixation für 3 Wochen.

6.**72**
Trümmerfrakturen. Behandlung: Frühresektion, in Ausnahmefällen Endoprothese.

Indikation

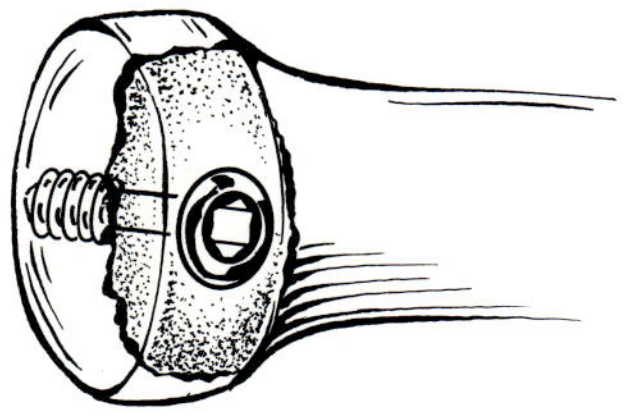

6.**73**
Verschraubung nur bei großen Einzelfragmenten = ¼ der Fläche oder mehr. Fixierung mit Spickdraht oder Kleinstfragmentschraube. Je früher und je schonender operiert wird, desto geringer ist die Gefahr von periartikulärer Verkalkung. Verschraubung auch von der Gegenseite möglich. Evtl. Einsatz von Fibrinkleber.

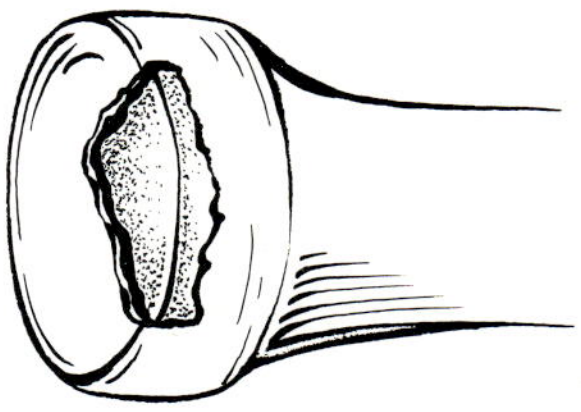

6.**74**
Kleine Fragmente werden besser entfernt. Trümmerfrakturen entweder konservativ oder Köpfchenresektion ohne oder mit Alloarthroplastik.

Prinzip

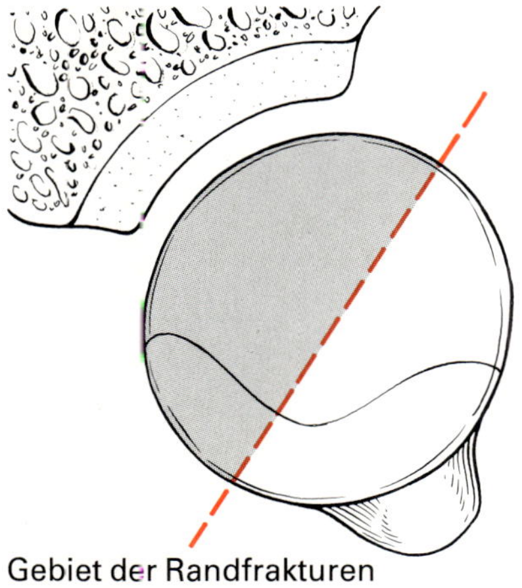

6.**75**
Anlegen von Draht oder Schraube in Pronationsstellung des Unterarmes, damit die Köpfe nicht in die Artikulationszone zwischen Radius und Ulna geraten.

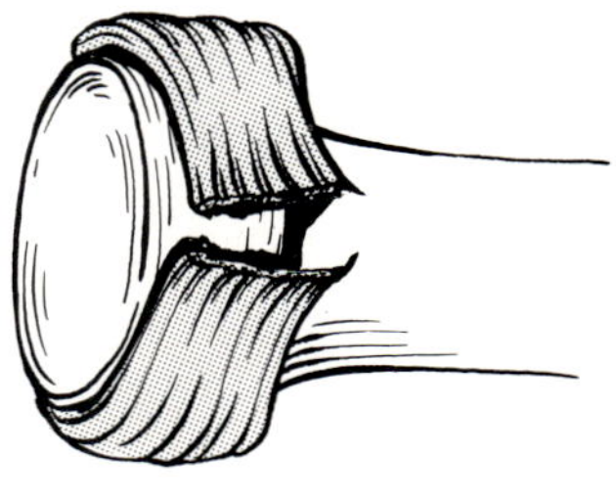

6.**76**
Das Lig. anulare radii braucht nicht genäht zu werden.

Nachbehandlung

Außer bei stabil versorgten Frakturen Ruhigstellung für 3 Wochen, allerdings bereits ab 1. Tag post operationem täglich 1- bis 2mal kleine Bewegungen *unterhalb der Schmerzgrenze* aus der Gipsschale zur besseren Ernährung des Gelenkknorpels.
Alle Bewegungsübungen müssen unterhalb der Schmerzgrenze bleiben. Sehr oft kommt ein wesentlicher Behandlungsgewinn erst nach 10–14 Wochen. Jeder Reizzustand, z. B. durch zu forcierte Krankengymnastik, verschlechtert das Ergebnis ebenso wie völliges Fehlen einer regelmäßigen Gymnastik.

7. Unterarm

Allgemeines

Anatomie

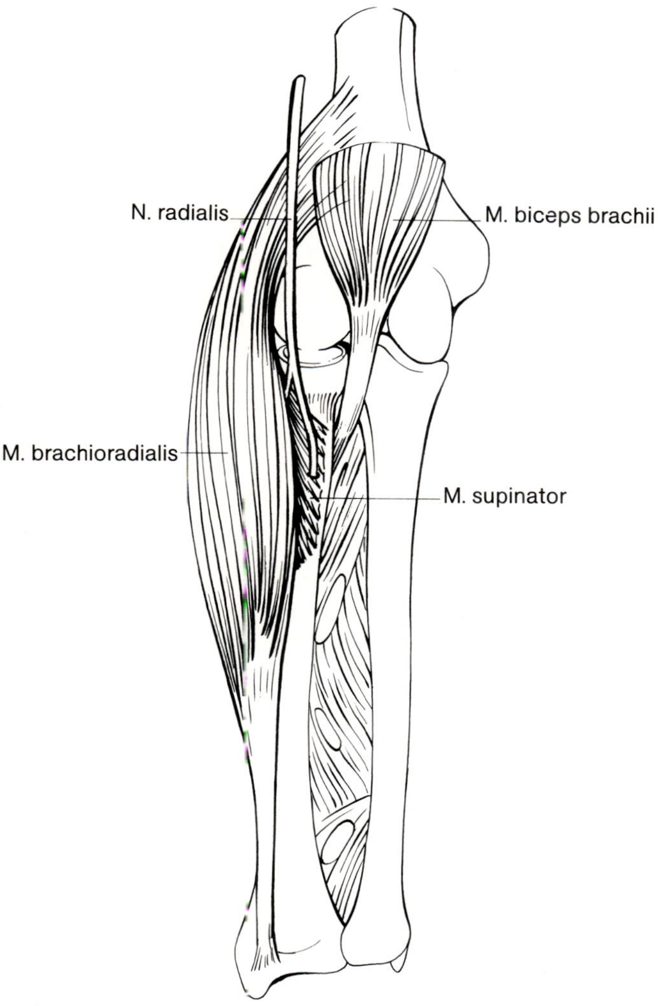

7.**1**
Supinatormuskeln (s. auch Abb. 7.**3**).

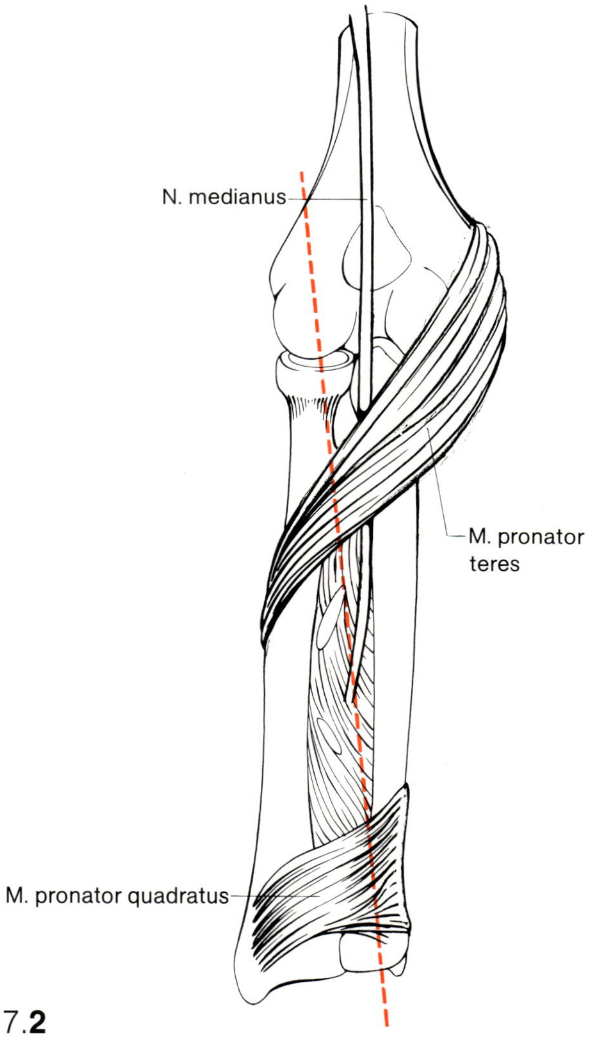

7.**2**
Pronatormuskeln.

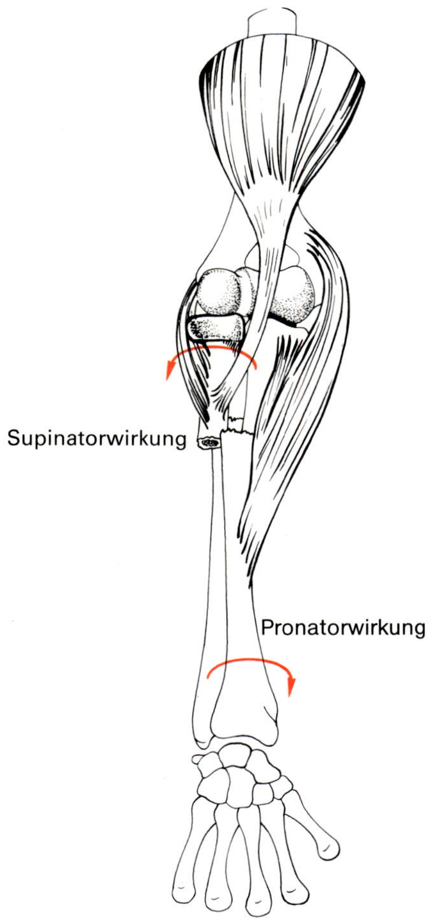

7.**3**
Dislokation der Fragmente bei *proximaler* Fraktur. Die Reposition wird erleichtert durch starke Supinationsstellung der Hand.

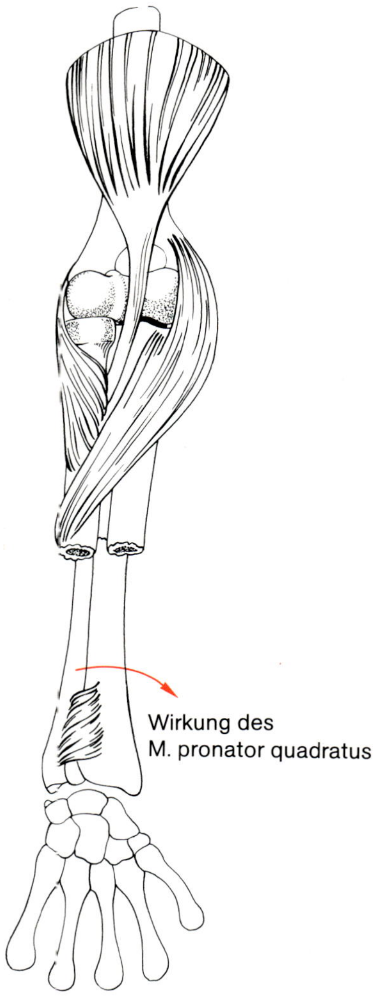

7.**4**
Pronator- und Supinatorwirkung heben sich auf. Bei Fraktur in *Schaftmitte* erleichtert mittlere Supinationsstellung die Reposition.

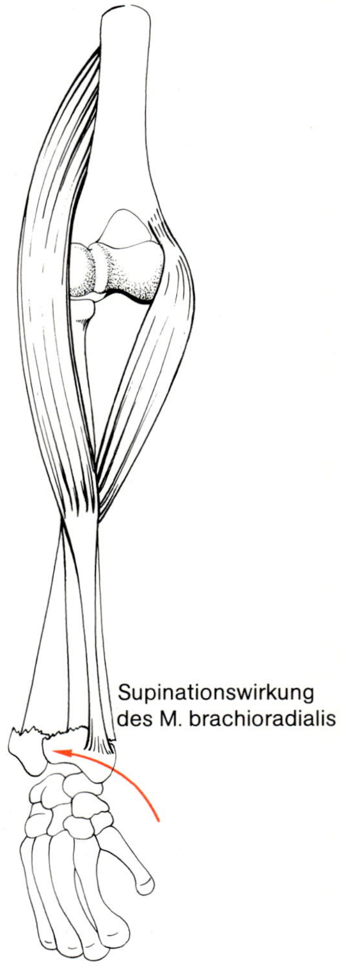

7.**5**
Bei *distaler* Fraktur erleichtert eine betonte Pronationsstellung der Hand die Reposition.

Prinzip

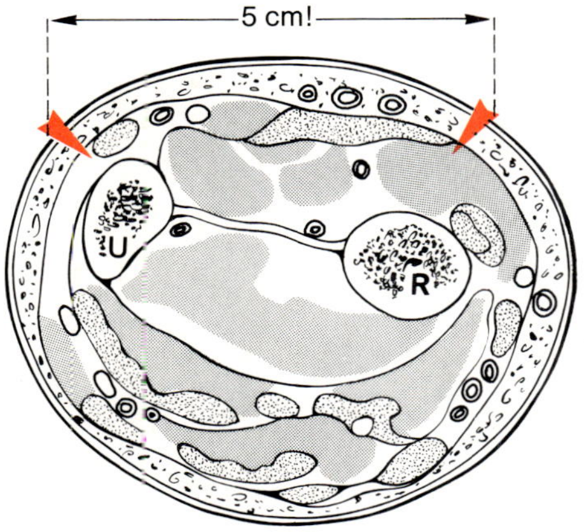

7.**6**
Bei Unterarmfrakturen darf wegen der Gefahr von Wundheilungsstörungen die dorsale Haut-Weichteil-Brücke nicht schmaler als 5 cm werden.

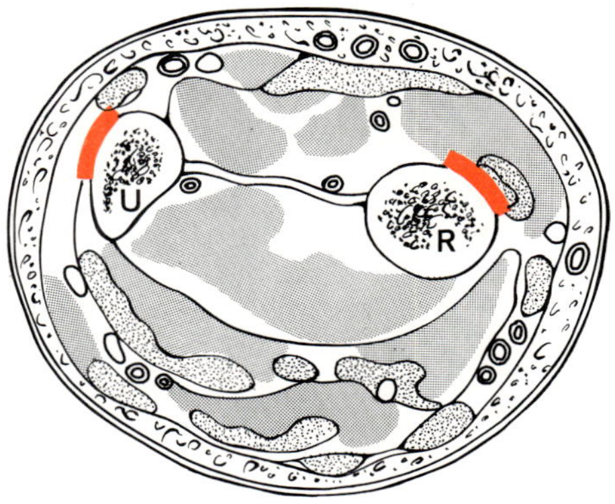

7.**7**
Nach Möglichkeit sollte sowohl an Ulna als auch am Radius eine schmale Standardplatte angelegt (und mit Spanngerät gespannt) werden. Kleine DC-Platten in Verbindung mit entsprechend kleineren Schrauben jedoch können nicht selten bei zierlichem Skelett ausreichend sein.

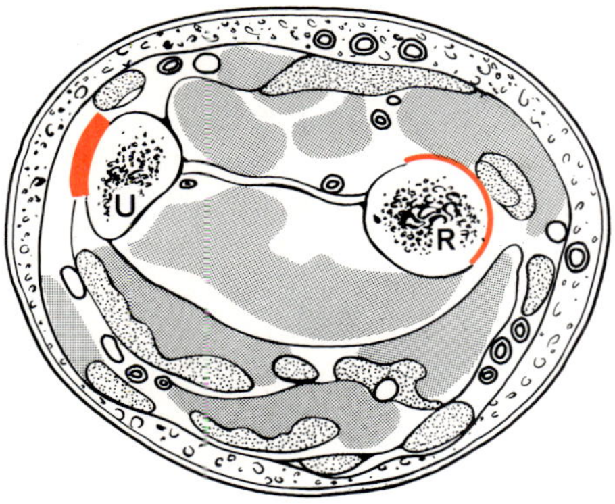

7.**8**
Häufig ist wegen zu großer Weichteilspannung eine Kombination mit einer Halbrohrplatte erforderlich. Diese kommt als schwächere Platte an den „Wendeknochen" Radius, welcher vor allem rotationsstabil werden muß.

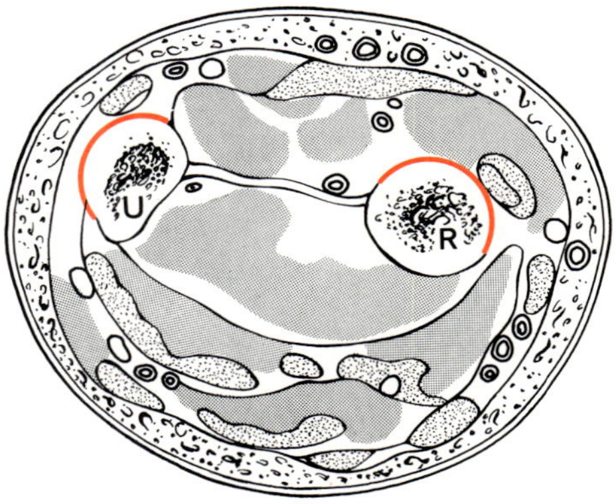

7.**9**
In seltenen Fällen lassen sich wegen der Weichteile auch keine zwei Halbrohrplatten einbringen.

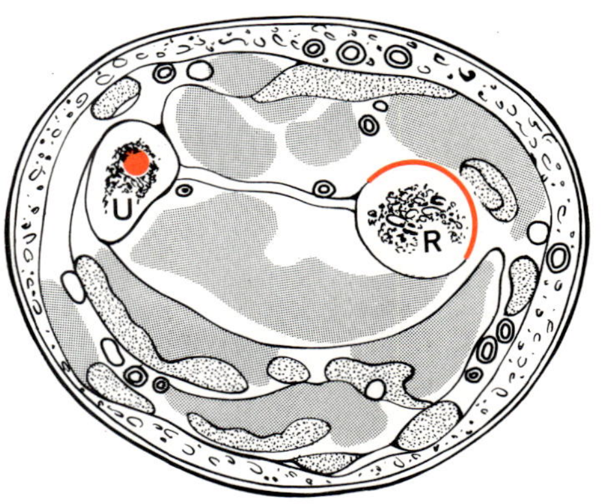

7.**10**
Dann kann als Ausweg ein Rush-Pin helfen, welches auf jeden Fall in den nicht rotationsbeanspruchten „Trageknochen" Ulna gebracht wird. Die dann häufig auftretende Pseudarthrose kann leicht später durch eine Plattendruckosteosynthese behoben werden.

Radius/Ulna

Anatomie

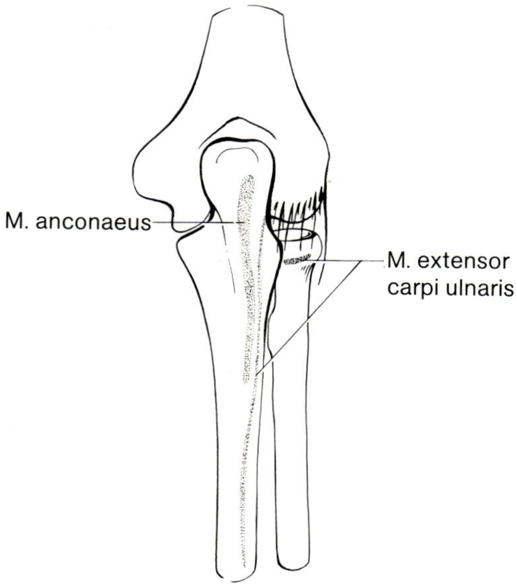

7.**11**
Ursprung des M. anconaeus.

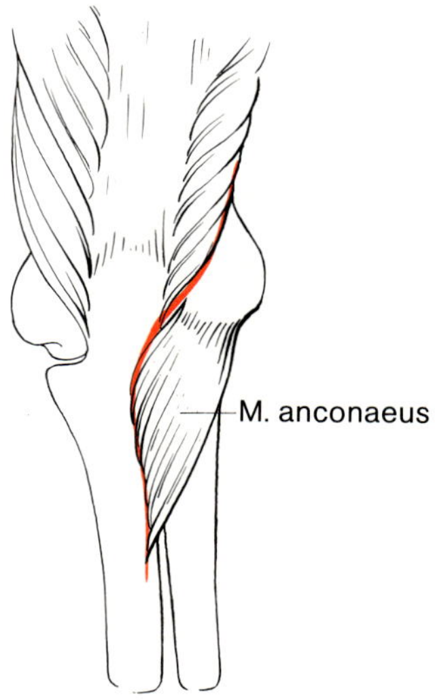

7.**12**
Form und Verlauf des isolierten M. anconaeus.

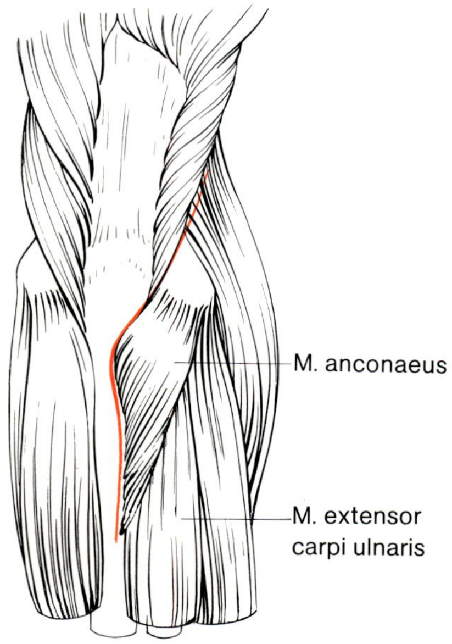

7.**13**
M. anconeus im umgebenden Muskelgefüge.

Lagerung s. Abb. 5.**33**.

Dorsaler Zugang nach Boyd

Dieser Zugang sollte Ausnahmen vorbehalten bleiben. Zugang von 2 Seiten vermindert Risiko eines Brückenkallus aufgrund der meist geringeren Weichteiltraumatisierung.

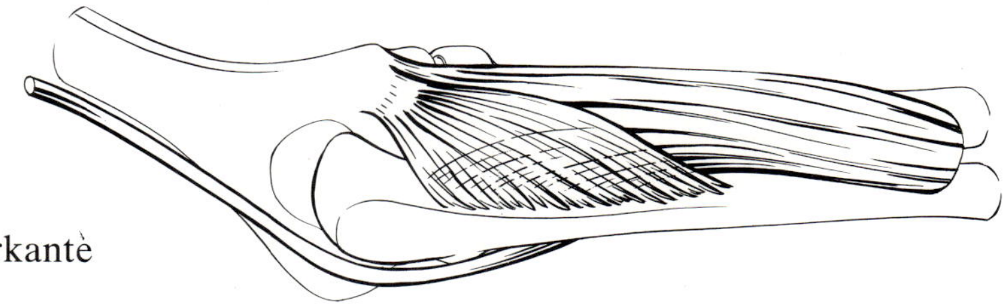

7.**14**
Hautschnitt 1 Querfinger radial von der Hinterkante der Ulna.

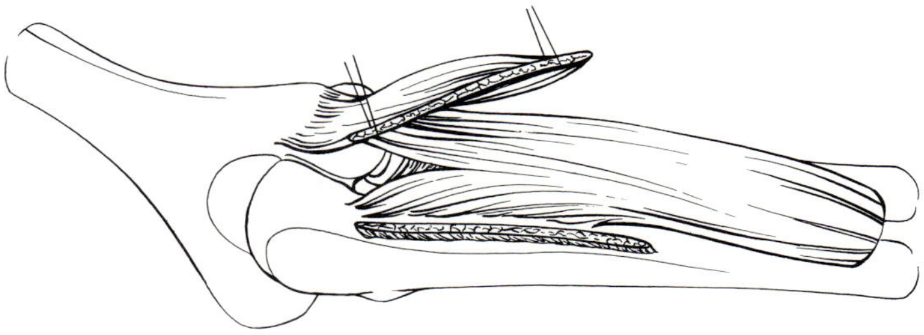

7.**15**
Ablösen des Ursprunges des M. anconeus und . . .

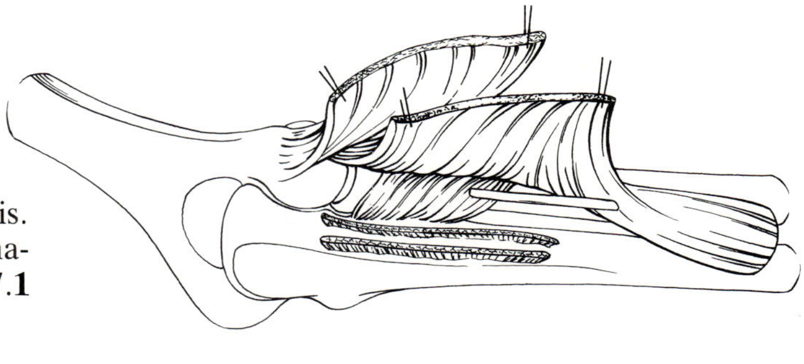

7.**16**
. . . des darunter liegenden M. extensor carpi ulnaris. Der R. profundus n. radialis, welcher den M. supinator durchbohrt, wird identifiziert (s. auch Abb. 7.**1** und Abb. 7.**24**).

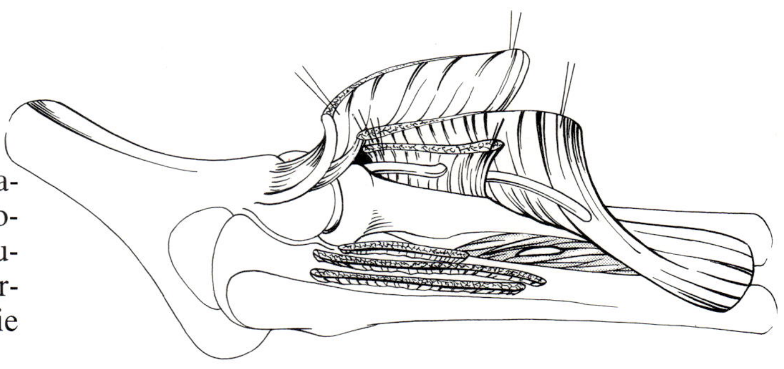

7.**17**
Dann Ablösen des radialen Ansatzes des M. supinator. Bei Überdehnung oder Verletzung des R. profundus n. radialis kann der Daumen nicht mehr abduziert werden, was oft bei postoperativem Gipsverband lange übersehen wird, insbesondere weil die übrigen Radialisfunktionen erhalten sind.

Monteggia-Fraktur

Anatomie

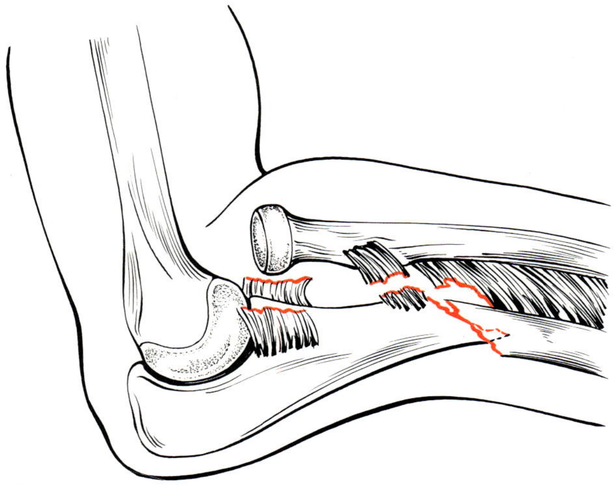

7.**18**
Anatomische Situation.

Diagnostik

Klinische Zeichen:
- Einschränkung aller Bewegungen im Ellbogengelenk.
- Disloziertes Radiusköpfchen tastbar.
- Druckschmerz über Radiusköpfchen und Ulnafraktur.

Röntgen:
- A.-p. Aufnahme bei möglichst gestrecktem Ellbogengelenk und supiniertem Unterarm, dorsal aufliegend.
- Seitliche Aufnahme mit Oberarm auf Röntgentisch, Unterarm gebeugt und supiniert.
- Die Köpfchenluxation wird kaum übersehen, wenn geprüft wird, ob die Achse des Radius ins Zentrum des Capitulum humeri in beiden Ebenen zeigt.

Operative Möglichkeiten

- Bei richtigem *Längenausgleich der Ulna* mittels Plattenosteosynthese erfolgt häufig Spontanreposition des Radiusköpfchens.
- Intraoperative Röntgenkontrolle.
- Falls keine spontane Reposition durch Osteosynthese der Ulna: Entfernen der als Repositionshindernis wirkenden Kapsel- und Bandanteile durch gesonderten Zugang zum Radiusköpfchen (s. Abb. 6.**19**).
- In der Regel keine Naht des Lig. anulare radii, lediglich evtl. Naht der dorsalen Kapselanteile.

Ulna

Zugang

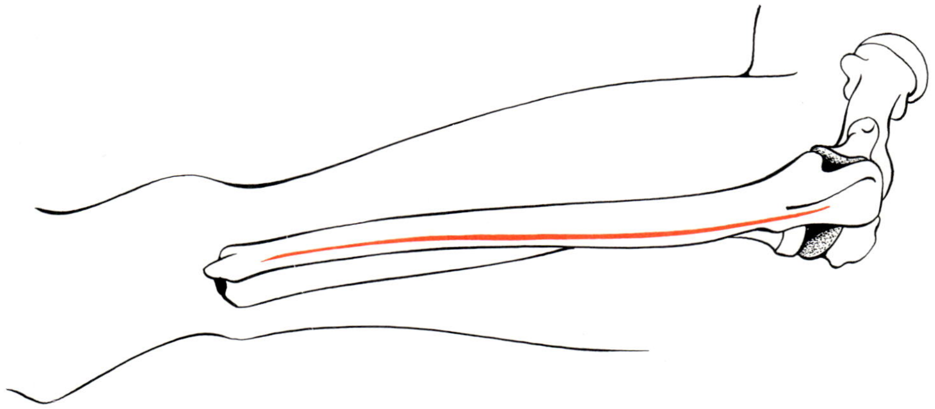

7.**19**
Der Hautschnitt verläuft 0,5–1 cm streckseitig parallel der palpablen Ulnakante.

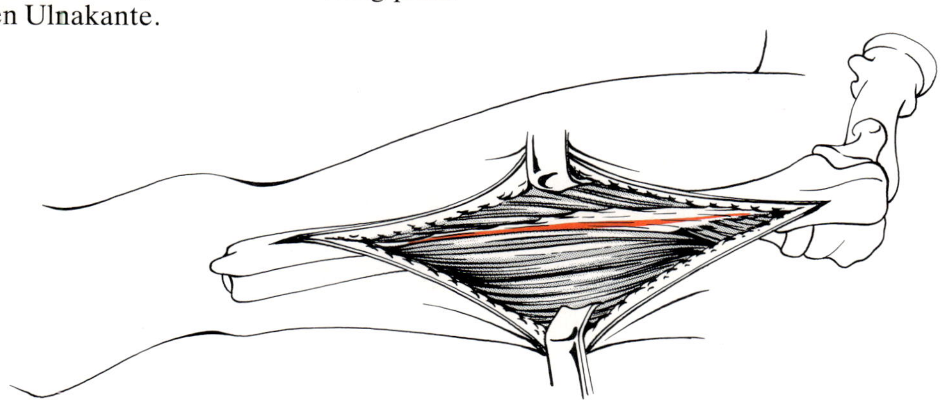

7.**20**
Der Schnitt geht direkt, ohne schichtweises Ablösen, und geradlinig bis auf den Knochen.

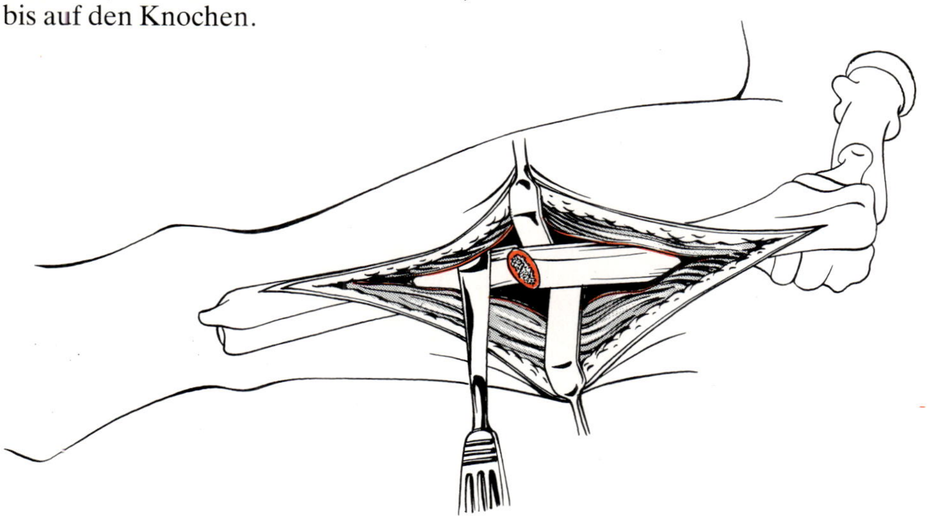

7.**21**
Mit dem Raspatorium werden die Weichteile so weit abgeschoben, daß die Fraktur reponiert und eine Plattenosteosynthese vorgenommen werden kann. Das heißt, im Frakturbereich ist meist eine vollständige Ablösung der Weichteile auf ca. 1 cm nach proximal und distal des Frakturspaltes nicht zu vermeiden. Sonst genügt eine Ablösung nur so weit, daß eben die Platte angelegt werden kann.

Radius

Radius – proximal

Anatomie

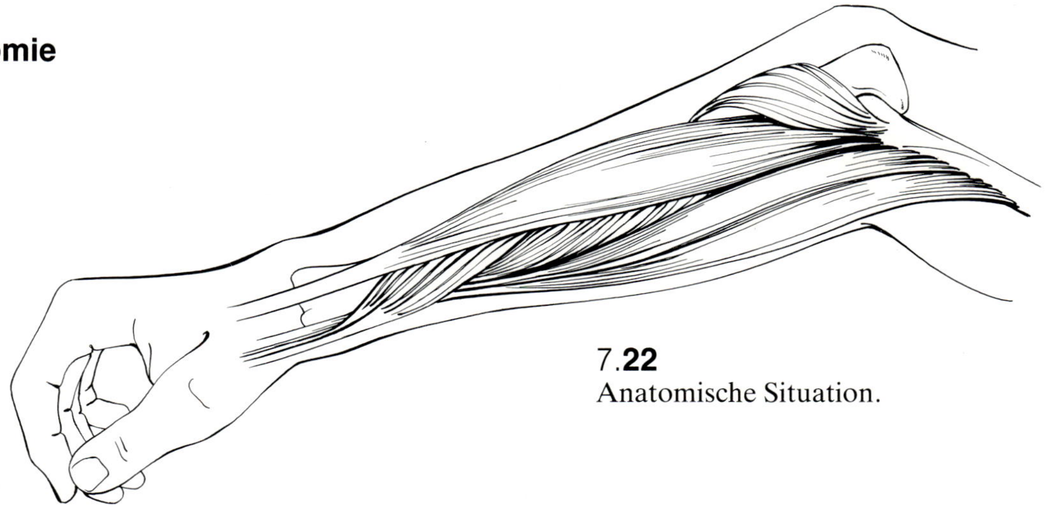

7.**22**
Anatomische Situation.

Zugang

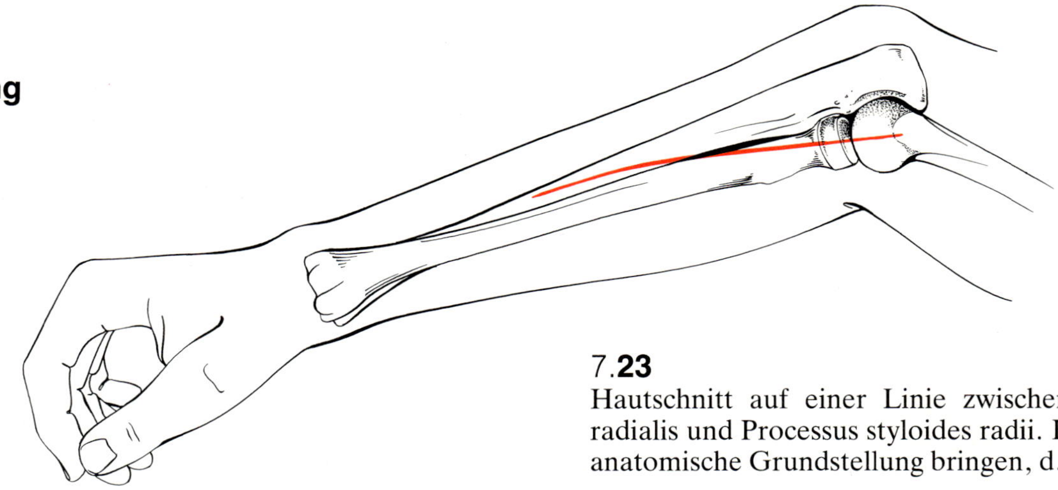

7.**23**
Hautschnitt auf einer Linie zwischen Epicondylus radialis und Processus styloides radii. Hierfür Arm in anatomische Grundstellung bringen, d. h. supiniert.

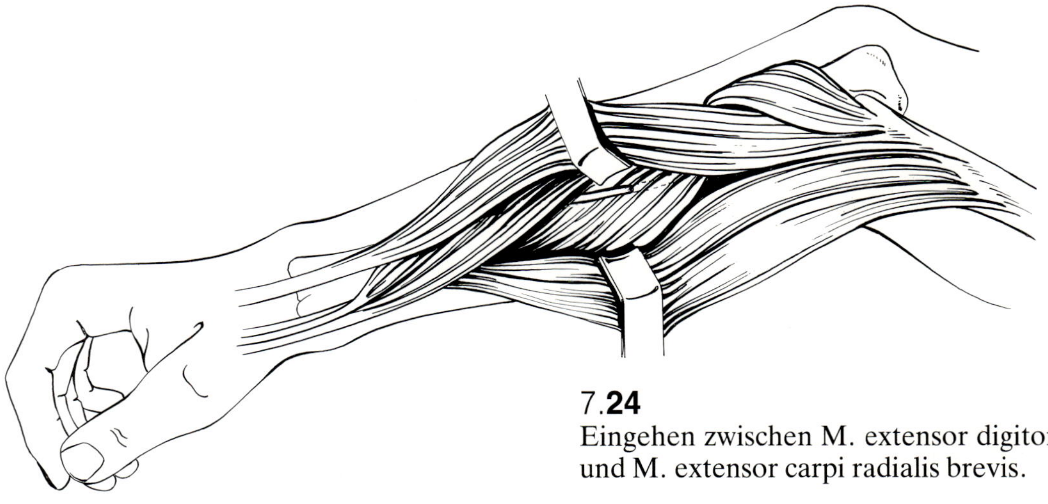

7.**24**
Eingehen zwischen M. extensor digitorum communis und M. extensor carpi radialis brevis.

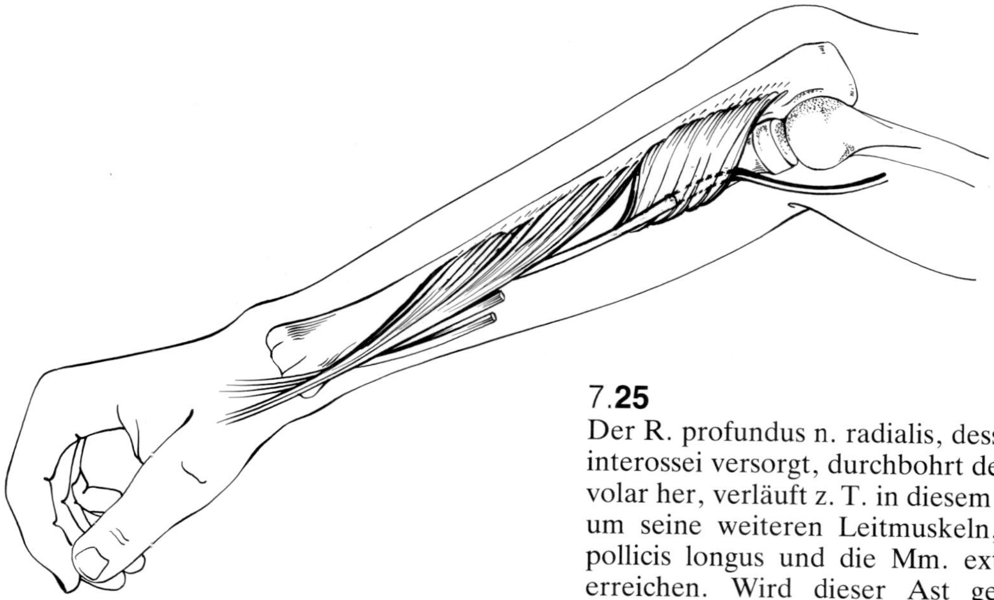

7.**25**
Der R. profundus n. radialis, dessen Endast die Mm. interossei versorgt, durchbohrt den M. supinator von volar her, verläuft z. T. in diesem Muskel nach distal, um seine weiteren Leitmuskeln, den M. abductor pollicis longus und die Mm. extensores pollicis zu erreichen. Wird dieser Ast geschädigt, fällt die Abduktion des Daumens aus, was bei postoperativ angelegten Gipsverbänden recht lange unbemerkt bleiben kann.

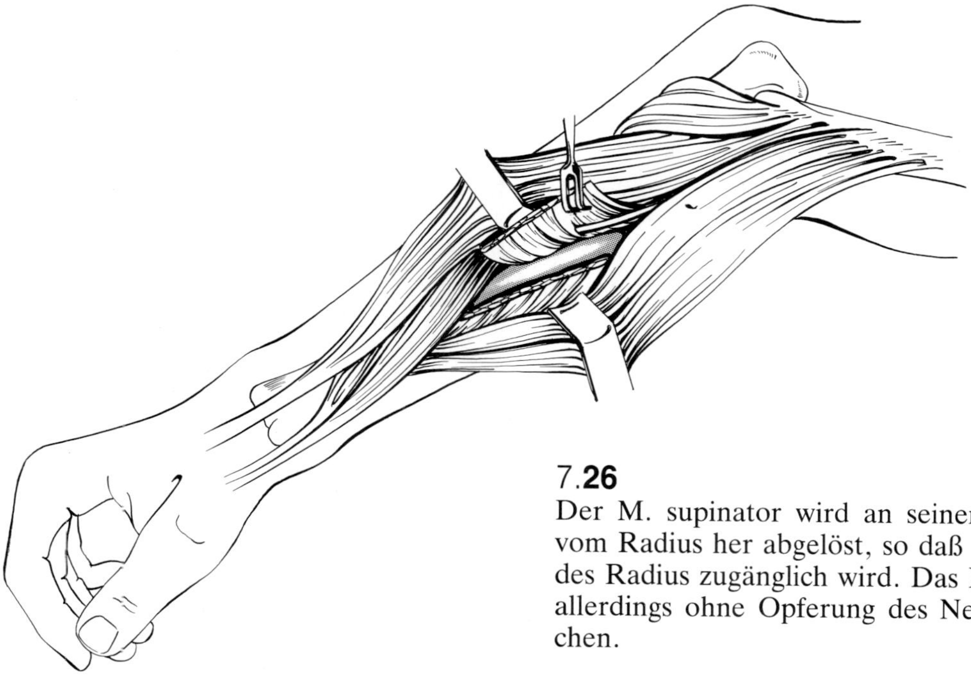

7.**26**
Der M. supinator wird an seinem radialen Ansatz vom Radius her abgelöst, so daß der proximale Teil des Radius zugänglich wird. Das Radiusköpfchen ist allerdings ohne Opferung des Nervs nicht zu erreichen.

Radius – Mitte

Zugang

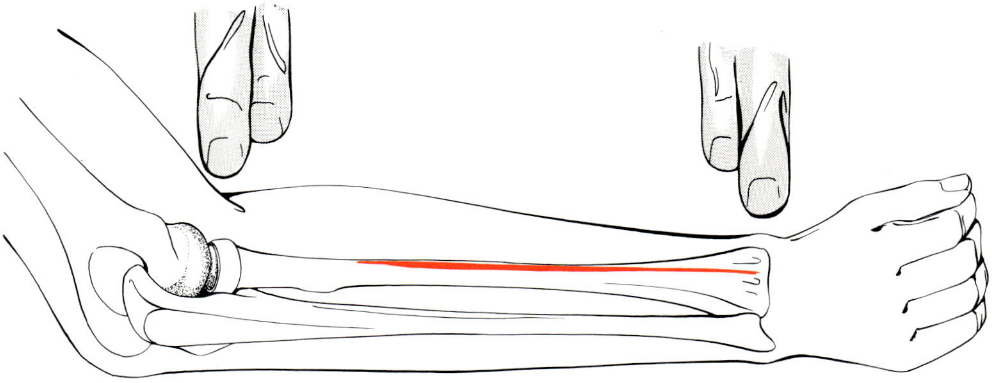

7.**27**
Hautschnitt etwas dorsal über palpablem Radius auf einer Linie zwischen Processus styloideus radii und Epicondylus lateralis. Der Arm wird hierzu im Ellbogengelenk gebeugt und der Unterarm in Supinationsstellung gebracht. Wenn vorher eine ulnare Inzision zum Zugang zur Ulna vorgenommen wurde, dann ist sorgfältig darauf zu achten, daß die dorsale Weichteilbrücke zwischen diesen beiden Schnitten nicht zu schmal wird.

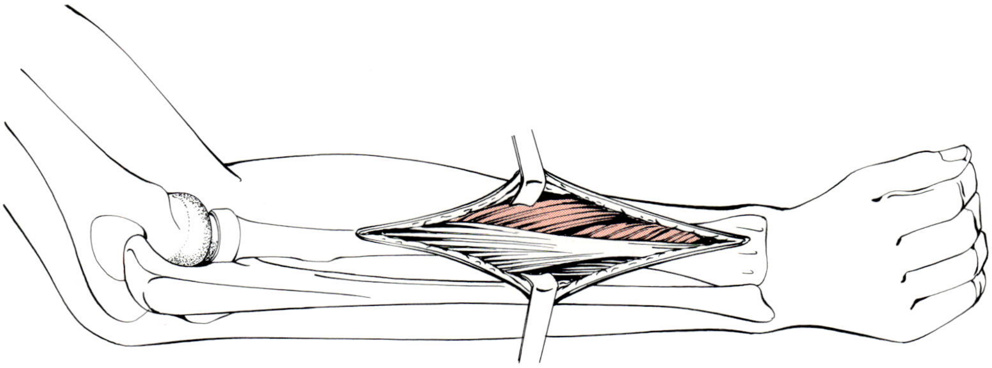

7.**28**
Eingehen zwischen M. extensor carpi radialis brevis und M. extensor digitorum im mittleren Drittel sowie im distalen Anteil des Schnittes bis auf den Knochen.

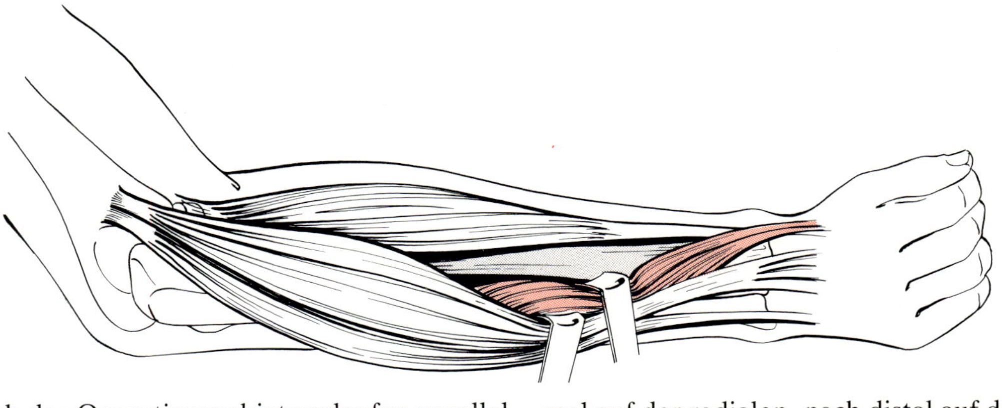

7.**29**
Schräg durch das Operationsgebiet verlaufen parallel zueinander M. abductor pollicis longus und M. extensor pollicis brevis. Diese Muskeln werden nach proximal auf der radialen, nach distal auf der ulnaren Seite vom Gleitgewebe gelöst und auf dem Radius unterminiert.

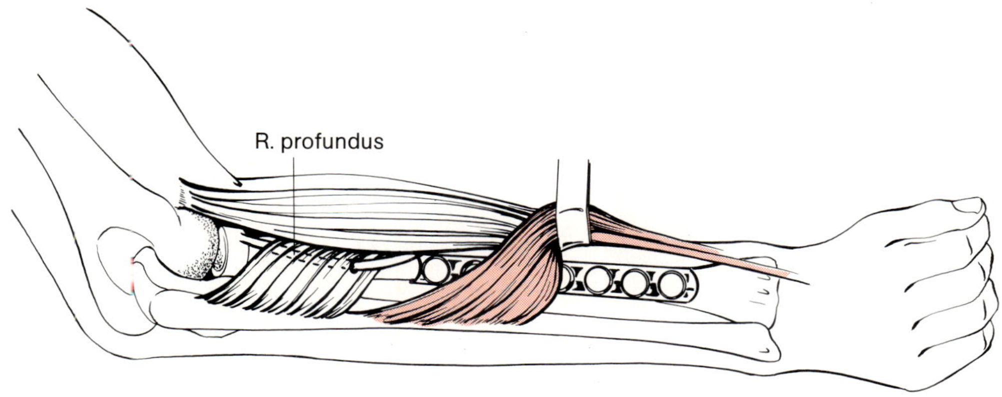

7.**30**
Je nach Bedarf werden diese Muskeln mit Haken oder Zügel nach distal (Abb. 7.**31**) oder nach proximal gezogen und wirken dadurch in keiner Weise als Hindernis.

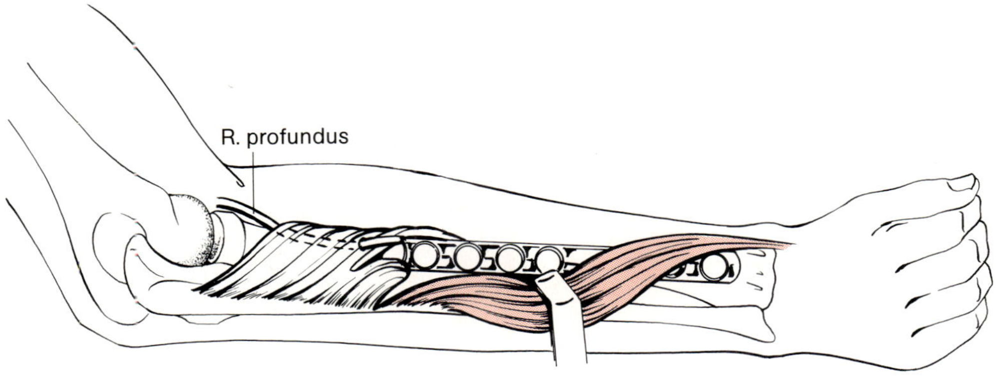

7.**31**
Muß man den Radius nach proximal noch etwas mehr darstellen, so kann der M. supinator in seinem distalen Anteil etwas eingekerbt werden. Der R. profundus n. radialis, welcher in und unter dem Muskel verläuft, darf dabei nicht verletzt werden. Siehe auch Abb. 7.**3** und 7.**24** ff.

Radius – distal

Anatomie

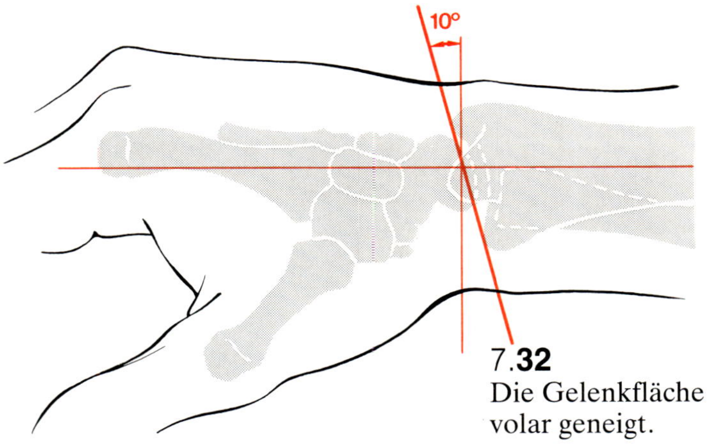

7.**32**
Die Gelenkfläche des Radius ist um ca. 10 Grad nach volar geneigt.

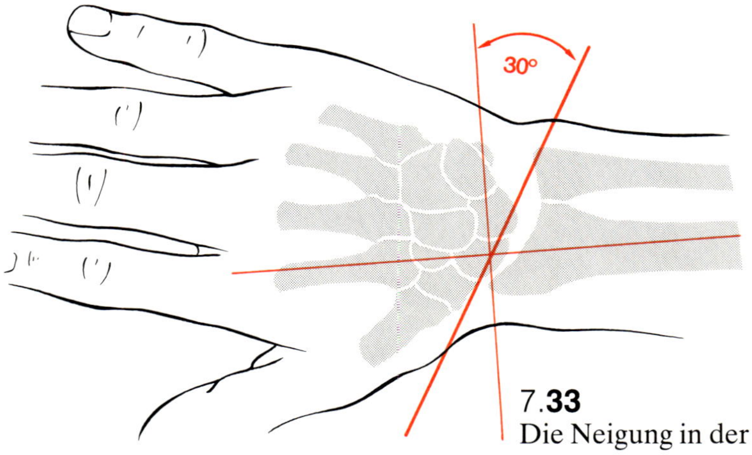

7.**33**
Die Neigung in der Querebene beträgt ca. 30 Grad.

Prinzip

Abhängig vom Frakturtyp sind verschiedene Behandlungsverfahren besonders geeignet:
Extraartikuläre Fraktur: Gips
Einfache Gelenkfrakturen: Spickdraht
Mehrfragment-Gelenkfraktur mit großen Fragmenten: Platte
Gelenktrümmerfrakturen: Äußerer Festhalter

Flexionsfraktur

Verletzungstypen

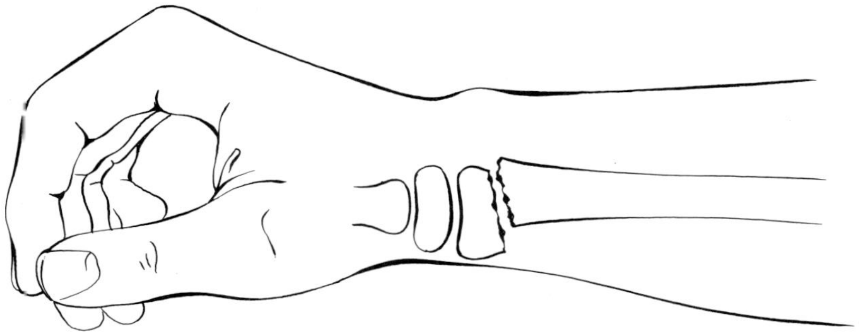

7.**34**
Flexionsfraktur: quer, nicht intraartikulär (Typ I). Behandlung konservativ, jedoch ist meist nur operativ eine gute Fragmentstellung zu erzielen und vor allem zu halten.

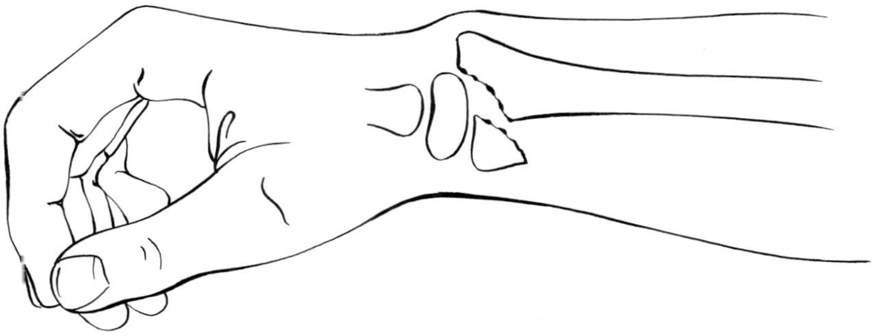

7.**35**
Flexionsfraktur: intraartikulär mit Subluxation des Karpus (Typ II).

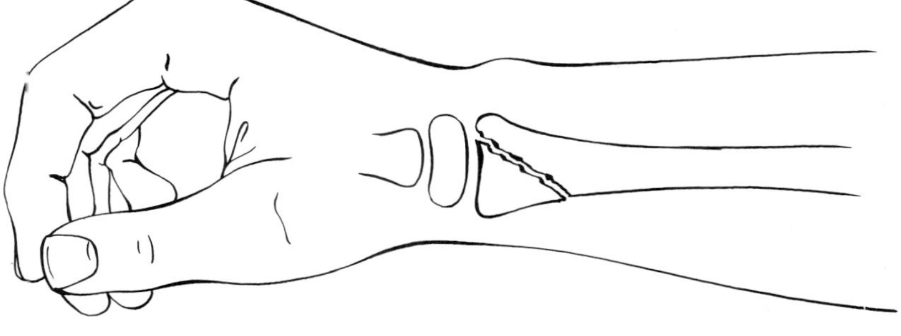

7.**36**
Flexionsfraktur: schräg (Typ III).

Indikation

Bei Flexionsfraktur Typ I konservativ, selten bei Typ II. Operativ bei instabilen Frakturen vom Typ II und bei Typ III.

Zugang volar

Dorsaler Zugang analog Abb. 7.**27** ff.

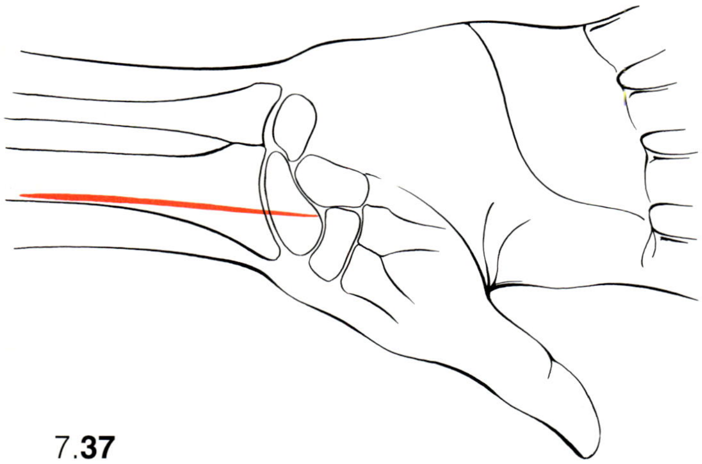

7.**37**
Hautschnitt.

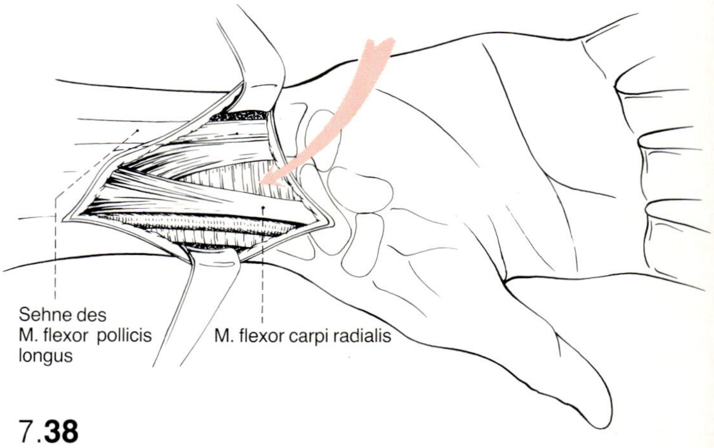

7.**38**
Situs nach Durchtrennen der Subkutis: N. medianus, Mm. flexor carpi rad. und flex. poll. long., A. radialis und M. brachioradialis sind sichtbar und bleiben radial. Die Sehnen von M. flexor carpi rad. und M. flexor pollicis longus werden nach ulnar gezogen.

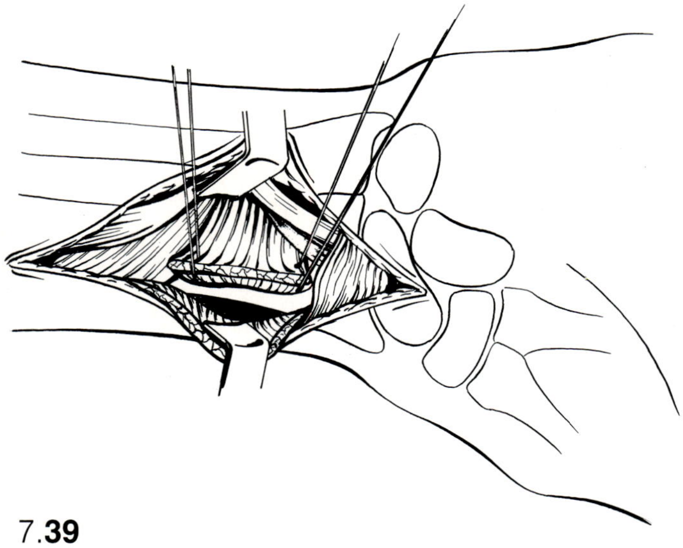

7.**39**
Durchtrennen des M. pronator quadratus auf der Radialseite und Abschieben des Muskels nach ulnar.

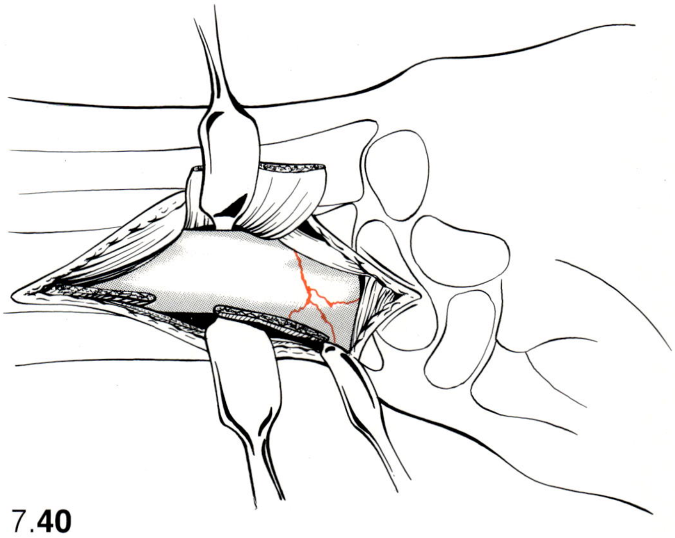

7.**40**
Die volare distale Radiusfläche liegt frei.

Taktik

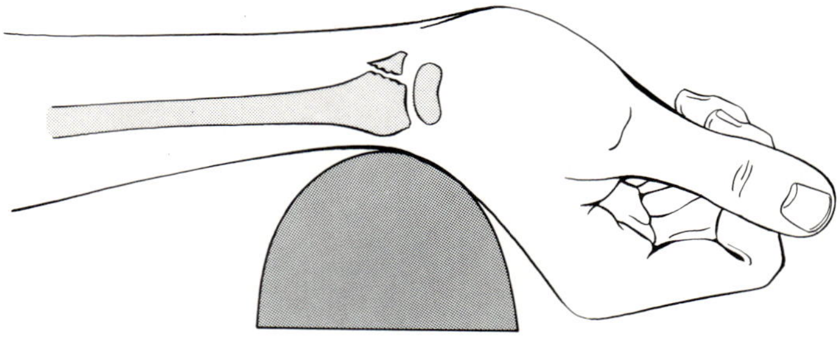

7.**41**
Reposition unter Zug über Hypomochlion durch Hyperextension in Supinationsstellung des Handgelenkes.

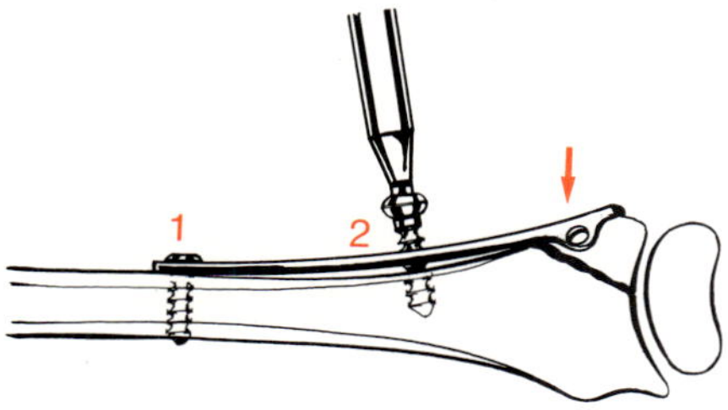

7.**42**
Vorbiegen einer kleinen T-Platte. Als erste Schraube (Kleinfragment-Kortikalisschraube) wird jene im proximalsten Plattenloch eingesetzt.

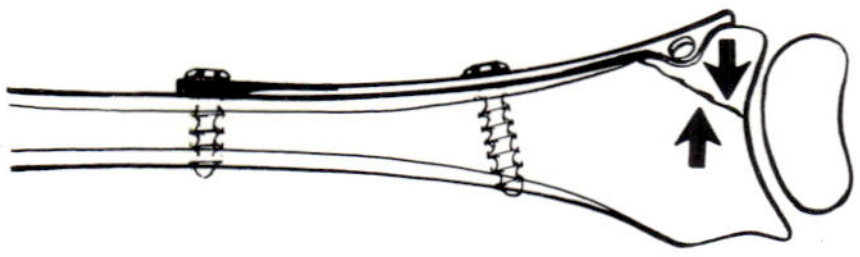

7.**43**
Dadurch bereits interfragmentäre Kompression und Abstützung des distalen Fragmentes.

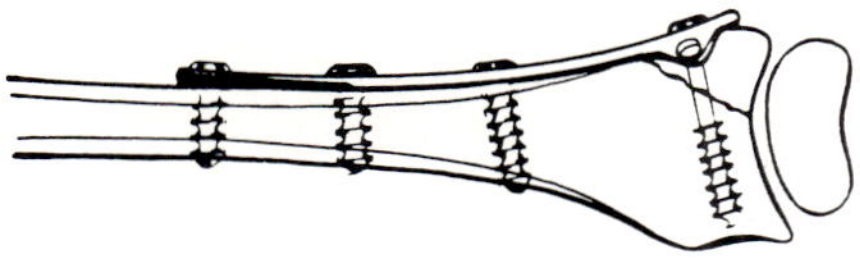

7.**44**
Spongiosaschraube durch das distale Fragment zur weiteren interfragmentären Kompression. Bei weichem, osteoporotischem Knochen kann diese Schraube auch entfallen.

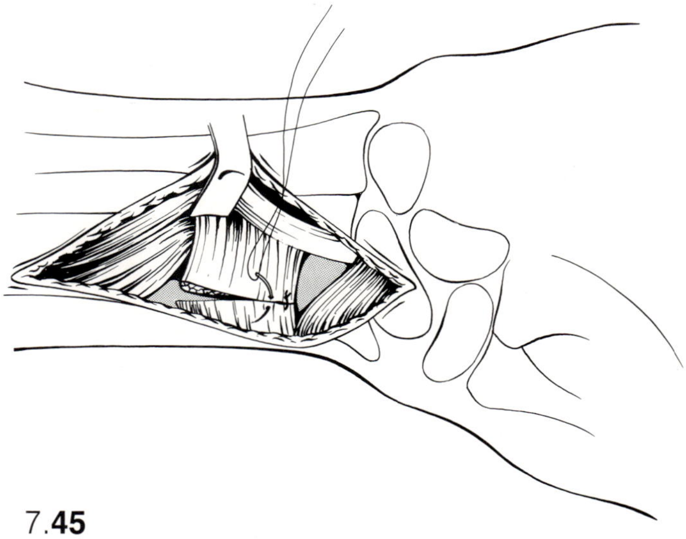

7.**45**
Wundschluß: Der M. pronator quadratus wird durch Naht wieder vereinigt. Es empfiehlt sich, das Lig. carpi volare zur Prophylaxe eines Logensyndroms zu durchtrennen.

Nachbehandlung

Für einige Tage Gips bzw. Gipsschale. Arm hochhängen. Sofort Fingerübungen, ab 3.–5. Tag aktive Übungen aus der Schale.

Hyperextensionsfraktur

Prinzip

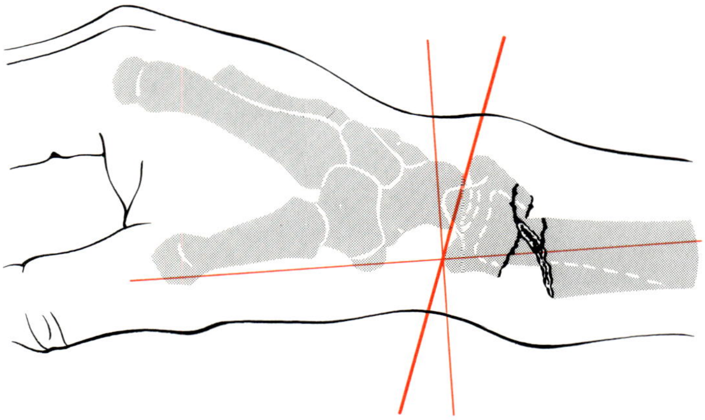

7.**46**
Häufig. Behandlung im primär gespaltenen zirkulären Unterarm-, bei Trümmerfrakturen Oberarmgipsverband. Reposition durch Aufhängen am Daumen für 20–30 Minuten.

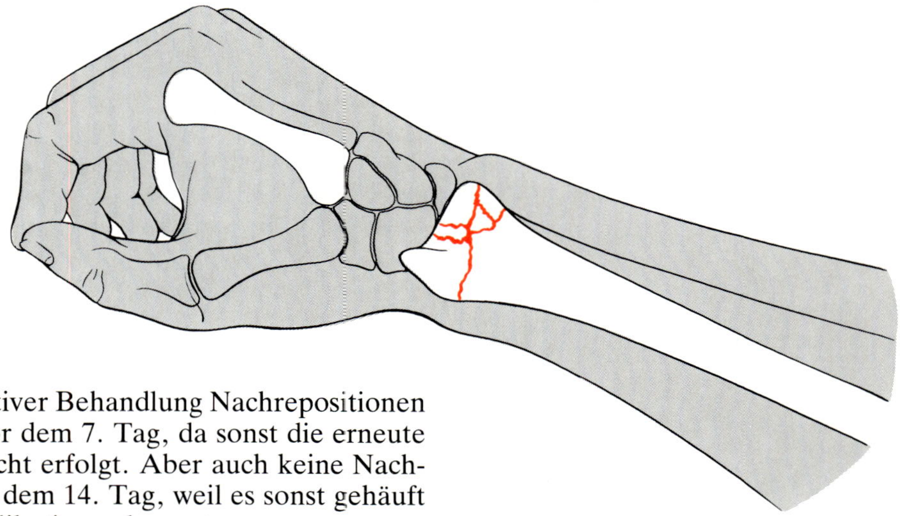

7.**47**
Bei rein konservativer Behandlung Nachrepositionen möglichst nicht vor dem 7. Tag, da sonst die erneute Dislokation zu leicht erfolgt. Aber auch keine Nachrepositionen nach dem 14. Tag, weil es sonst gehäuft zu Weichteilkomplikationen kommt.

Gute Ergebnisse lassen sich in schwierigen Fällen durch die Kombination äußerer Festhalter mit Spickdraht oder mit Platte erzielen.
Zur äußeren Fixierung kommen in Betracht:

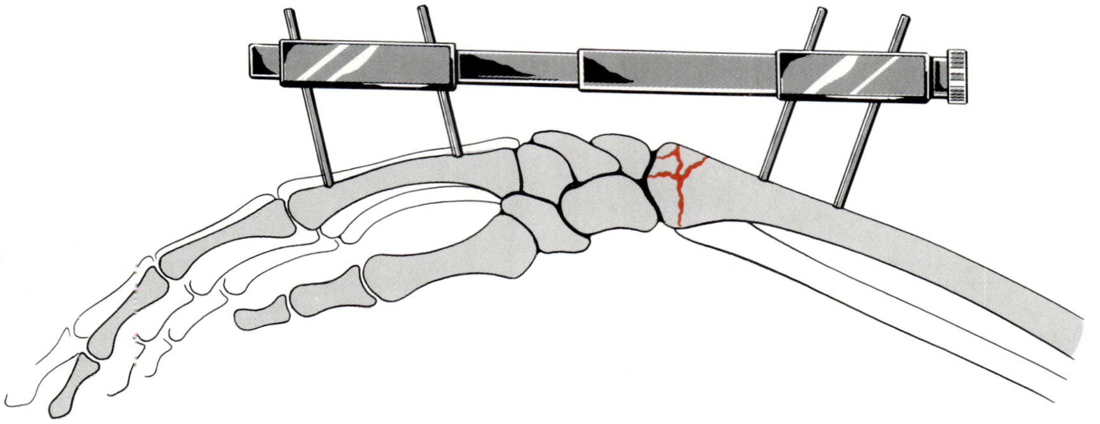

7.**48**
Wagner-Apparat, stabil, pflegearm, schnelle und übersichtliche Montage. Sein Gewicht beträgt 240 Gramm, also nicht mehr als die anderen äußeren Fixationssysteme.

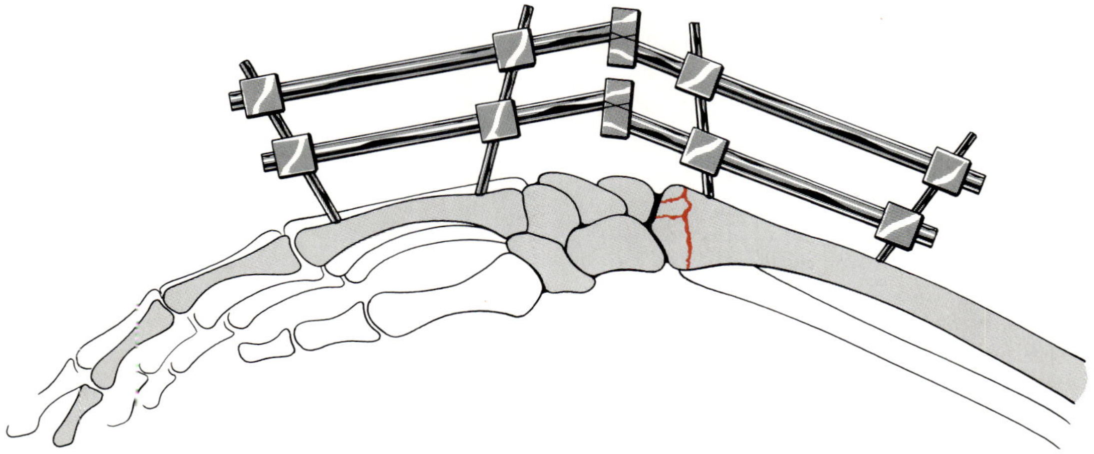

7.**49**
Kleiner Rohrspanner, umständliche, etwas zeitraubende Montage.

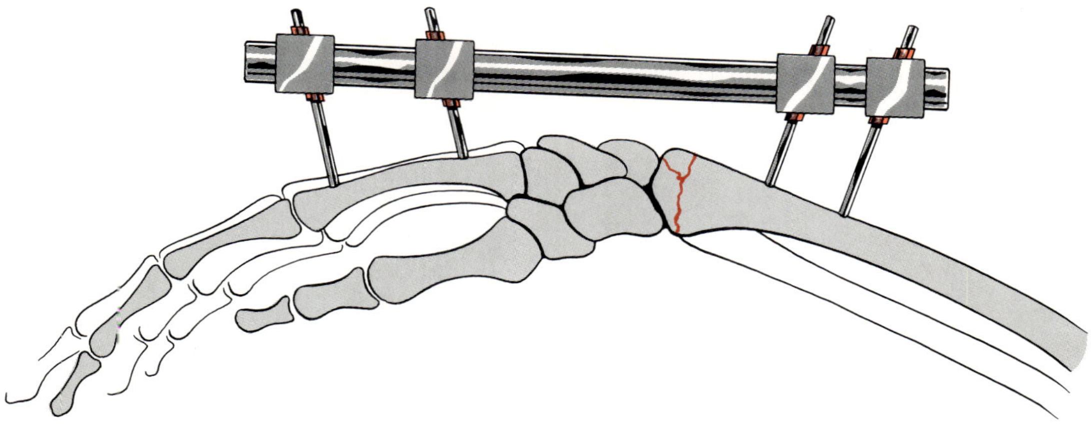

7.**50**
Großer Rohrspanner. Da jedoch die dafür geeigneten Schanzschen Schrauben mit 4,5 mm zumindest für das Metacarpale zu dick sind, müssen die 3,5-mm-Schrauben mit speziellen Hülsen oder dazwischen geklemmte Spickdrahtstücke in den Backen fixiert werden. Rotations- und Winkelkorrekturen nur durch Einfügen eines Gelenkstückes möglich.

Technik

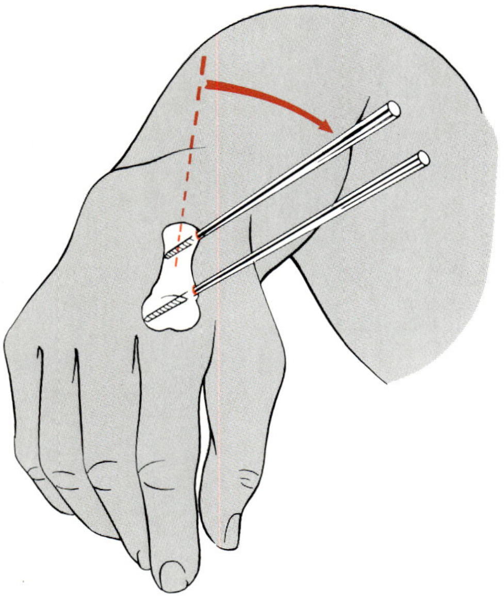

7.**51**
Am Metacarpale II sollen die Verankerungen nicht genau von dorsal kommen (Strecksehnenblockade).
Die Reposition und vor allem die Ruhigstellung des Unterarmes sollten in Supinationsstellung des Unterarmes erfolgen.
Man arbeitet somit am besten über dem Bauch des Patienten von der Gegenseite her.

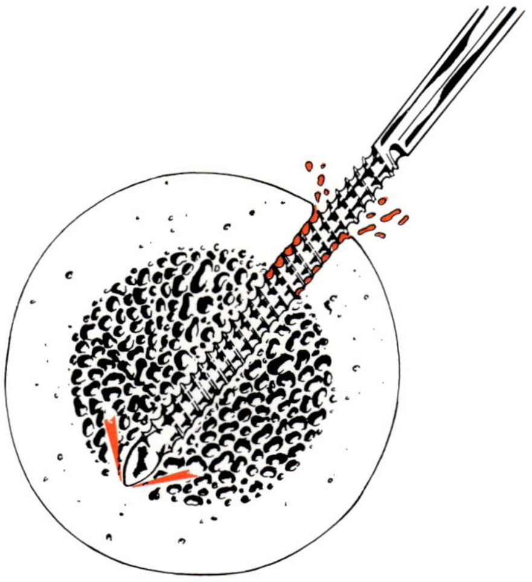

7.**53**
Auch bei dem kleinen Fixateur kann das Auflaufen der „selbstschneidenden" Schraube auf die Gegenkortikalis dazu führen, daß das zuerst geschnittene Gewinde zerstört und der Schraubenschaft hier keine feste Führung mehr hat (anders als bei Schrauben mit kurzem Gewinde, wo der dicke Schaft das Loch voll ausfüllt).

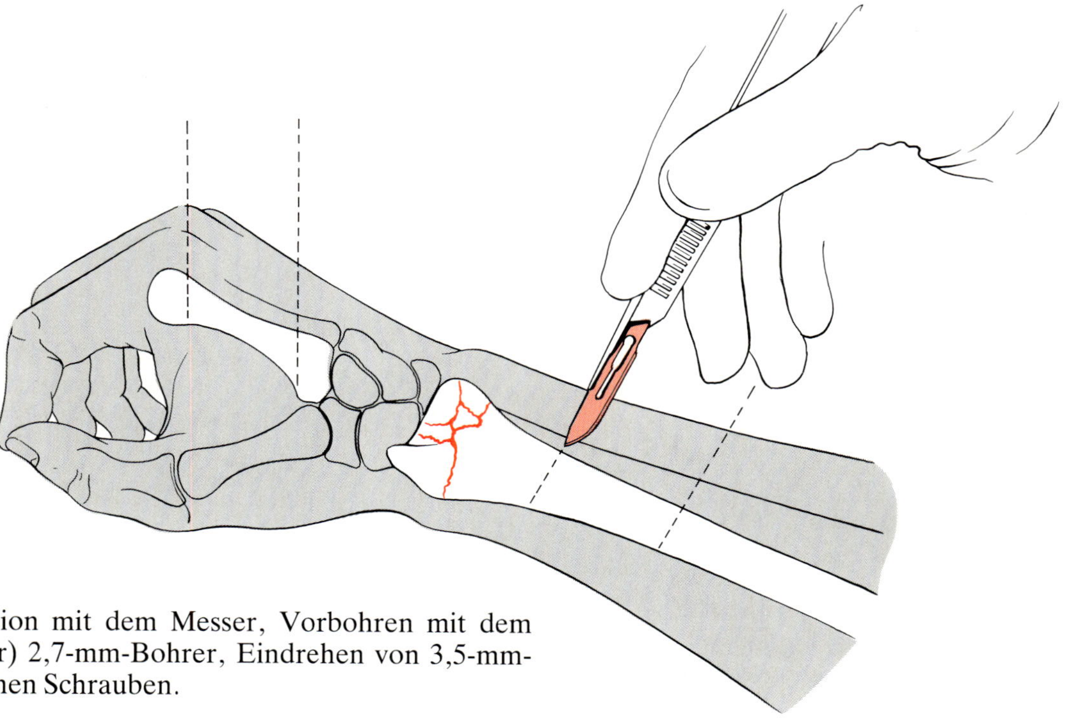

7.**52**
Hautinzision mit dem Messer, Vorbohren mit dem (2,0- oder) 2,7-mm-Bohrer, Eindrehen von 3,5-mm-Schanzschen Schrauben.

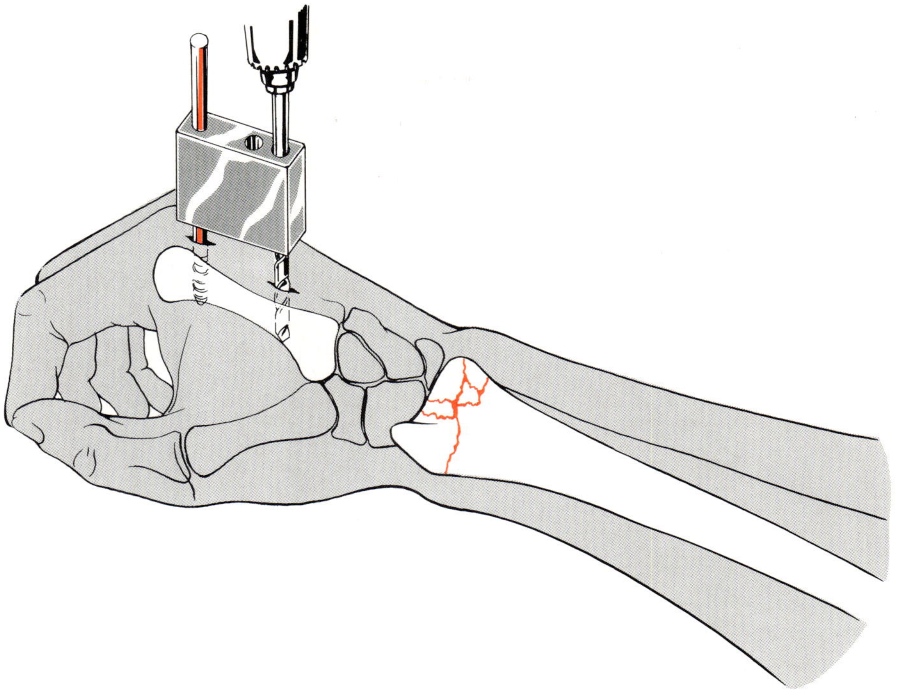

7.**54**
Der weite Lochabstand der Bohrleere sorgt dafür, daß die Schrauben gelenknahe zu liegen kommen, so daß keine Gefahr einer artefiziellen Schaftfraktur entsteht.

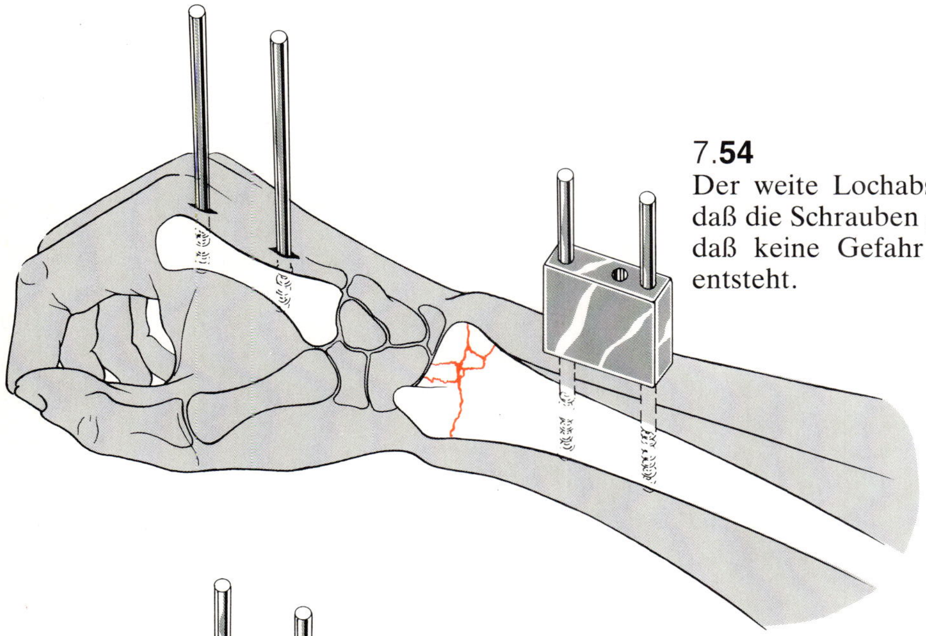

7.**55**
Die richtige Lage am Unterarm wird durch Anhalten des Wagner-Apparates in Mittelstellung ermittelt.

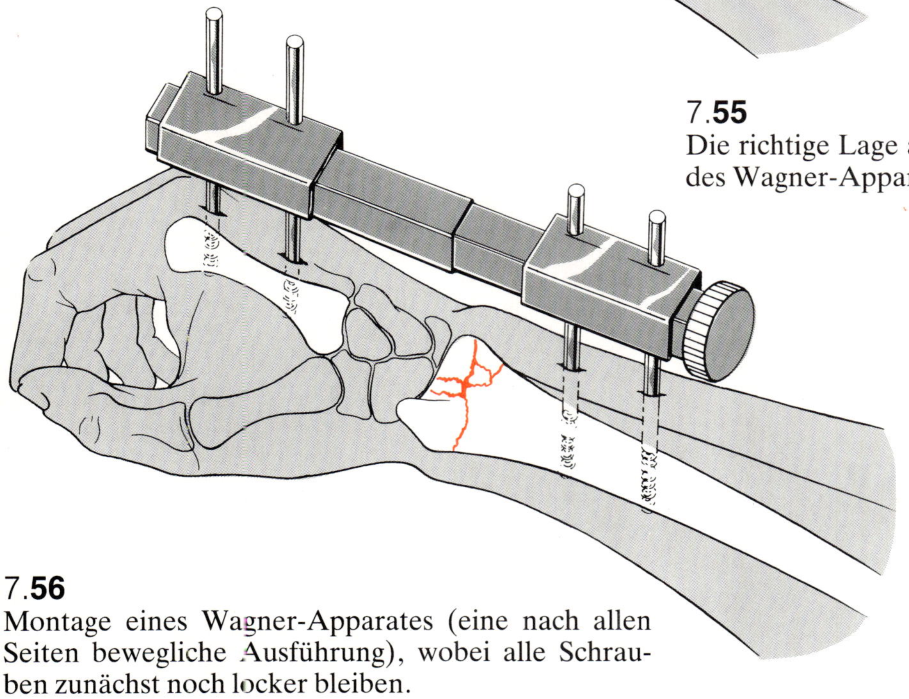

7.**56**
Montage eines Wagner-Apparates (eine nach allen Seiten bewegliche Ausführung), wobei alle Schrauben zunächst noch locker bleiben.

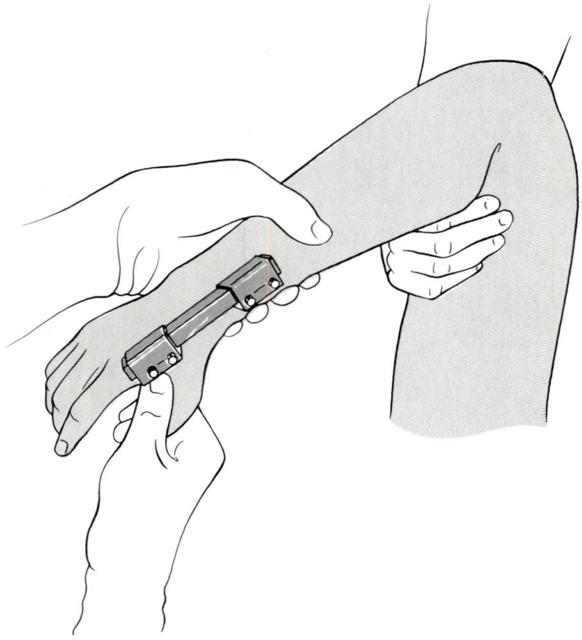

7.**57**
Erst jetzt wird reponiert: Schede-Stellung. Ulnarabduktion = Zug am Daumen. Eine gute Wirkung der Repositionsmaneuver ist nur in den ersten 24–48 Stunden nach Fraktur zu erwarten.

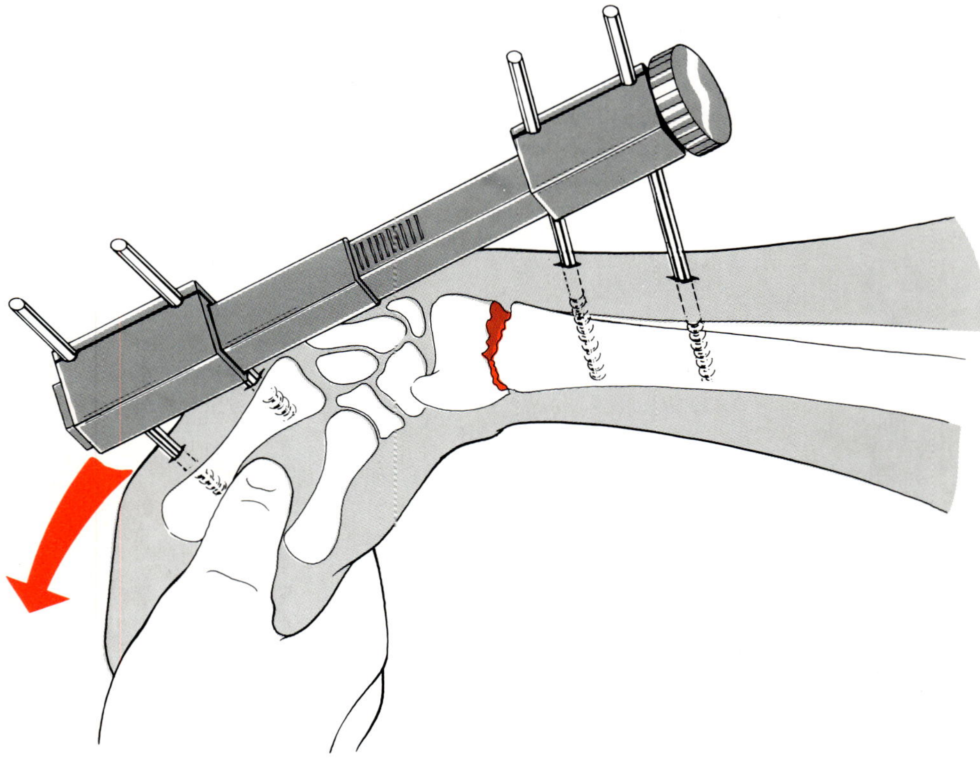

7.**58**
Festziehen der Schrauben, dann Stellungskontrolle unter BV. Sind andere als Längenkorrekturen erforderlich, muß man alle Schrauben wieder lösen. Bei größeren Defekten evtl. gleich oder frühzeitig autologe Spongiosa-Plastik. Das Handgelenk ist jetzt in der Regel distrahiert, was in den nächsten Tagen schrittweise vermindert wird, solange nicht das Röntgenbild eine beginnende Stellungsverschlechterung anzeigt.
Ein äußerer Festhalter bzw. Wagner-Apparat sollte nie als Mittel zur *Reposition* eingesetzt werden! Er soll das Repositionsergebnis lediglich halten!

8. Wirbelsäule

Allgemeines

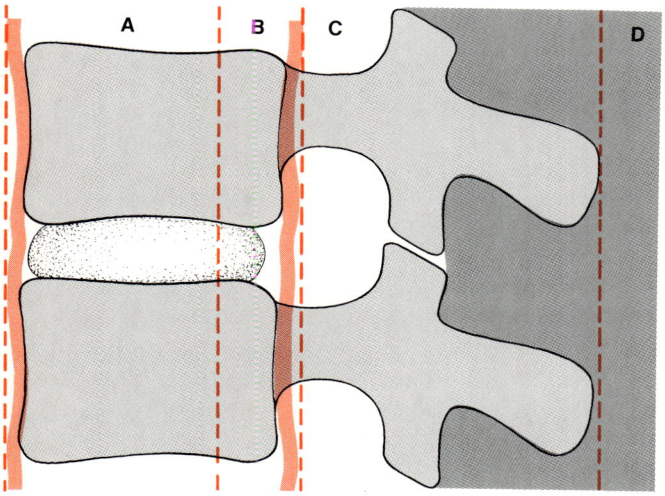

8.**1**
Als Grundlage für die Indikation zur Operation von Wirbelfrakturen und die Wahl des Operationsverfahrens dürfte z. Zt. die architektonisch-dynamische und für die Praxis am ehesten zu verwendende Klassifizierung mit Unterscheidung von Säulen sein. Säulen A B C D: Lokalisation der Verletzung, wobei D für die rein diskoligamentären Verletzungen steht.

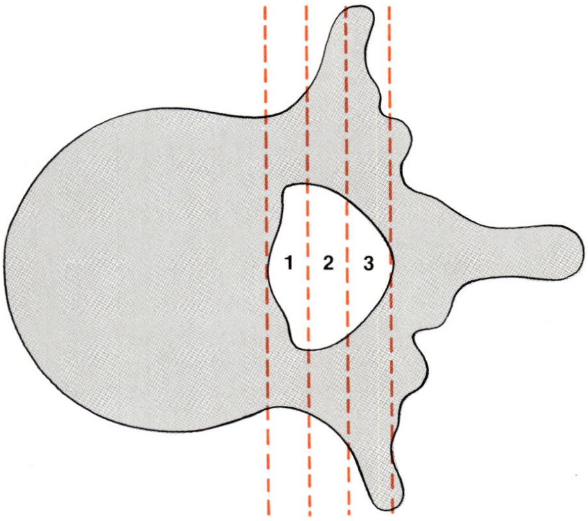

8.**2**
Einengung des Spinalkanales (0123). 0 = keine Einengung, 1 = um ⅓, 2 = um ⅔, 3 = vollständig.
Mit den Zusatzangaben g (= Gibbus), r (= Rotationsfehlstellung), s (= Seitknickung), t (– Translation) lautet eine Frakturbeschreibung dann z. B. so: LW 2, B, 1, g.

8.**3**
Die Stabilität nimmt hierbei in der Aufzählung von oben nach unten ab. Kombinationen sind möglich.

Indikation

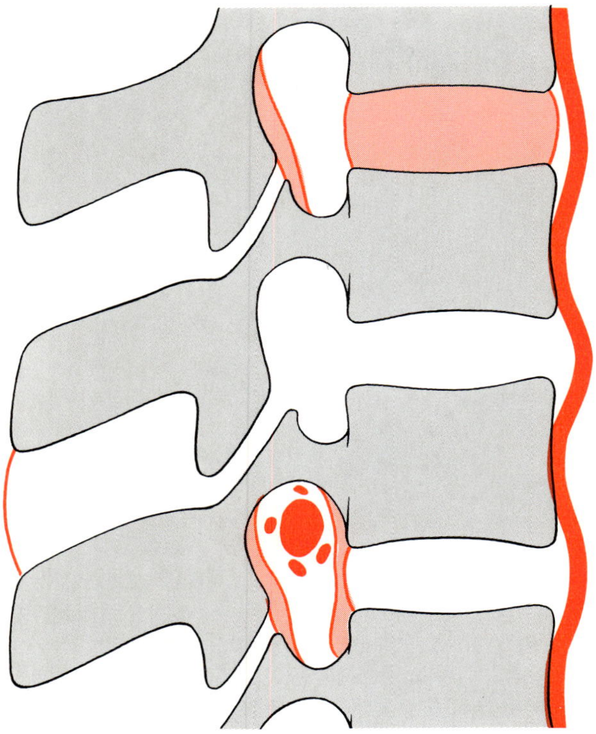

8.**4**
Operationsindikationen sind:
- Instabilitäten aus ossärer, ligamentärer und diskoligamentärer Genese,
- Einengung des Spinalkanales um mehr als ⅓,
- neurologische Ausfälle,
- statische Beeinträchtigungen (Gibbus),
- offene Verletzungen.

Zwingende Operationsindikationen sind:
- gesichertes, deutlich freies Intervall zwischen Unfall und Beginn der Lähmung,
- deutliche Zunahme einer motorischen *und* sensiblen Lähmung, wobei das ausschließliche Aufsteigen der Sensibilitätsausfälle allein um 2–4 Segmente im Anfangsstadium keine Operationsindikation darstellt,
- nachgewiesene isolierte Bandscheibenvorfälle mit Kompression des Rückenmarks.

Diagnostik

Neben der Anamneseerhebung, klinischen Untersuchung mit eingehenden neurologischen Untersuchung:
- Röntgen, immer in 2 Ebenen,
- Computertomographie, evtl. mit Myelographie und/oder NMR,
- „geführte" Funktionsaufnahmen durch den Arzt.

Instabilitäten sind röntgenologisch an folgenden Veränderungen erkennbar bzw. zu vermuten:

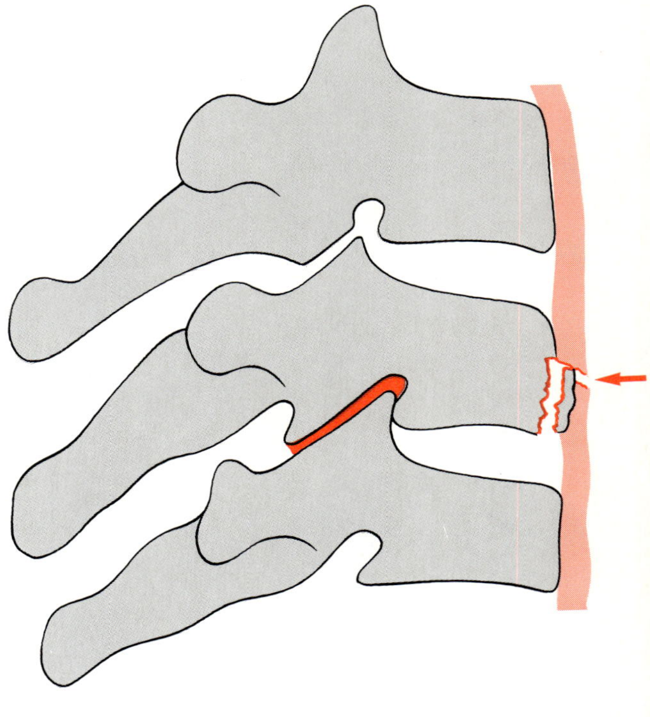

8.**5**
Säule A:
- „Teardrop" als Zeichen der Ruptur des vorderen Längsbandes.

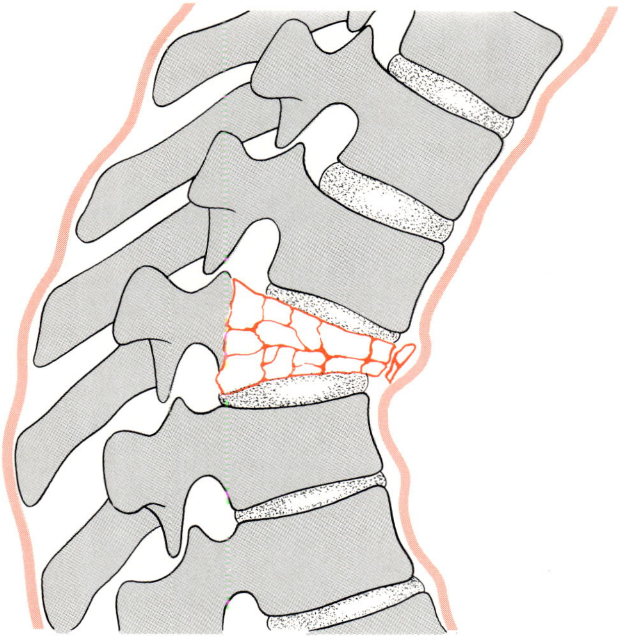

8.**6**

- Körperkompressionen um mehr als 50% bzw. Kippung der Wirbelkörper um mehr als 11 Grad im Vergleich zur Kippung in den benachbarten Segmenten. Operationsindikationen im Bereich Th 1–9 sind selten. Angulationswinkel bis 30 Grad sind hier tolerabel, zumindest liegt hier eine relative Operationsindikation vor. Im thorakolumbalen Übergang und bei LWK-Frakturen ist die Indikation weiter zu stellen.

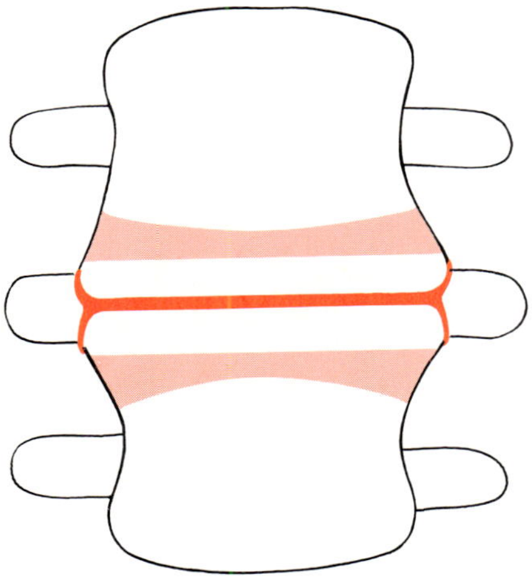

8.**7**

- Wirbelkörperverbreiterung.

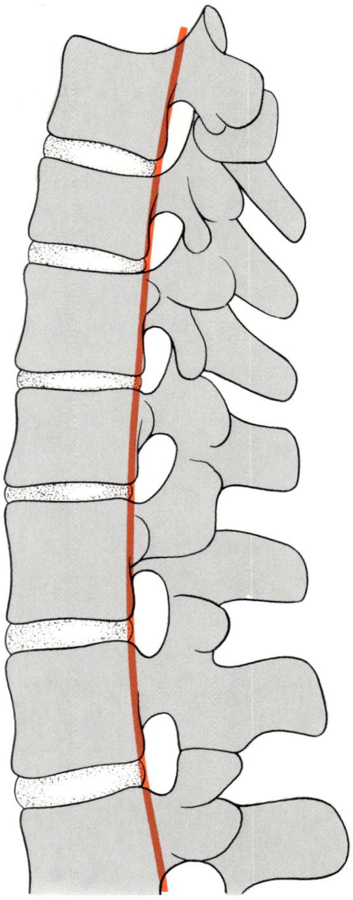

8.**8**

Säule B:
- Konturunregelmäßigkeiten an der Körperhinterkante,
- Translation der Hinterkanten um mehr als 3,5 mm,
- Distanzierung der Bogenwurzeln im a.-p. Bild.

Säule C:
- Distanzierung und Divergenz der Proc. spinosi (sog. Fächerung)
- Fraktur der posterioren Elemente,
- Lateralverschiebung der Proc. articulares,
- Facettenverschiebung und Verbreiterung um mehr als 5 mm,
- Facettenluxation.

Säule D:
- Dislokationen in „geführten“ Funktionsaufnahmen.

Operationszeitpunkt

So früh wie möglich. Die klinische Erfahrung hat gezeigt, daß bei der ausschließlich dorsalen Aufrichtung und Instrumentierung eine spontane Reposition der Hinterwand durch Ligamentotaxis nur in den ersten Tagen zu beobachten ist. Voraussetzung hierfür sind allerdings erhaltene Wirbelkörperlängsbänder.

Operative Möglichkeiten

Allgemeines

Ziel der Operation ist die

- Beseitigung einer Instabilität,
- Korrektur der Wirbelsäulendeformität,
- Rekonstruktion des Wirbelkanales.

Zugang von ventral oder/und von dorsal, abhängig vom verwendeten Osteosynthesematerial und Ausdehnung der Verletzung bzw. Instabilität. Winkelstabile Implantate gestatten eine alleinige Versorgung von dorsal.
Implantate, welche der Forderung nach kurzstreckigen winkelstabilen Osteosynthesen gerecht werden, sind:

- Fixateur interne (Dick, Kluge),
- Fixateur externe (Magerl),
- winkelstabile Platten (Wolter-Platte mit arretierbaren Schrauben-Platten-Verbindungen).

Zur transpedikulären Spongiosaplastik bzw. Laminektomie bietet der Kluge-Fixateur interne Vorteile gegenüber dem Dick-Fixateur interne, da die Gewindestäbe beim Dick-Fixateur die Tätigkeit behindern.
Die Rahmenkonstruktion des Fixateur interne/externe erlaubt je nach Bedarf:
- Extension,
- Distraktion,
- Neutralisation (Kompression).

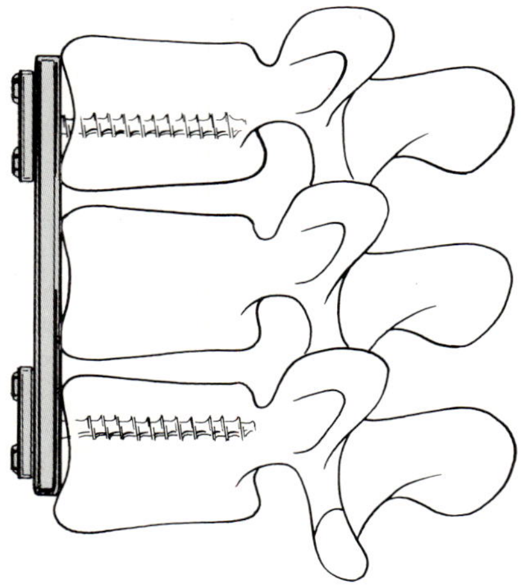

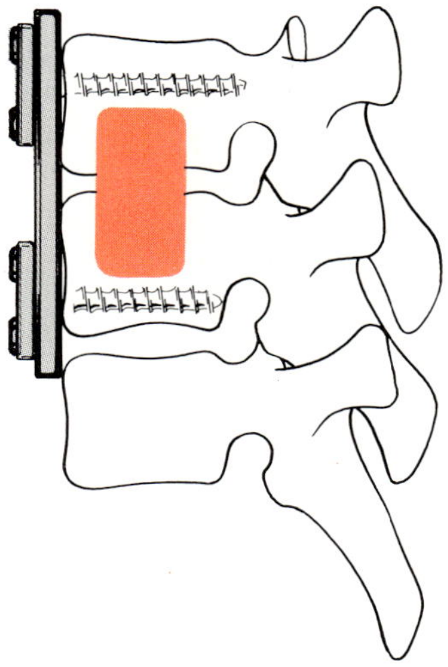

8.**9** u. 8.**10**
Ventrale Osteosynthesen: Wirbelfrakturen vom Typ A nach Wolter können von ventral stabil versorgt werden. Allerdings halten ventrale Osteosynthesen nur bei jungen Menschen. Bei instabilen Frakturen ist die alleinige ventrale Versorgung nicht ausreichend und nicht indiziert. Die ventrale Versorgung bietet Vorteile gegenüber der Versorgung von dorsal, wie übersichtlichere Beseitigung von Bandscheibenschäden, übersichtlichere Spongiosaplastiken und Entlastung des Spinalraumes ohne destabilisierende Laminektomie. Bei Frakturen im Bereich Th5–Th10 besteht die Gefahr der segmentalen Ischämie mit folgender Querschnittlähmung. Th12 und L1 sind von ventral nur durch Inzision des Zwerchfelles erreichbar. Frakturen von L2 bis L3/4 lassen sich von einem vorderen extraperitonealen Zugang aus relativ gut instrumentieren. L4 und L5 sind besser durch einen transperitonealen Zugang erreichbar. Implantate sollten zumindest dann nach Konsolidierung entfernt werden, wenn Hohlorgane und Gefäße in engen Kontakt zu den Implantaten stehen (Gefahr der Perforation). Zur Spongiosaplastik werden reine Spongiosa oder kortikospongiöse Blöcke/Späne verwendet.

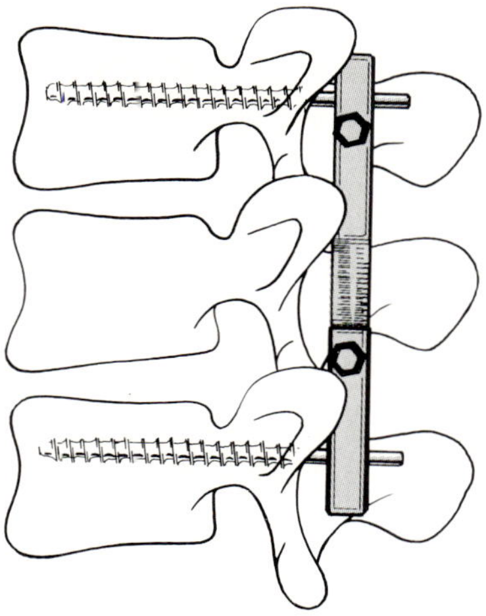

8.11
Dorsale Osteosynthesen: Die alleinige Versorgung von dorsal verlangt winkelstabile Implantate, um so mehr, wenn es sich um instabile Frakturen handelt oder zusätzlich eine Laminektomie vorgenommen wird. Zusammen mit der Osteosynthese ist immer die zerstörte Bandscheibe transpedikulär zu entfernen und eine transpedikuläre Spongiosaplastik vorzunehmen mit Auffüllung der Defektzonen im Wirbelkörper und des zerstörten Zwischenwirbelraumes, um eine Ankylose zu induzieren. Wird zusätzlich eine Laminektomie vorgenommen, ist eine dorsale Fusion (Spondylodese) zu den instrumentierten Wirbeln mit Spongiosaanlagerung vorzunehmen. Sollte ein zusätzlicher ventraler Zugang erforderlich sein, kann dies auch noch als Zweiteingriff innerhalb von 8 Wochen erfolgen. Verhakte Luxationen lassen sich von dorsal besser und übersichtlicher reponieren.

Fixateur interne

Lagerung

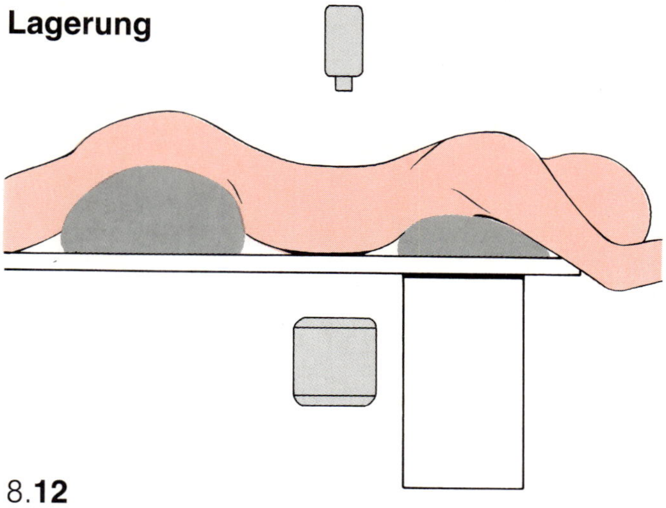

8.12
Lagerung im ventralen Durchhang. Dabei erübrigt sich im Lendenwirbelbereich meist bereits eine gute Aufrichtung. Einstellmöglichkeit für den Röntgenbildverstärker in seitlicher und a.-p.-Ebene.

Zugang

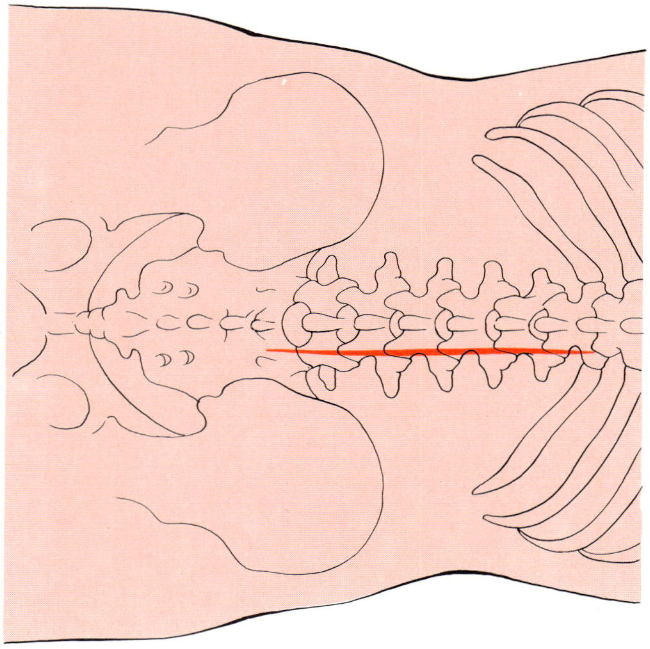

8.13
Medianer Längsschnitte neben den Spitzen der Dornfortsätze. Ablösen der Weichteile subperiostal mit Raspa und Messer bis auf die Wurzeln der Querfortsätze. Je weiter distal, desto tiefer und enger wird der Zugang.

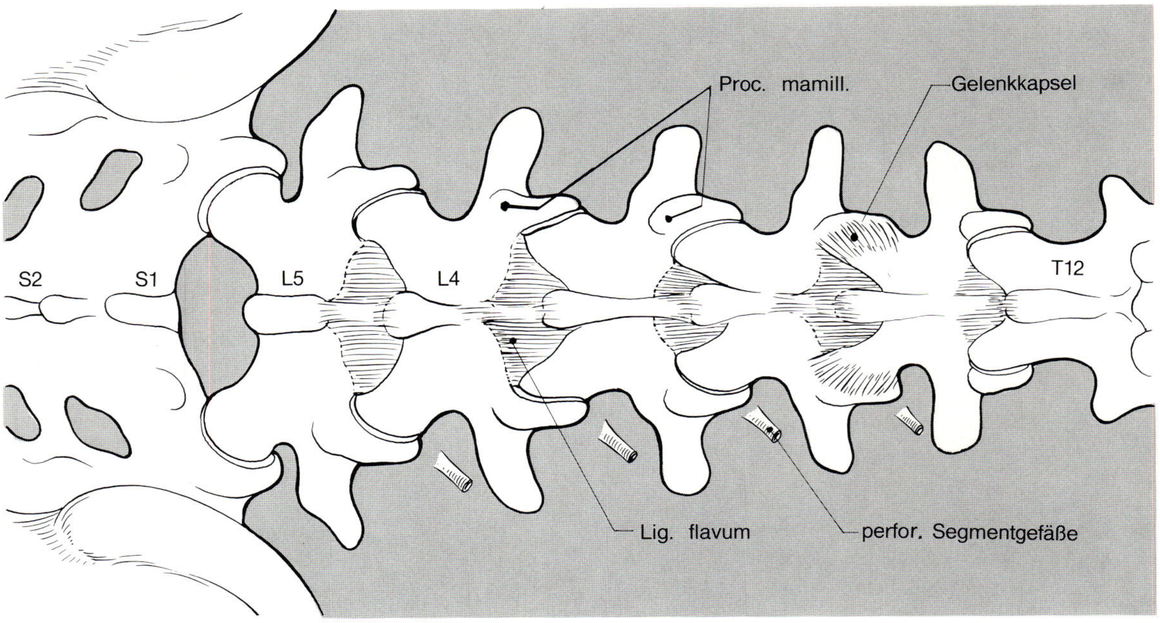

8.**14**
In der Lumbalregion wird die paraspinale Muskulatur von proximal nach distal abgeschoben. Darstellen der Gelenkkapseln von medial nach lateral. Präparation nach lateral und kaudal auf die Querfortsätze. Die Querfortsätze sind weiter ventral und distal als die Mamillarprocessus.

Technik

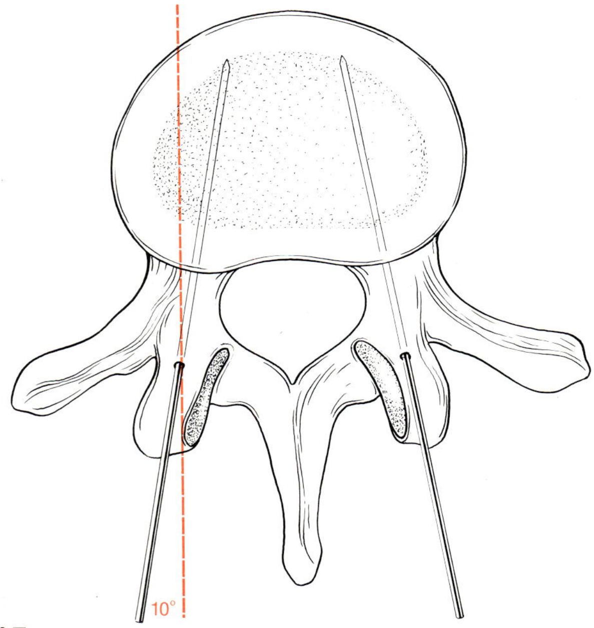

8.**15**
Einbringen von 2-mm-Bohrdrähten mit Maschine oder Hammer etwa 3 cm tief. Die Drähte sollen nach vorne zu konvergieren. Sie dürfen sich jedoch nicht überkreuzen und sollen die Vorderwand nicht durchbrechen.

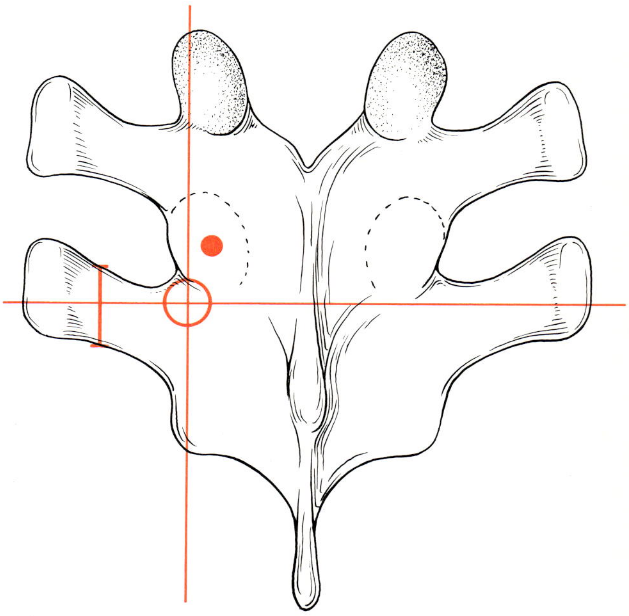

8.**16**
Beim Brustwirbel Eintrittstellen zum Pedikel von hinten in Höhe des Gelenkunterrandes und lateral der Mitte des Vertebralgelenkes.

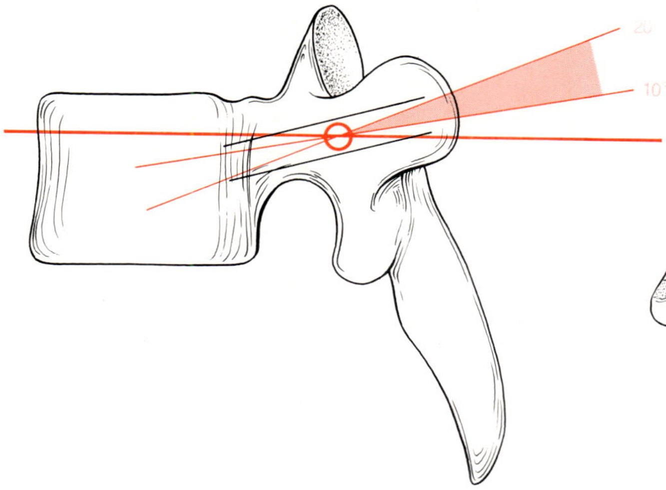

8.**17**
Ebenfalls beim Brustwirbel erzwingt der schräge Verlauf der Pedikel auch die Einhaltung eines Zielwinkels sowohl in seitlicher Ansicht (mehr Richtung 10 Grad) . . .

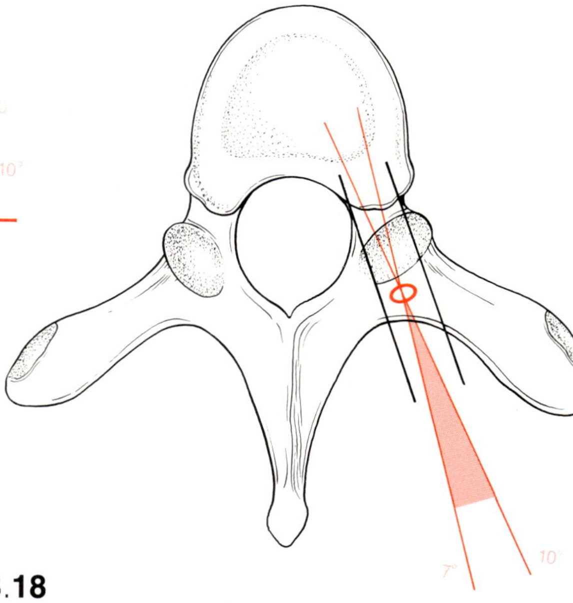

8.**18**
. . . als auch in axialer Sicht (mehr Richtung 7 Grad).

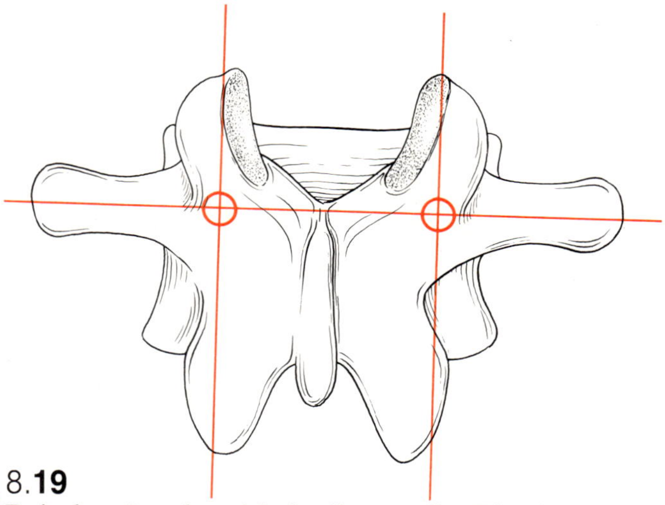

8.**19**
Bei den Lendenwirbeln liegen die Eintrittsstellen zum Pedikel von hinten.

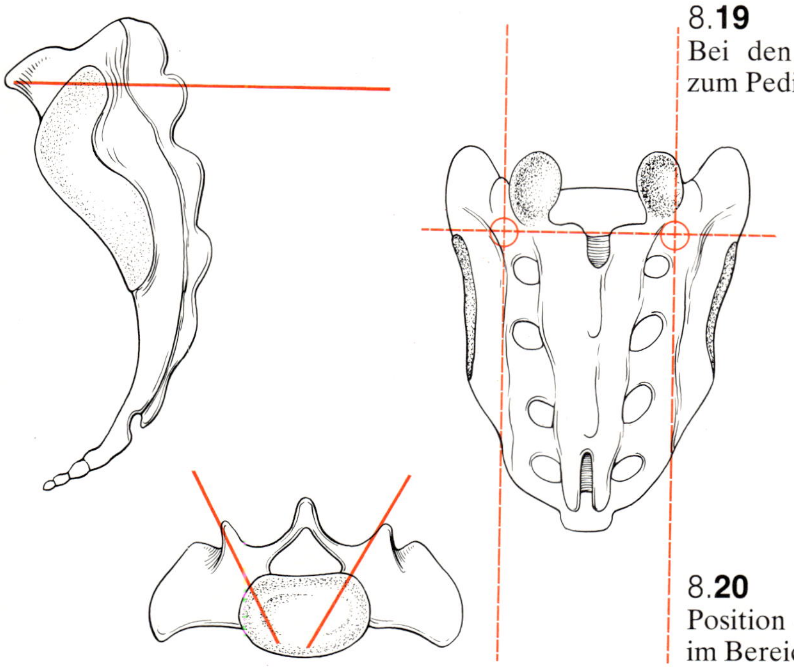

8.**20**
Position der Schrauben im Sakrum bei Verletzungen im Bereich des LWK 5.

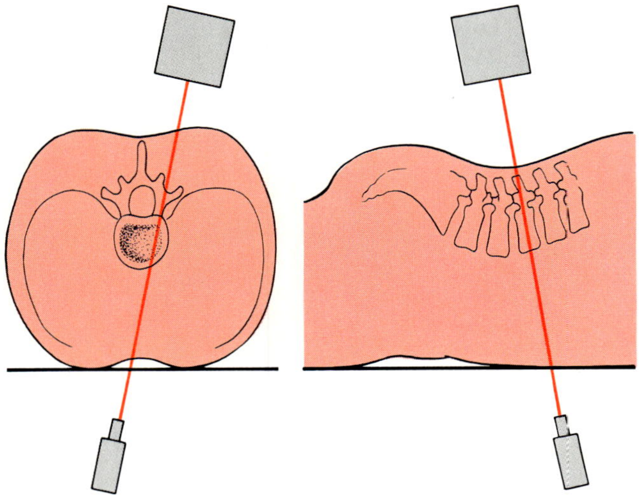

8.**21**
Kontrolle im Röntgenbildverstärker auch im a.-p. Strahlengang, wobei sich der richtigliegende Spickdraht als Punkt im gut sichtbaren Pedikeloval abbilden muß.

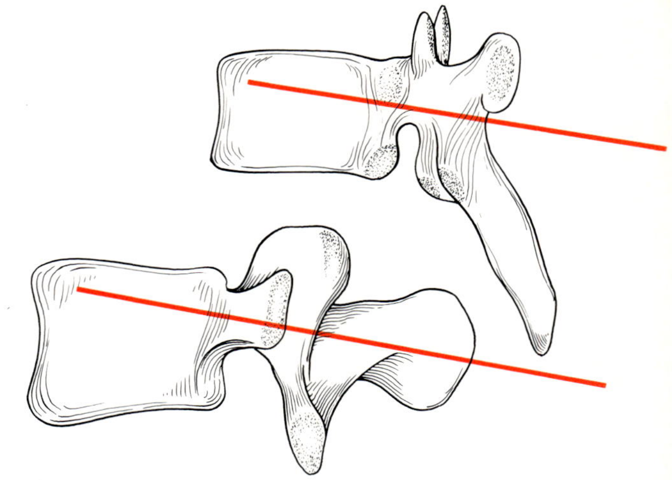

8.**22**
Nach Möglichkeit sollen die Schraubengewinde nahe den Abschlußplatten liegen, da dort die Spongiosa dichter ist: In Höhe des kranialen instrumentierten Wirbels soll das Schraubengewinde dicht an der Deckplatte, am kaudalen an der Grundplatte anliegen.

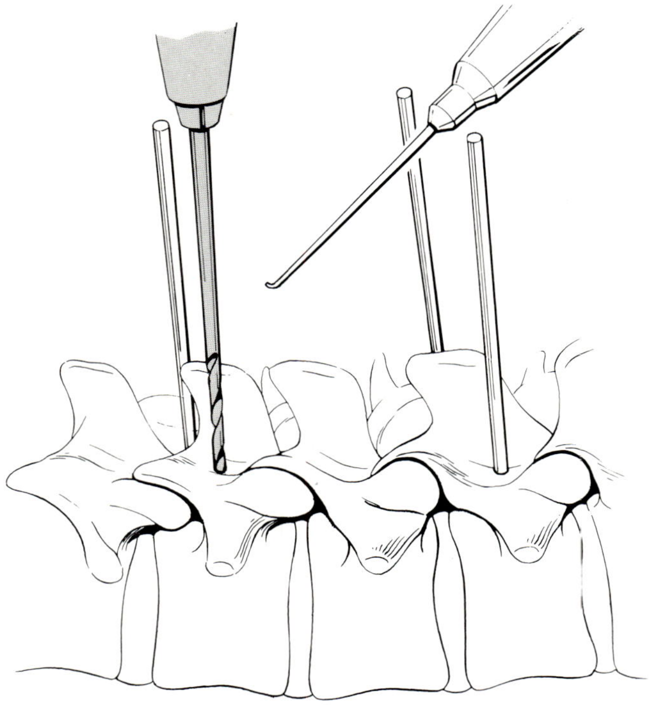

8.**23**
Anbohren auf etwa 2 cm Tiefe mit dem 3,5-mm-Bohrer (Oszillationsbohrmaschine) und Prüfen der Kanalwand auf Unversehrtheit mit einem stumpfen Häkchen. Beim Bohren kann es gelegentlich zu erheblichen Blutungen aus dem Wirbelkörper kommen, welche jedoch stehen, sobald die Schraube eingedreht ist.

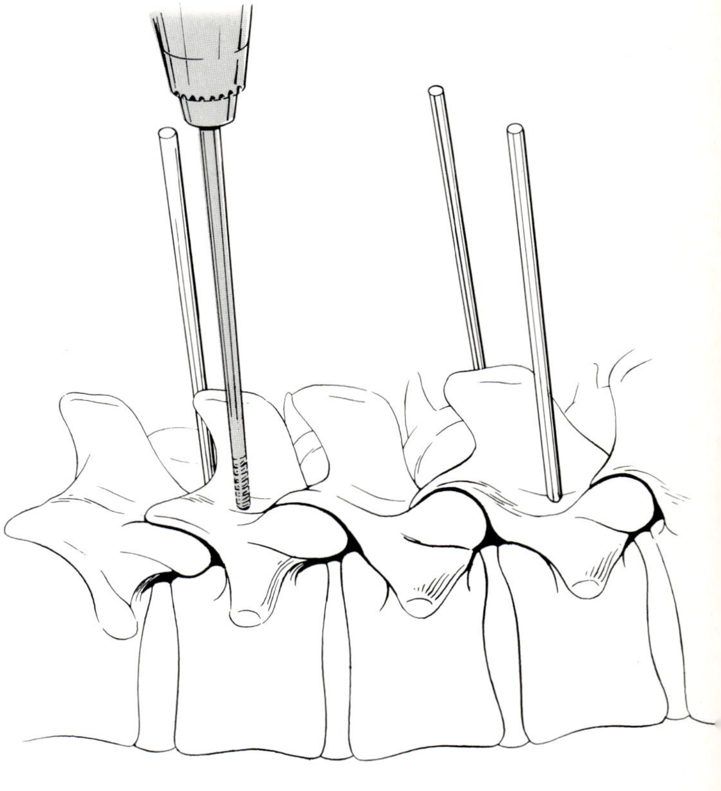

8.**24**
Eindrehen der 5-mm-Schanzschen Schrauben. Sie sollen mit ihren Spitzen keinesfalls die vordere Wirbelkörperwand erreichen. Kontrolle im Röntgenbildverstärker nur angenähert möglich wegen der runden Wirbelkörperform: Die vordere Kortikaliskontur liegt viel weiter vorn als die Wirbelkörperwand im Bereich der Schraubenspitze. Man spürt beim Eindrehen nicht, ob man an der vorderen Wirbelkörperwand anstößt oder sie durchbricht.

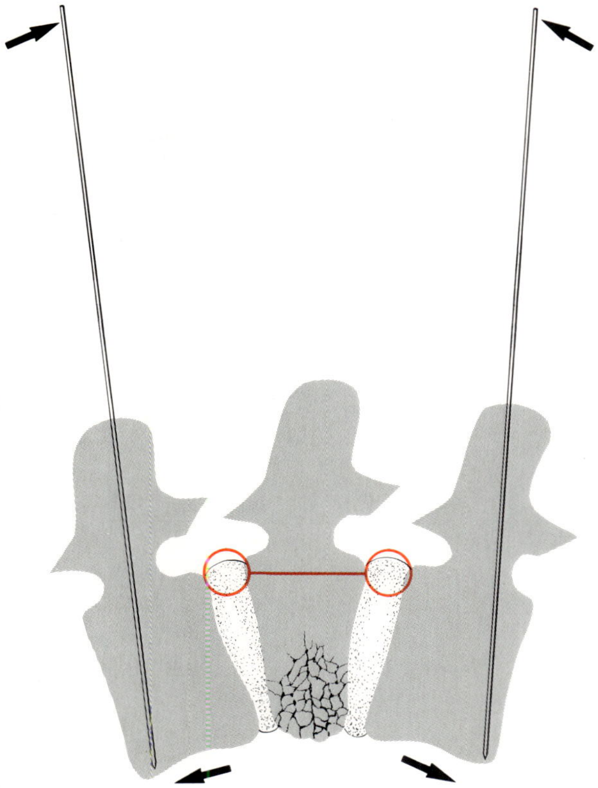

8.**25**
Ist die Wirbelhinterwand intakt, so dient sie als Abstandhalter beim Aufspreitzen der Wirbelvorderseite.

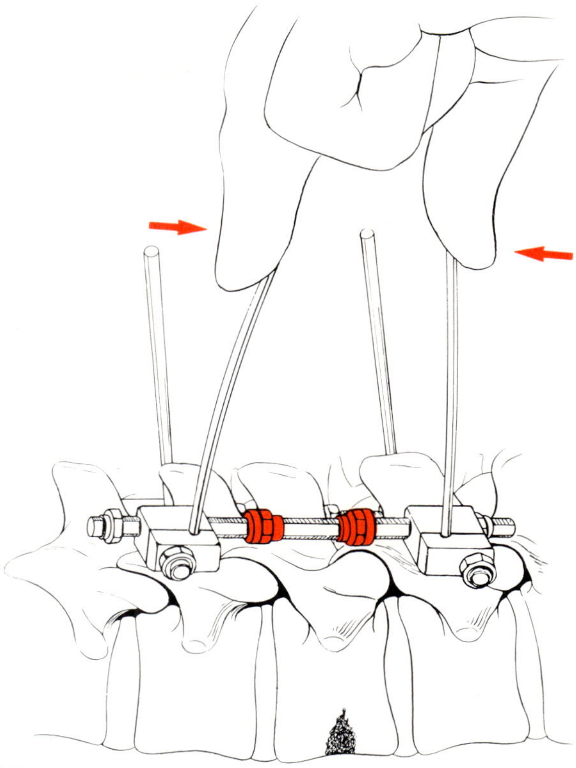

8.**26**
Die Gewindestäbe sind den Dornfortsätzen zugekehrt, die Backen bleiben lose und man kann nun von Hand durch Zusammendrücken der Enden der Schanzschen Schrauben den Wirbelkörper ventral aufrichten. Den Druck kann man mit Repositionszange und/oder Cerclage verstärken.

8.**27**
Wenn die Wirbelhinterwand instabil ist, müssen die Muttern auf der Gewindestange als Widerlager dienen und die Aufrichtung muß in Etappen erfolgen, damit nicht unkontrollierte Distraktion an der Hinterwand entsteht. Wenn die Aufrichtung nicht gelingt, ist das ein Zeichen, daß dieses Maneuver nicht richtig durchgeführt worden ist bzw. dabei oder zuvor Distraktion erfolgte.

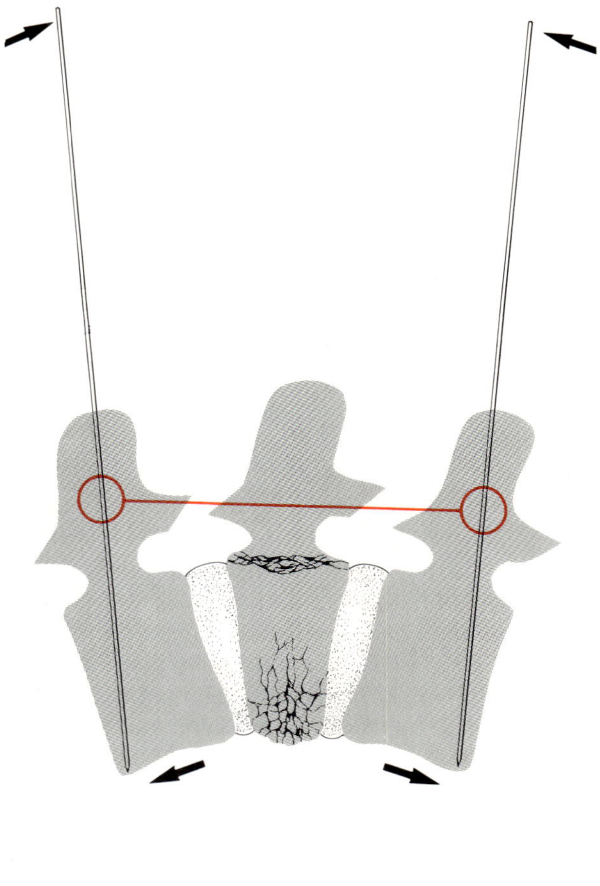

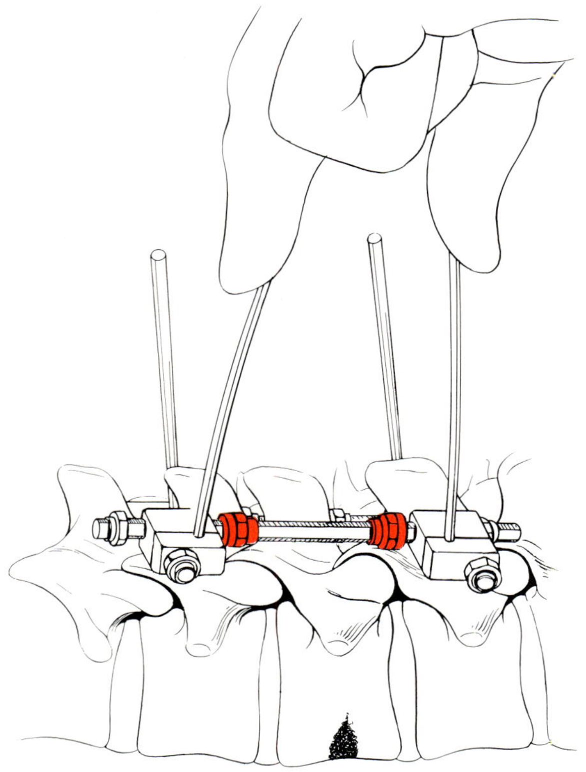

8.**28**
Bei instabiler Hinterwand: Für den Fixateur interne erlauben je 4 mm Abstand zwischen Mutter und Backe eine Aufrichtung von je 10 Grad.

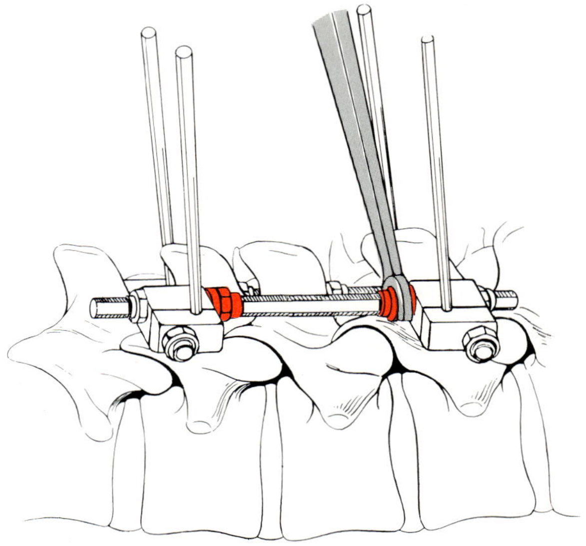

8.**29**
Erst wenn die Angulation korrigiert ist und die Backen auf den Schanzschen Schrauben festgesetzt sind, kann eine erforderliche Distraktion vorgenommen werden. Wenn das hintere Längsband intakt ist (nicht also bei Translations- bzw. Distraktionsverletzung, bei welchen das Band gerissen ist) bringt die Distraktion allein die Fragmente wieder zurück in die Grenzen (Silhouette) des Wirbelkörpers. Andernfalls werden lediglich die zerrissenen Diszi auseinandergezogen, eine Laminektomie zur Reposition wird erforderlich.

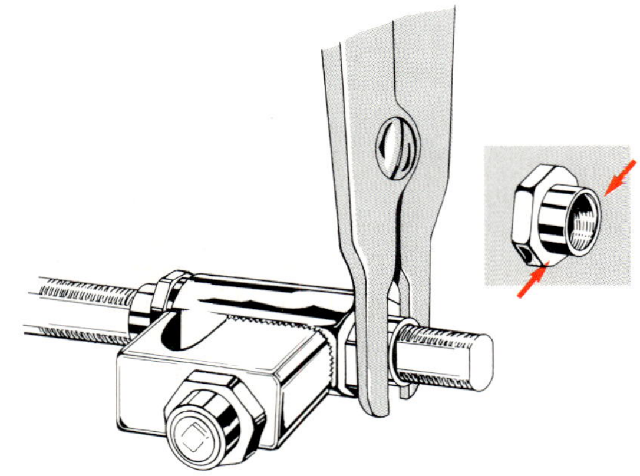

8.**30**
Die Gewindestäbe werden so gedreht, daß die flachen Seiten zur Seite zeigen (damit Platz für die Quetschzange ist) und dann alle Muttern durch Quetschen des Kragens gegen sekundäres Verdrehen blockiert.

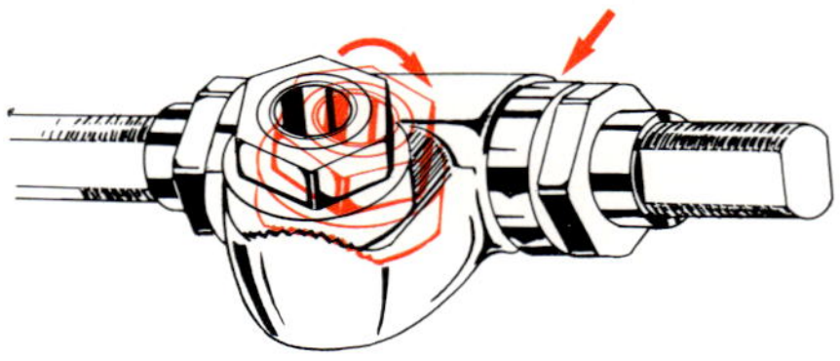

8.**31**
Bewegliche Spannzangenbacken erleichtern die Arbeit, benötigen allerdings etwas mehr Raum.

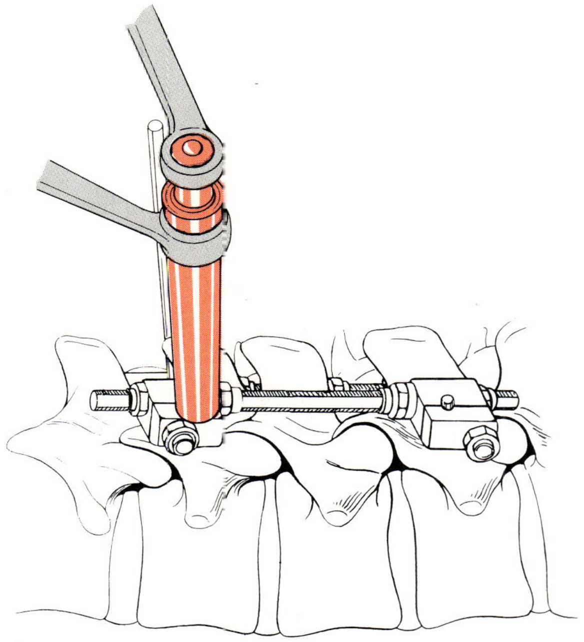

8.**32**
Mit einem speziellen Bolzenschneider werden die Schanzschen Schrauben gekürzt. Das Repositionsergebnis wird immer kontrolliert mit einem intraoperativem Myelogramm. Schrauben müssen im Röntgenbildverstärker in beiden Ebenen zwischen den beiden Stäben sichtbar sein. Sonst ist dies ein Zeichen dafür, daß sie lateral ausgetreten sind. Die Schrauben dürfen sich jedoch vorne nicht überkreuzen.

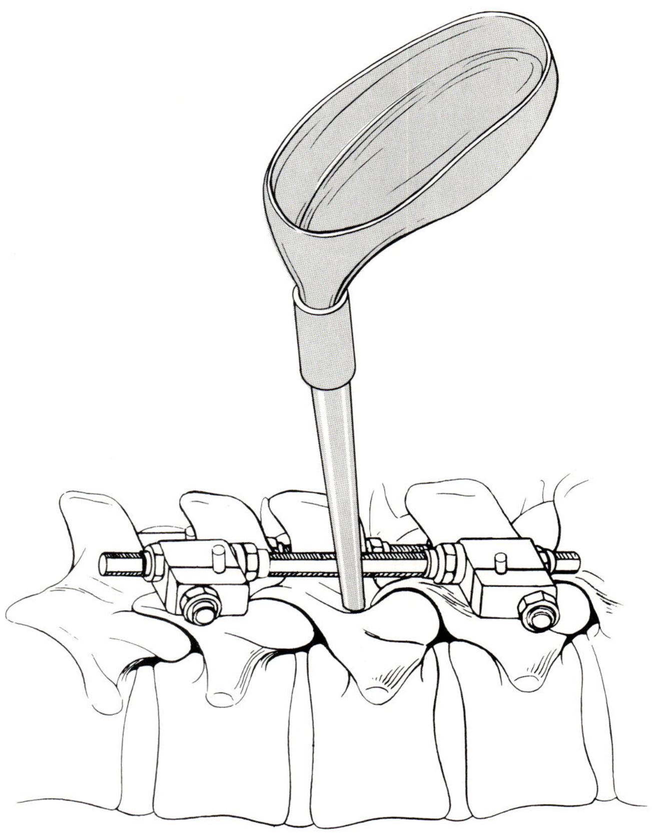

8.**33**
Nach Eröffnung des Pedikels mit einem 6-mm-Bohrer sollten Knochendefekte und auch zerstörte Bandscheiben (Arthroskopieinstrumente dabei gelegentlich sehr hilfreich) mit einer Spongiosaplastik aufgefüllt werden, was die Heilungszeit erheblich verkürzt. Das Trichterrohr muß ganz durch den Pedikel geschoben werden, damit nicht dort bei Wanddefekten Spongiosa austreten kann.

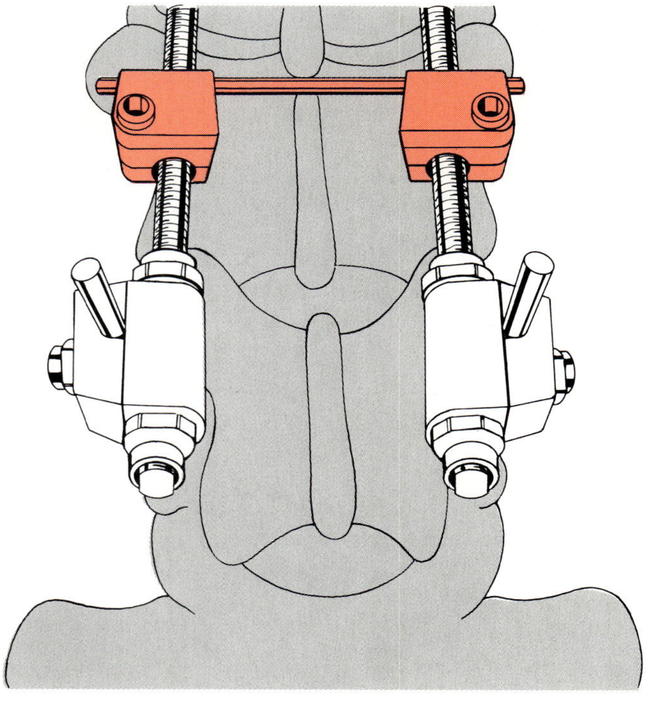

8.**34**
Die Seitenstabilität der Montage kann durch eine Querstabilisierung erhöht werden. Mittels spezieller Backen, welche nachträglich auf die Gewindestäbe aufgesetzt werden können, kann ein Stab zwischen den Dornfortsätzen plaziert und winkelstabil fixiert werden.

Intraoperative Komplikationen

Laterale Perforation der Wurzel darf sein solange die Schraube im Körper zu liegen kommt. Mediale Perforation sollte nicht sein.
Ausbrechen der Schraube aus der Wurzel evtl. Ausweichen auf das Nachbarsegment oder Querstab oder Verfahrenswechsel (Platte).

Nachbehandlung

3-Punkt-Korsett evtl. über 2–6 Monate. Der Wirbelkörperdefekt muß im Röntgenbild konsolidiert sein = ohne Spongiosa 17 Wochen.
Wenn eine Schanzsche Schraube locker ist, muß sie entfernt werden (Infektgefahr, bewegungsabhängige Schmerzen).
Metallentfernung nach 8–12 Monaten, da nach 8–10 Wochen bereits die ersten Ermüdungsbrüche der Schrauben auftreten können. Zu frühe Entfernung kann nachsintern bedeuten.
Ventrale Platten sollten zumindest dann entfernt werden, wenn darüber pulsierende Strukturen (Aorta) liegen.

Indikation zur segmentalen Laminektomie (partiell/total)

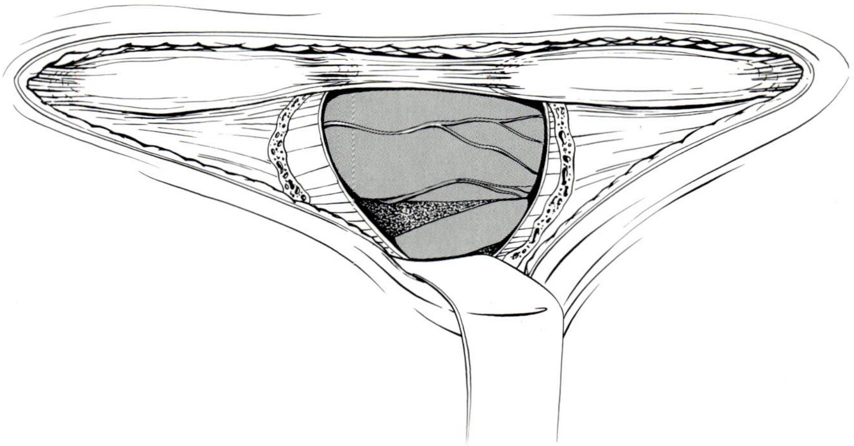

8.**35**

– Verbliebene Einengung bzw. nicht reponibler Hinterwandeinbruch in den Spinalkanal von mehr als ⅓ der Lumenweite, nachweisbar im intraoperativen Myelogramm.
Vorsicht: Kontrastmittel kann intraluminär gelegene Bruchstücke umfließen = falsch negativer Befund. Im Zweifel Revision des Spinalkanales durch Hemilaminektomie und Erweiterung nach Befund.
– Zunahme neurologischer Ausfälle oder neurologische Ausfälle nach freiem Intervall.

Liegen Duraverletzungen oder in den Duralsack eingesprengte Knochenstücke vor oder ist eine Duraeröffnung notwendig, so muß nach Verschluß des Duralsackes der physiologische Druck der Zerebrospinalflüssigkeit über eine transdurale Punktion mit physiologischer Kochsalzlösung wiederhergestellt werden, um eine Einklemmung des Kleinhirns im Foramen magnum zu verhindern.
– Dorsale Fusion (Spondylodese) mit Spongiosa auf jeden Fall bei totaler segmentaler Laminektomie.

9. Becken – Hüftpfanne

Anatomie

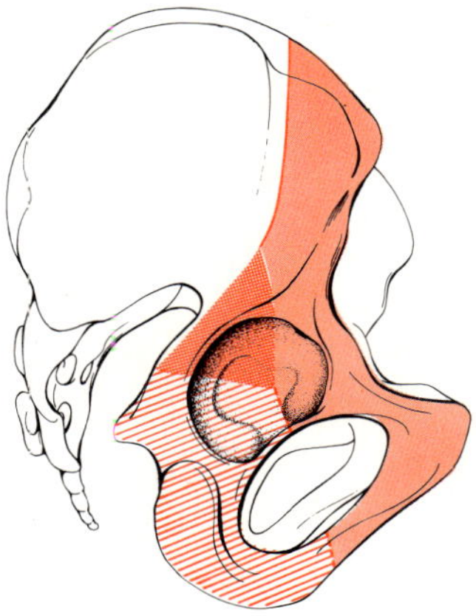

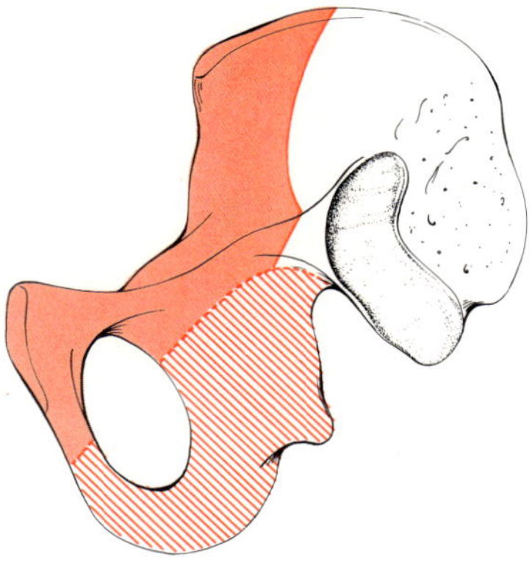

9.**1**
Es ist für Operationsplanung und -taktik sehr hilfreich, das massive Dach des Azetabulums als Schlußstein eines aus vorderem und hinterem Pfeiler gebildeten Bogens aufzufassen.

9.**2**
Die häufigsten Frakturen verlaufen entlang dieser Pfeilergrenzen.

Verletzungstypen

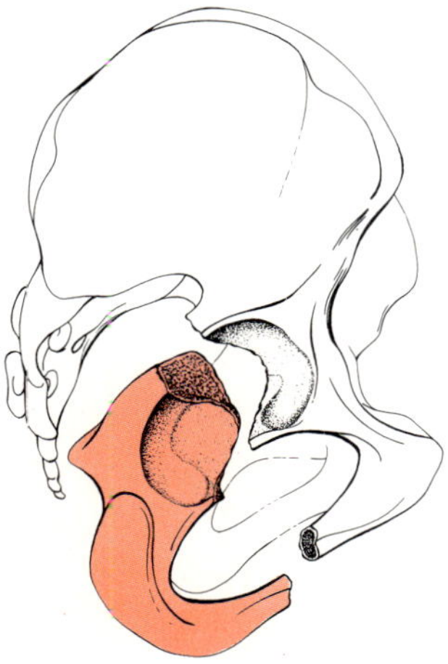

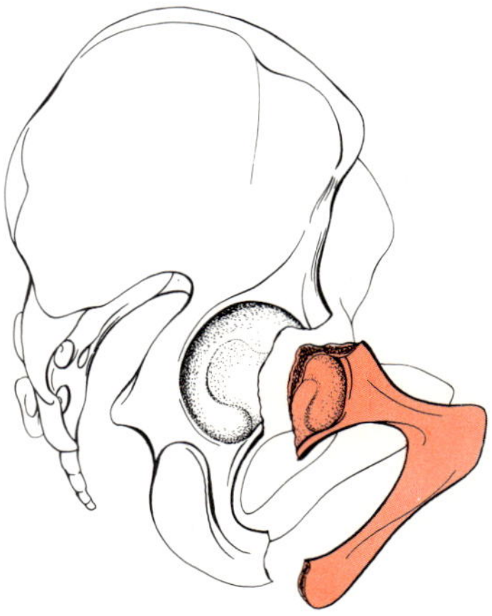

9.**3**
Hinterer Pfeilerabbruch.

9.**4**
Vorderer Pfeilerabbruch. In der Regel reicht bei diesem isolierten Bruch die kraniale Bruchlinie nicht so hoch in die Darmbeinschaufel, wie nach Abb. 9.**1** zu erwarten.

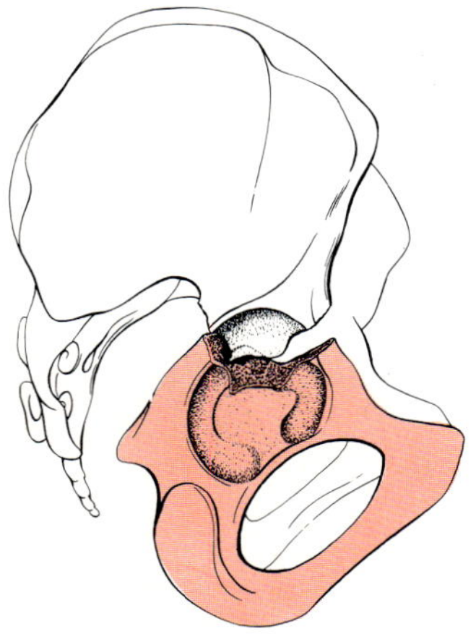

9.**5**
Querfraktur. Hohe Querfrakturen können oberhalb der Gelenkpfanne verlaufen.

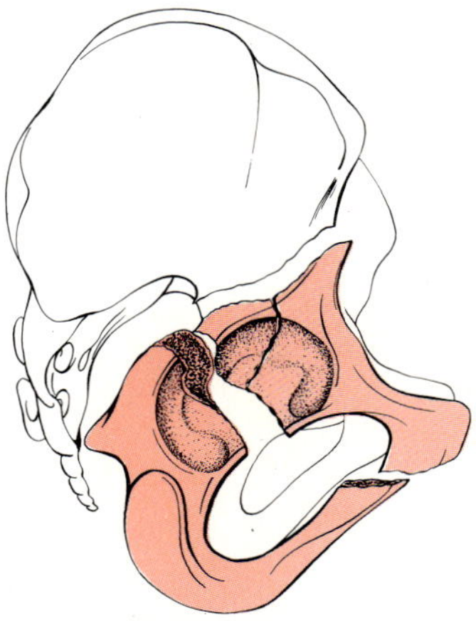

9.**6**
Vordere und hintere kombinierte Pfeilerfraktur. Hier liegt die kranialste Bruchlinie des vorderen Pfeilers höher als bei isolierter Fraktur dieses Pfeilers und entspricht damit der Pfeilergrenze.
Besonderheit: Der vordere Pfeiler ist regelmäßig im Pfannenbereich nochmals frakturiert.

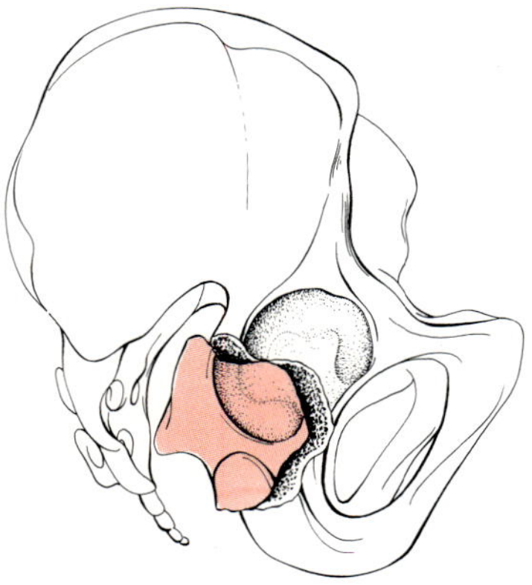

9.**7**
Hintere Wandfraktur bzw. hintere Pfannenrandfraktur.

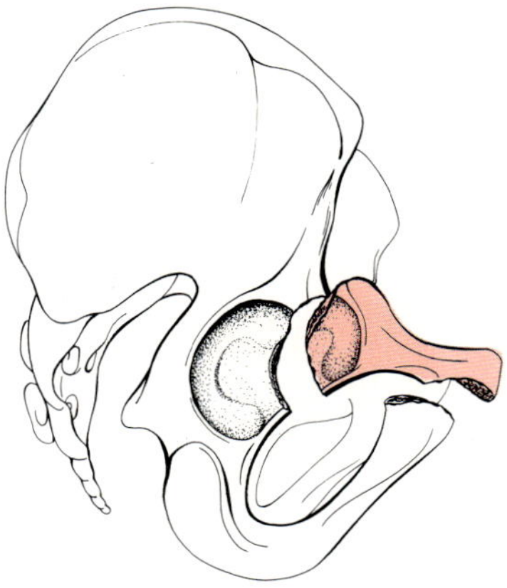

9.**8**
Vordere Pfannenwandfraktur.

Diagnostik

Ausreichende Vorstellung über das wirkliche Ausmaß der Pfannenverletzung erlaubt nur die nachfolgende *Dreierkombination von Röntgenbildern.*

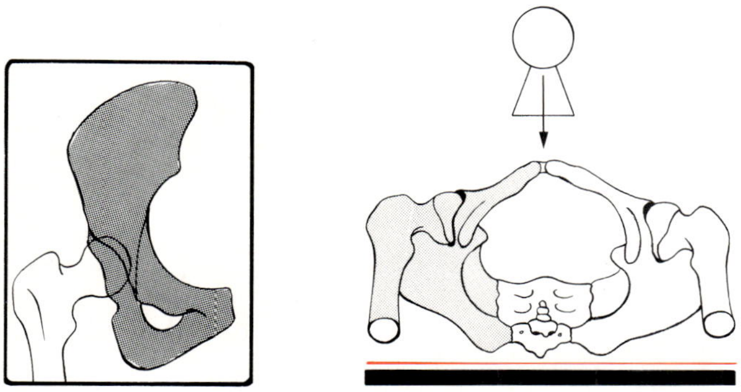

9.**9**

Standard-a.-p.-Röntgenaufnahme des ganzen Beckens, zum Ausschluß einer doppelseitigen Verletzung.

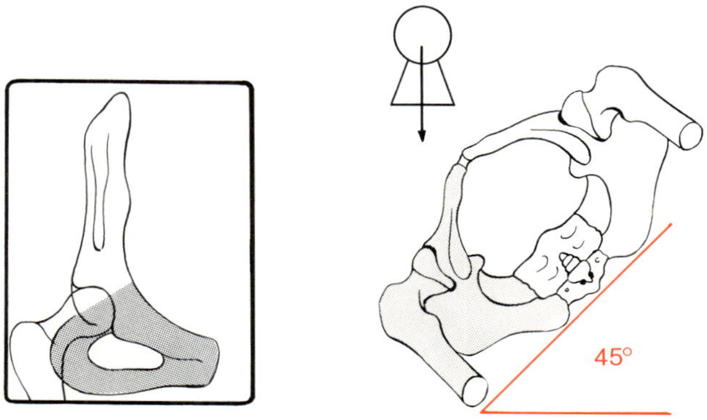

9.**10**

Obturator-Aufnahme zeigt die Verhältnisse gut am hinteren Pfannenbereich.

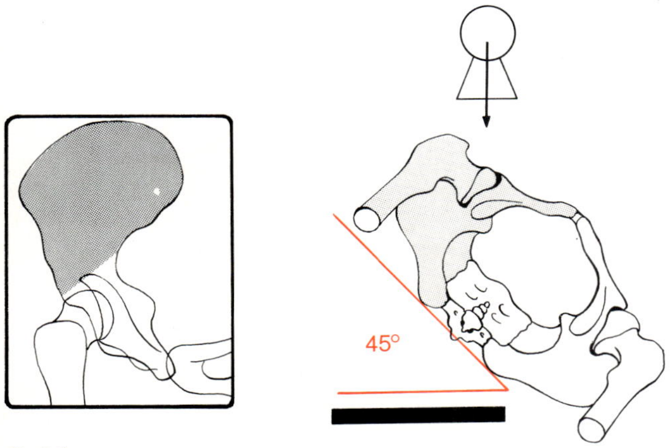

9.**11**

Ala-Aufnahme zeigt die Verhältnisse gut am Pfannenboden und am vorderen Pfeiler.

Zeitpunkt der Operation

Operation möglichst frühzeitig (innerhalb 24 Stunden), sobald die Kreislaufverhältnisse stabil sind. Nach 8 Tagen ist mit einer starken periartikulären Verkalkung zu rechnen.

Operative Möglichkeiten

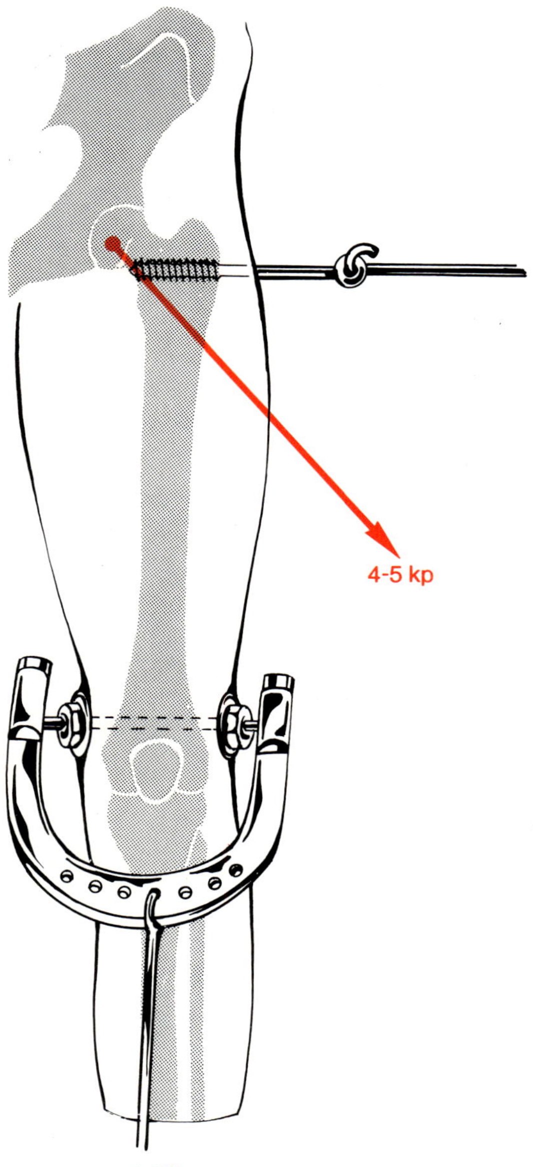

9.**12**
Konservativ durch Extension. Durch eine doppelte Extension kann man durch entsprechende Verteilung der Zuggewichte einen Zugvektor entlang des Schenkelhalses erzeugen.

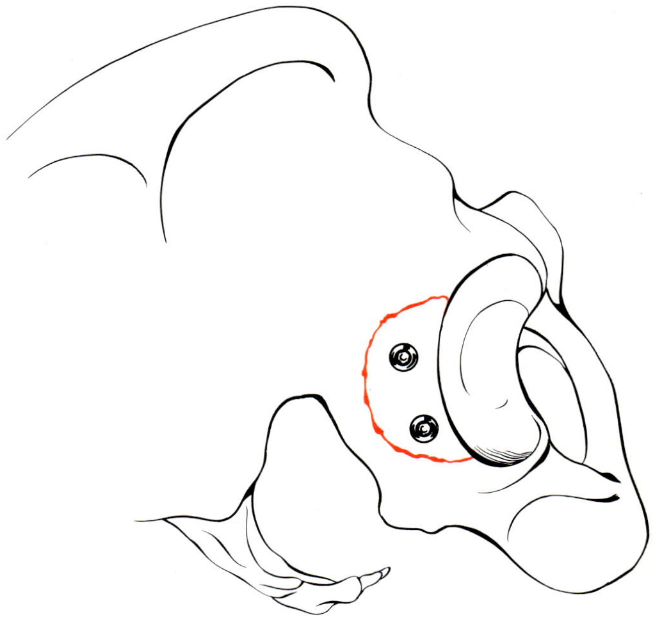

9.**13**
Einzelverschraubung.

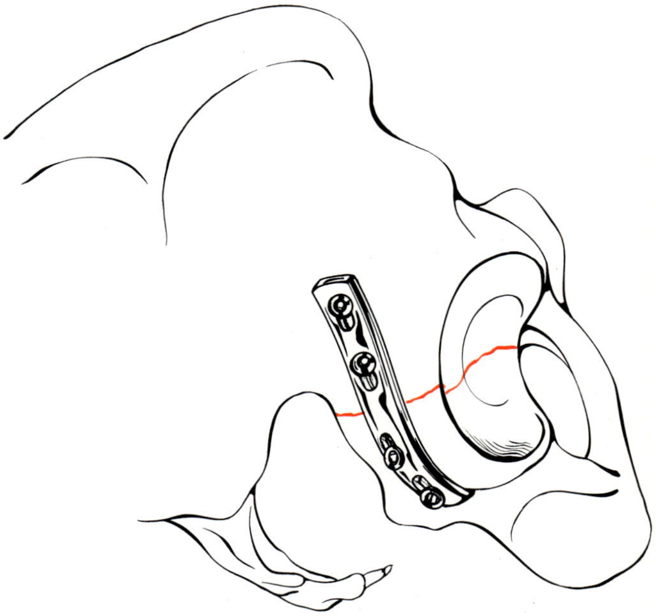

9.**14**
Plattenosteosynthese dorsal.

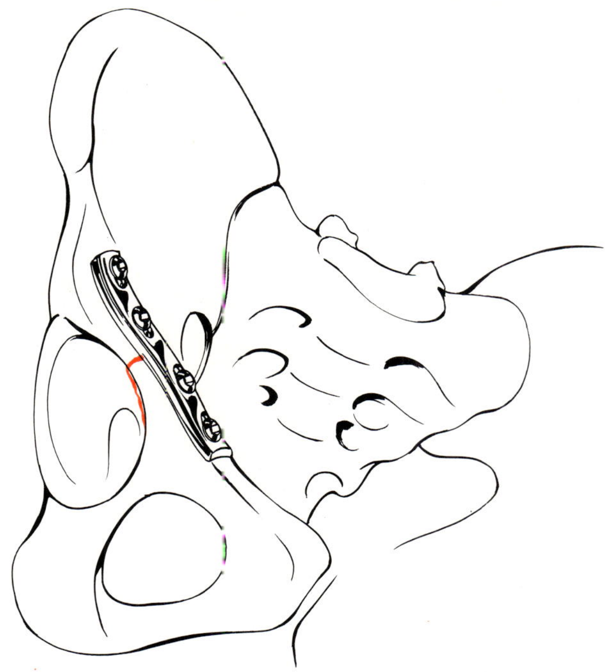

9.**15**
Plattenosteosynthese entlang oder kranial der Linea terminalis von vorne her.

Lagerung, steriles Abdecken

Siehe Abb. 11.**5**. Seitlagerung so, daß sowohl ein Zugang von vorne als auch von dorsal gleichzeitig möglich ist. Das Bein wird frei beweglich steril abgedeckt.

Hinterer Zugang siehe Abb. 11.**6**ff.

Vorderer Zugang

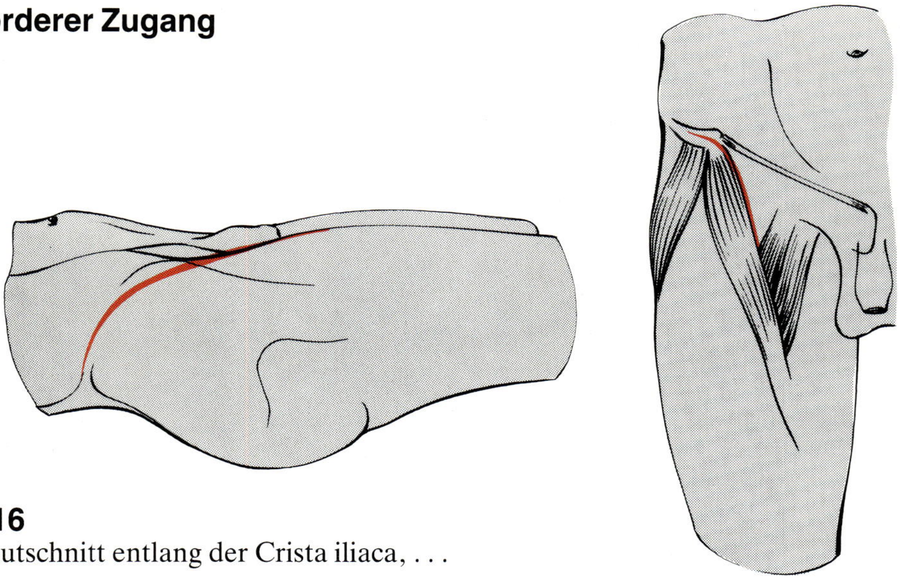

9.**16**
Hautschnitt entlang der Crista iliaca, . . .

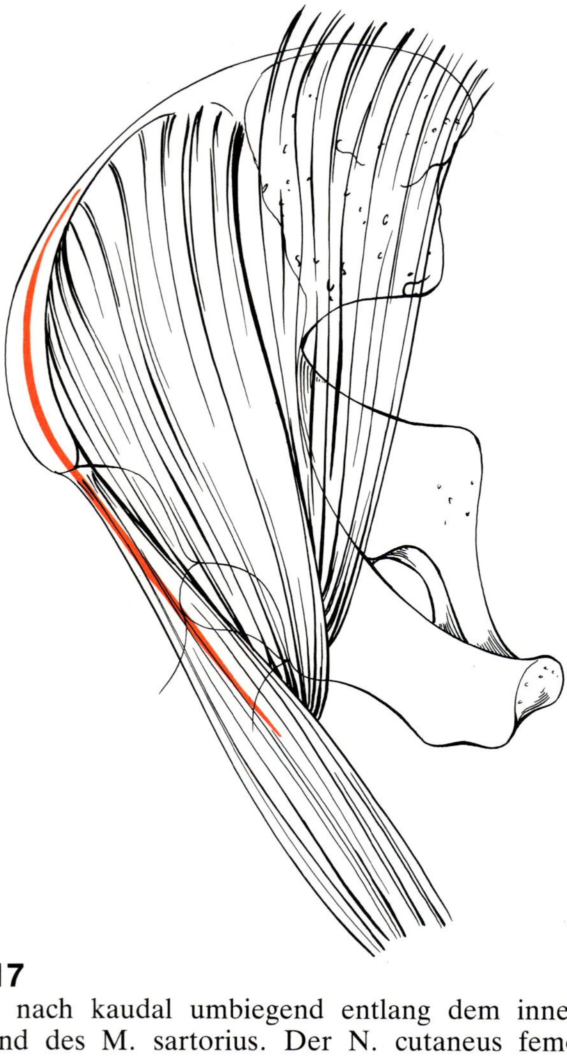

9.**17**
. . . nach kaudal umbiegend entlang dem inneren Rand des M. sartorius. Der N. cutaneus femoris lateralis kann bei diesem Zugang nicht geschont werden.

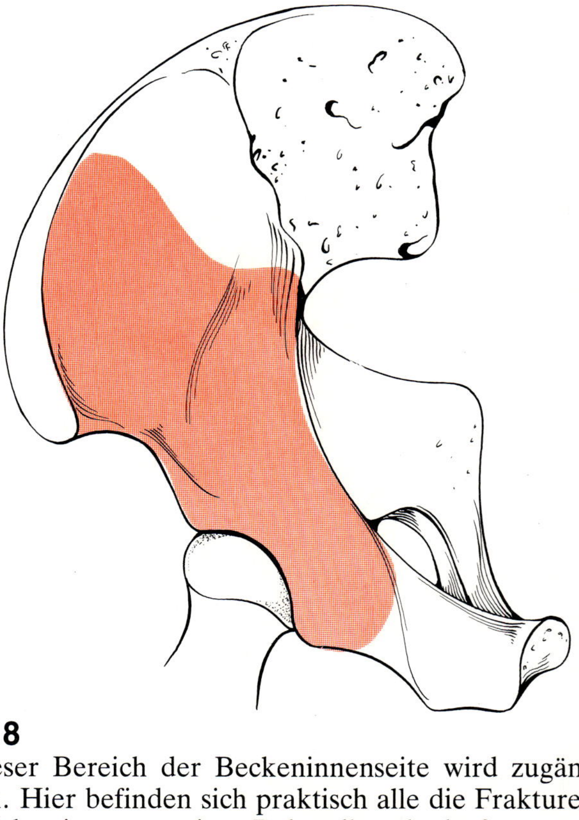

9.**18**
Dieser Bereich der Beckeninnenseite wird zugänglich. Hier befinden sich praktisch alle die Frakturen, welche einer operativen Behandlung bedürfen.

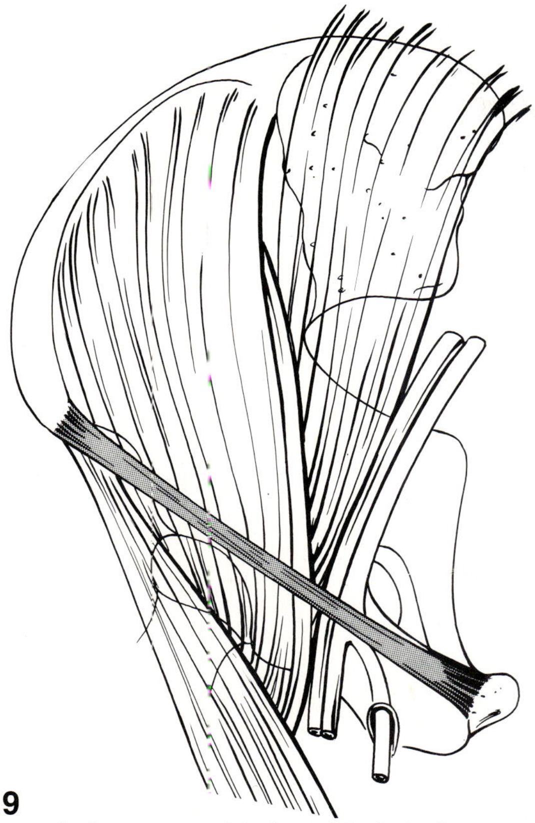

9.**19**
Anatomisch-topographische Verhältnisse. Durchtrennung des Leistenbandes lateral, ein kleiner Stumpf für die Reinsertion bleibt stehen. Der M. sartorius kann in der Regel stehenbleiben.

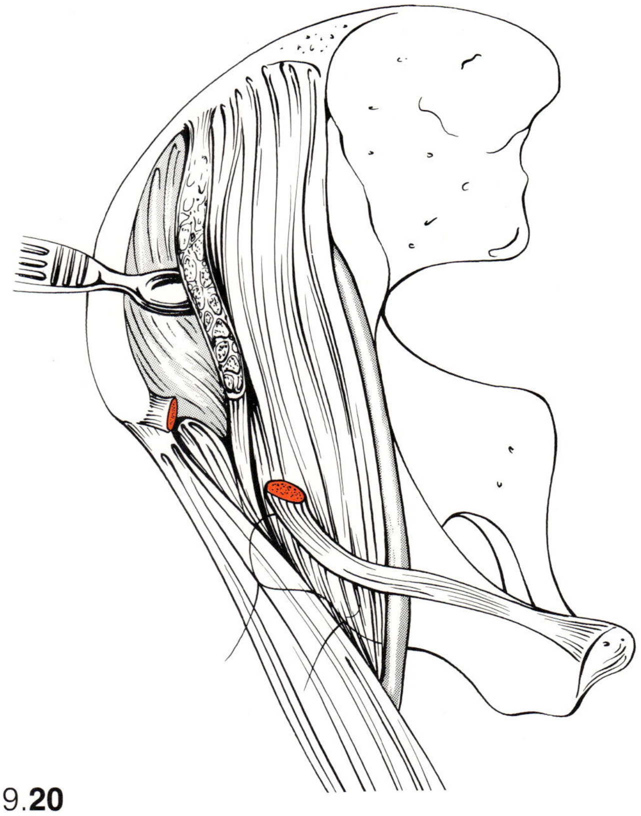

9.**20**
Mit einem scharfen Raspatorium wird, von der Crista iliaca aus beginnend, der M. iliacus von der Innenseite der Darmbeinschaufel, dicht am Knochen bleibend, abgeschoben.

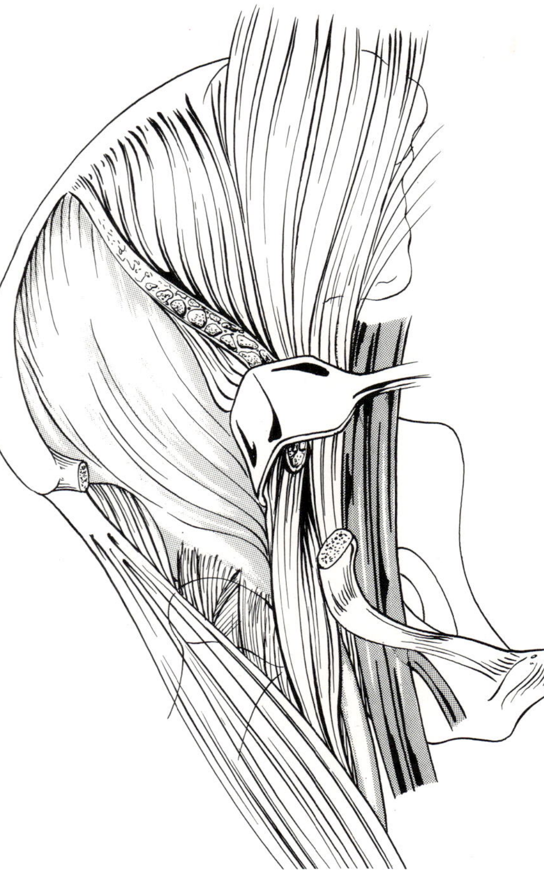

9.**21**
Unter dem Muskel wird die Hüftgelenkkapsel und der Ansatz des M. rectus femoris sichtbar. Es empfiehlt sich, nach medial keine Hebel, sondern lediglich Haken einzusetzen (N. femoralis!). Durch Beugung im Hüftgelenk wird die Muskelgruppe entspannt.

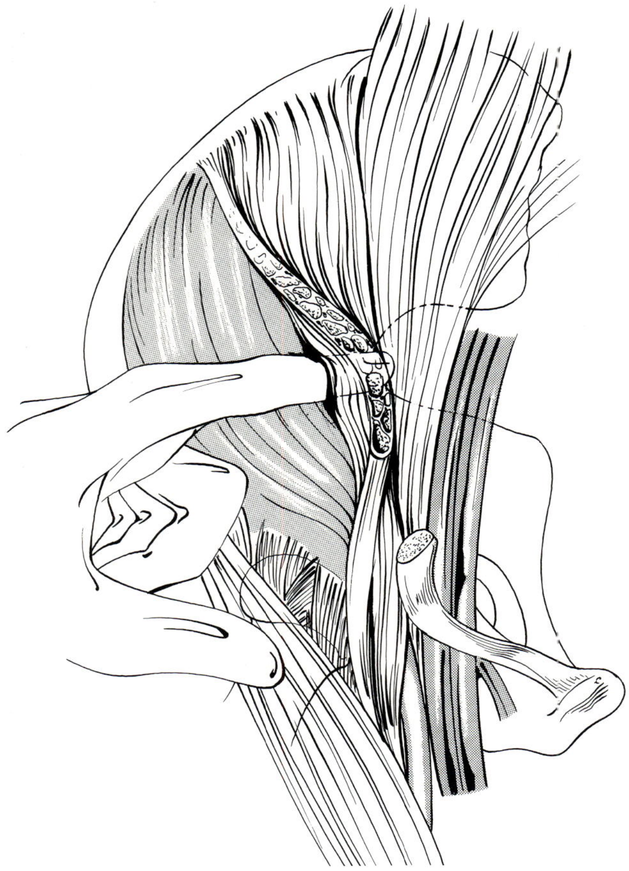

9.**22**
Der M. iliopsoas kann so weit abgeschoben werden, daß ein Finger in die Incisura ischiadica superior eingelegt werden kann (s. Abb. 9.**25**).

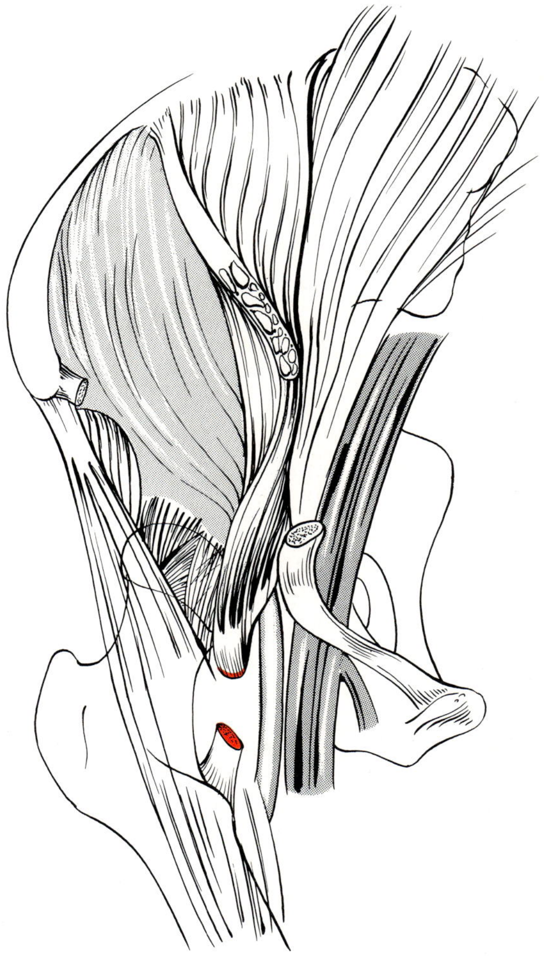

9.**23**
Wenn der M. iliopsoas den ausreichenden Zugang zu sehr behindert, kann er an seinem Ansatz im Bereich des Trochanter minor abgetrennt werden.

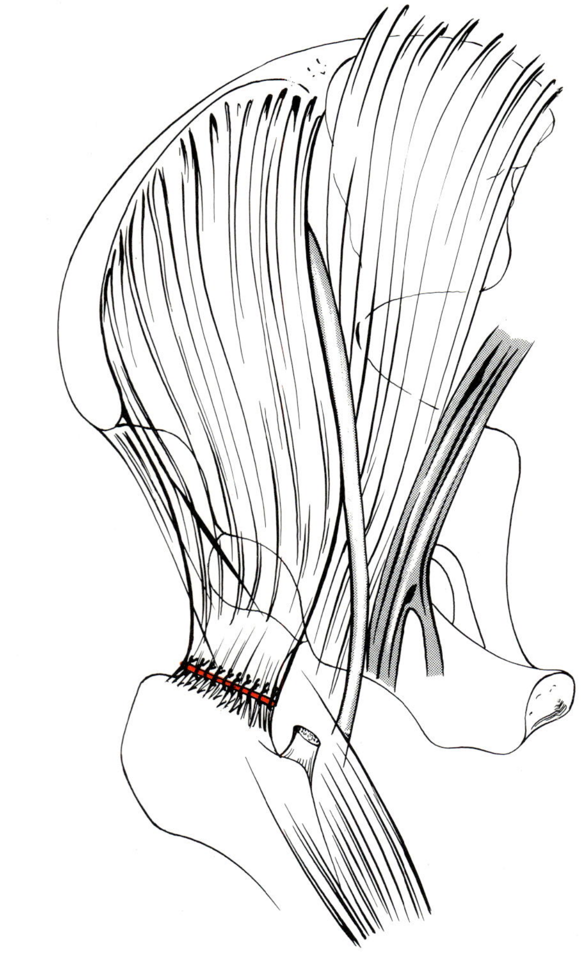

9.**24**
Er kann notfalls an der Gelenkkapsel reinseriert werden, was durch gleichzeitige Beugung und Außenrotation im Hüftgelenk erleichtert wird.

Taktik

Typische Verfahren sind hier kaum durchführbar.

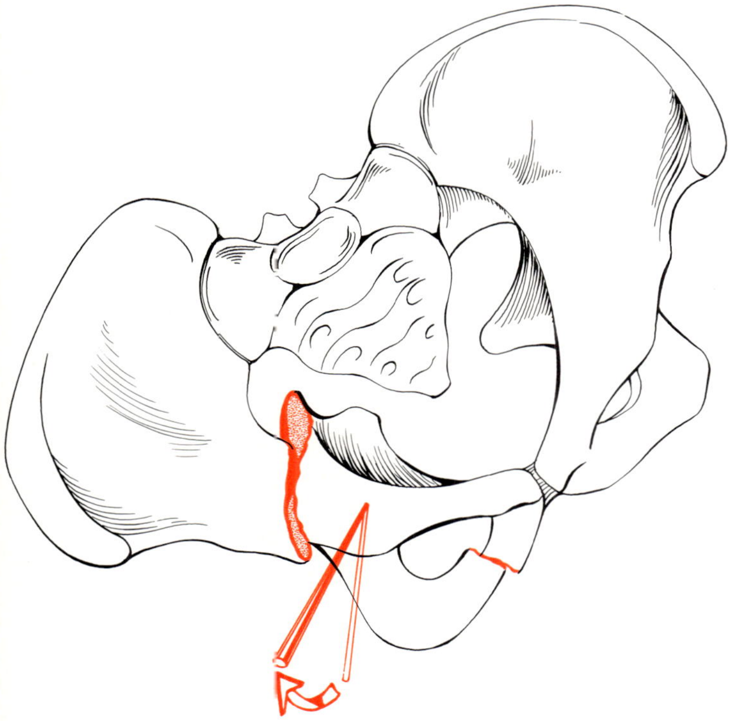

9.**25**
Bei Querfrakturen ist zu berücksichtigen, daß nahezu immer proximaler und distaler Beckenanteil *gegeneinander rotiert* stehen. Die Kontrolle über ausreichende Reposition ist nur möglich, indem man palpatorisch die stufenlose Einstellung der Fragmente in der Incisura ischiadica superior überprüft (s. auch Abb. 9.**22**). Noch sicherer ist eine entsprechende Sichtkontrolle an diesem Punkt.

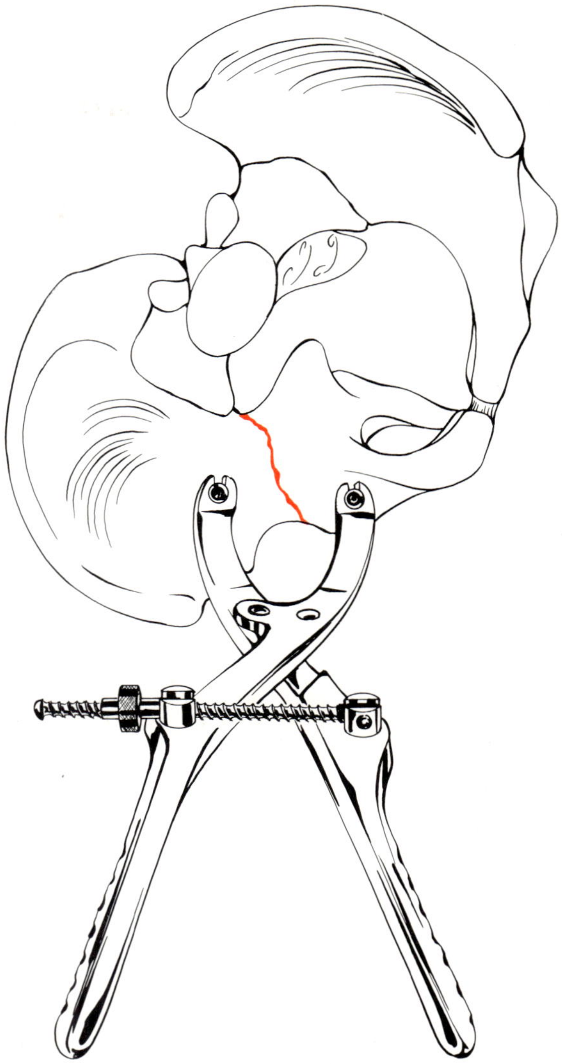

9.**26**
Reposition oft nur mit Hilfe speziellen Instrumentariums möglich. Zug am Bein, unterstützt von entsprechenden Rotationsbewegungen im Hüftgelenk, erleichtert das Repositionsmanöver.

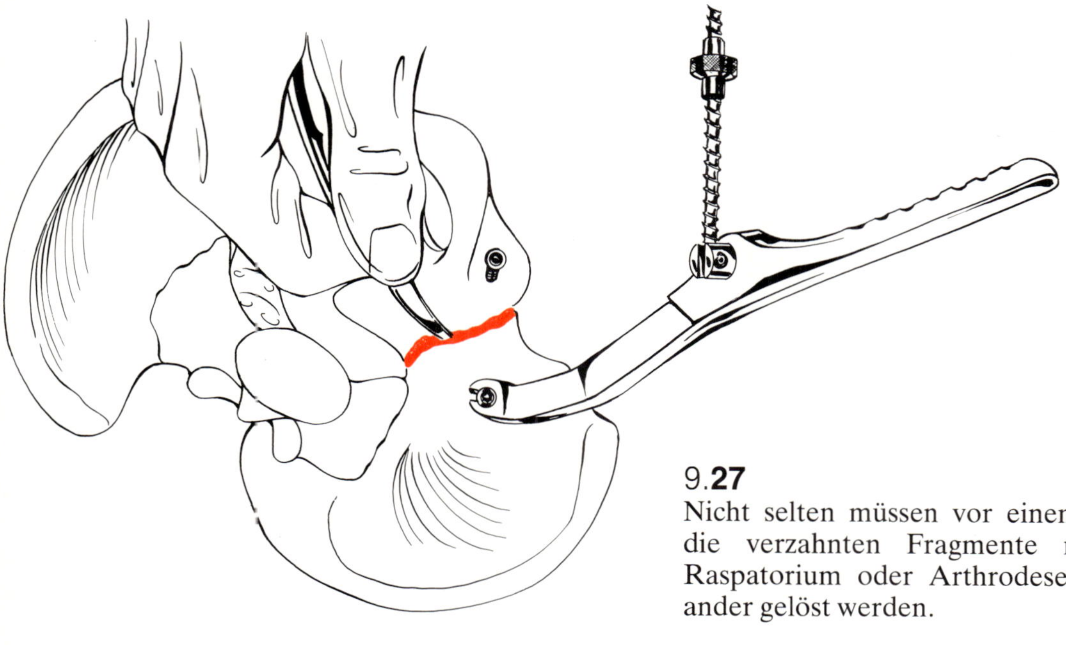

9.**27**
Nicht selten müssen vor einem Repositionsversuch die verzahnten Fragmente mittels Elevatorium, Raspatorium oder Arthrodesenspreizzange voneinander gelöst werden.

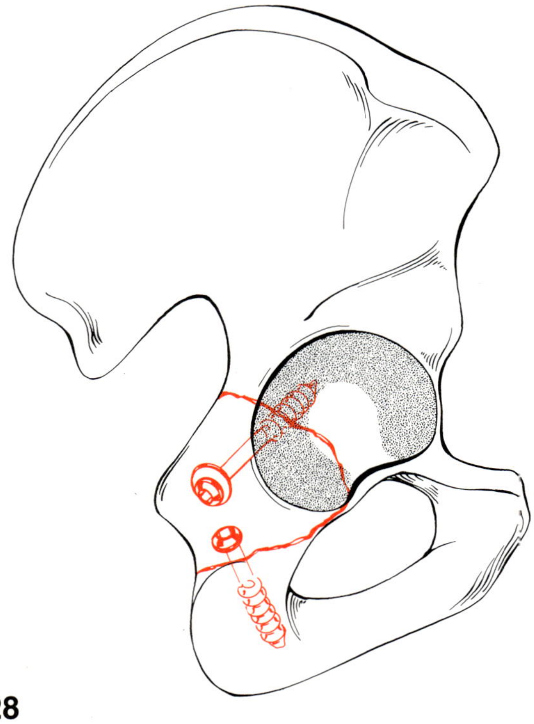

9.**28**
Dorsale Fragmente müssen meist gegen Rotation durch eine 2. Schraube gesichert werden. Eine Reposition ist oft erst nach genügender Auslösung des meist weit nach kranial verlagerten Fragmentes möglich.

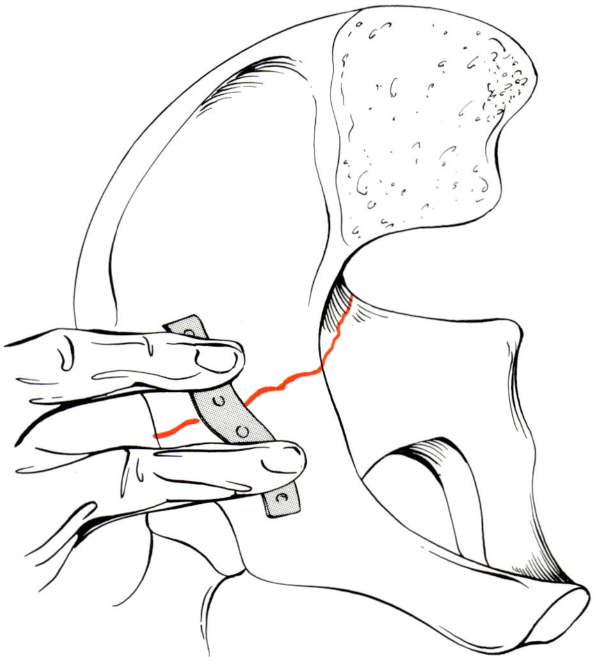

9.**29**
Die richtige Plattenbiegung läßt sich durch Benützung einer Modellierplatte erzielen, welche . . .

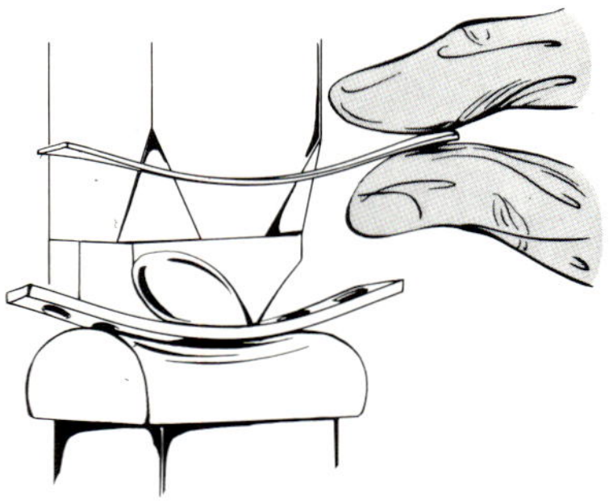

9.**30**
. . . beim Biegen mit der Presse als Modell dient.

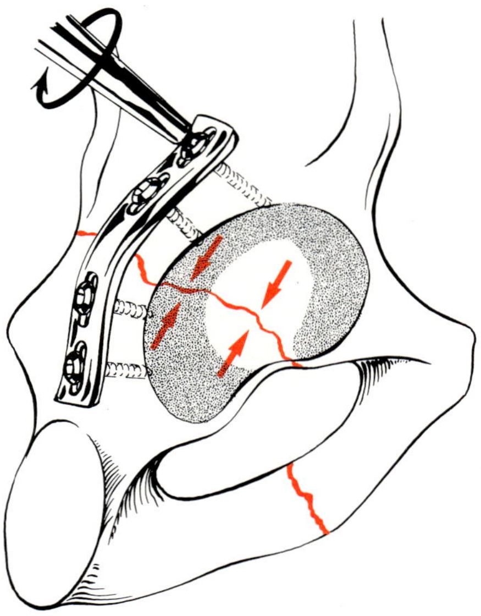

9.**31**
Die DC-Platte ermöglicht interfragmentäre Kompression.

10. Symphyse – Iliosakralgelenk

Äußerer Festhalter

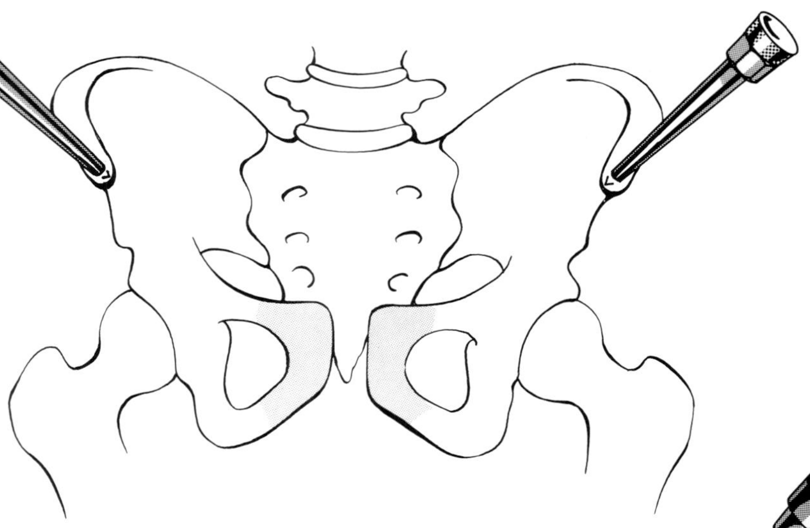

10.**1**
Über dem leicht tastbaren vorderen oberen Darmbeinstachel kleine Stichinzisionen in die Haut und Aufsetzen der Zentrierbuchse für Zugschrauben.

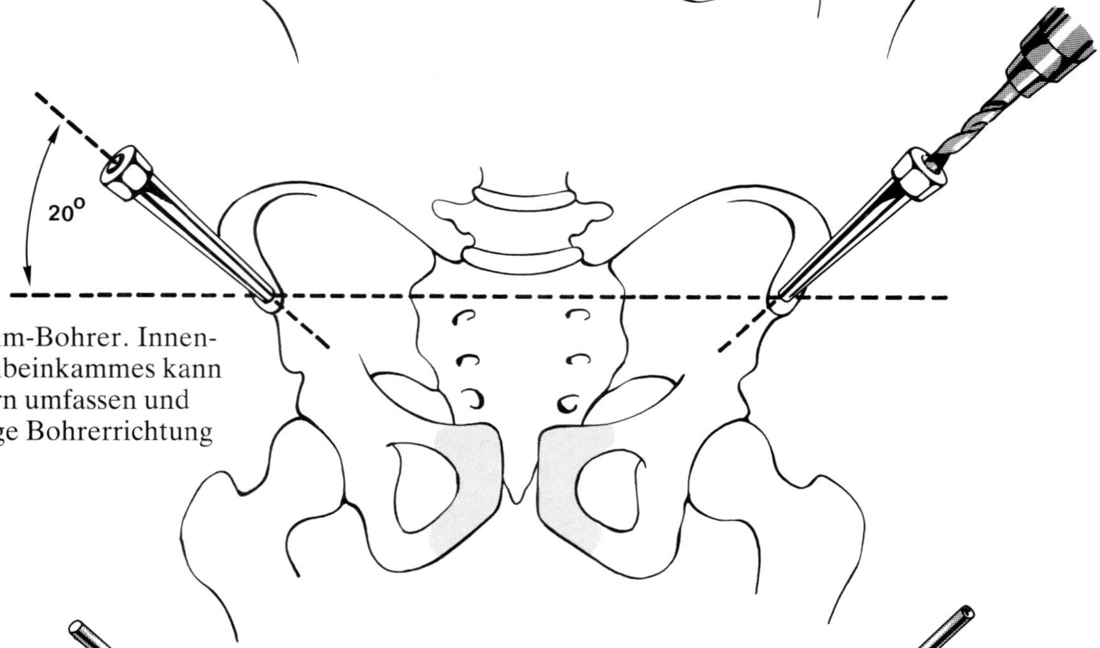

10.**2**
Vorbohren mit dem 3,2-mm-Bohrer. Innen- und Außenseite des Darmbeinkammes kann man meist mit zwei Fingern umfassen und zwischen diesen die richtige Bohrerrichtung abschätzen.

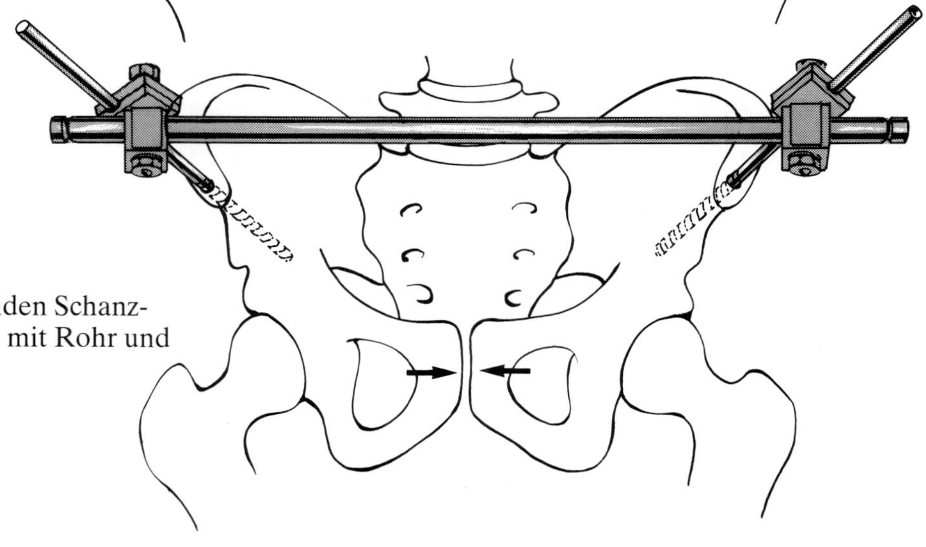

10.**3**
Nach Eindrehen der ersten beiden Schanzschen Schrauben werden diese mit Rohr und Gelenkstücken verbunden.

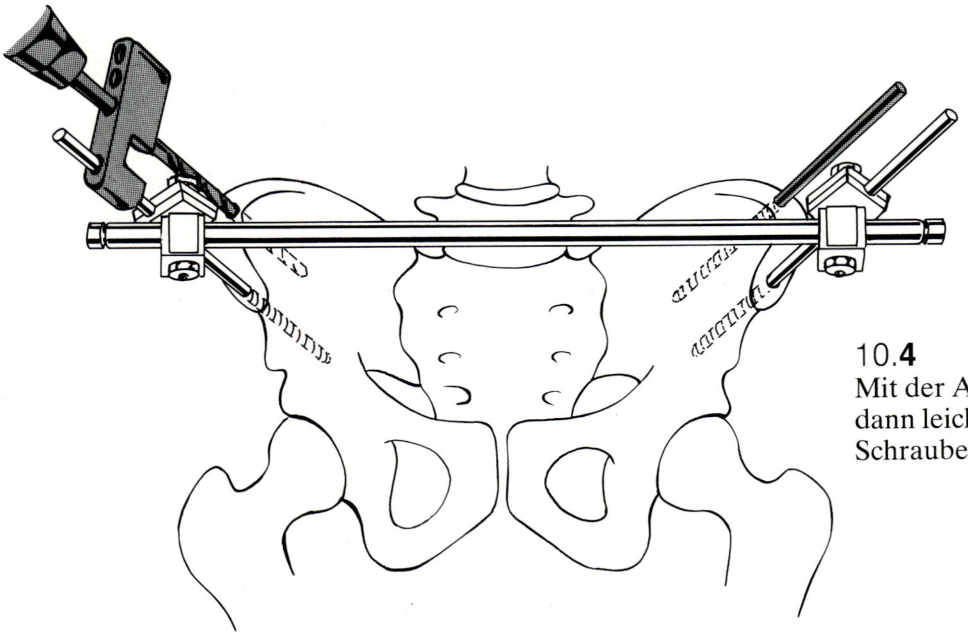

10.**4**
Mit der Abstandsbohrbüchse läßt sich dann leicht das zweite Paar Schanzscher Schrauben plazieren.

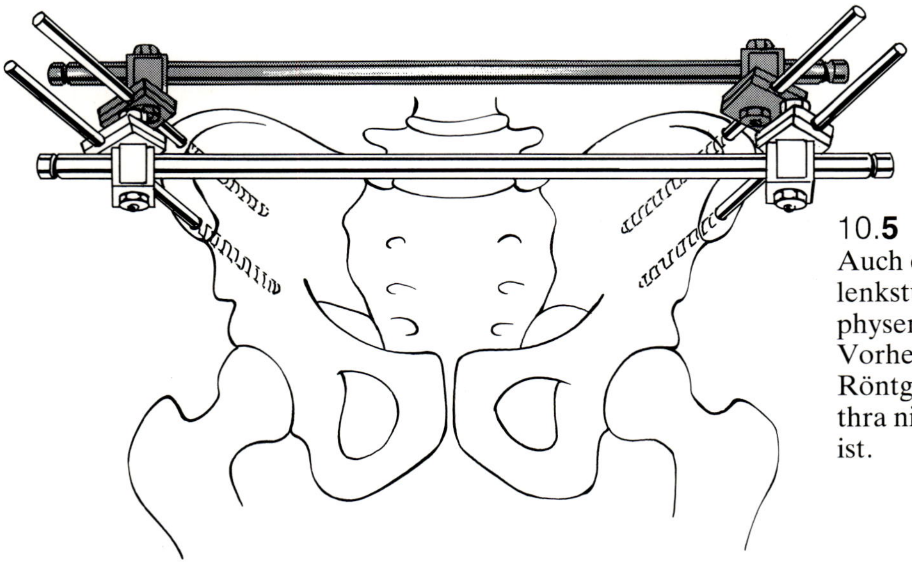

10.**5**
Auch diese werden mittels Rohr und Gelenkstücken verbunden und nun die Symphysenhälften aneinandergelegt. *Cave:* Vorher Blasenkatheder legen und im Röntgenbild kontrollieren, daß die Urethra nicht in der Symphyse eingeklemmt ist.

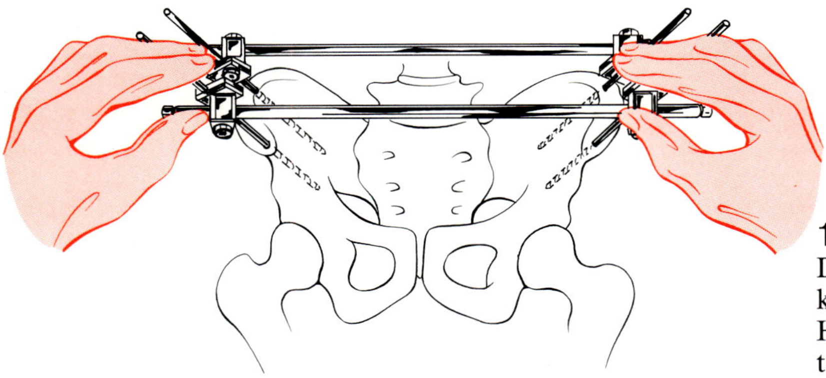

10.**6**
Das Aneinanderführen der Beckenhälften kann mit Hilfe des Spanngerätes erfolgen. Hier soll jedoch ausnahmsweise kein interfragmentärer Druck entstehen!

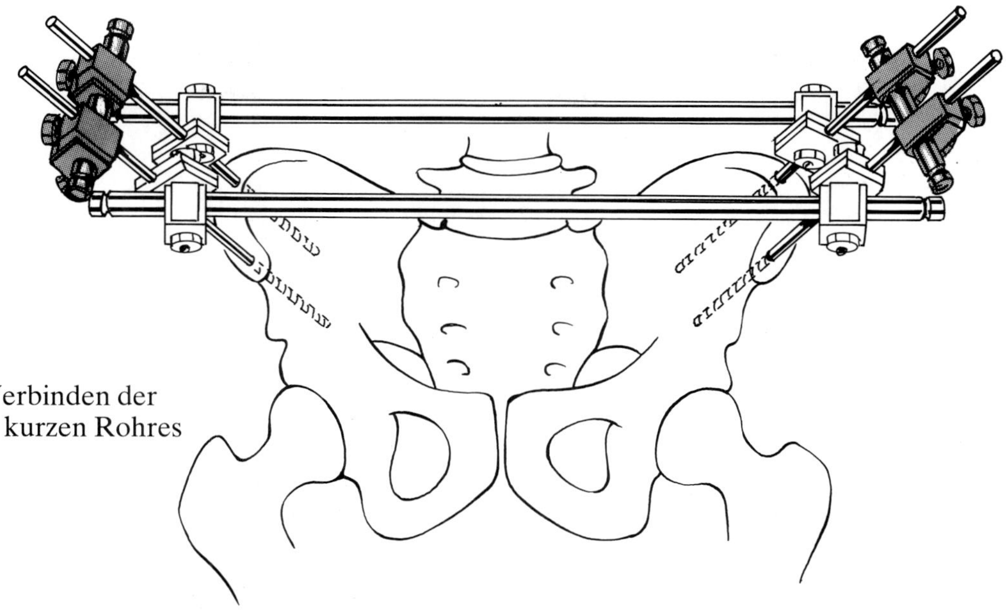

10.**7**
Die Stabilität wird durch Verbinden der langen Rohre mittels eines kurzen Rohres auf jeder Seite erhöht.

Zuggurtung

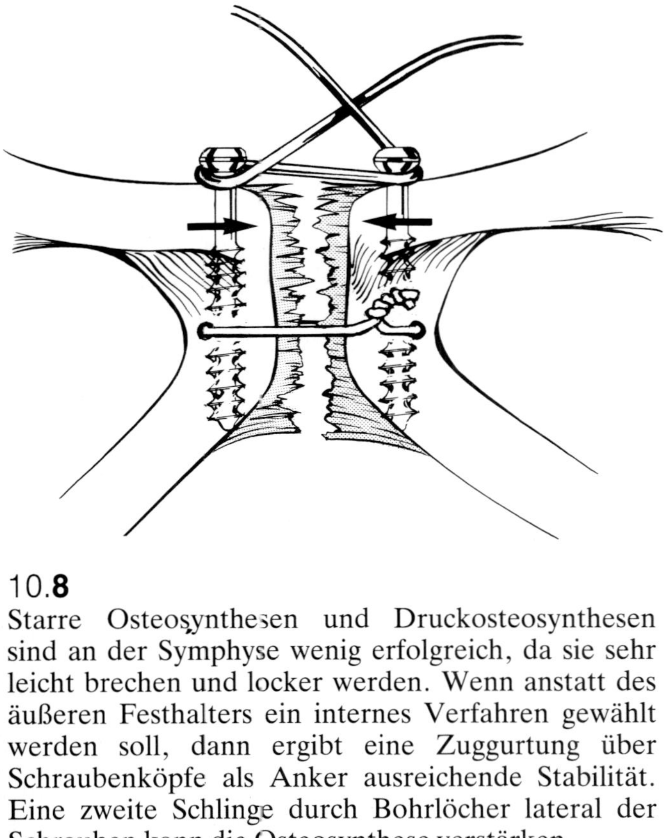

10.**8**
Starre Osteosynthesen und Druckosteosynthesen sind an der Symphyse wenig erfolgreich, da sie sehr leicht brechen und locker werden. Wenn anstatt des äußeren Festhalters ein internes Verfahren gewählt werden soll, dann ergibt eine Zuggurtung über Schraubenköpfe als Anker ausreichende Stabilität. Eine zweite Schlinge durch Bohrlöcher lateral der Schrauben kann die Osteosynthese verstärken.

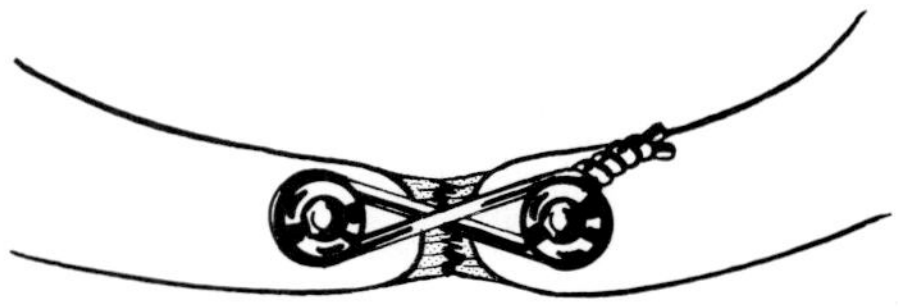

10.**9**
Diese Gurtung sollte jedoch nur mit der Hand angezogen werden. Jegliche Kompression zwischen den Symphysenhälften sollte vermieden werden.

11. Hüftgelenk

Anatomie

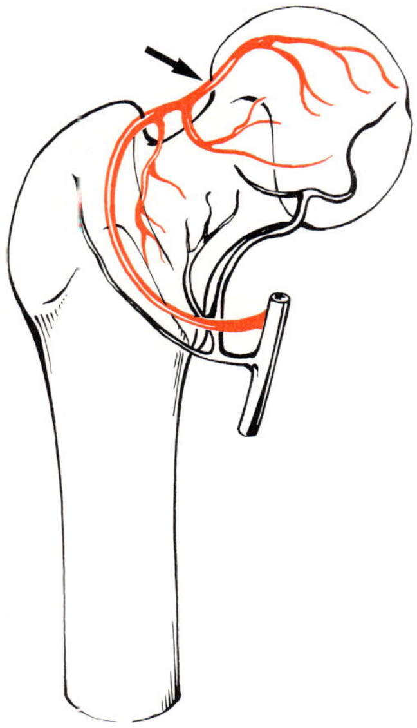

11.**1**
Rot: Versorgungsgebiet des R. profundus der A. circumflexa femoris tibialis. Ihre Unterbrechung führt beim älteren Menschen in der Regel zur Kopfnekrose. Der Pfeil zeigt den Eintrittspunkt des hauptérnährenden Gefäßes in den Knochen. Hier ist dieses am unbeweglichsten und reißt am leichtesten. Frakturen in diesem Bereich sind mit einer hohen Nekroserate belastet.

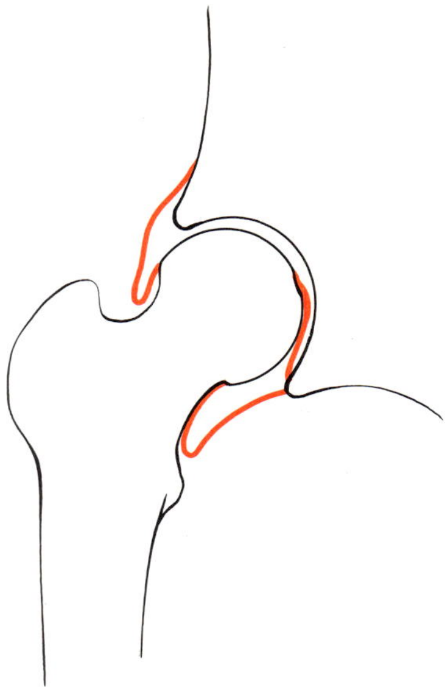

11.**2**
Die Gefäße laufen in dem dem Schenkelhals anliegenden Teil der Synovialis auf dem Periost zum Femurkopf.

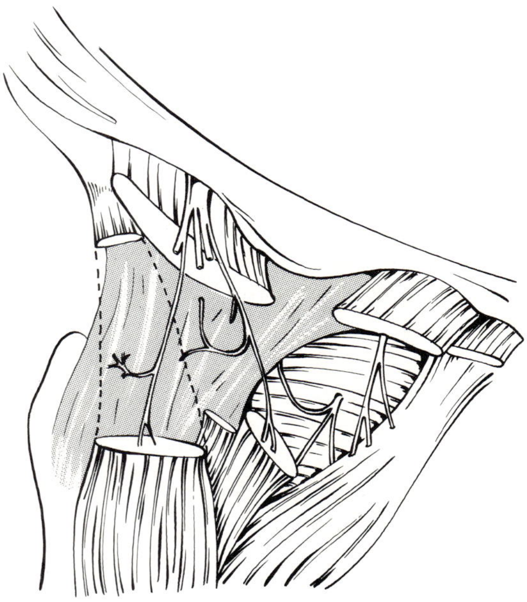

11.**3**
Beziehungen der Nerven zum Hüftgelenk. Bei unsachgemäßem Einsetzen von Hohmann-Hebeln beim ventralen und ventrolateralen Zugang kann es zu Femoralislähmungen kommen (s. auch Abb. 1.**50**).

Diagnostik

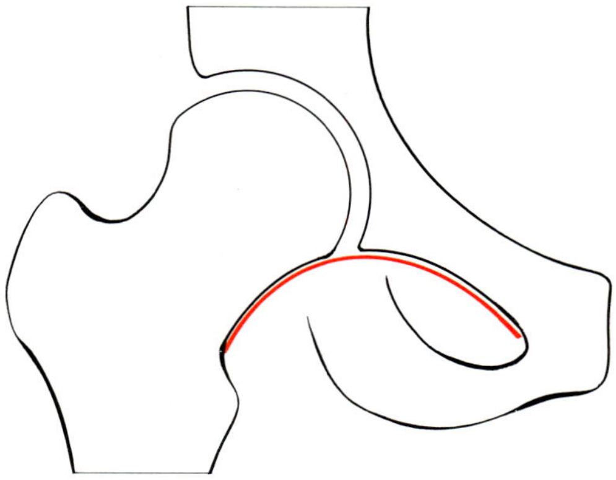

11.**4**
Eine Verwerfung des Schenkelhals-Schambein-Bogens im Röntgenbild, d. h. am „Adamschen Bogen", weist oft auf eine Fraktur oder Luxation hin. Röntgenuntersuchung entsprechend Abb. 9.**9** ff.

Lagerung

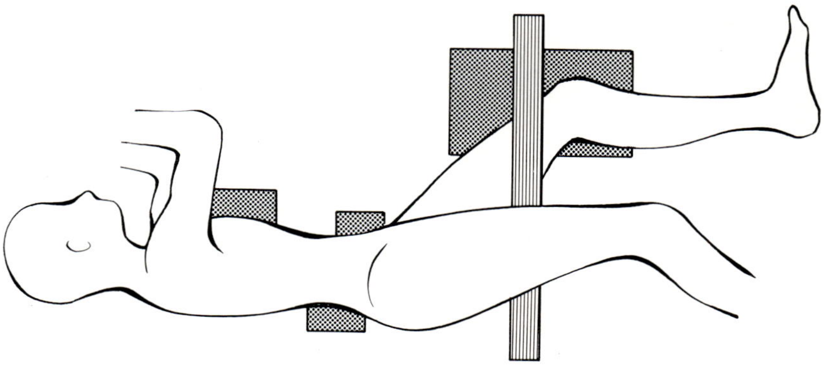

11.**5**
Seitlagerung Rückenstütze und Symphysenstütze dürfen nicht zu hoch ragen, da sonst das Operationsgebiet nicht ausreichend weit steril abgedeckt werden kann.

Posterolateraler („südlicher") Zugang

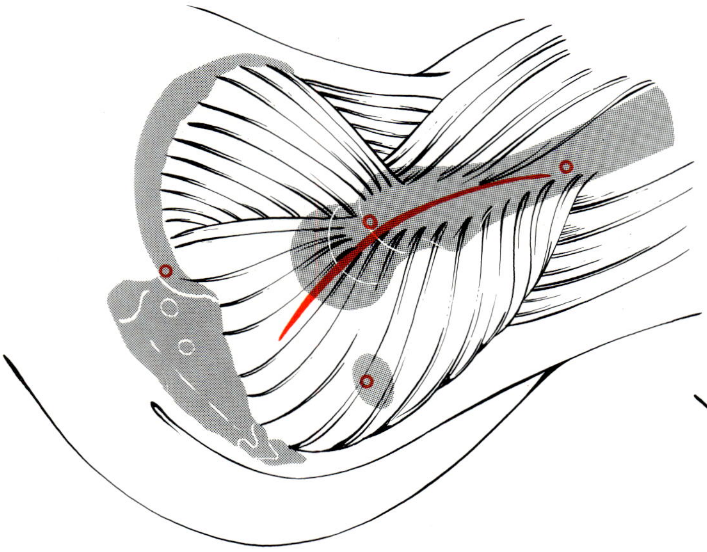

11.**6**
Hautschnitt. Bezugspunkte: Trochanter maior, Oberschenkelschaft, Spina iliaca post. sup., Tuber ossis ischii.

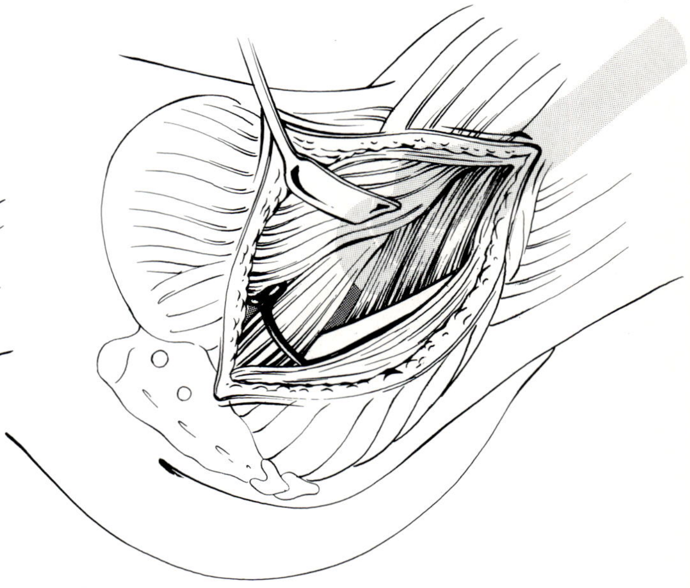

11.**7**
Abtrennen des Ansatzes des M. glutaeus max. vom Tractus iliotibialis. Die Muskelfasern werden ab Trochanter weitgehend stumpf auseinandergedrängt, bis man auf das darunterliegende Fettgewebe stößt, in welchem sich auch der N. ischiadicus befindet.

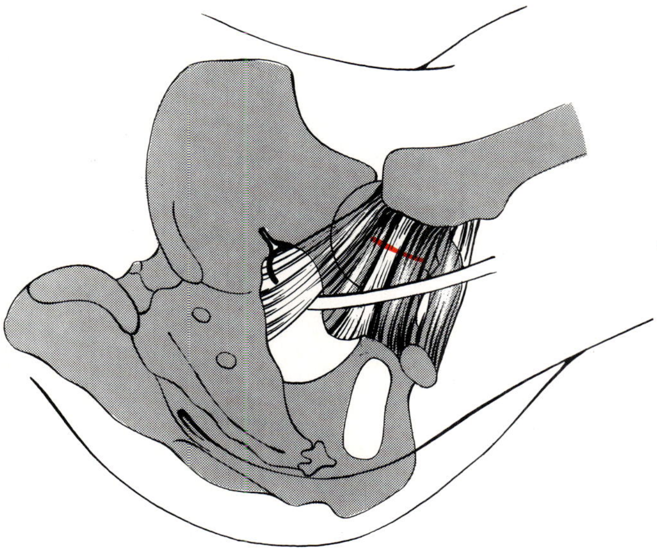

11.**8**
In diesem lockeren Fett-/Gleitgewebe läßt sich der N. ischiadicus durch Palpation und Präparation relativ leicht identifizieren. Die kurzen Außenrotatoren werden so durchtrennt, ...

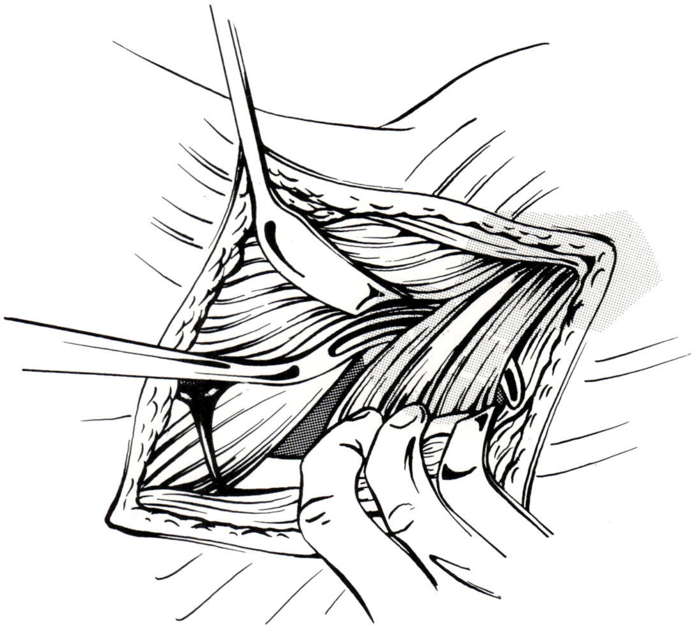

11.**9**
... daß kleine Stümpfe hinter dem Trochanter für die Reinsertion verbleiben.

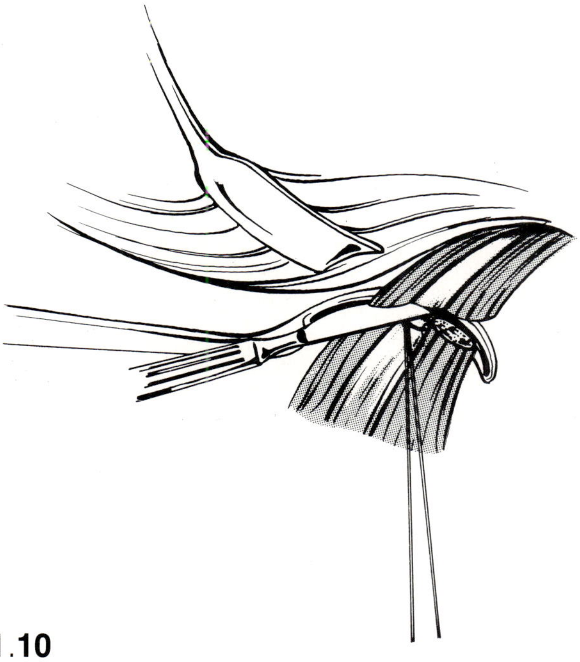

11.**10**
Die Sehne des M. obturator internus, welche zwischen den beiden Mm. gemelli liegt, wird zweckmäßigerweise vorher mit einem Faden markiert (s. auch Abb. 1.**7**ff).

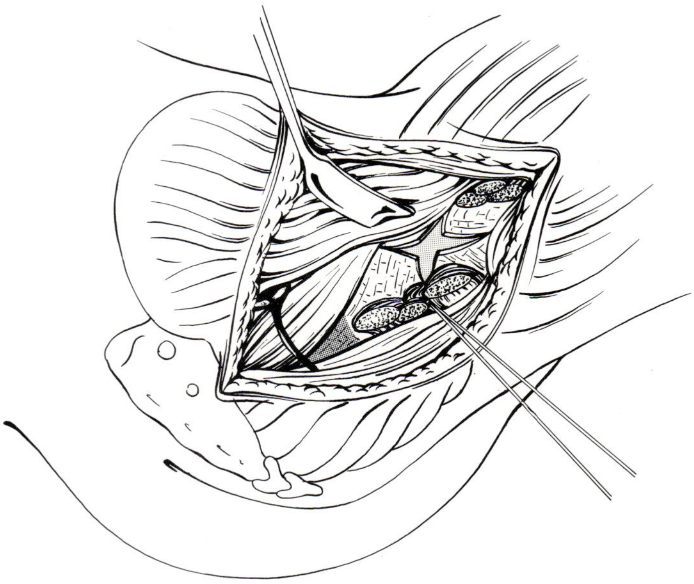

11.**11**
Sowohl M. quadratus femoris nach distal als auch M. piriformis nach proximal können z. T. oder ganz abgetrennt werden. Beim M. piriformis Achtung auf die A. glutaea caudalis!

Anterolateraler Zugang

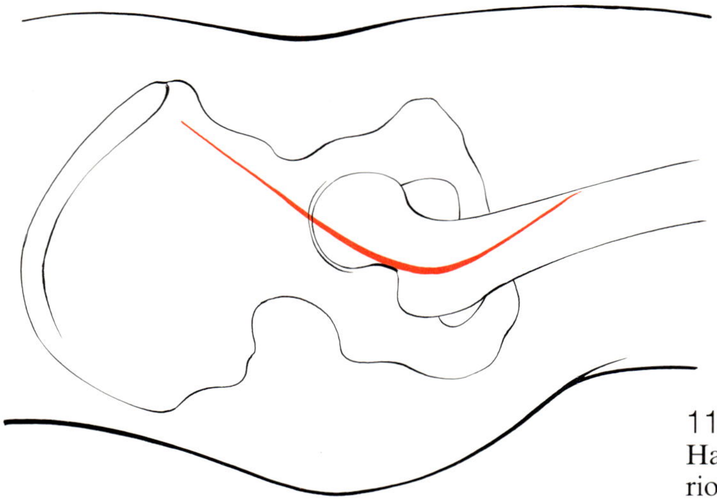

11.**12**
Hautschnitt. = Markierungspunkte Spina iliaca anterior superior und Spitze Trochanter major.

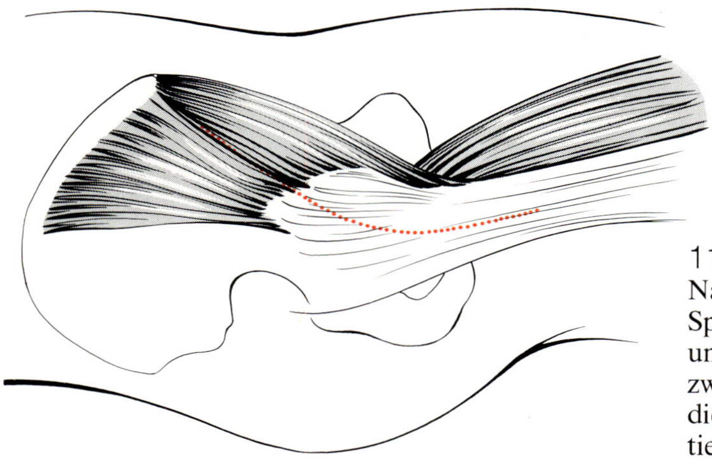

11.**13**
Nach Spaltung der Faszie in Faserrichtung über dem Spalt zwischen Hinterrand des M. tensor fasciae latae und Vorderrand des M. glutaeus medius Vordringen zwischen diesen Muskeln zur Gelenkkapsel. Der in diesem Dreieck liegende Fettbürzel kann als Orientierung dienen.

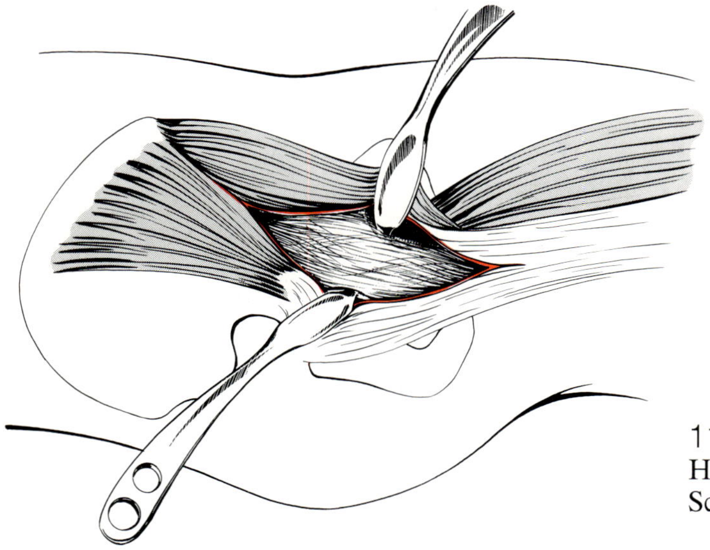

11.**14**
Hohmann-Hebel werden kaudal und kranial um den Schenkelhals herum eingesetzt.

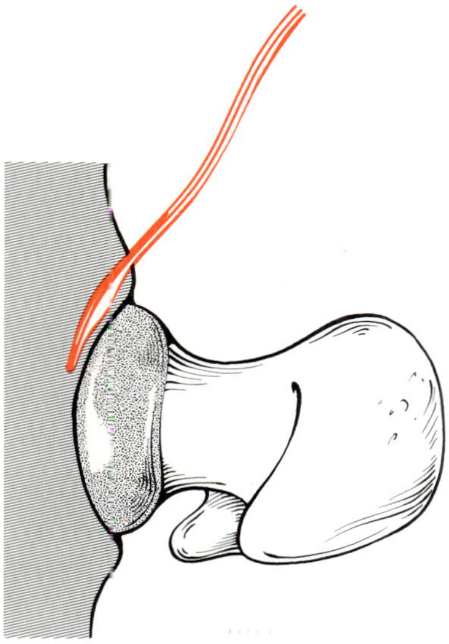

11.**15**
Ein dritter Hebel wird über den vorderen Pfannenrand hinweg eingesetzt. Die Spitze dieses Hebels sollte nicht zu stark gebogen sein, da sich diese sonst sehr leicht durch den Knochen hindurch drückt.

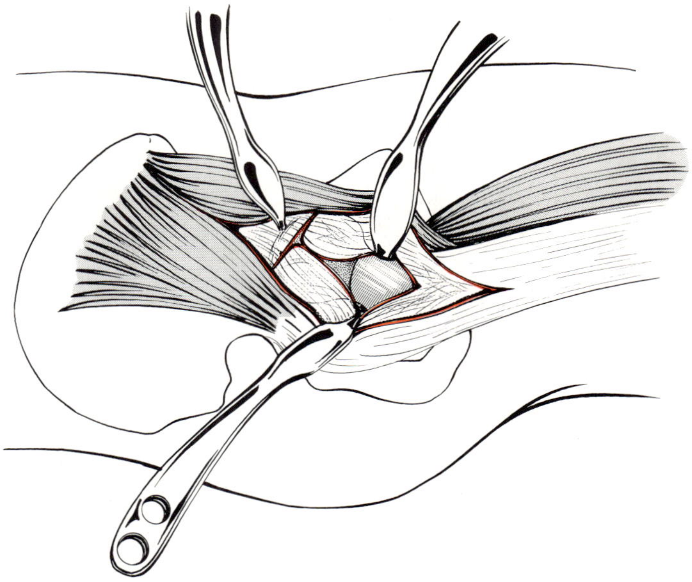

11.**16**
Eröffnen der Kapsel und Umsetzen des kaudalen und kranialen Hohmann-Hebels intrakapsulär um den Schenkelhals herum.

Vorderer Zugang

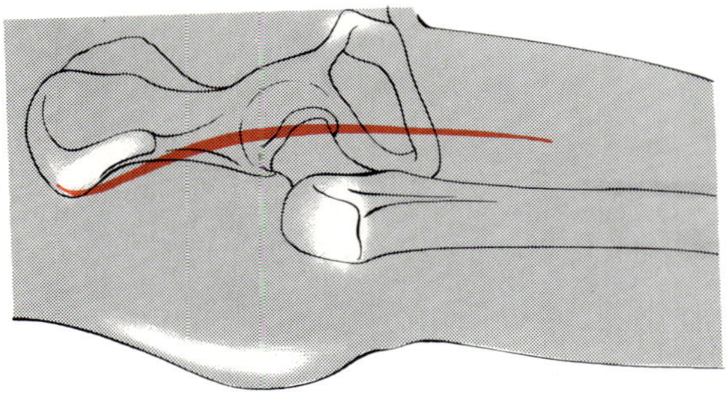

11.**17**
Hautschnitt entlang der Außenkante der Crista iliaca.

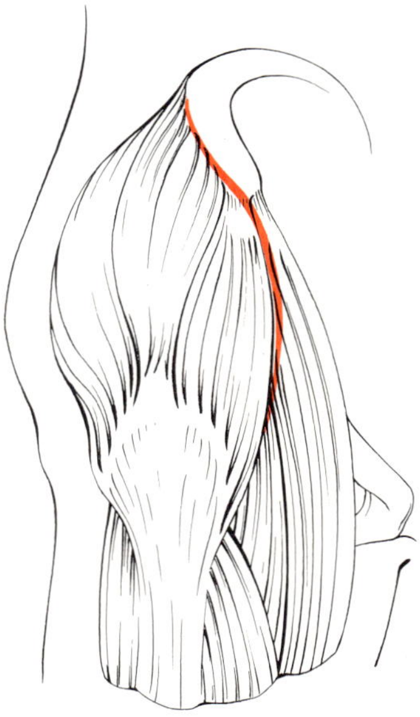

11.**18**
Ablösen des M. glutaeus von der Außenseite der Beckenschaufel. Das Periost wird zuerst mit dem Messer bis auf den Knochen eingeschnitten, dann die Muskulatur mit einem scharfen Raspatorium vom Knochen abgeschoben.
Der M. sartorius wird nach medial gezogen.

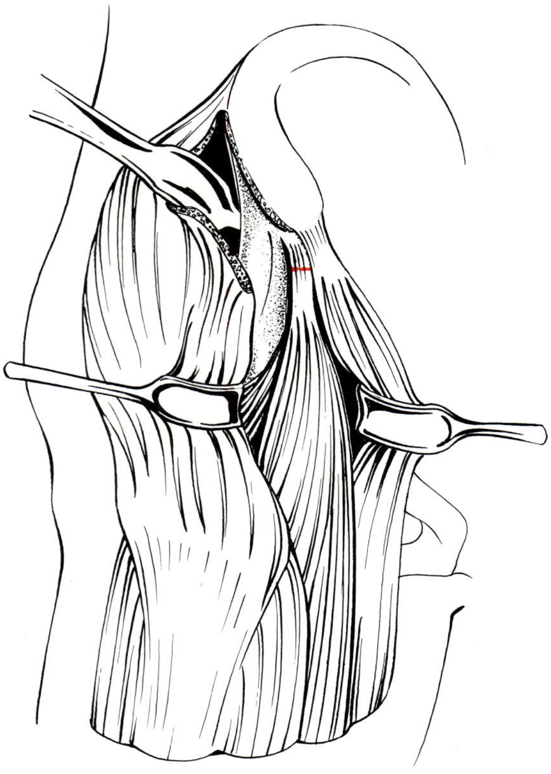

11.**19**
Abtrennen des M. rectus femoris an seinem Ansatz. Ein kleiner Stumpf für die Reinsertion bleibt stehen.

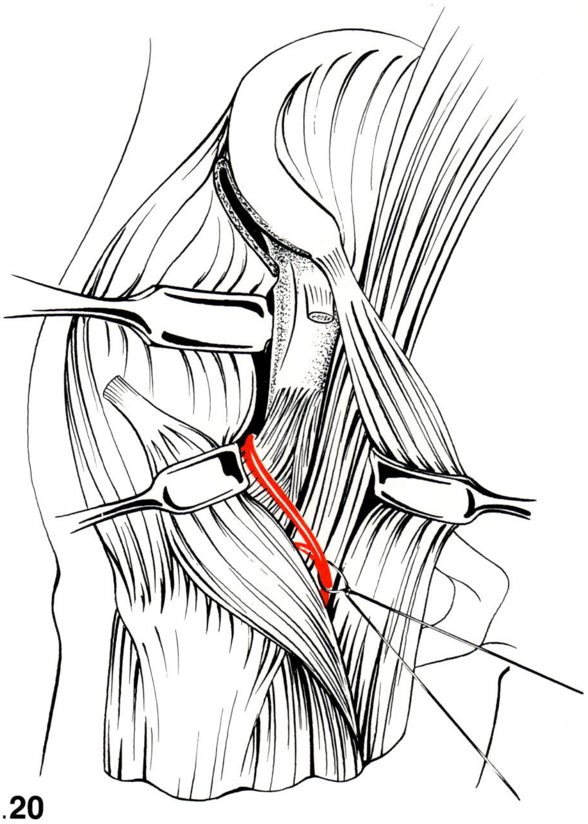

11.**20**
Die A. circumflexa femoris muß unterbunden werden.

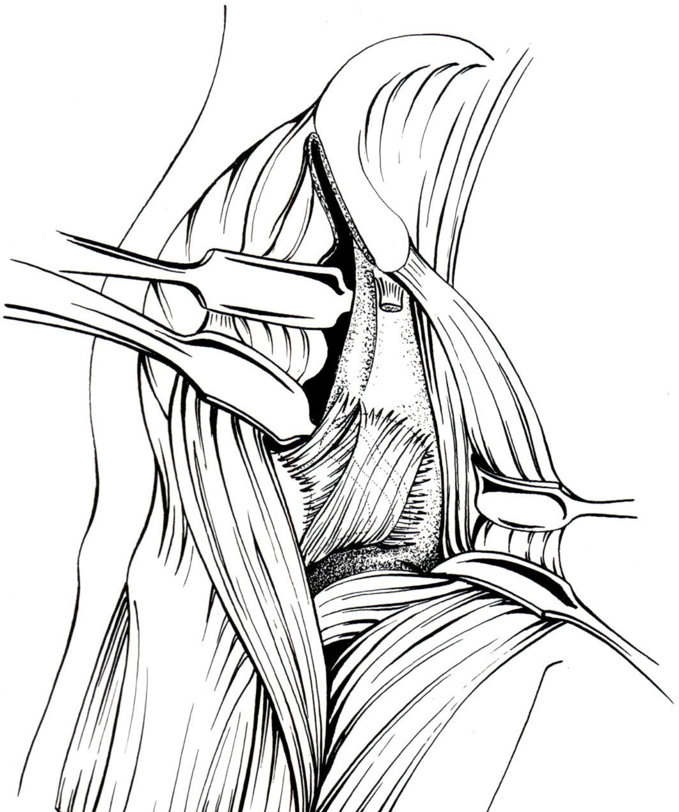

11.**21**

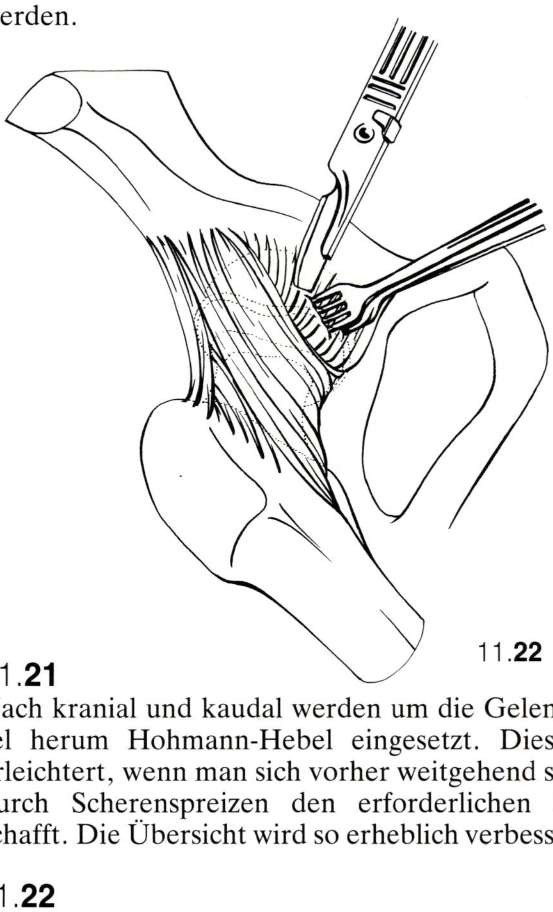

11.**22**

11.**21**
Nach kranial und kaudal werden um die Gelenkkapsel herum Hohmann-Hebel eingesetzt. Dies wird erleichtert, wenn man sich vorher weitgehend stumpf durch Scherenspreizen den erforderlichen Raum schafft. Die Übersicht wird so erheblich verbessert.

11.**22**
Dann erst erfolgt die Eröffnung der Kapsel, beginnend am Azetabulum, wenn der Femurkopf erhalten werden soll (Gefäßversorgung s. Abb. 11.**1**).

12. Oberschenkel

Oberschenkel – proximal

Anatomie

siehe zunächst Abb. 11.**1** ff.

Verletzungstypen

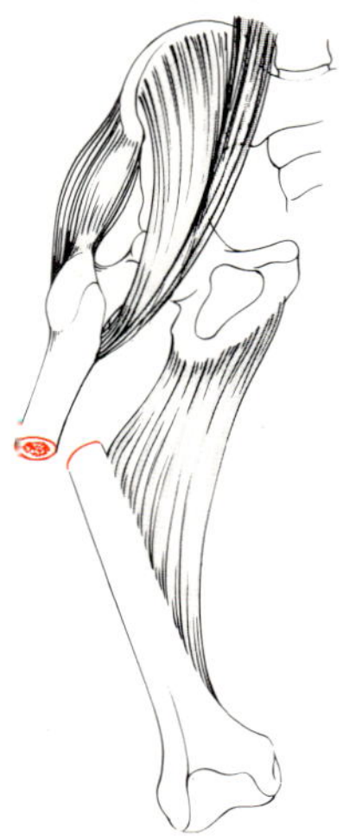

12.**1**
Dislokation der Fragmente: Proximales Fragment außenrotiert, gebeugt, abduziert. Distales Fragment adduziert.

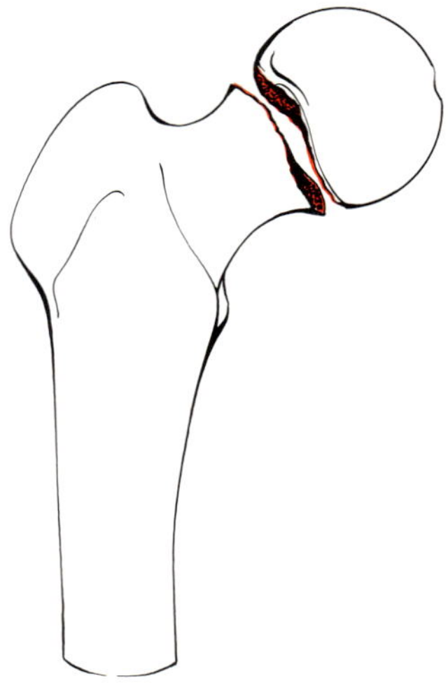

12.**2**
Mediale *Schenkelhalsfraktur:* Unterformen nach der Einteilung von Pauwels.

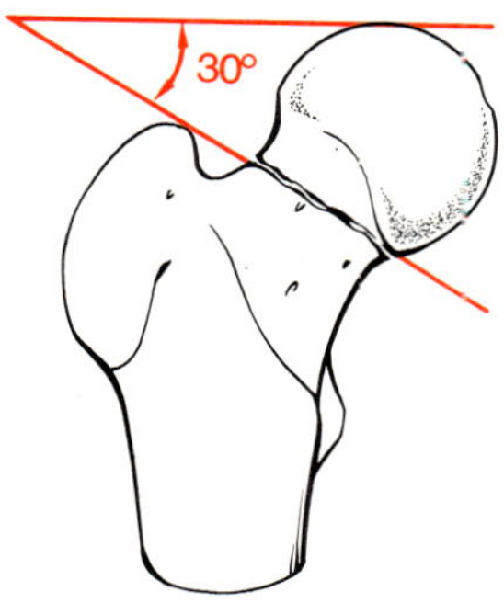

12.**3**
Pauwels Typ I.

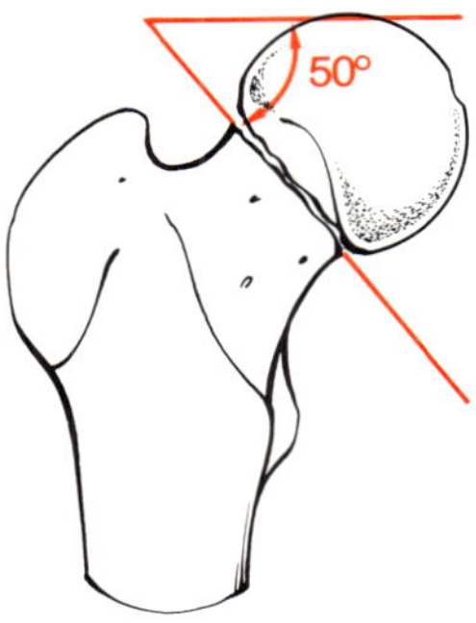

12.**4**
Pauwels Typ II.

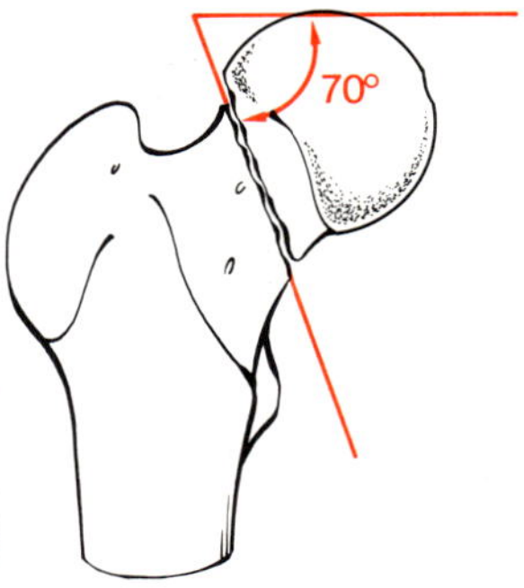

12.**5**
Pauwels Typ III. Bei dieser Form sollte bei jeder kopferhaltenden Operation gleichzeitig eine intertrochantäre valgisierende Verschiebeosteotomie vorgenommen werden, damit die Frakturfläche zur besseren Druckwirkung und Verminderung der Scherwirkung der Horizontalen genähert wird.

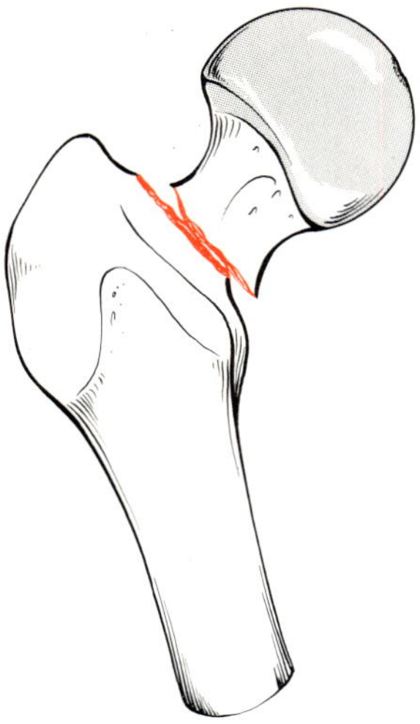

12.**6**
Laterale *Schenkelhalsfraktur.*

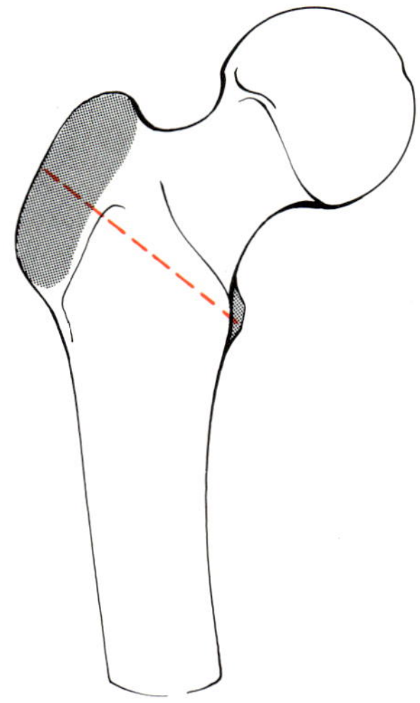

12.**7**
Pertrochantäre *Femurfraktur.*

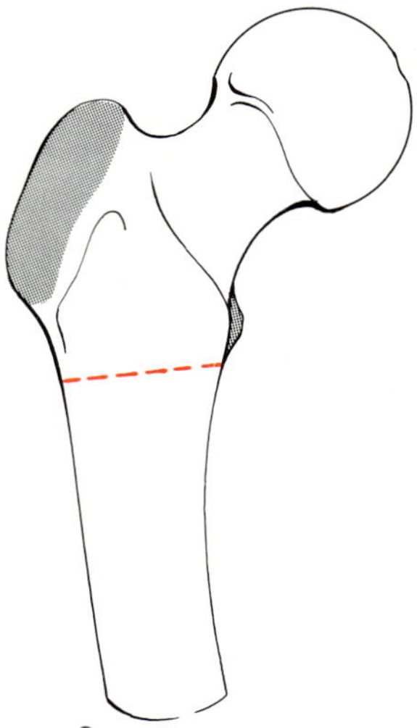

12.**8**
~~Inter~~trochantäre *Femurfraktur.*

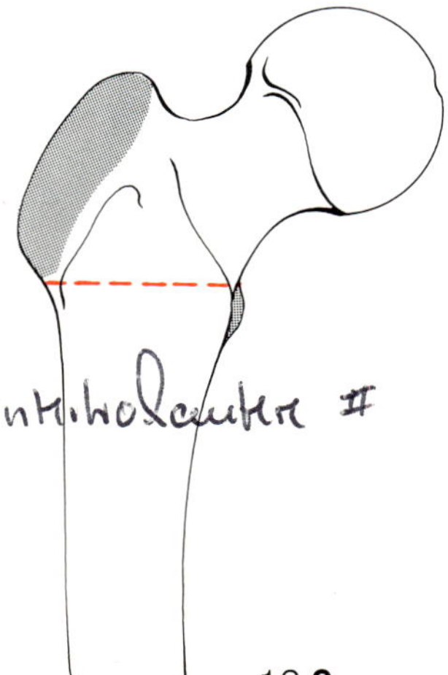

12.**9**

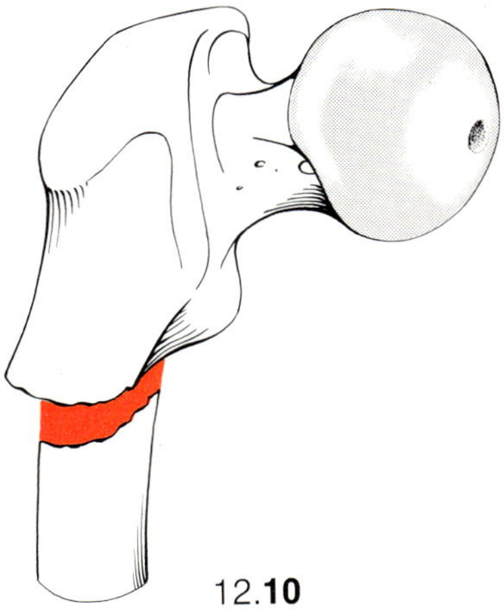

12.**10**

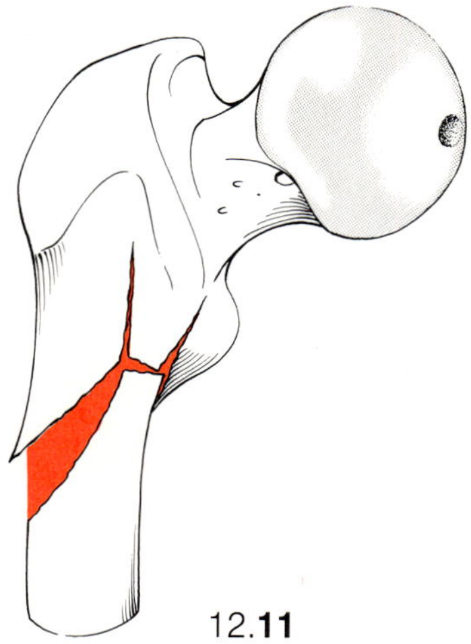

12.**11**

12.**9**
Subtrochantäre *Femurfraktur,* mit den folgenden Unterformen: 3–4 Typen Biegungsfrakturen und 2 Typen Torsionsfrakturen.

12.**10**
Subtrochantäre Femurfraktur: einfacher Querbruch, wenig Komplikationen.

12.**11**
Subtrochantäre Femurfraktur: „reversed fracture", gute Abstützung, wenig Komplikationen.

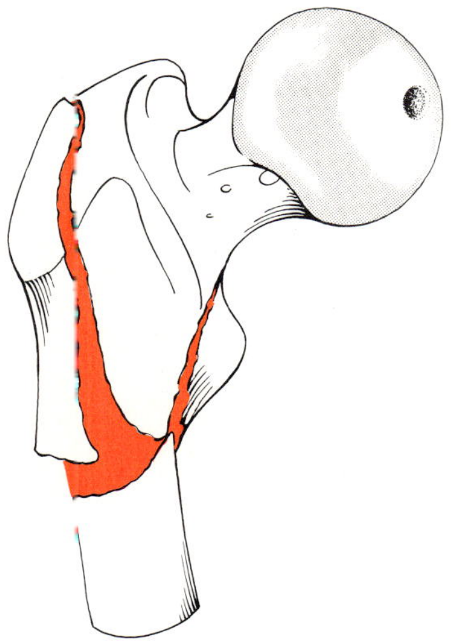

12.**12**
Subtrochantäre Femurfraktur: Querbruch kombiniert mit pertrochantärer Fraktur, wenig Komplikationen.

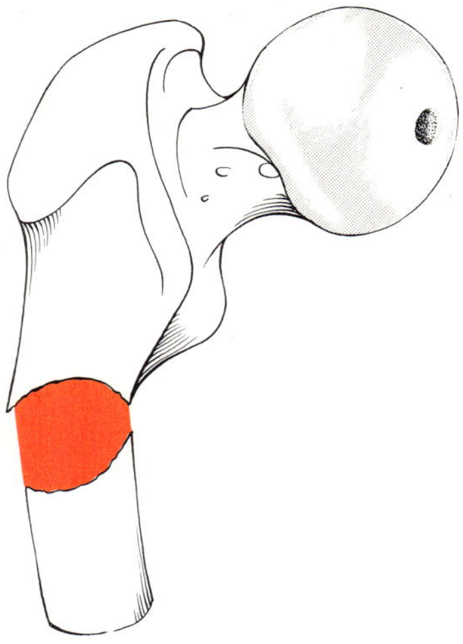

12.**13**
Subtrochantäre Femurfraktur: pathologische Fraktur, wenig Schwierigkeiten.

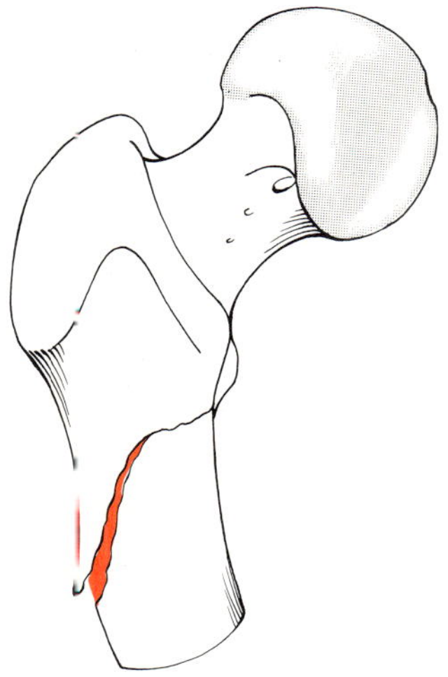

12.**14**
Subtrochantäre Femurfraktur: Drehbruch durch Einwärtsdrehung, schwierig zu reponieren.

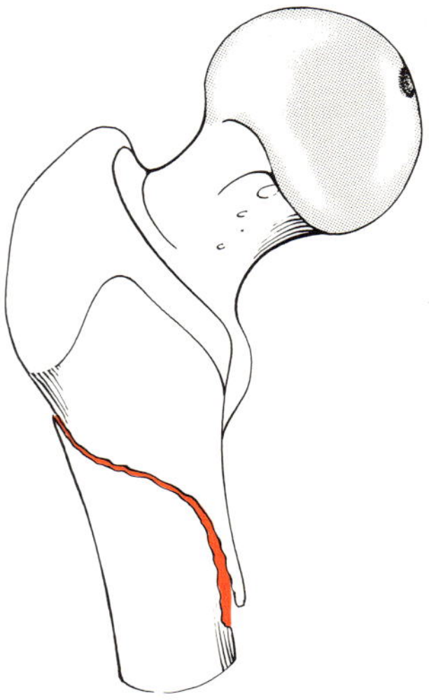

12.**15**
Subtrochantäre Femurfraktur: Drehbruch durch Auswärtsdrehung, Tendenz zur Verkürzung: bei Federnagelung evtl. zusätzliche Extension für 3 Wochen.

Die Einteilung nach Garden gibt Hinweise auf die Überlebensaussichten des Kopfes.

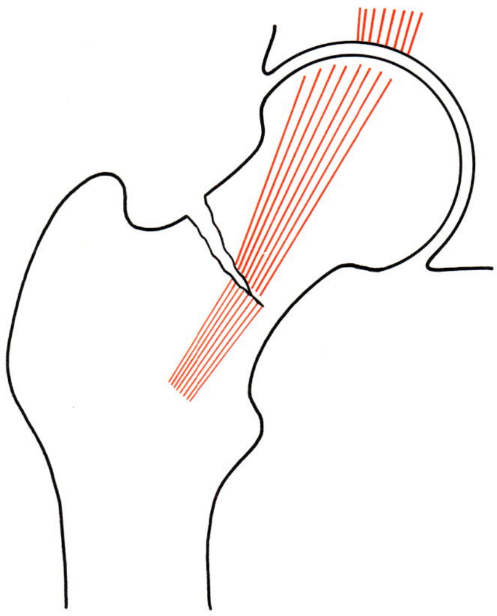

12.**16**
Die Trabekel sind in Richtung Valgus abgeknickt, die Fraktur unterbricht die kaudale Kortikalis nicht. Gute Prognose.

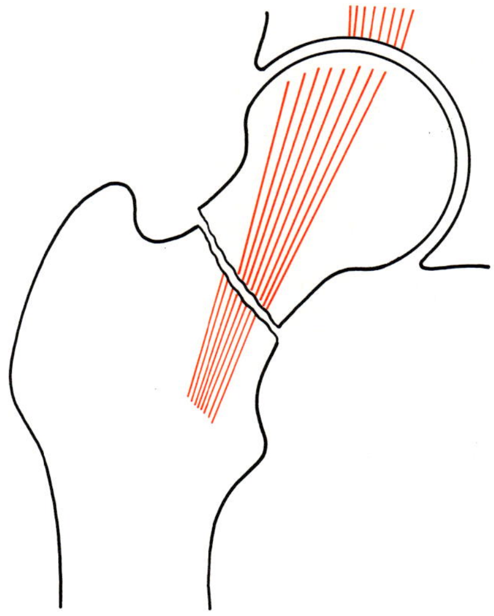

12.**17**
Trabekel evtl. etwas versetzt im Bereich des Frakturspaltes, jedoch nicht geknickt. Günstige Prognose.

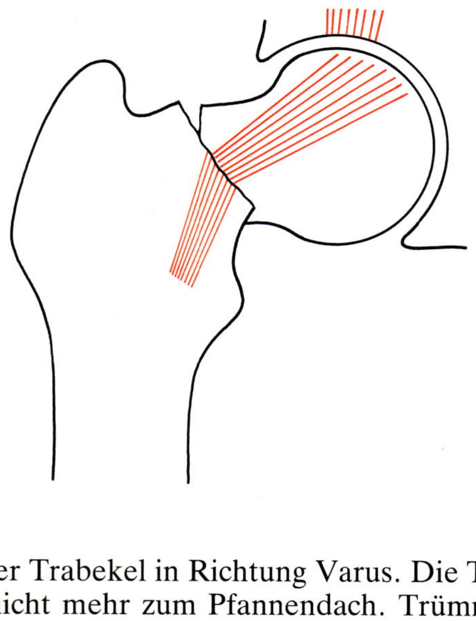

12.**18**
Knick der Trabekel in Richtung Varus. Die Trabekel zeigen nicht mehr zum Pfannendach. Trümmerzone hinten. Ungünstige Prognose.

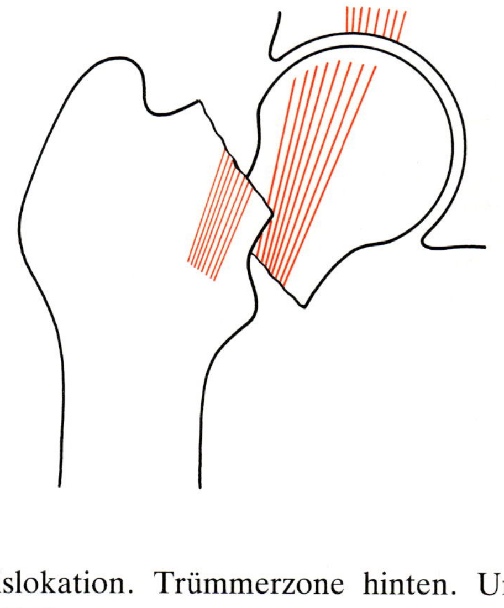

12.**19**
Starke Dislokation. Trümmerzone hinten. Ungünstige Prognose.

Je mehr bzw. deutlicher sich die Trabekelstrukturen auf dem Röntgenbild abzeichnen, desto stärker ist die Osteoporose und es sind evtl. intraoperative Schwierigkeiten zu erwarten.

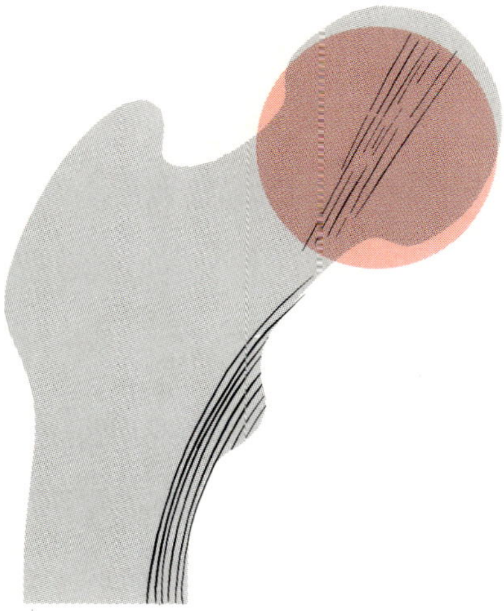

12.**20**
Erste Zeichnung der Hauptdrucktrabekel.

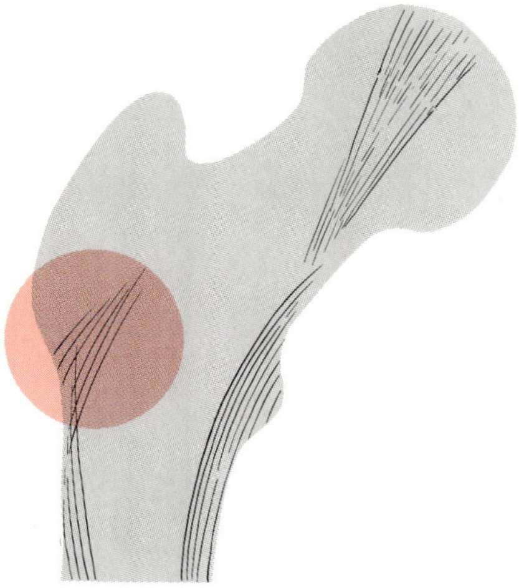

12.**21**
Die Sekundärspannungsgruppe wird eben erkennbar.

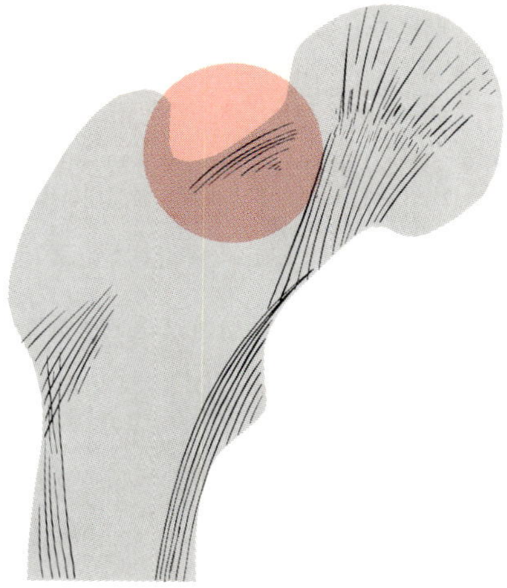

12.**22**
Anfang und Ende der Hauptspannungsgruppe werden deutlich.

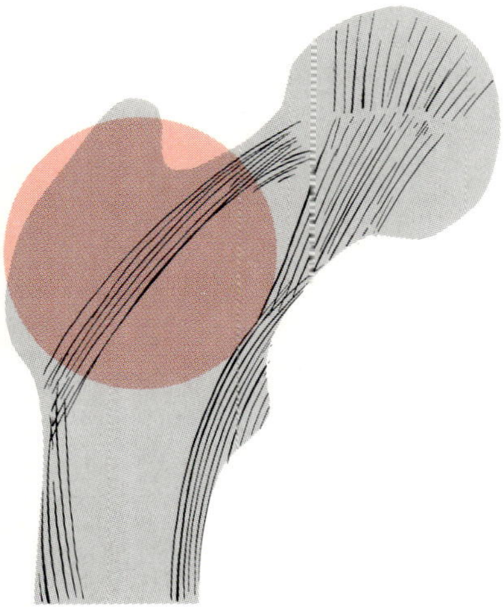

12.**23**
Hauptzuggruppe durchgehend sichtbar.

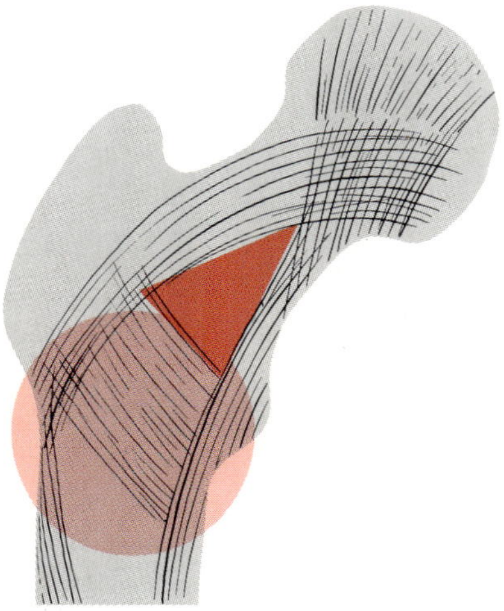

12.**24**
Deutliches Wardsches Dreieck durch beginnende Zeichnung der Sekundärkompressionsgruppe.

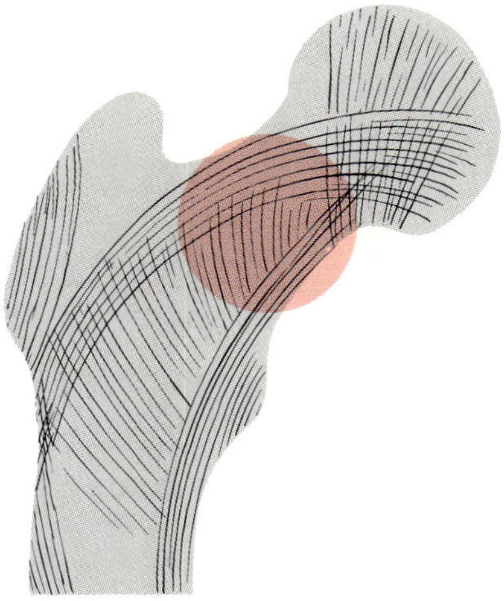

12.**25**
Alle Kompressions- und Zugspannungsgruppen sowie Trochantergruppe voll dargestellt, Wardsches Dreieck nicht mehr erkennbar.

Prinzip

Spontane Einstellung der Fragmente: Der Femur stellt sich immer in Außenrotation ein (bezogen auf die Beckenquerachse).

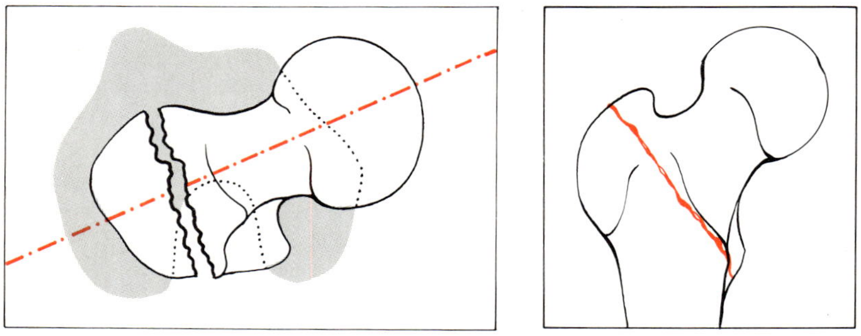

12.**26**
Bei *pertrochantären Schenkelhalsfrakturen* steht auch das Kopffragment in *Außenrotation*.

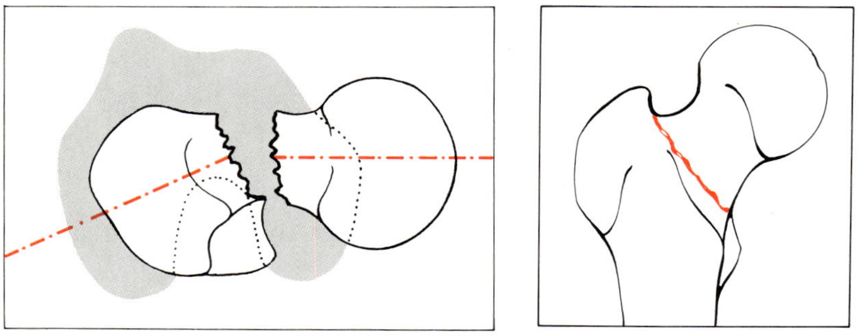

12.**27**
Bei *lateralen Schenkelhalsfrakturen* steht es in einer *Mittelstellung* und . . .

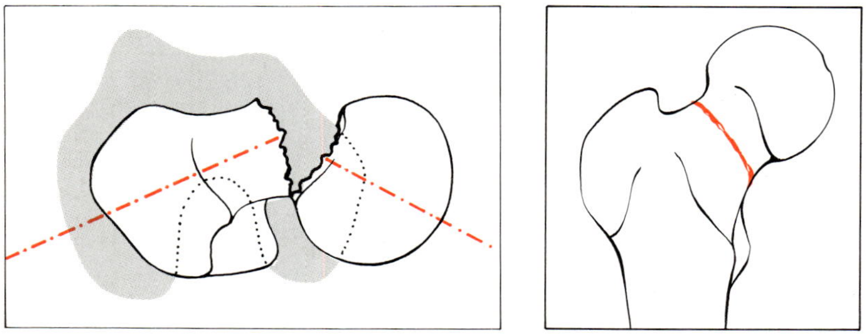

12.**28**
. . . bei *medialen Schenkelhalsfrakturen* steht es *innenrotiert*.

Für die Reposition gilt: Das Femurfragment (= Bein) muß entsprechend dem Kopf-Hals-Fragment (auf welches man keinen Einfluß hat) eingestellt werden: Je weiter *medial* die Fraktur, desto mehr *Innerotation* des Beines.

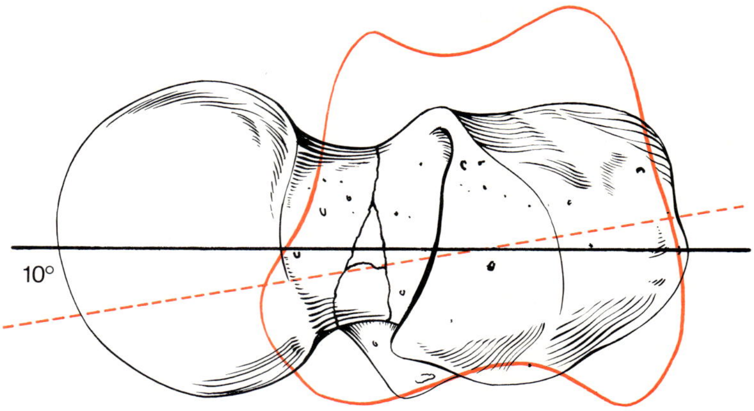

12.**29**
Beim Erwachsenen ist der Schenkelhals ca. 10 Grad nach ventral gerichtet. Das heißt, daß bei korrekter Reposition Implantate in den Schenkelhals (Nägel, Schrauben, Plattenklingen) immer um den entsprechenden Betrag von dorsal kommen müssen.

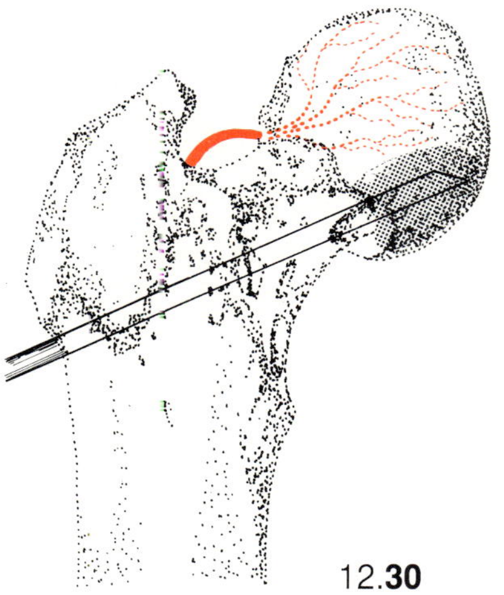

12.**30**

12.**30**
Implantate in Schenkelhals und -kopf sollen *kaudal* und *dorsal* liegen.

12.**31**
Gründe:
1. Von kranial und ventral her erfolgt die Hauptblutversorgung des Kopfes, welche ungefährdet bleiben muß.
2. Kranial und ventral ist die Spongiosa am weichesten, und die Implantate haben wenig Halt.

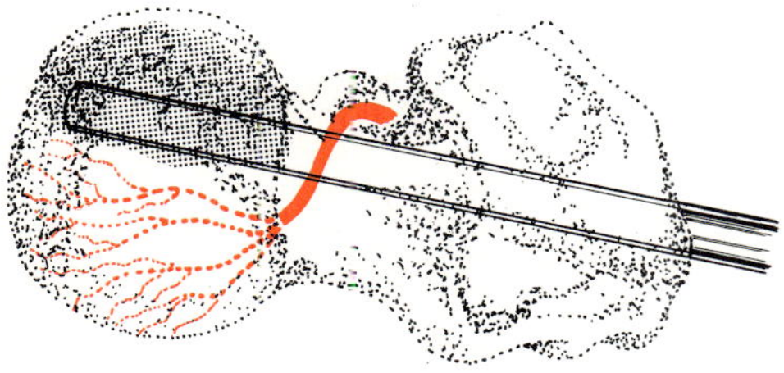

12.**31**

Röntgenbildverstärker

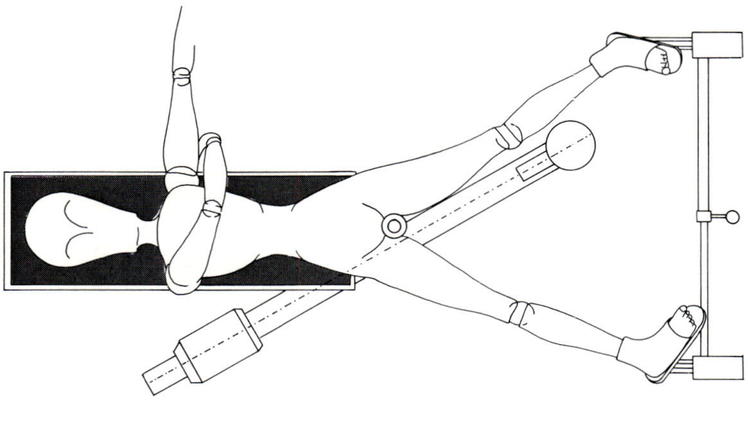

12.**32**
Vor dem sterilen Abdecken Stellungs- und Durchleuchtungsprobe. Das Gerät wird durch exakte Weisungen des Operateurs von einer unsterilen Person bedient (s. Abb. 1.**61**ff). Beim Positionieren des Röntgenbildverstärkers stellt man diesen am besten so auf. Aus dieser Aufstellung ist Durchleuchtung in beiden Ebenen durch einfaches Schwenken des Bogens möglich. Heftpflastermarkierungen auf dem Fußboden helfen, die richtige Position schnell wiederzufinden.

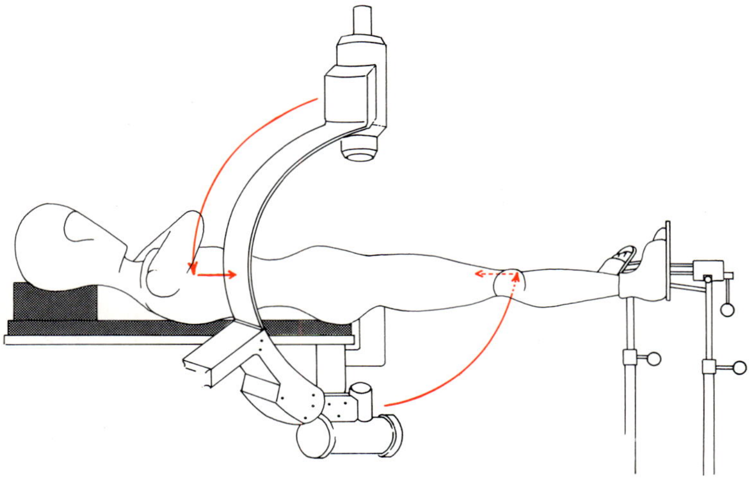

12.**33**
Das Gerät muß so aufgestellt werden, daß es ohne Standortänderung und ohne Berührung von Tisch und Patient von der Vertikal- in die Horizontalebene geschwenkt werden kann. Deshalb muß auch die sterile Abdekkung eng anliegen, es sollen keine losen Zipfel herumhängen.

Lagerung

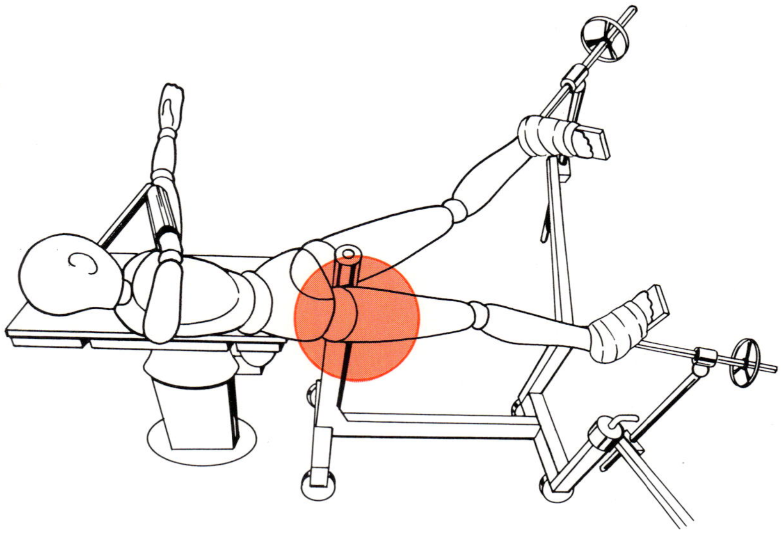

12.**34**
Bei pertrochantären Frakturen muß die Innenrotation des verletzten Beines nicht so betont sein wie bei medialen Schenkelhalsfrakturen.

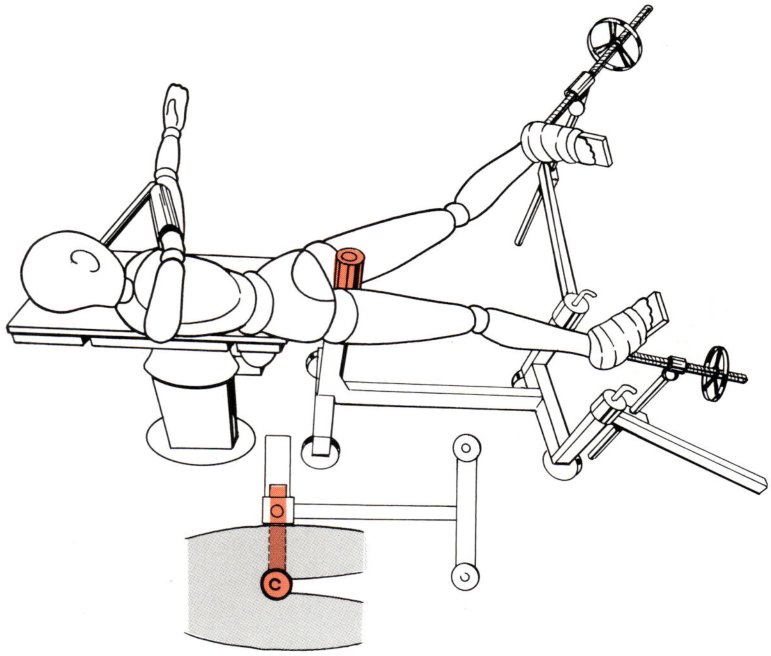

12.**35**
Auch für die Lagerung auf dem Extensionstisch gilt:
Je weiter distal die Fraktur liegt,
- desto weniger Innenrotation,
- desto mehr Beugung im Hüftgelenk.

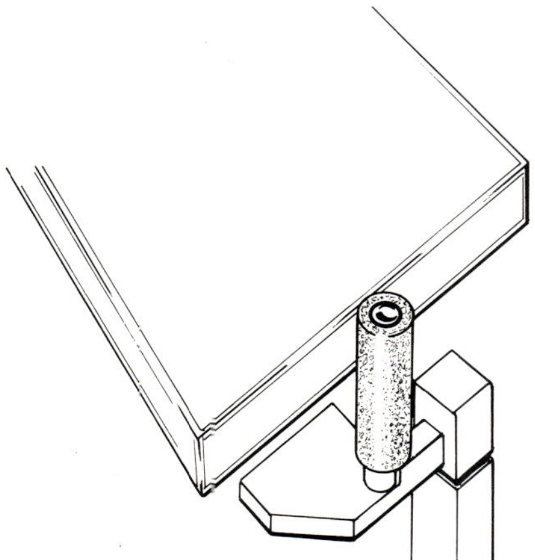

12.**36**
Das seitliche Einstecken des Beckenwiderlagers ergibt mehr Bewegungsfreiheit für den Röntgenbildverstärker.

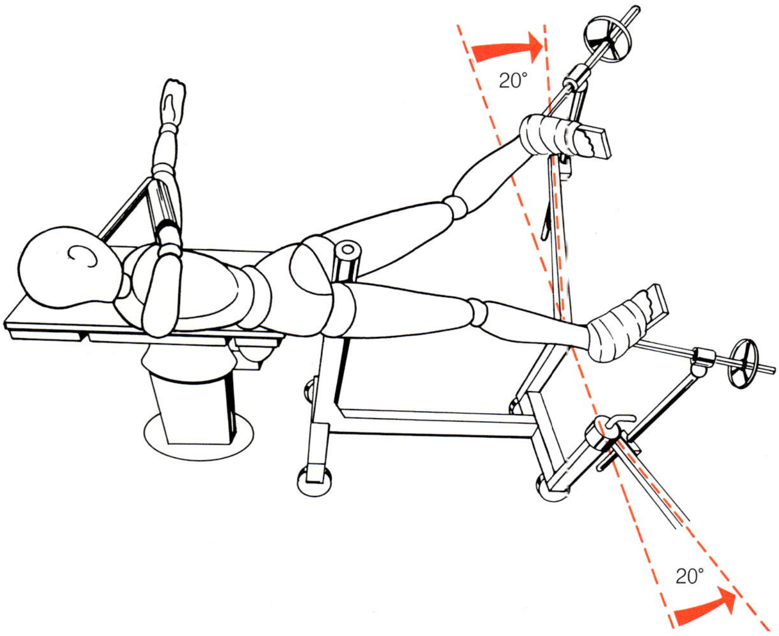

12.**37**
Durch die Stellung der Querholme ist jederzeit noch eine Korrektur der Reposition möglich.

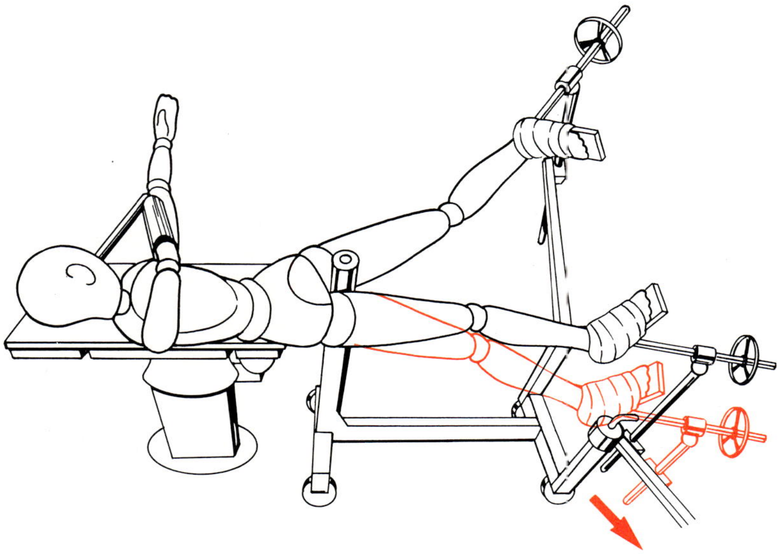

12.**38**
Die distalen Holme werden um etwa 20 Grad von der Querachse weg geschwenkt.
Aus dieser Grundstellung können die erforderlichen Korrekturen der Beinstützen leicht erfolgen.

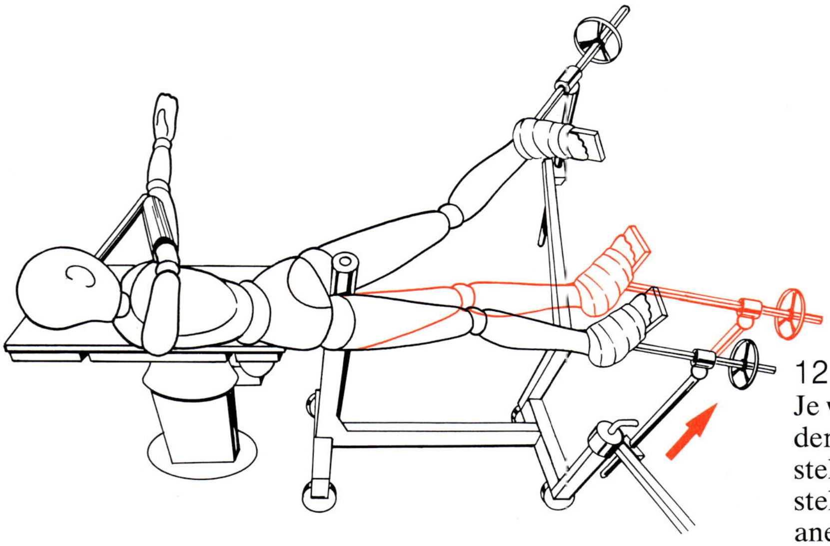

12.**39**
Je weiter distal die Fraktur, desto mehr muß der Fuß über dem Niveau des Hüftgelenkes stehen. Zug in Längsrichtung in Adduktionsstellung, dann können Fragmente am besten aneinander vorbeigleiten.

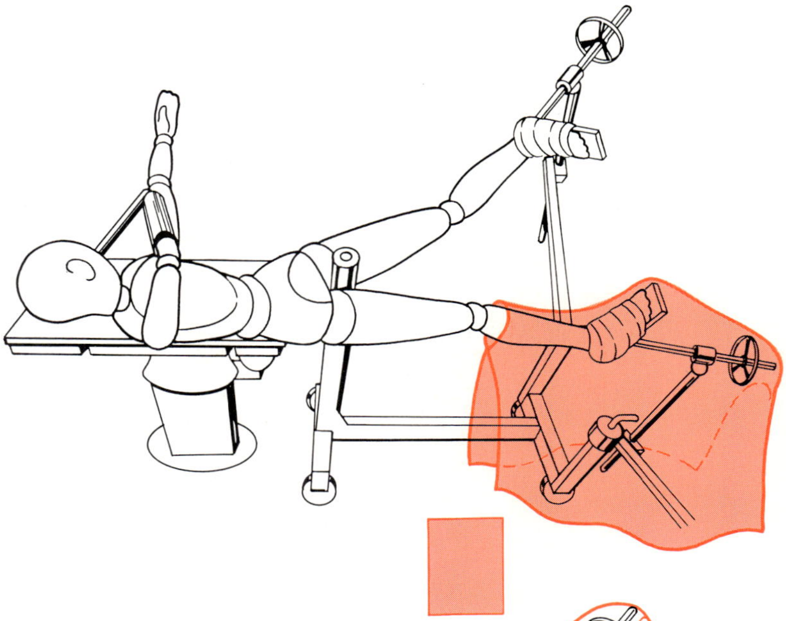

12.**40**
Theoretisch geht diese Abdeckung auch mit Papier.

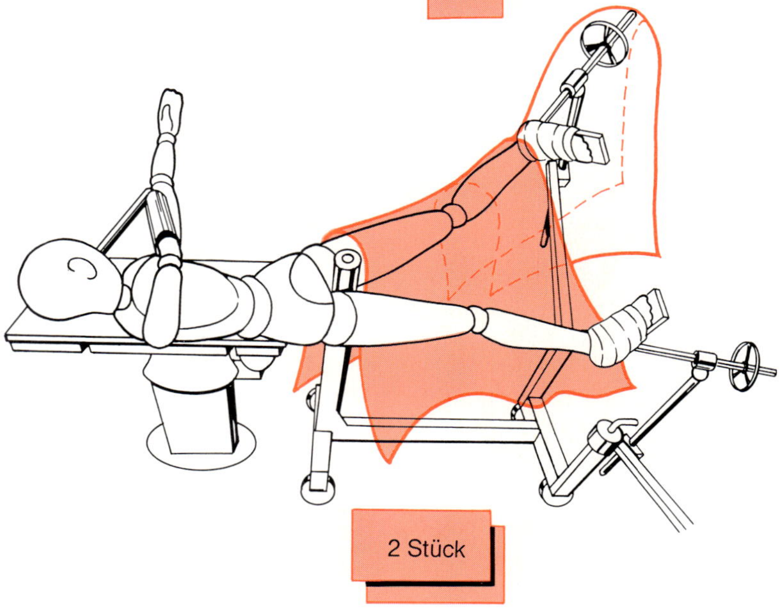

12.**41**
Problem ist jedoch, daß das steife Papier beim Einsatz des Röntgenbildverstärkers (z. B. bei horizontaler Durchleuchtung) zu leicht in unsterile Bereiche verschoben werden kann.

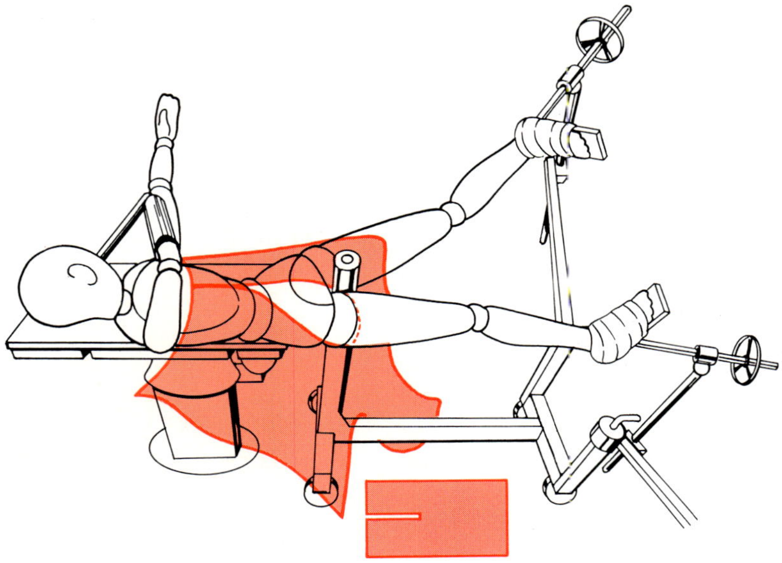

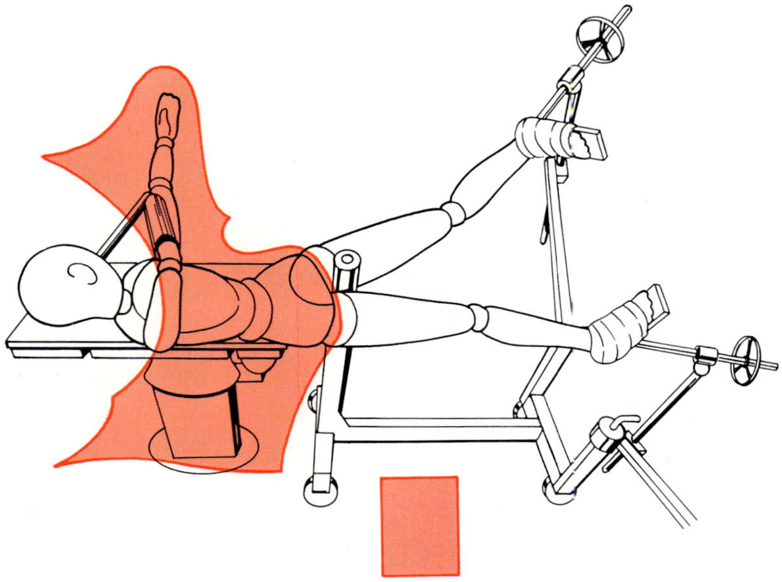

12.**42** u. 12.**43**
Eine Mischabdeckung ist grundsätzlich nicht zu empfehlen.

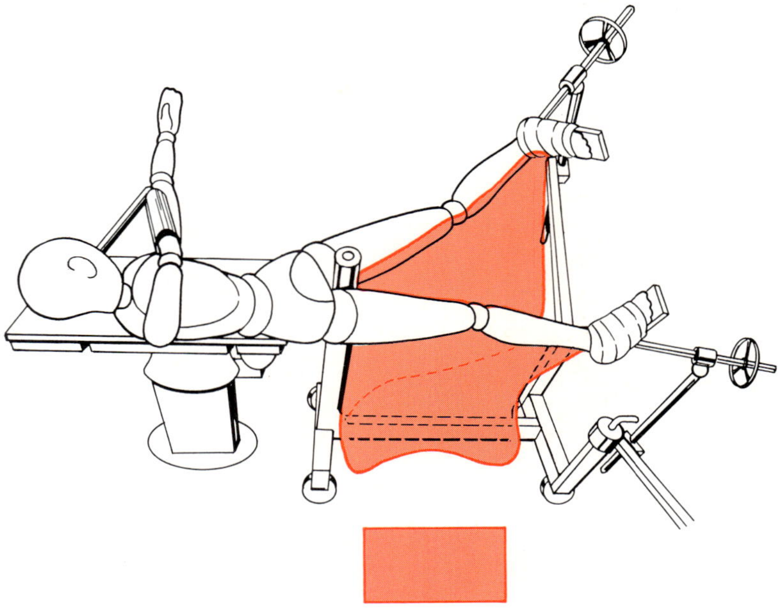

12.**44**
Dieses Tuch ist für die Erhaltung der Sterilität bei den Bewegungen des Röntgenbildverstärkers sehr wichtig.

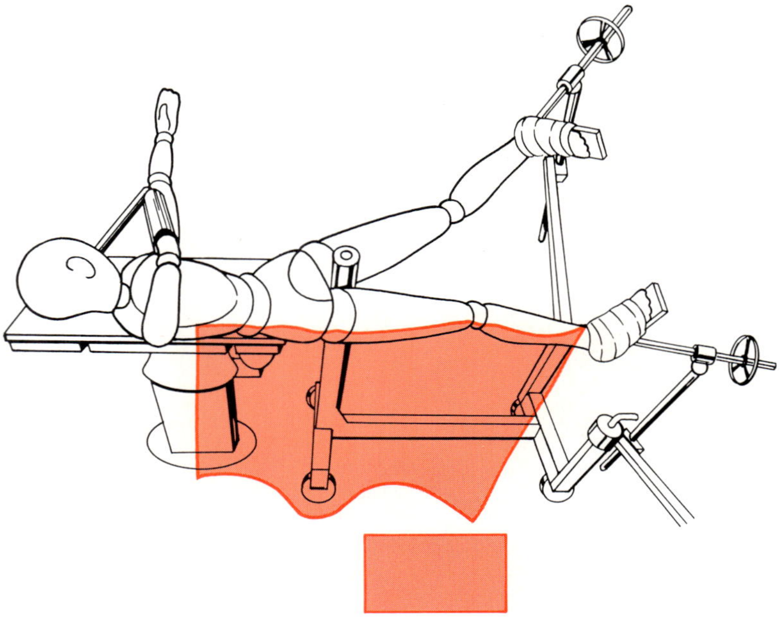

12.**45**
Hinter dieses Tuch wird von kranial her der Röntgenbildverstärker eingefahren und kann so ohne Gefahr für die Sterilität in die Horizontale geschwenkt werden.

Zugang

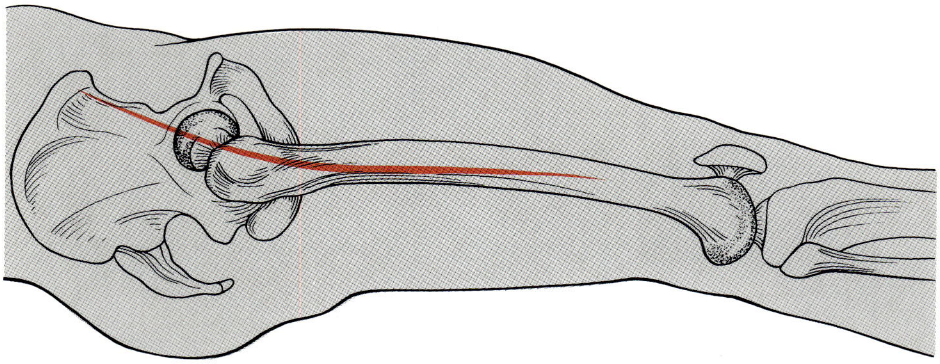

12.**46**
Hautschnitt genau seitlich zwischen Spitze des Trochanter major und Condylus femoris lateralis. Der Schnitt soll genügend lang nach proximal zur Spina iliaca superior anterior und nach distal parallel zur Oberschenkelachse reichen.

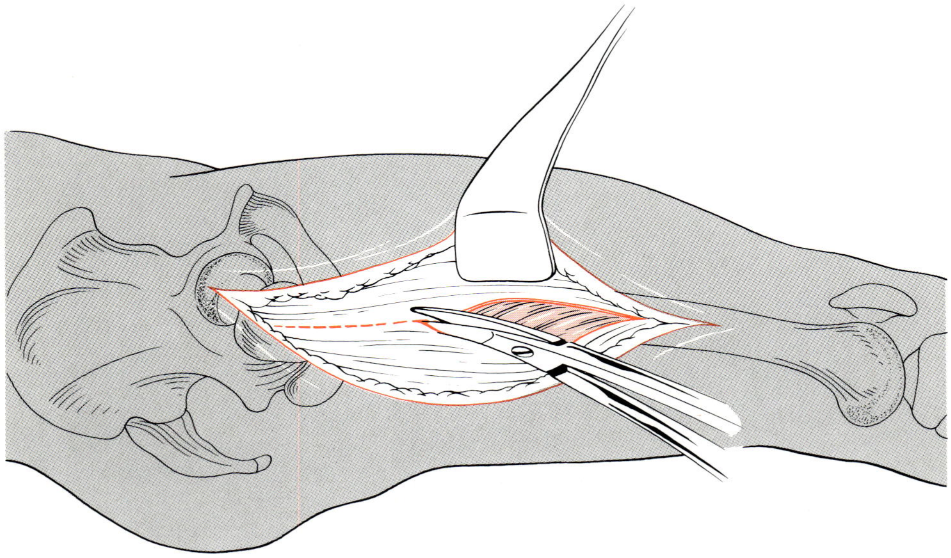

12.**47**
Spaltung der Faszie ohne Verletzung der darunterliegenden Muskelfaszie.

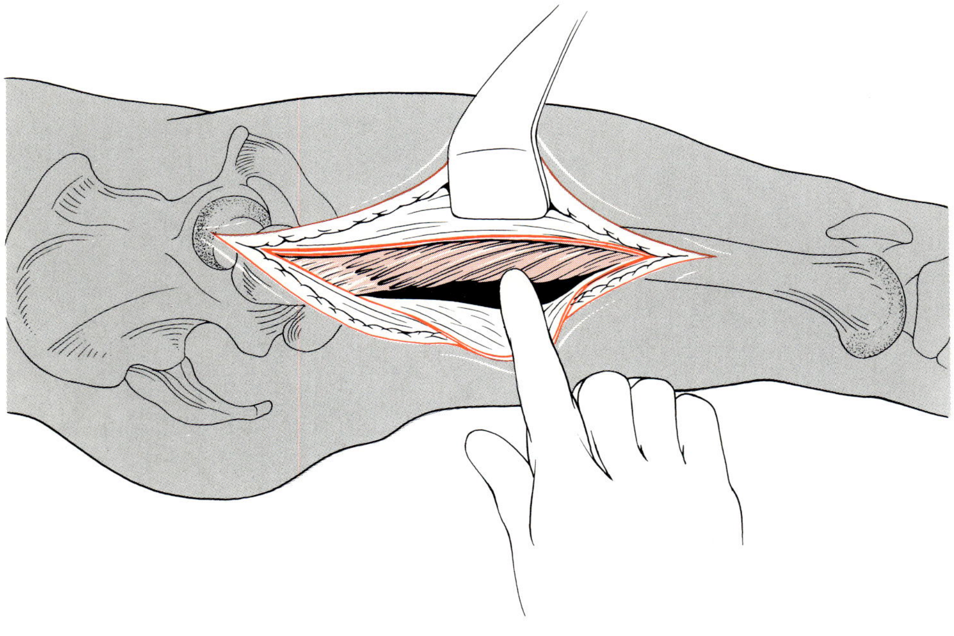

12.**48**
Durch stumpfes Trennen der beiden Faszien wird der hintere Ursprung des M. vastus lateralis zugänglich.

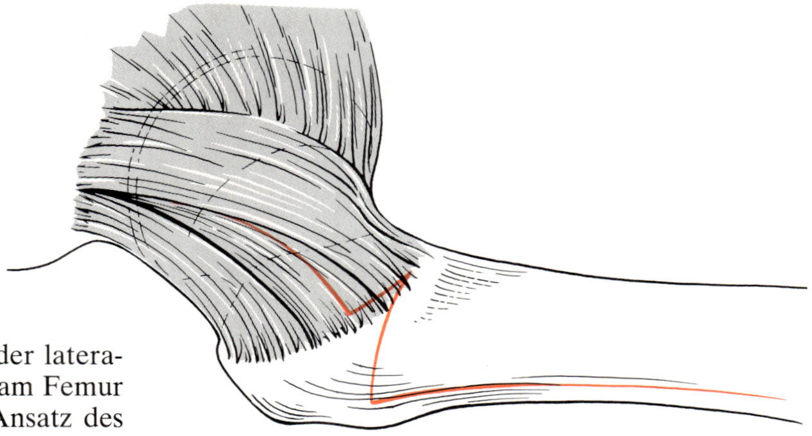

12.**49**
Die Inzisionslinie auf dem Knochen folgt der lateralen vorderen Anheftungsstelle der Kapsel am Femur und biegt noch im sehnigen proximalen Ansatz des M. vastus lateralis nach dorsal.

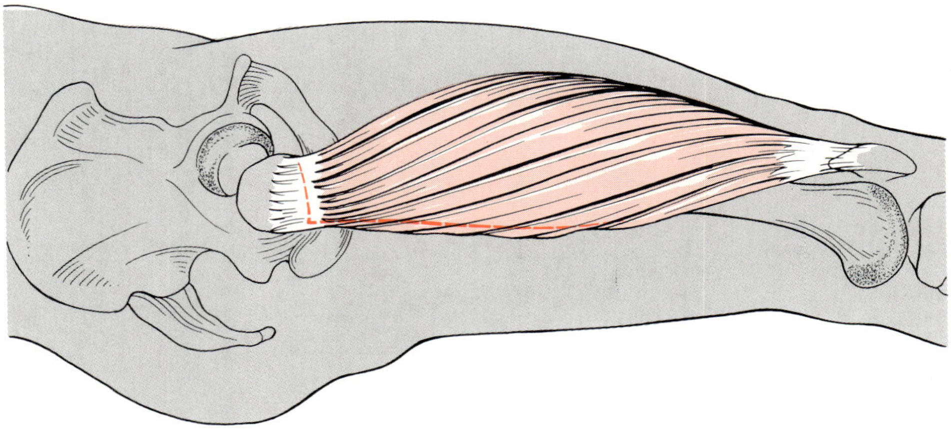

12.**50**
L-förmiges Ablösen des M. vastus lateralis und Umschlagen nach ventral.

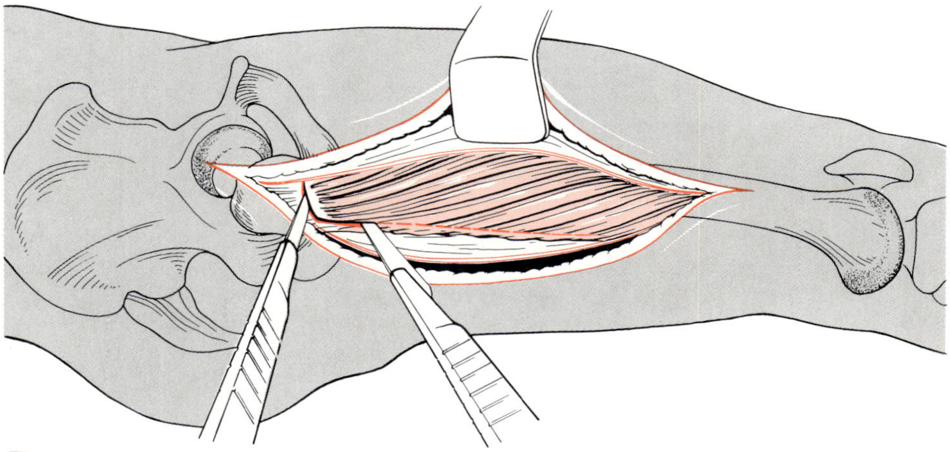

12.**51**
Der M. vastus lateralis wird in seinem sehnigen Ursprung proximal quer und im Schnitt dorsal nach distal umbiegend in seinem dorsalen muskulären Ursprung längs durchtrennt. Läßt man am hinteren Ursprung einen kleinen Faszienrand stehen, dann kann später wieder eine gute Adaptation durch Naht erfolgen.

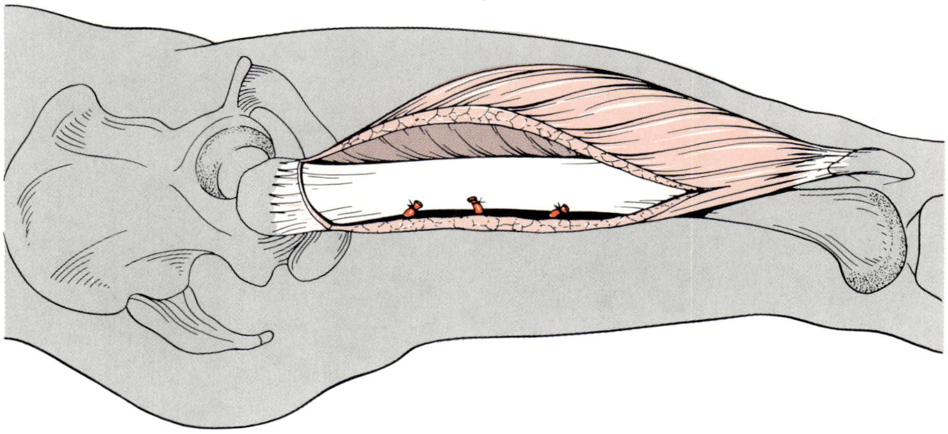

12.**52**
Der M. vastus lateralis wird von der Femuraußenseite kranial beginnend von dorsal nach ventral abgeschoben.

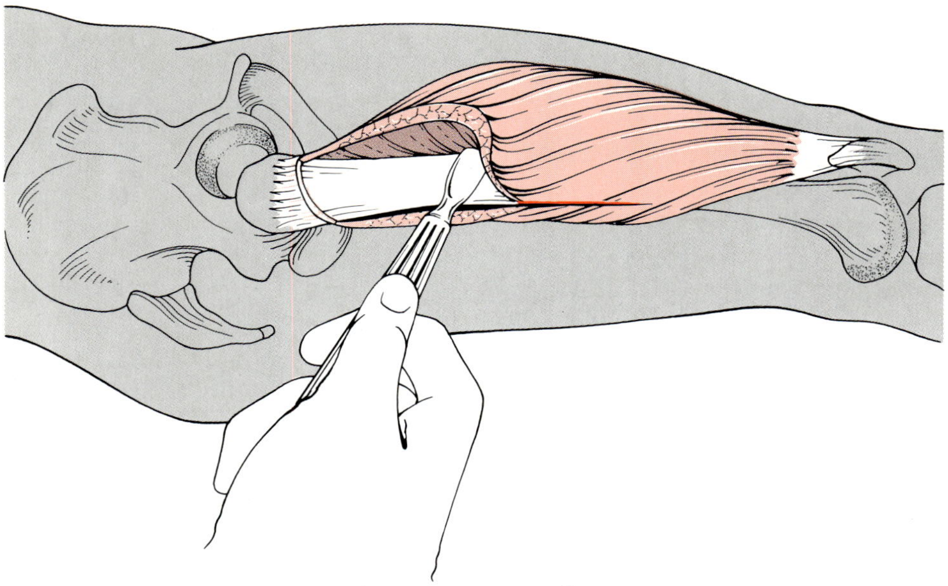

12.**53**
Beim Abschieben des Muskels Achtung auf die von dorsal kommenden Vasa circumflexa, welche man besser mit Klemmen faßt, bevor sie zerreißen und sich retrahieren können. Nach dorsal werden sie besser abgebunden.

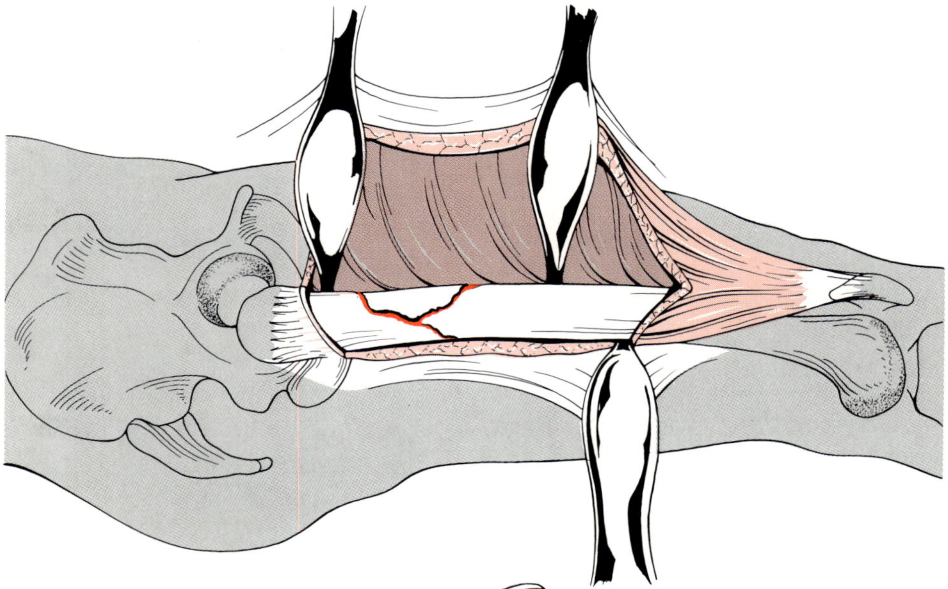

12.**54**
Nach Einsetzen der Hohmannhebel wird das Frakturgebiet gut zugänglich. Reposition und Einbringen von Implantaten kann ohne Zerrung der Weichteile erfolgen.

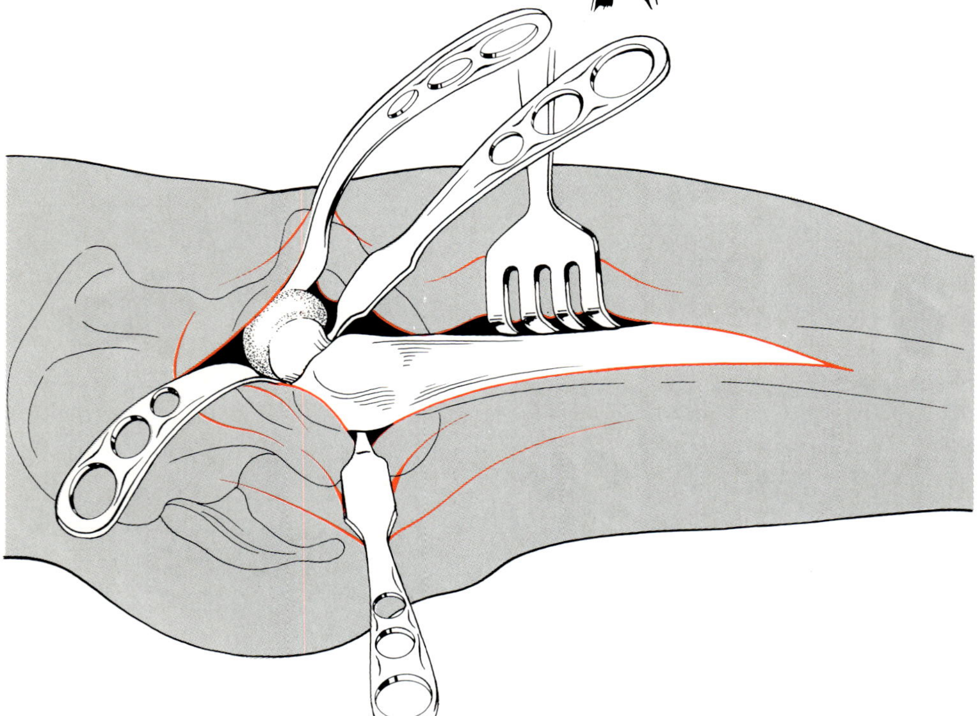

12.**55**
Bei Verwendung von Winkelplatten muß der Schenkelhals soweit freigelegt werden, daß seine Längsachse beurteilbar ist.

Fehlermöglichkeiten

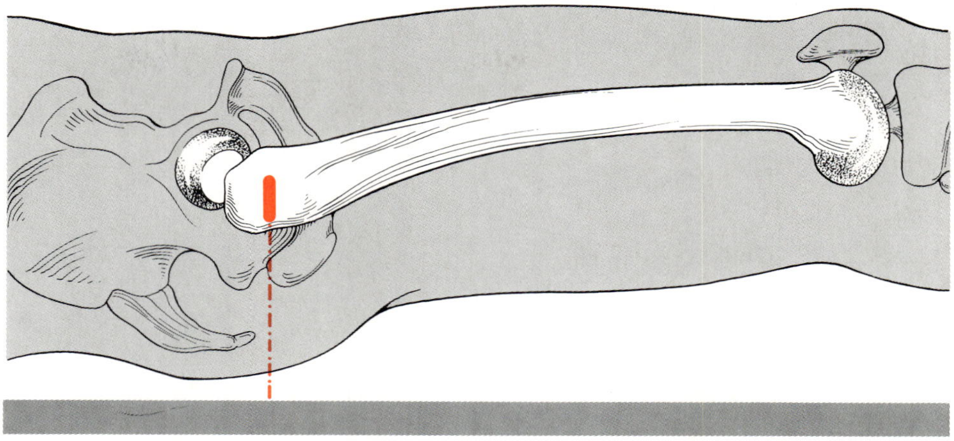

12.**56**
Beim Bohren und Fräsen des Plattenschlitzes besteht die Gefahr, daß man diesen unter der irrigen Annahme, daß der Femurschaft parallel zur Tisch- bzw. Fußbodenebene verläuft, senkrecht zur Tischebene anlegt.

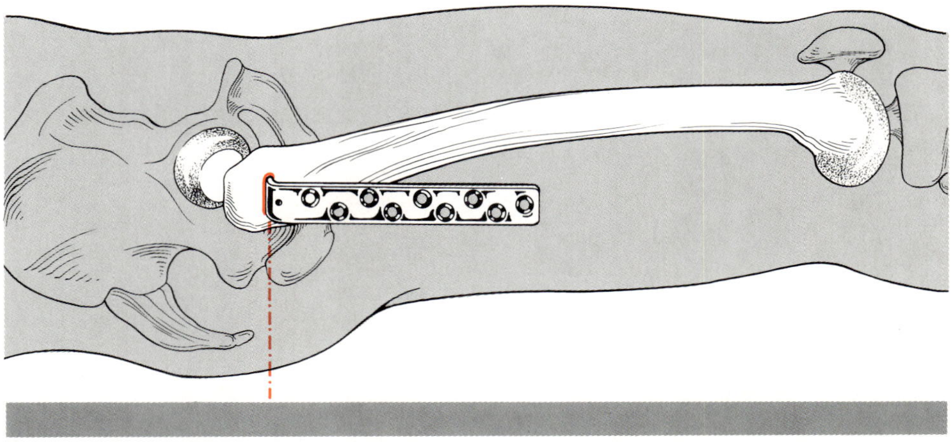

12.**57**
Erst beim Einschlagen der Platte merkt man dann, daß der Lochteil der Platte sich nicht am Femurschaft anlegen läßt. Eine Korrektur bereitet große Mühe und erfordert viel Zeit. Der Gebrauch der Schiebelehre schützt vor diesem Fehler.

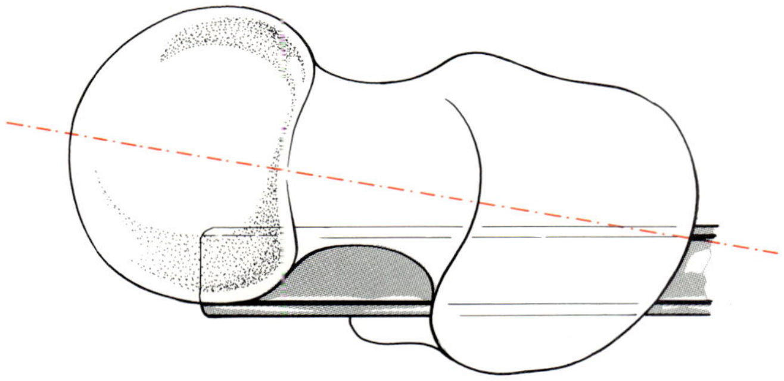

12.**58**
Perforation der Klinge bei Nichtberücksichtigung der Anteversion.

Mediale Schenkelhalsfraktur

Verletzungstypen

Siehe zunächst Abb. 12.**2**ff.

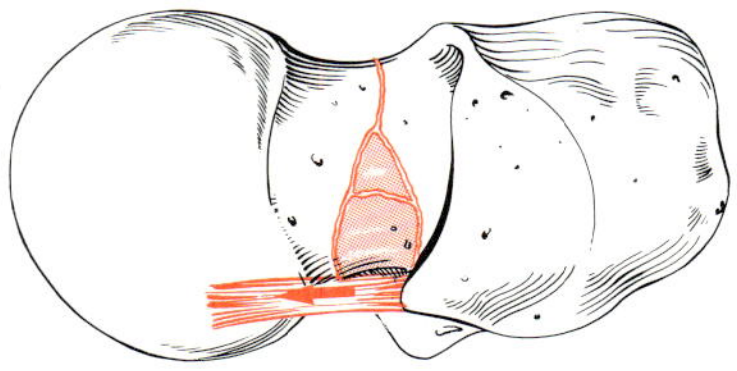

12.**59**
Rechter Schenkelhals von kranial: Fraktur mit charakteristischer Trümmerzone nach Reposition.

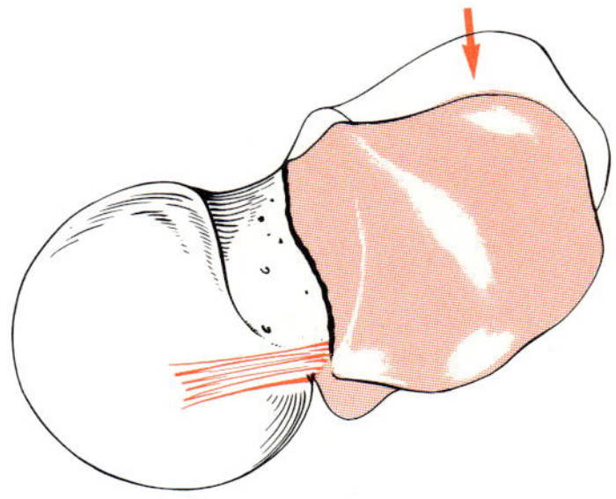

12.**60**
Rechter Schenkelhals von kranial: Typisches Abkippen des Fragmentes nach hinten durch den „Schenkelhalsschwund" und Zug von kleinen und großen Außenrotatoren.

Indikation und operative Möglichkeiten

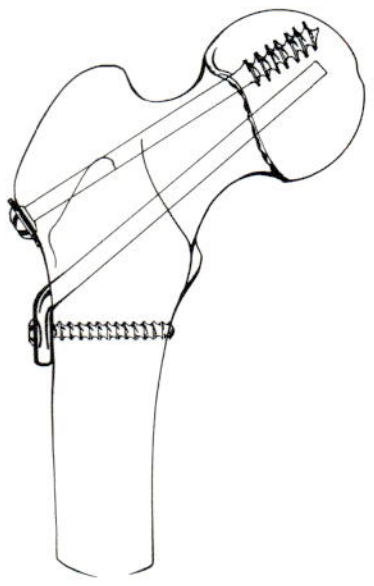

12.**61**
AO-Schenkelhalsnagel *Technik* s. Abb. 12.**123**ff

Vorteil: breite Auflage, stabil, Bildverstärker, nicht erforderlich

Nachteil: Schwierigkeiten bei harter Spongiosa, kann sperren, diffizile Technik, Gefahr Kopfnekrose

Vorzugsindikation: Patienten unter 65 Jahren

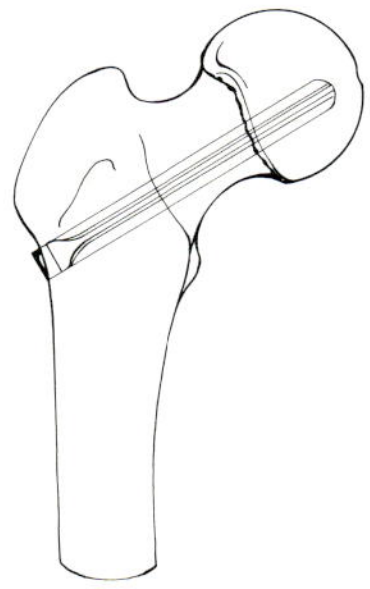

12.**62**
Drei-Lamellen-Nagel

Vorteil: einfache Technik
Nachteil: geringer Halt, Gefahr Kopfnekrose

Vorzugsindikation: in Valgusstellung eingestauchte Frakturen bei älteren Patienten.

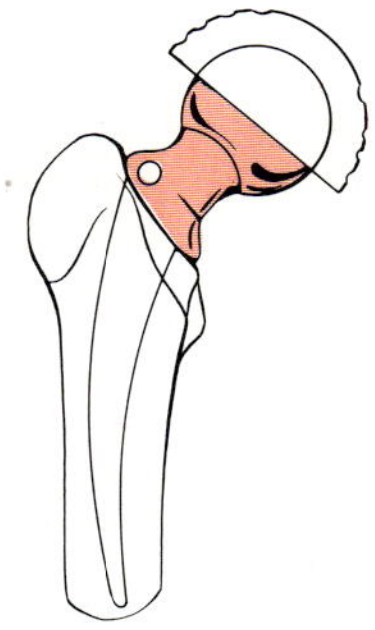

12.**63**
Totalendoprothese

Vorteil: sehr schnelle Rehabilitation mit Belastungsfähigkeit, keine Kopfnekrose

Nachteil: diffizile Technik, Prothese, Verankerungsprobleme auf Dauer

Vorzugsindikation: sehr alte Patienten.

Prinzip

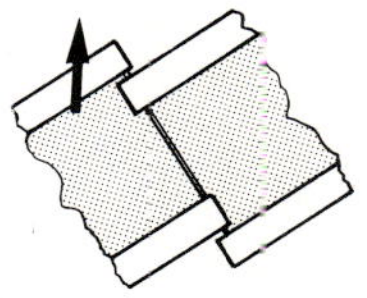

12.**64**
Werden die Fragmente in *Varusstellung* belassen, so kommt es . . .

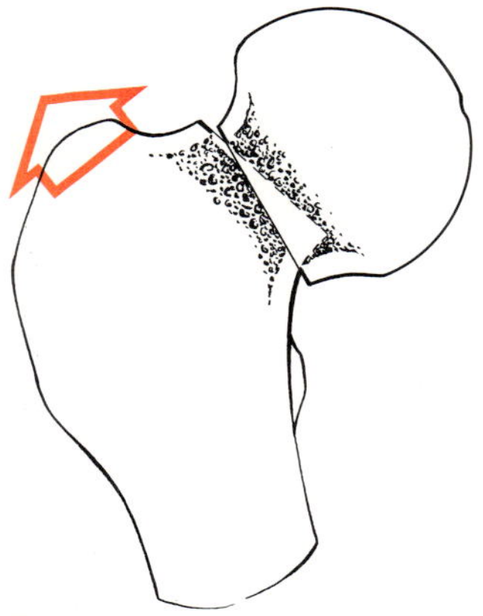

12.**65**
. . . durch den nach kranial gerichteten Zug der Ab- und Adduktoren zur Dislokation bzw. zu einer gefährlichen Überbelastung der Implantate.

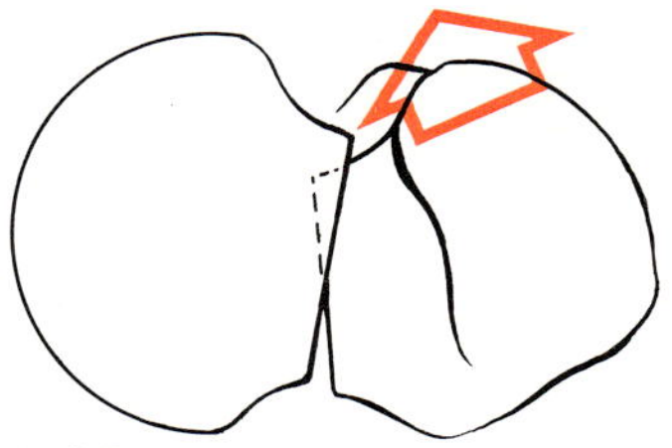

12.**66**
Auch in axialer Richtung fehlt eine ausreichende Abstützung gegen den außenrotierenden Zug.

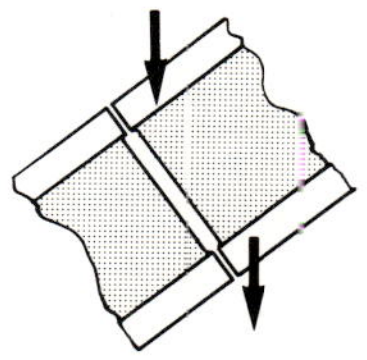

12.**67**
Die *exakte Reposition* ist nur bei Osteosynthesen, welche eine interfragmentäre Kompression gewährleisten, ausreichend.

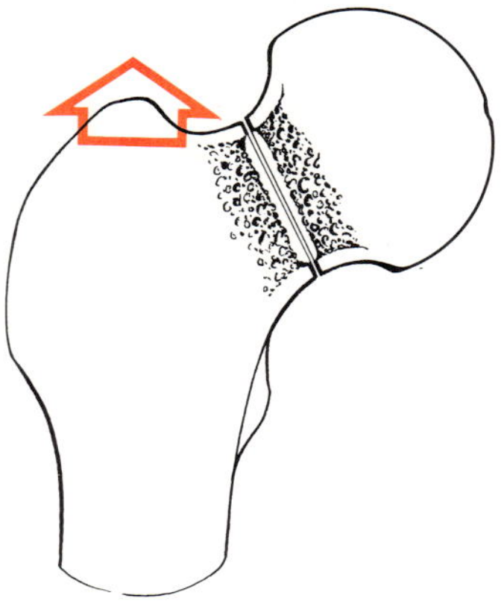

12.**68**
Der Zug der Abduktoren und . . .

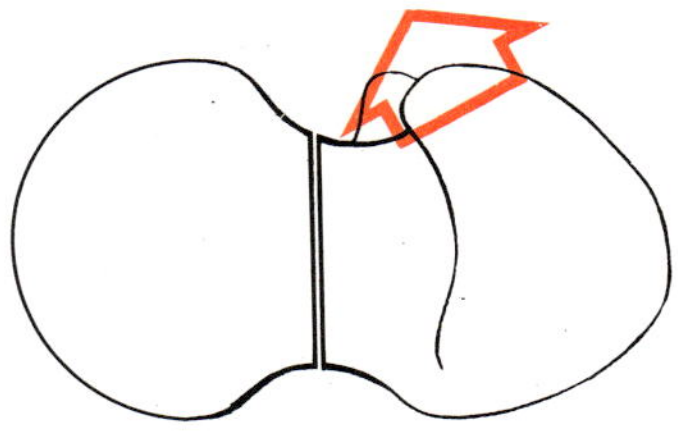

12.**69**
. . . der Außenrotatoren kann zu sekundären Dislokationen führen, insbesondere, wenn es zu Resorptionserscheinungen in einer Trümmerzone kommt.

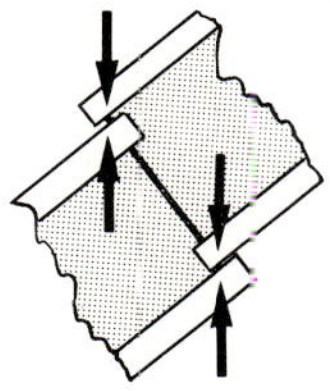

12.**70**
Lediglich die Überkorrektur durch Einstellung einer *Valgusstellung* schützt ausreichend vor sekundärer Dislokation.

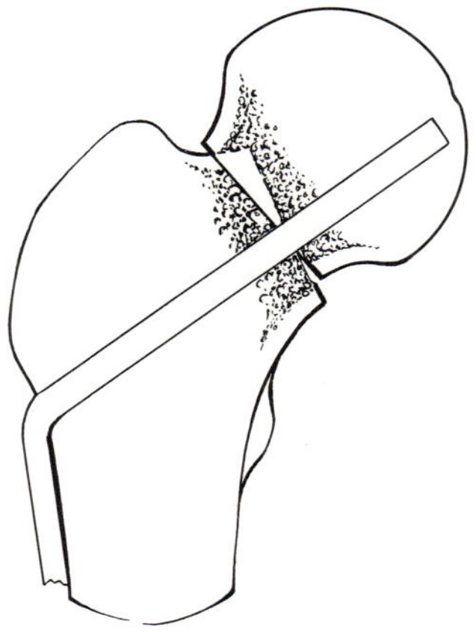

12.**71**
„Wie der Hut auf einem Haken" soll der Kopf auf dem Schenkelhals sitzen.

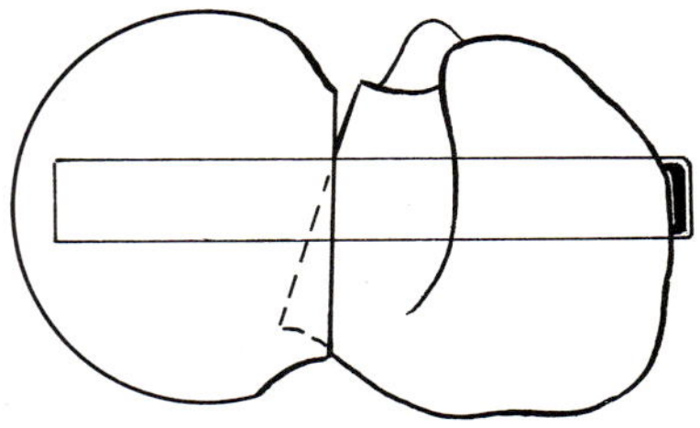

12.**72**
Diese Einstellung in der axialen Ansicht verhindert sekundäre Dislokation in Außenrotationsstellung durch Überlastung.

Reposition

Vor der Reposition:

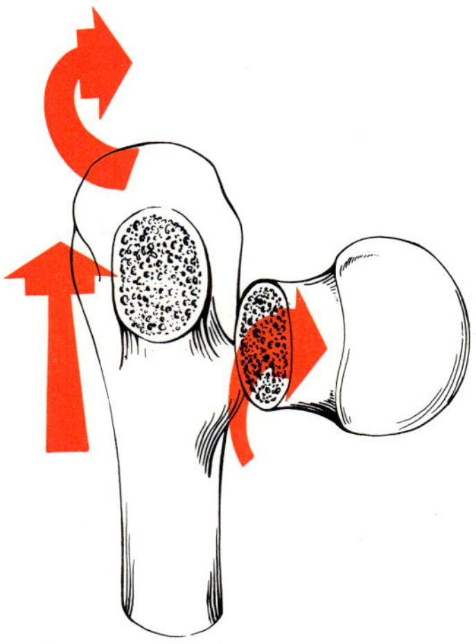

12.**73**
Femurschaft: kranial, außenrotiert Femurkopf: adduziert, innenrotiert Reposition.

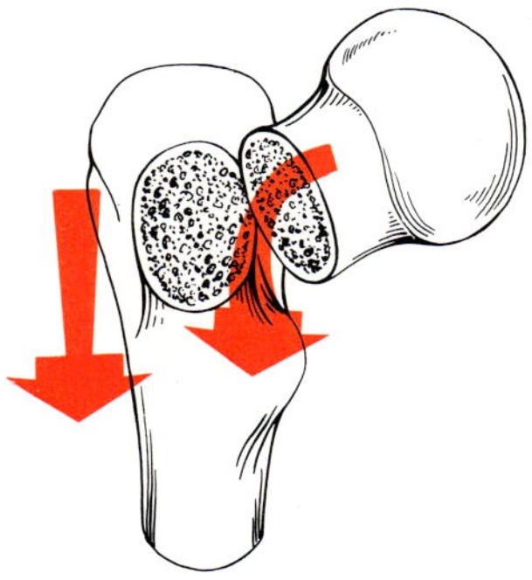

12.**74**
1. Phase. Zug am Schaft: Die Frakturflächen kommen auf gleiche Höhe. Dabei gleichzeitig durch Kapselzug Beseitigung der Adduktionsstellung des Kopfes.

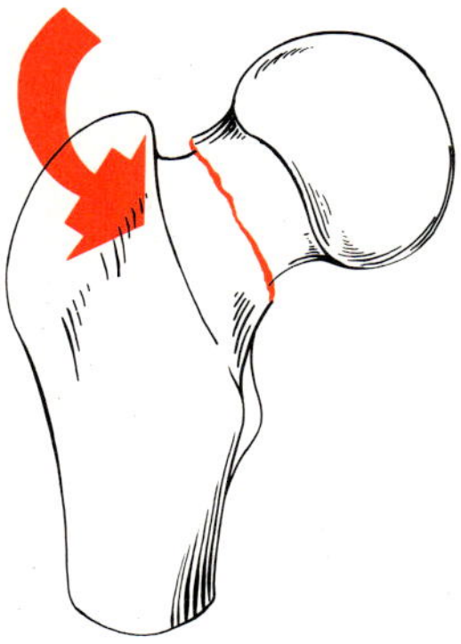

12.**75**
2. Phase. Innenrotation des Schaftes: Die aufgeklappten Frakturflächen legen sich aneinander.

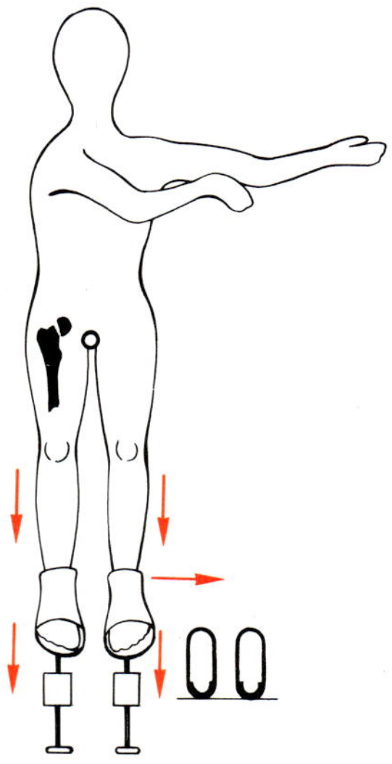

12.**76**
Zug an beiden Beinen gleichzeitig nach kaudal, gleichmäßig, nicht ruckweise.
Kontrolle im Bildverstärker in *beiden* Ebenen.

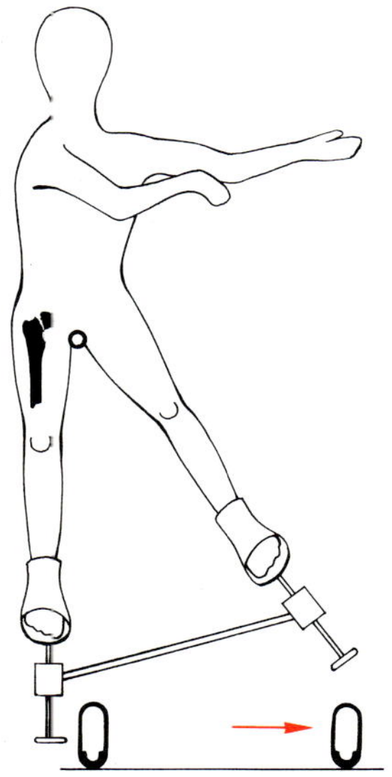

12.**77**
Abduktion des gesunden Beines, damit transversale Durchleuchtung mit Bildverstärker möglich wird.

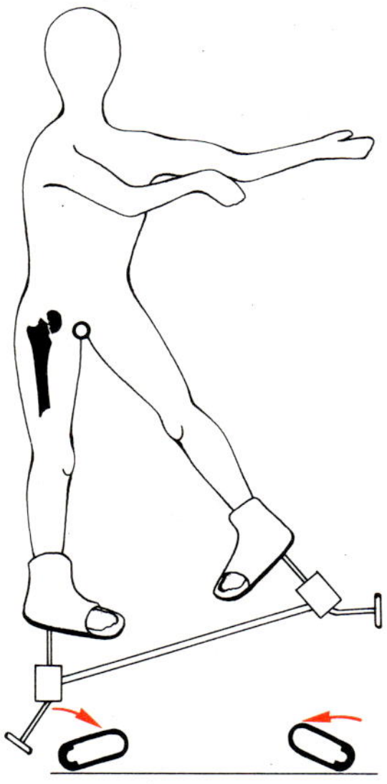

12.**78**
Innenrotation beidseits. Auf der gesunden Seite wird hierdurch ein Abkippen des Beckens verhindert.

Repositionsmanöver:

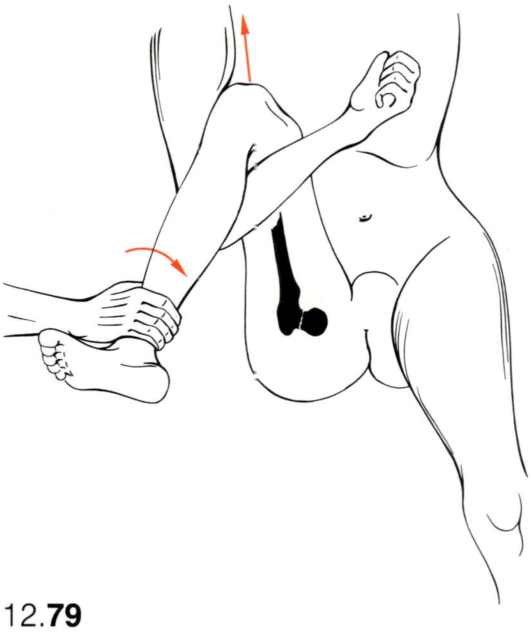

12.**79**
Wenn sich trotz der in Abb. 12.**74**ff beschriebenen Maßnahmen keine befriedigende Reposition einstellt, so kann diese u. U. durch ein ausgesprochenes Repositionsmanöver (zu welchem man am besten das Bein nochmals aus der Extension nimmt) erreicht werden. Repositionsmanöver I.

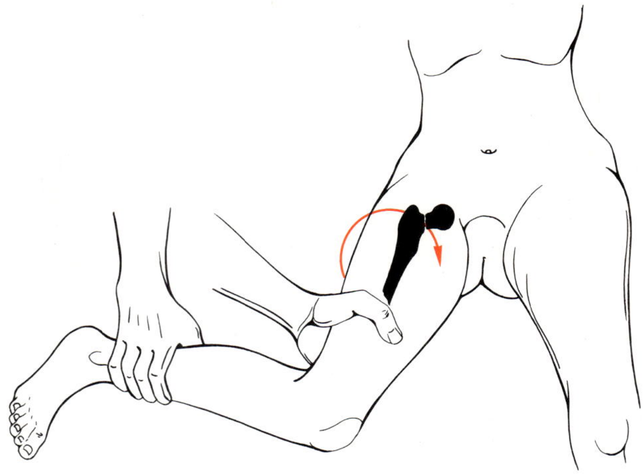

12.**80**
Repositionsmanöver II.

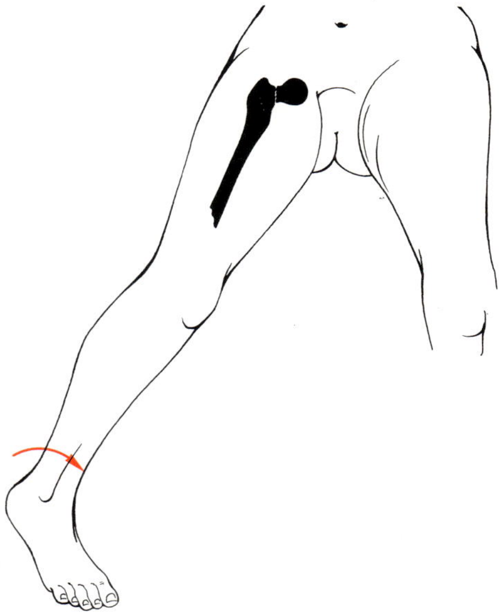

12.**81**
Repositionsmanöver III. Falls nicht bereits bei *schonender* Ausführung dieser Manöver (unter ständiger Berücksichtigung der dabei stark gefährdeten ernährenden Gefäße für den Femurkopf) eine gute Reposition für eine geschlossene Nagelung gelingt, sollte ohne Zögern offen reponiert werden.

Zugang s. Abb. 11.**12**ff.

Laterale und pertrochantäre Fraktur

Operative Möglichkeiten

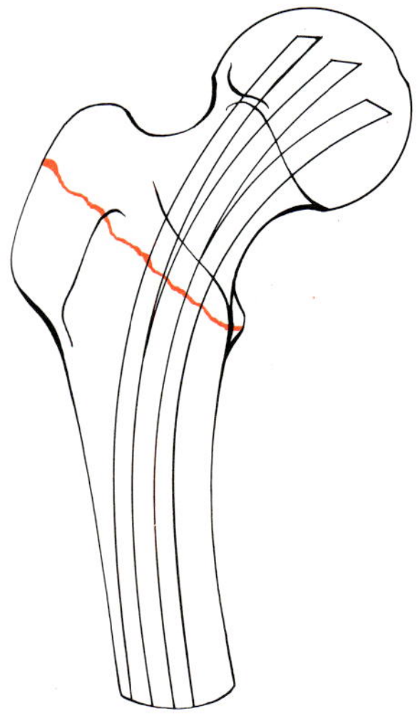

12.**82**
Federnägel
Technik siehe Abb. 12.**98** ff.
Vorteil: Wunde frakturfern, wenig belastender Eingriff, in der Regel Sofortbelastung möglich.
Nachteil: Extensionstisch, Röntgenbildverstärker, keine anatomische Reposition; sek. Teleskopieren und Drehfehler möglich.
Vorzugsindikation: Patienten ab dem 65.–70. Lebensjahr.

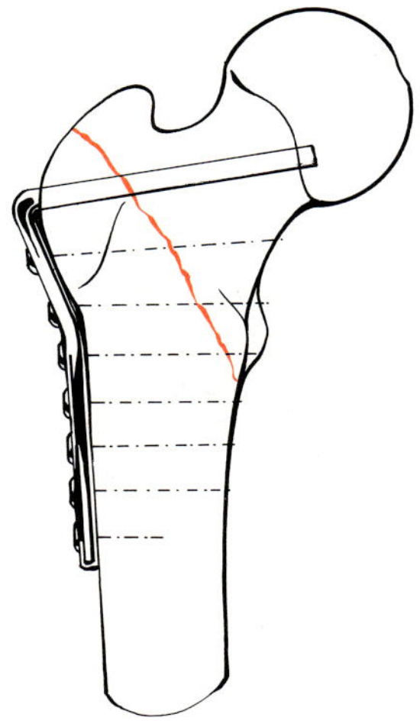

12.**83**
Kondylenplatte
Technik siehe Abb. 12.**131** ff.
Vorteil: stabil, vor allem bei Mehrfragmentfrakturen, normaler OP-Tisch, kein Röntgenbildverstärker, exakte Reposition.
Nachteil: diffizile Technik, keine Sofortbelastung.
Vorzugsindikation: jüngere Patienten.

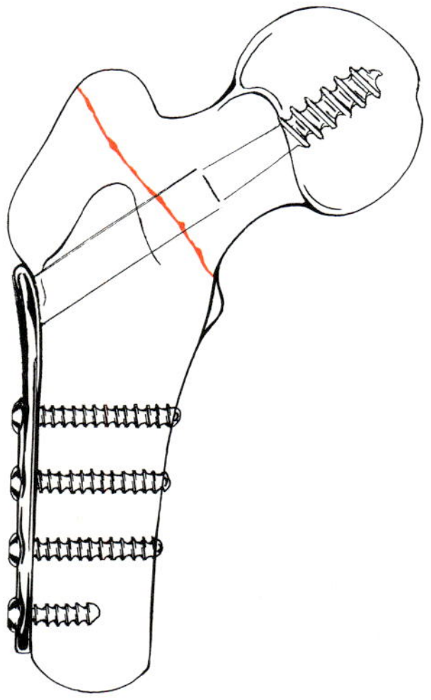

12.**84**
Dynamische Hüftschraube – DHS
Technik siehe Abb. 12.**86** ff.
Vorteil: stabil, meist Sofortbelastung.
Nachteil: nur scheinbar einfache Technik, i. d. Regel Röntgenbildverstärker.
Vorzugsindikation: jüngere Menschen.

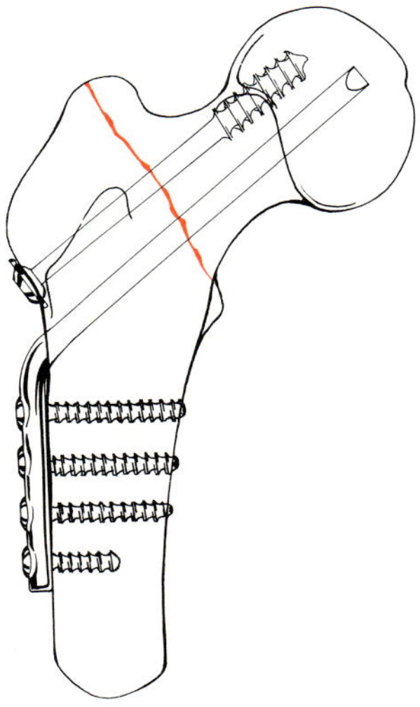

12.**85**
130°-Winkelplatte
Technik siehe S. Abb. 12.**117** ff.
Vorteil: stabil, normaler OP-Tisch, kein Röntgenbildverstärker, anatomische Reposition.
Nachteil: diffizile Technik, keine Sofortbelastung.
Vorzugsindikation: jüngere Patienten.

Dynamische Hüftschraube (DHS)

Anatomie siehe Abb. 11.**1**ff.
Indikation siehe Abb. 12.**84**.
Lagerung siehe Abb. 12.**151** oder 12.**34**.

Verletzungstypen siehe Abb. 12.**1**ff.
Prinzip siehe Abb. 12.**26**ff.
Reposition siehe Abb. 12.**26**ff, 12.**64**ff, 12.**73**ff.

Zugang

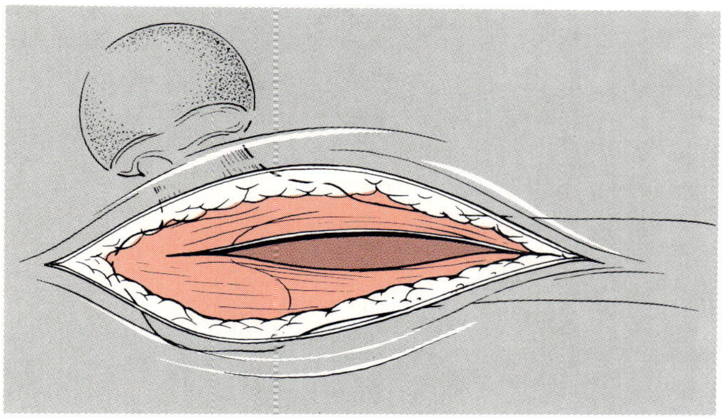

12.**86**
Nach Spaltung der Oberschenkelfaszie kann man in typischer Weise den M. vastus lateralis von seinem oberen Ursprung ablösen. Ein transmuskuläres Vorgehen ist jedoch schneller und ohne Nachteil.

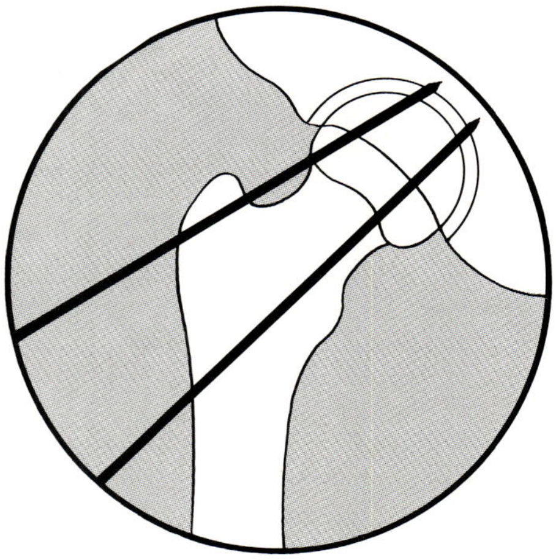

12.**87**
Nicht selten ist eine präliminäre Fixierung der Fraktur bis in die Pfanne mit 1 oder 2 Steinmann-Nägeln hilfreich. Die Nägel sollte man so legen, daß sie das Einbringen der Schraube nicht stören.

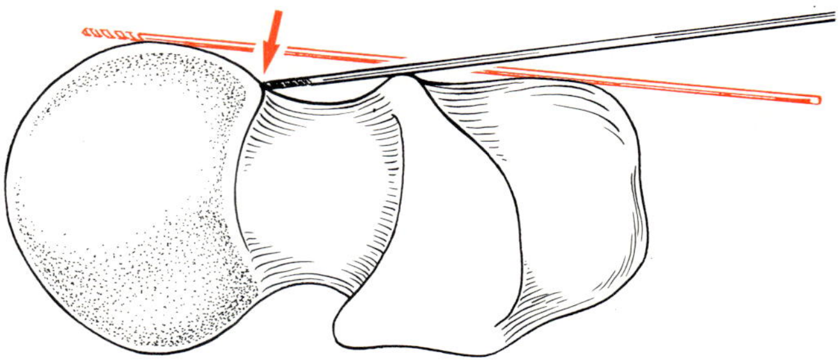

12.**88**
Eine Vorstellung von der Antetorsion erhält man dadurch, daß man vorne parallel zum Schenkelhals einen Spickdraht von Hand einbringt. Dieser wird dicht über die Vorderkante des Trochanter major hinweg zum Kopf vorgeschoben. Man kann dabei sehr gut fühlen, wann man dicht am Schenkelhals entlang in den Kopf eindringt.
Eine axiale Kontrolle im Bildverstärker bestätigt die Parallelität zur Schenkelhalsachse.

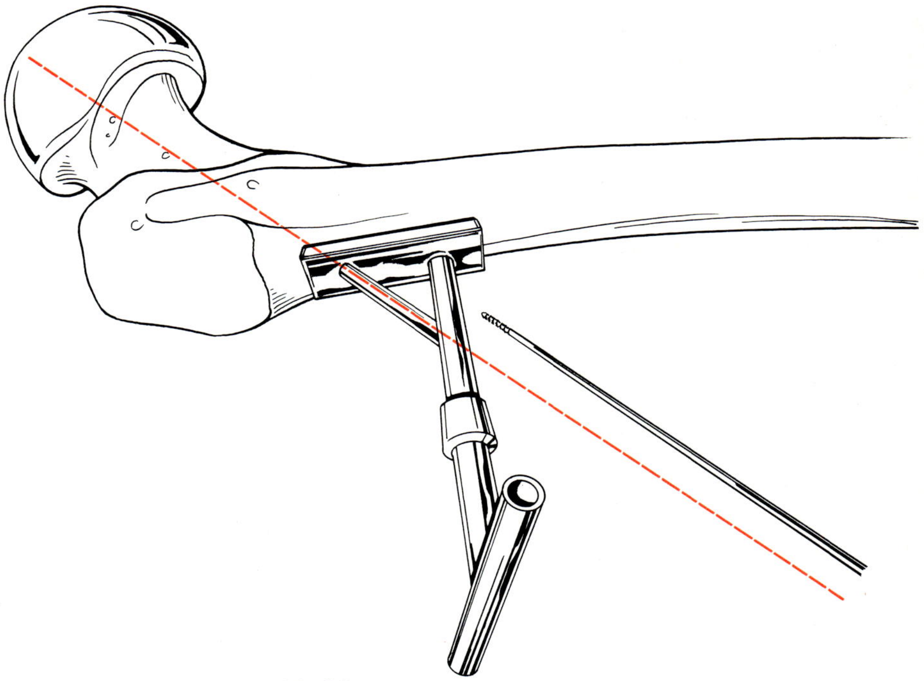

12.**89**
Da die ganze Operation über dem liegenden Führungsdraht erfolgt, sollte dieser an seiner Spitze ein Gewinde tragen, d. h. Einbohren mit Maschine und letzte Touren sehr langsam.
Wegen der Anteversion des Schenkelhalses muß das Zielgerät etwas von hinten her aufgesetzt werden.

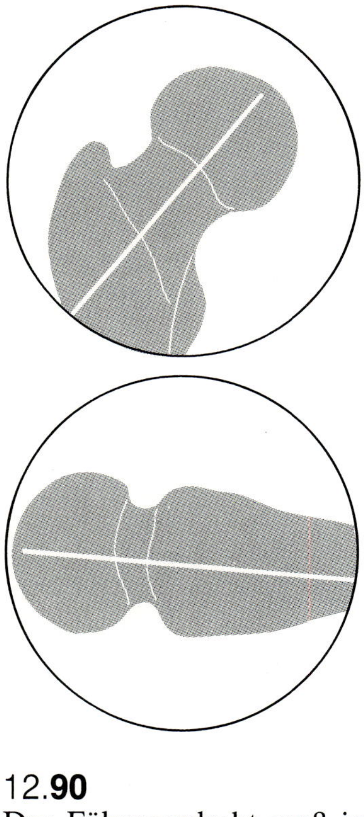

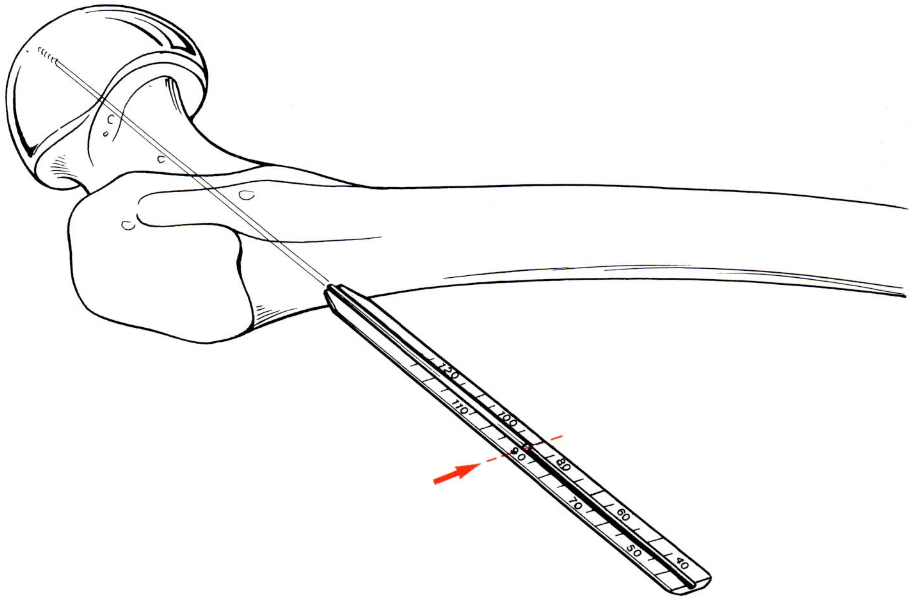

12.**90**
Der Führungsdraht muß im a.-p. und im seitlichen Bild genau zentrisch liegen. Solange dies nicht der Fall ist, darf man nicht weiter operieren.
Sobald der Führungsdraht korrekt liegt, wird der Kirschner-Draht zur Anzeige der Antetorsion entfernt.

12.**91**
Bestimmen der richtigen Bohrtiefe mit dem Meßstab.

12.**92**
Aufbohren mit dem 3-Stufen-Bohrer. Das Bohrerende soll 10 mm von der Knochen-Knorpelgrenze entfernt bleiben.
Das Einstellen einer entsprechenden Marke auf dem Bohrer gewährleistet, daß das Bohrerende 10 mm vom Knorpel entfernt bleibt.

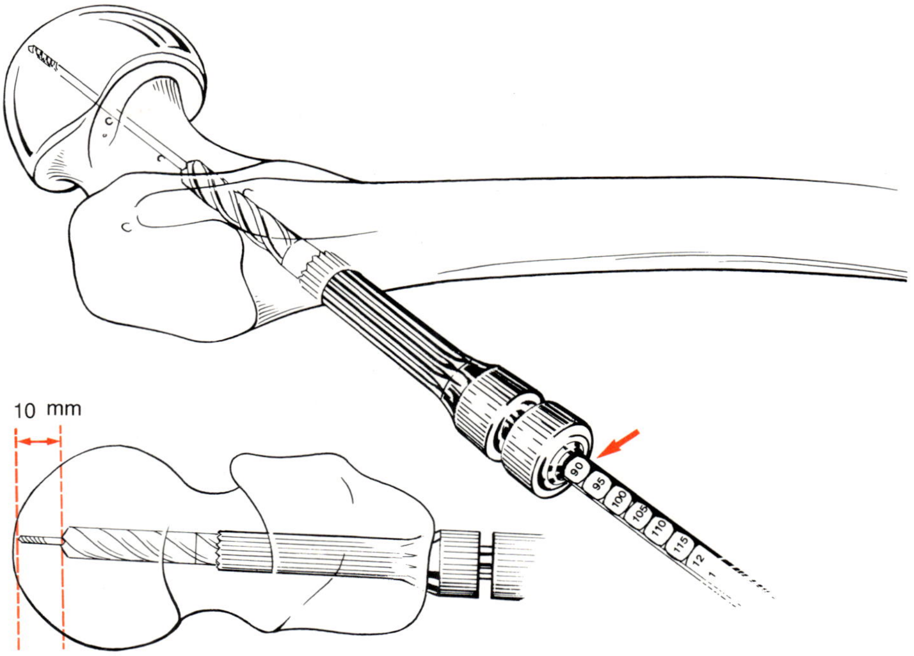

12.**93**
Gleitet der Führungsdraht beim Aufbohren unbeabsichtigt heraus, dann findet man die richtige Lage am besten wieder, wenn man eine umgedrehte Schraube in die kurze Zentrierhülse und dann den Nagel durch die Schraube wieder einführt.

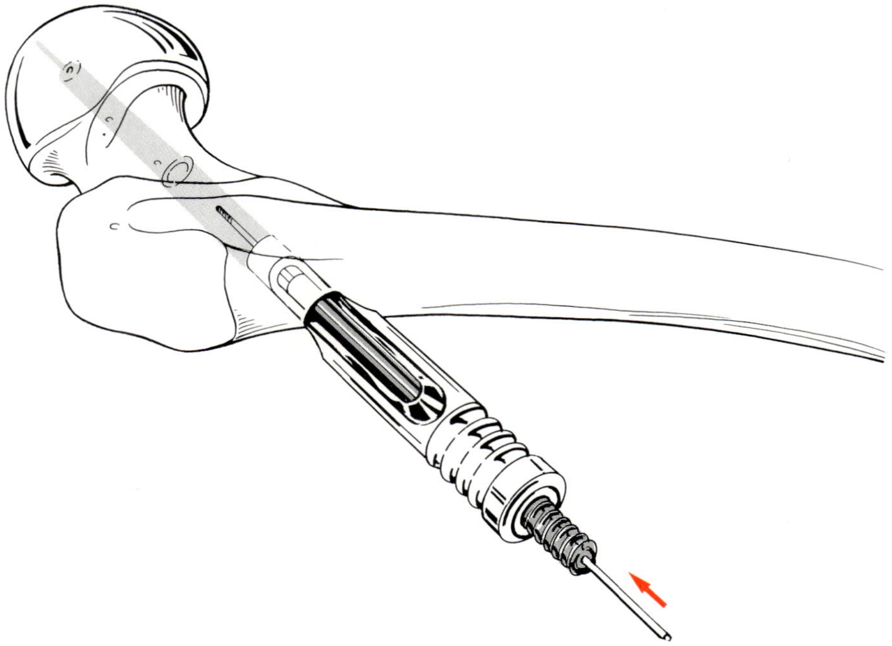

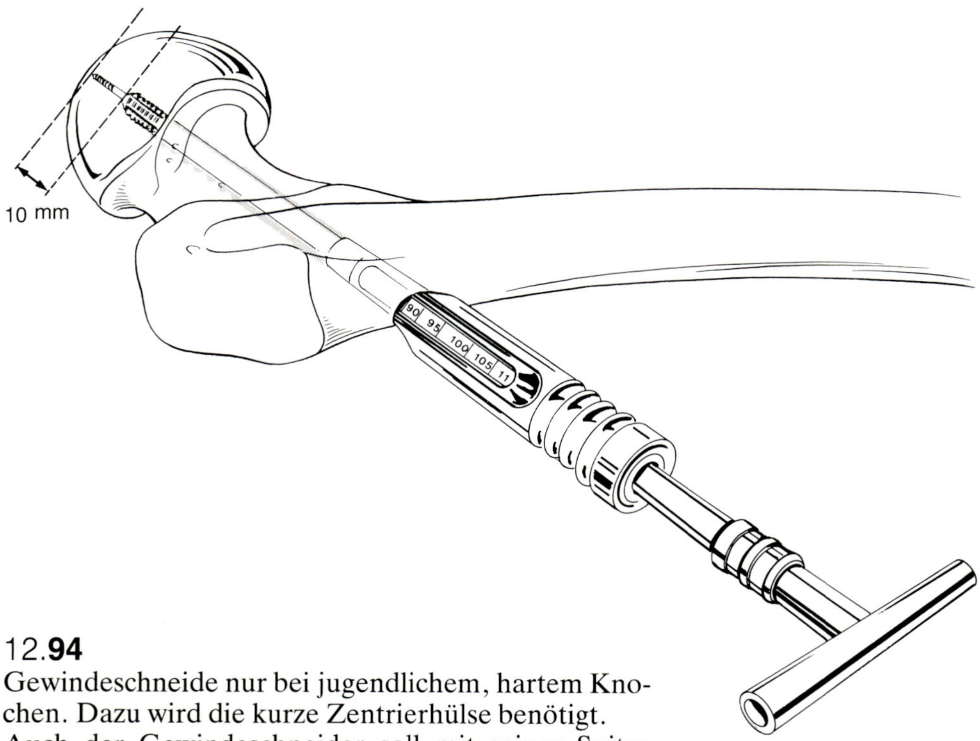

12.**94**
Gewindeschneide nur bei jugendlichem, hartem Knochen. Dazu wird die kurze Zentrierhülse benötigt.
Auch der Gewindeschneider soll mit seiner Spitze 10 mm vom Knorpel weg bleiben.
Markierungen erlauben eine ständige Kontrolle der Eindringtiefe.

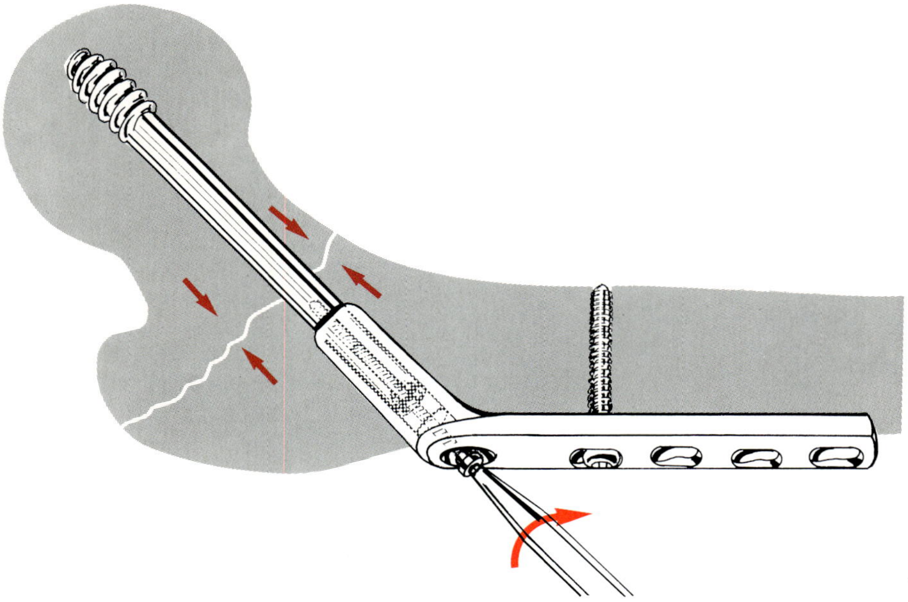

12.**95**
Plant man eine interfragmentäre Kompression (bei osteoporotischem Knochen problematisch), muß man bereits jetzt eine 5 mm kürzere Schraube auswählen, die dann auch entsprechend an der Markierung 5 mm tiefer eingedreht werden muß. Andernfalls hat man nicht genügend Kompressionsweg.

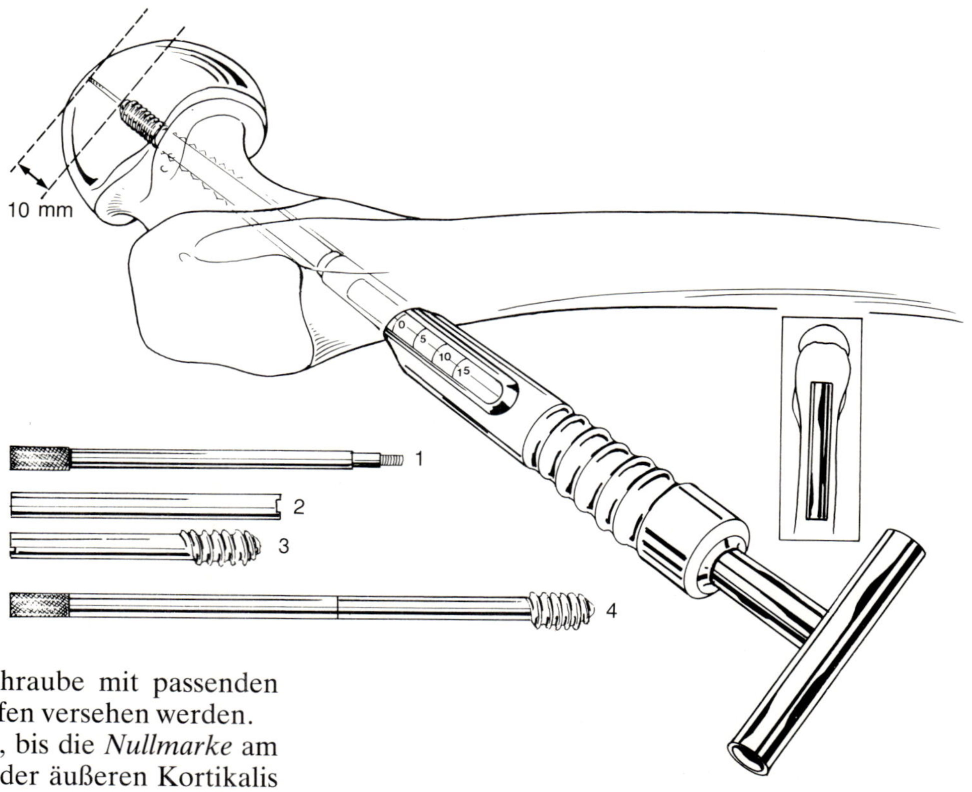

12.**96**

Zum Einbringen muß die Schraube mit passenden vorübergehenden Führungshilfen versehen werden. Eingedreht wird die Schraube, bis die *Nullmarke* am Schraubenschlüssel auf Höhe der äußeren Kortikalis ist.

Bei Abschluß des Eindrehvorganges muß der *Schraubengriff parallel zur Femurschaftachse* stehen, sonst paßt die Platte nicht auf die Schraube.

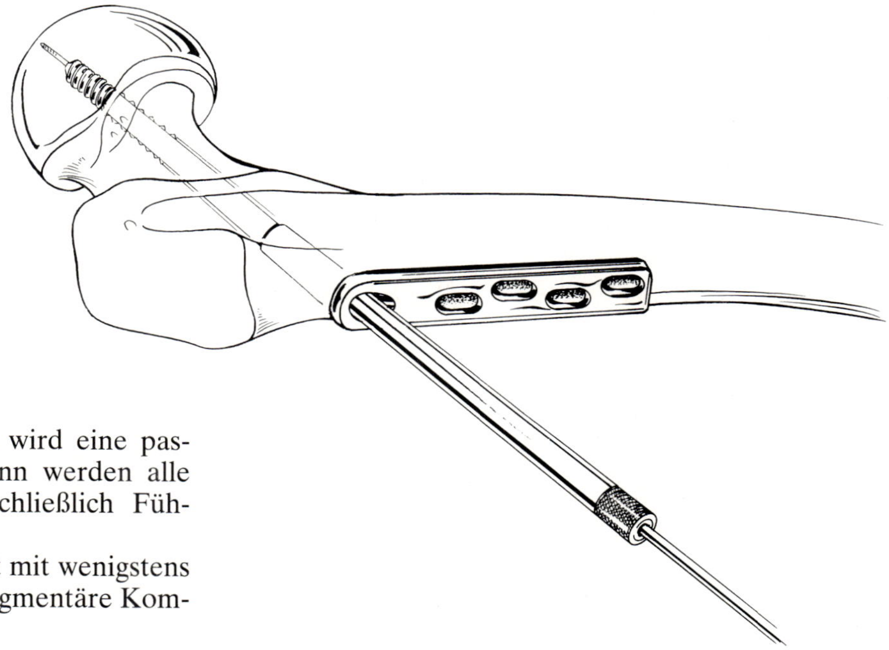

12.**97**

Bei noch liegendem Führungsschaft wird eine passende Platte aufgeschoben. Erst dann werden alle Führungs- und Fixationshilfen einschließlich Führungsdraht entfernt.

Nach Befestigen der Platte am Schaft mit wenigstens einer Schraube kann nun ggf. interfragmentäre Kompression erfolgen.

Federnagel

Anatomie siehe Abb. 11.**1** ff.
Verletzungstypen siehe Abb. 12.**6**.
Indikation siehe Abb. 12.**82**.

Prinzip siehe Abb. 12.**26**.
Lagerung siehe Abb. 12.**34** ff.

Zugang

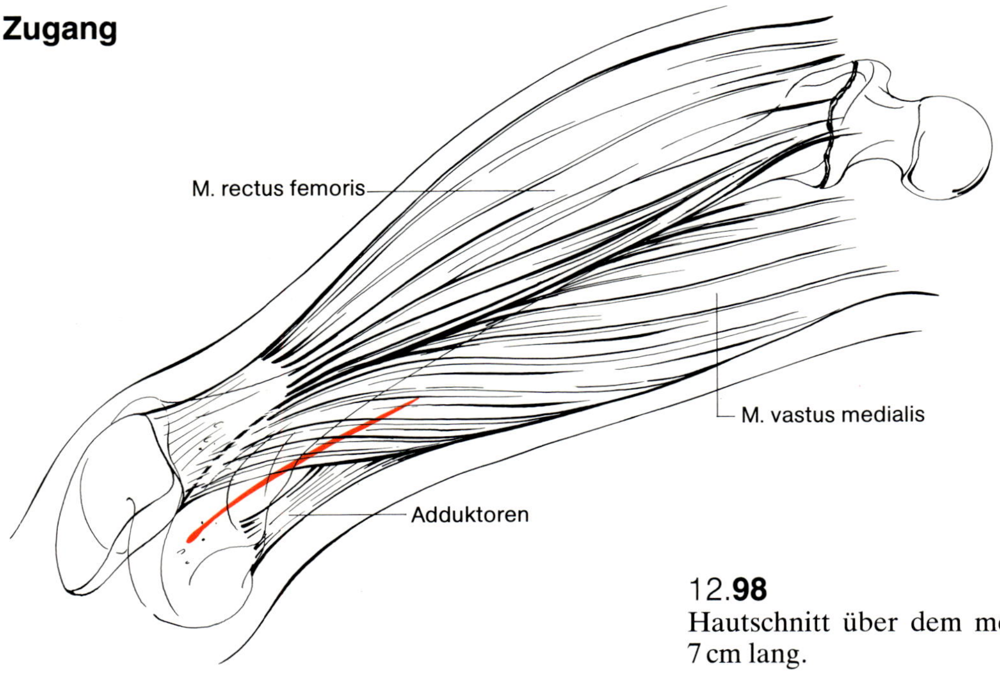

12.**98**
Hautschnitt über dem medialen Femurkondylus ca. 7 cm lang.

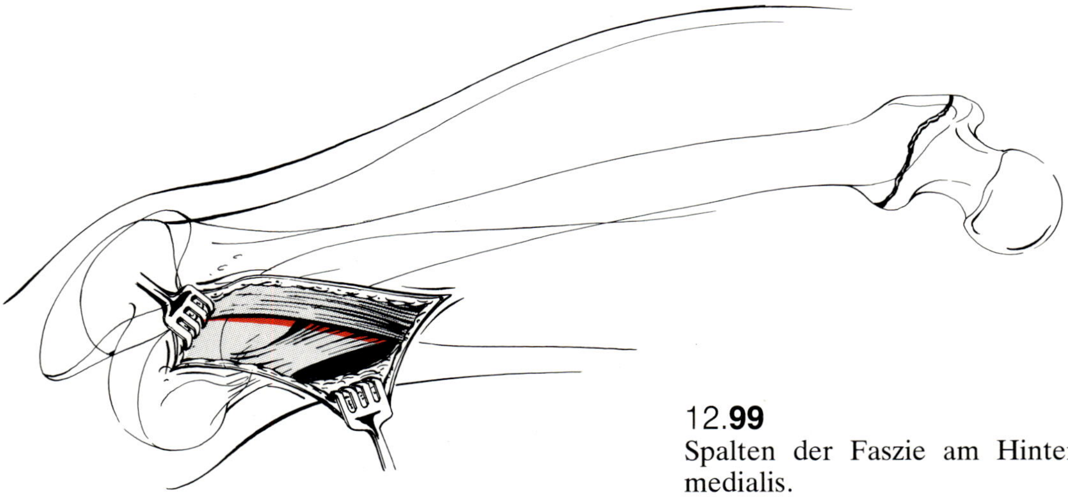

12.**99**
Spalten der Faszie am Hinterrand des M. vastus medialis.

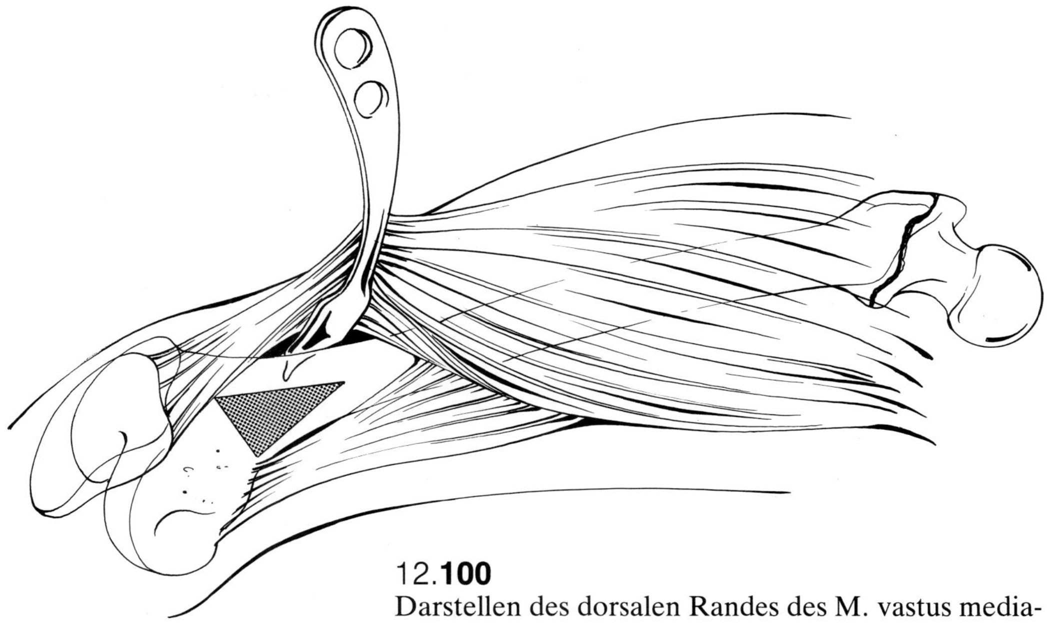

12.**100**
Darstellen des dorsalen Randes des M. vastus medialis, welcher nach vorn vom Knochen abgeschoben wird. Es stellt sich eine etwa dreieckige relativ plane Fläche dar, welche nach distal von einem querverlaufenden Periostgefäß begrenzt wird.

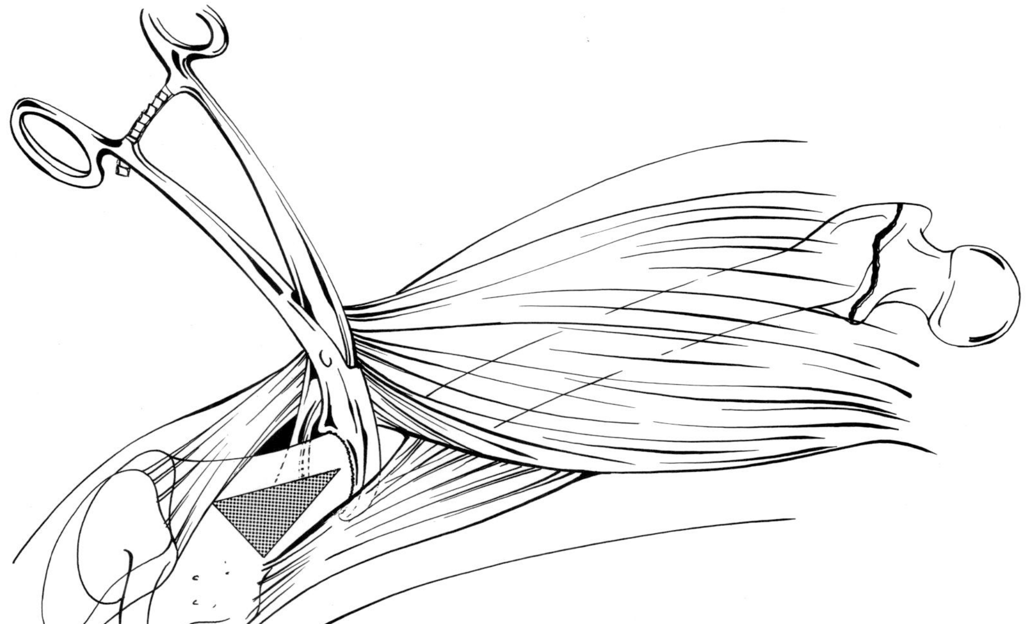

12.**101**
Eine spezielle Lambotte-Zange anstatt des Hohmann-Hebels verhindert eine während der weiteren Operation häufige Komplikation: das Ausbrechen des Kortikalisfensters nach kranial.

Taktik

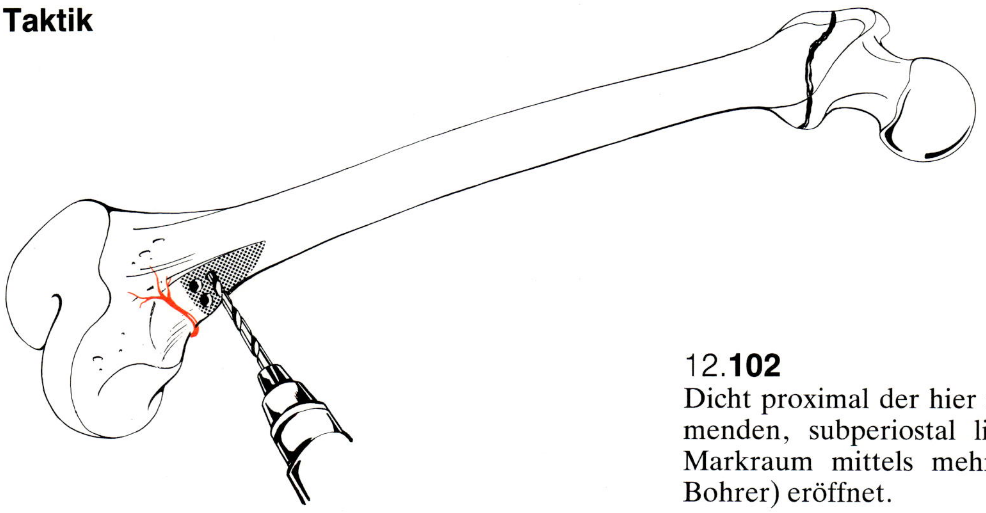

12.**102**
Dicht proximal der hier regelmäßig von dorsal kommenden, subperiostal liegenden Gefäße wird der Markraum mittels mehrerer Bohrlöcher (4,5-mm-Bohrer) eröffnet.

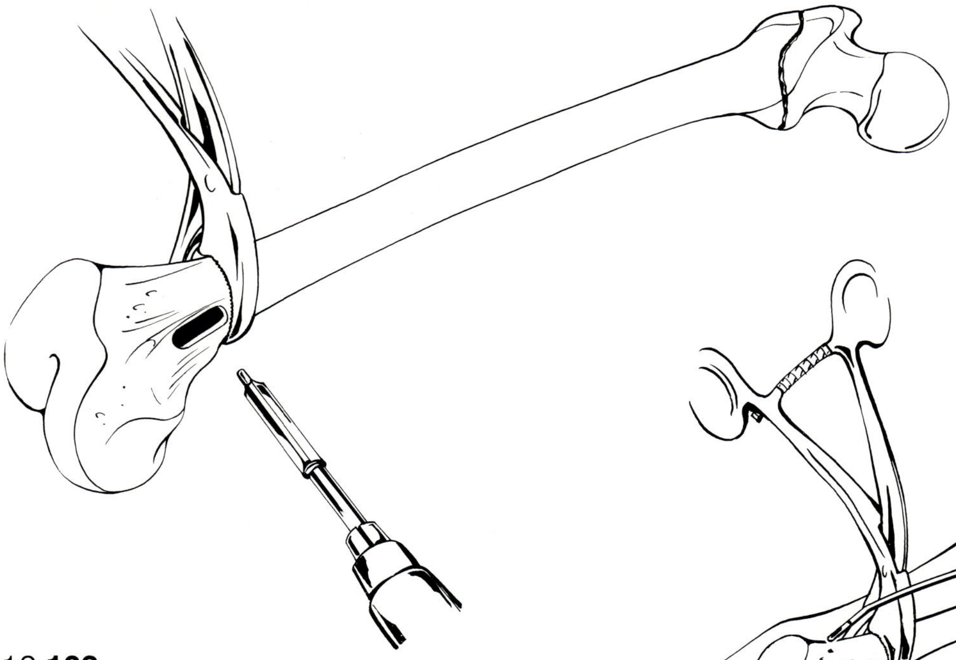

12.**103**
Erweitern und Verbinden der Bohrlöcher mittels Zapfenfräse. Zur Vermeidung von unkontrollierten Ausbrüchen ist eine reichliche Erweiterung zweckmäßig.

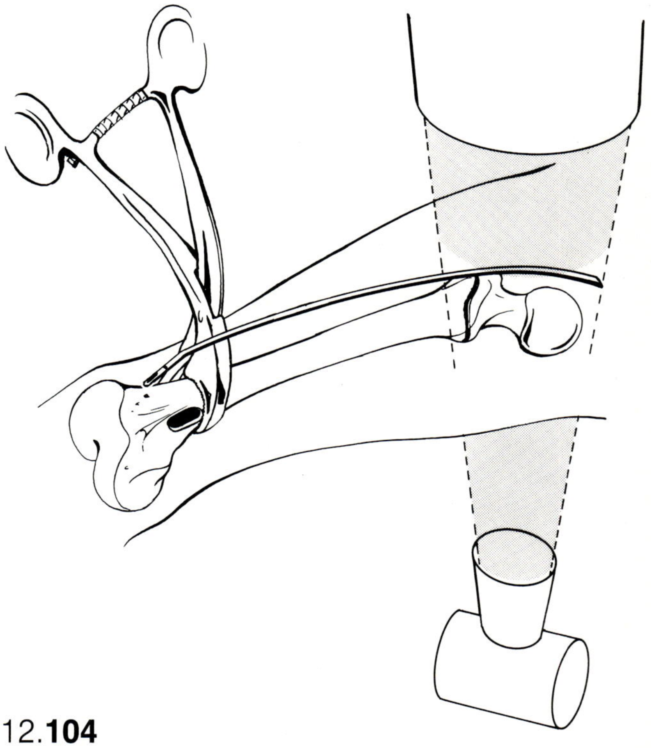

12.**104**
Bestimmen der Nagellänge: Ein Nagel wird entsprechend seiner späteren Lage auf den Oberschenkel aufgelegt. Zur Markierung des distalen Nagelendes legt man eine Pinzette in das distale Fenster. Bei der Kontrolle im Röntgenbildverstärker soll sich die Nagelspitze in den Gelenkspalt projizieren, da der Nagel sich im Röntgenbild größer abbildet als der Knochen.

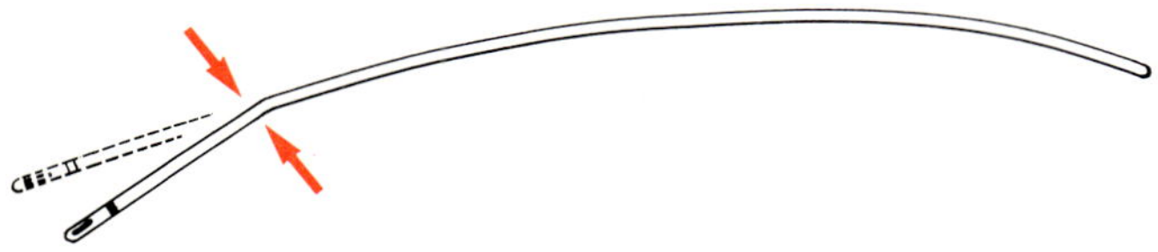

12.**105**
Wenn man bei *allen* Nägeln das distale Ende nach hinten biegt, vermeidet man sehr zuverlässig Ausbrüche am distalen Knochenfenster.

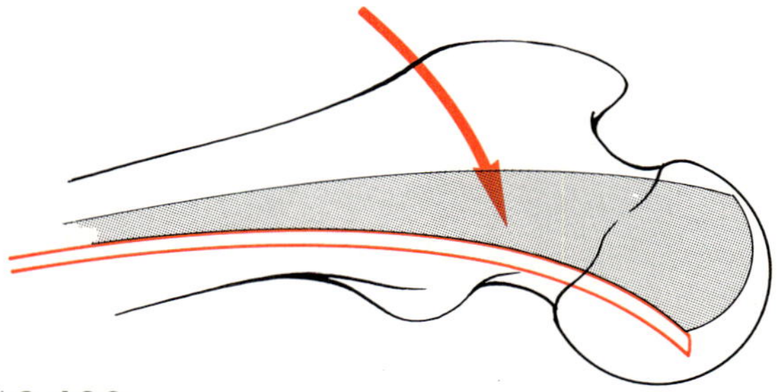

12.**106**
Wenigstens einer der Nägel sollte entlang dem Adamschen Bogen gehen. Meist gelingt dies am besten, wenn man diese Lage bereits für den ersten Nagel anstrebt (aber nicht erzwingt). Ein „Auffächern" der Nägel in beiden Durchleuchtungsebenen wird gelegentlich erst möglich, indem man einzelne Nägel auch in der anderen Ebene als in der vorgegebenen Krümmung biegt (d. h. in Richtung der Antetorsion des Schenkelhalses).

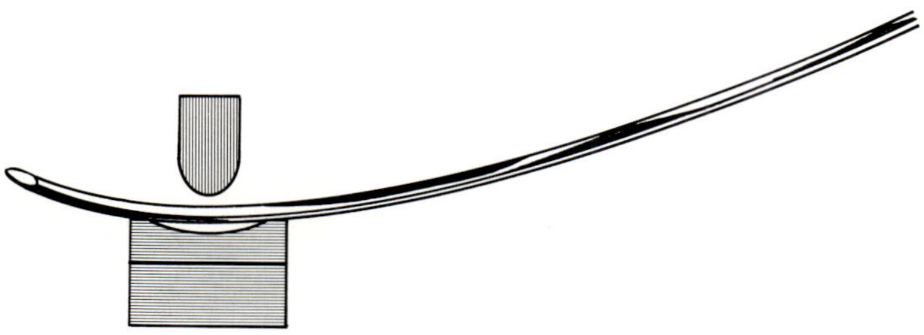

12.**107**
Eine Korrektur der vorgegebenen Krümmung ist zwar möglich, sollte aber nur in engen Grenzen erfolgen, da sonst die für den Halt wichtige Elastizität des Nagels vermindert wird oder verloren geht.

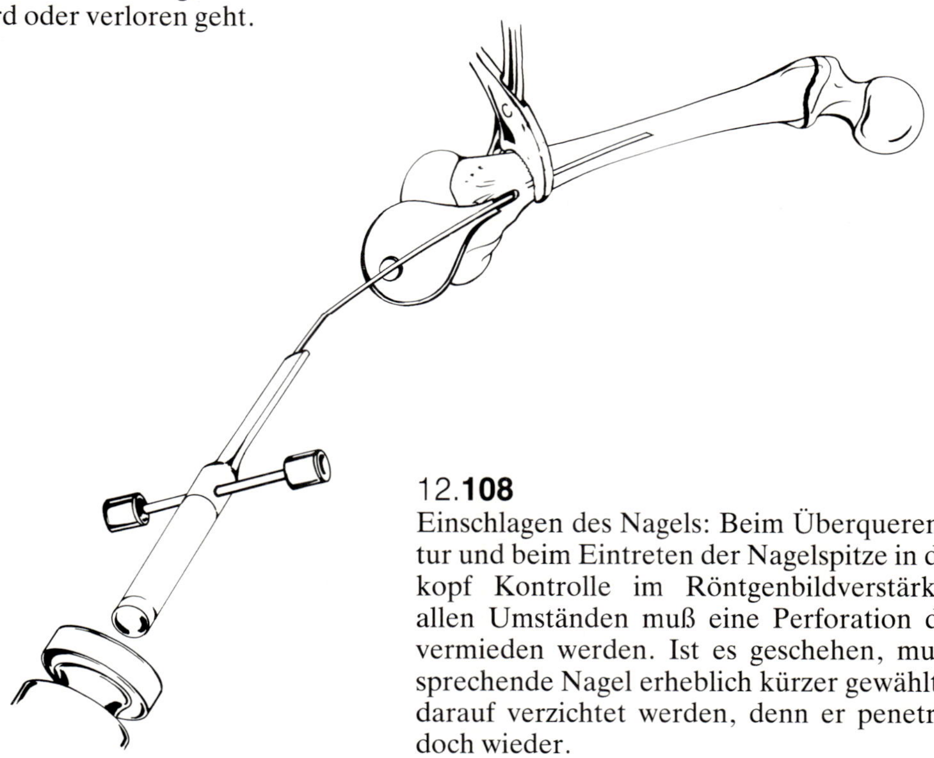

12.**108**
Einschlagen des Nagels: Beim Überqueren der Fraktur und beim Eintreten der Nagelspitze in den Femurkopf Kontrolle im Röntgenbildverstärker. Unter allen Umständen muß eine Perforation des Kopfes vermieden werden. Ist es geschehen, muß der entsprechende Nagel erheblich kürzer gewählt oder ganz darauf verzichtet werden, denn er penetriert später doch wieder.

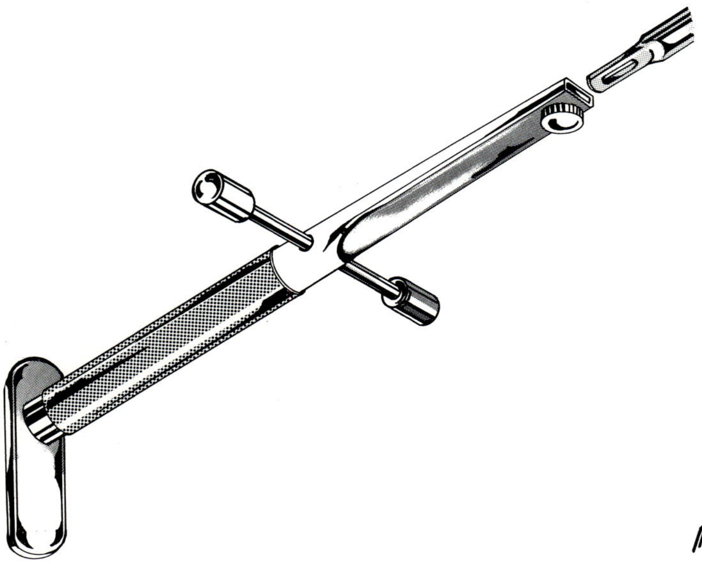

12.**109**
Die abgeplattete Form des Nagelendes und eine entsprechende Vertiefung des Nageleinschlaggerätes gestatten exaktes Steuern der Nagelspitze durch entsprechendes Drehen. Zweckmäßig ist ein Gerät, mit dem man genauso auch zurückschlagen kann, ohne auf Haken umsetzen zu müssen ...

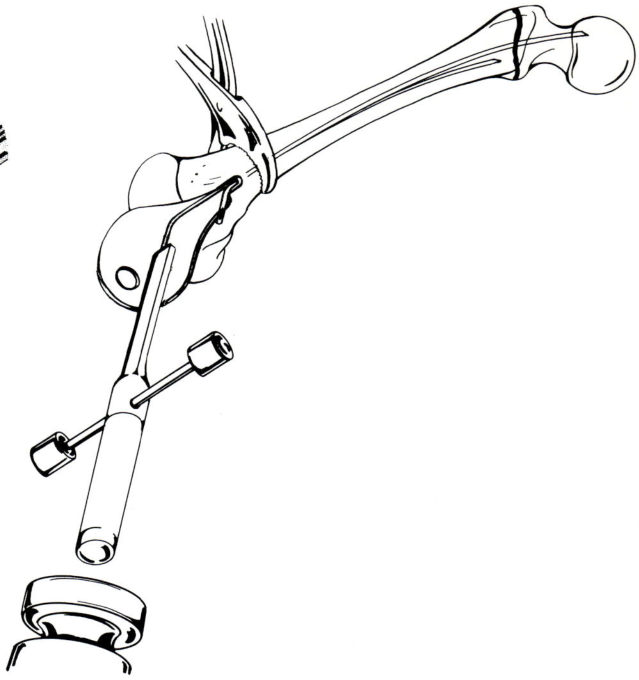

12.**110**
... da diese Vorgänge oft in kurzen Abständen mehrmals hintereinander ablaufen, bis die Nagelspitze ihre richtige Position gefunden hat.
Ist der erste Nagel lediglich zu kurz oder zu lang, so empfiehlt es sich oft, diesen Nagel zunächst zu belassen und einen weiteren richtig einzuschlagen und dann erst den vorangehenden Nagel auszuwechseln.

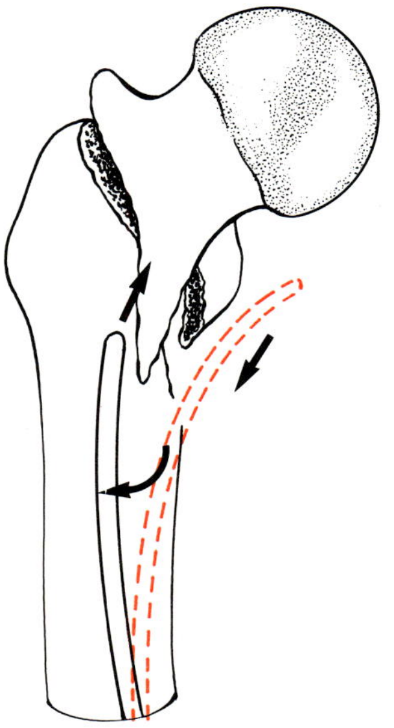

12.**111**
Ein durch nicht ganz ausreichende Reposition im Frakturgebiet herausgelaufener Nagel kann oft durch intraoperative ...

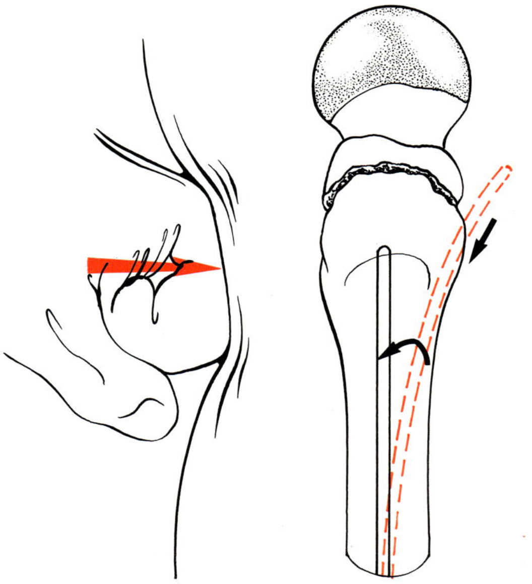

12.**112**
... Nachreposition in die richtige Lage gebracht werden und die Reposition dann halten.

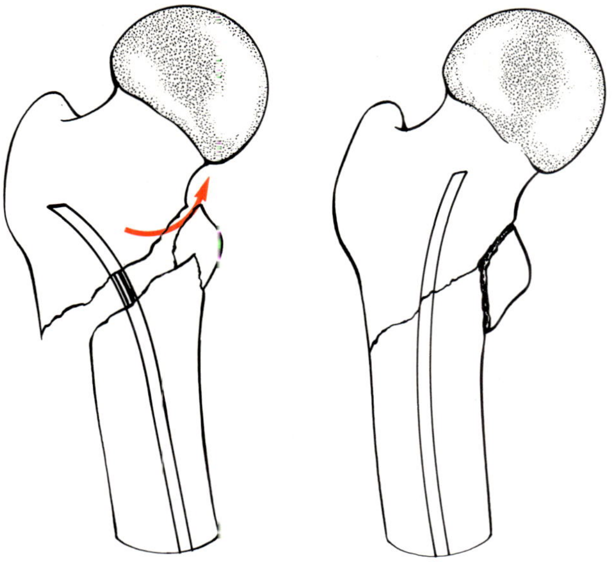

12.**113**
So ist in bestimmten Fällen sogar eine Nachreposition *mit Hilfe* des Nagels möglich.

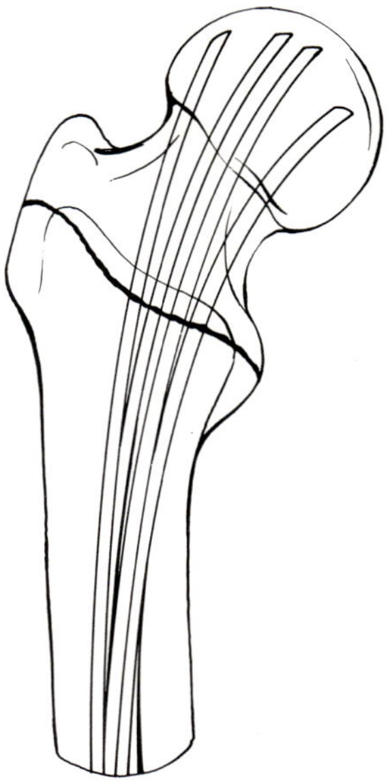

12.**114**
Die Nägel sollen fächerförmig im Kopf auseinanderlaufen, möglichst in beiden Durchleuchtungsebenen. Wenn das nicht im ersten Anlauf gelingt, sollte man das Auffächern nicht erzwingen.

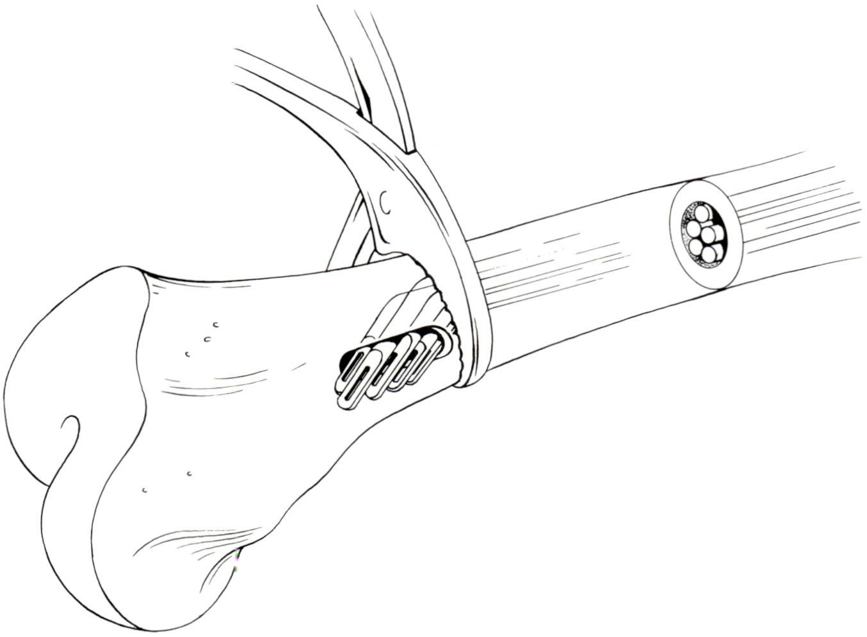

12.**115**
Um ein Herausgleiten der Nägel zu verhindern, sollten so viele Nägel eingeschlagen werden, wie die Markhöhle faßt. Der oder die letzten Nägel müssen dafür nicht mehr unbedingt den Frakturspalt überqueren.
Wenn ein Nagelende im Einschlagloch verschwindet, ist das ohne Nachteil.

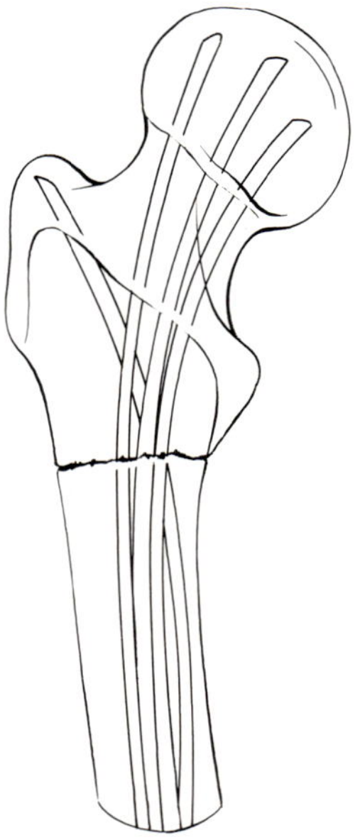

12.**116**
Bei manchen Frakturen kann von einem zusätzlichen Schnitt am Conylus lateralis ein Federnagel in gegensinniger Drehrichtung eingebracht werden. Das kann bei subtrochantären Frakturen zweckmäßig sein.

Winkelplatte

Anatomie siehe Abb. 11.**1** ff.
Verletzungstypen siehe Abb. 12.**6** ff.
Indikation siehe Abb. 12.**82** ff.

Prinzip

siehe zunächst Abb. 12.**26** ff.

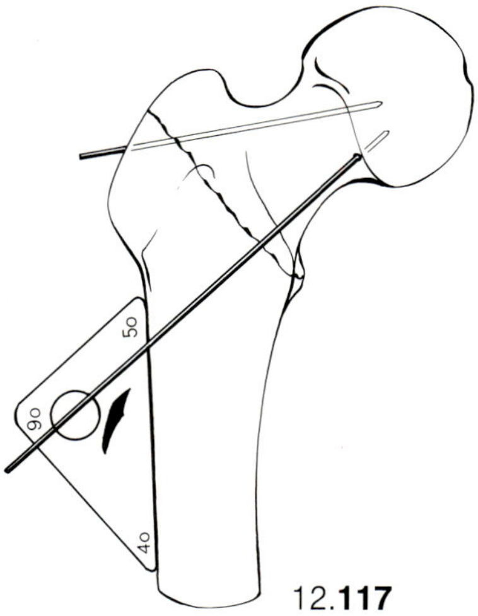

12.**117**

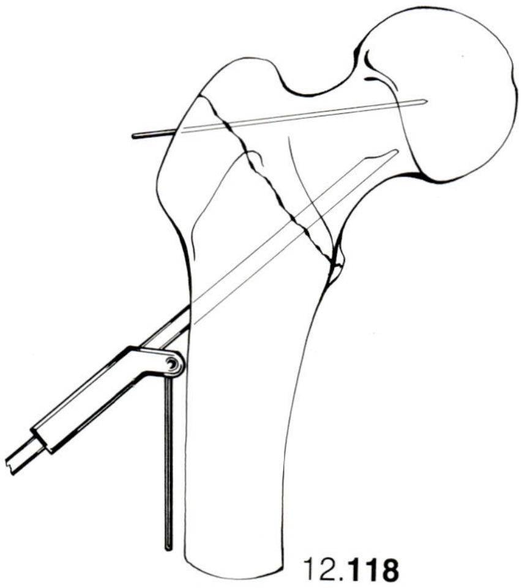

12.**118**

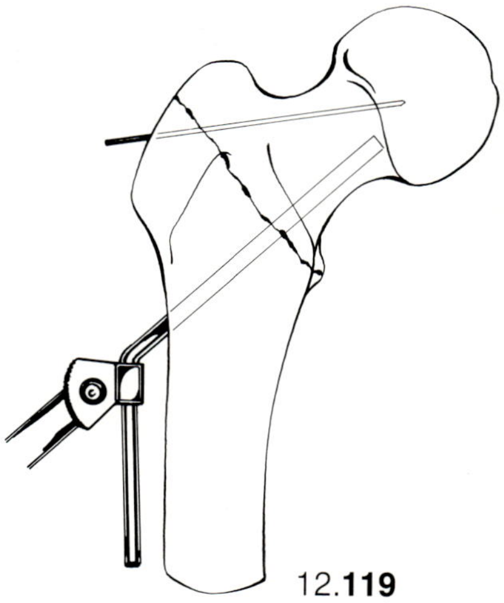

12.**119**

12.**117**
Nach Reposition und vorläufiger Fixierung der Fragmente im kranialen Bereich Einbringen des mindestens 3 mm dicken Steinmann-Nagels. Dieser Nagel liegt auf der Linea trochanterica auf, hat eine Richtung von 130 Grad zur Femurschaftachse und dringt am Rand des Kopfes in diesen ein.

12.**118**
Dieser Nagel ist sehr wichtig, denn er zeigt vor allem auch in der *Frontalebene* die richtige Richtung an.

12.**119**
Er muß so fest im Kopf sitzen, daß er bis zu diesem Stadium unverändert die Richtung anzeigen kann.

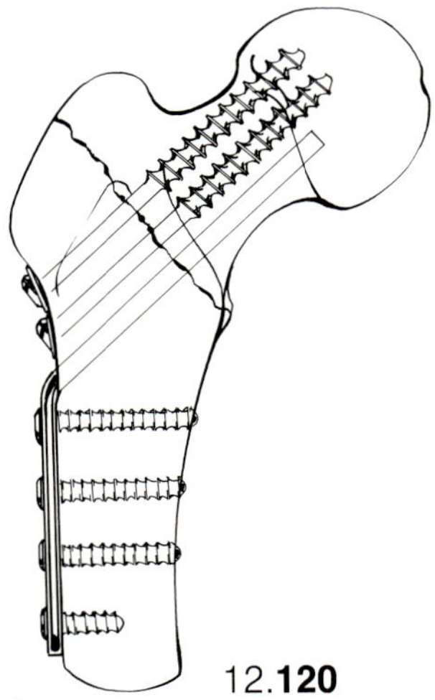

12.**120**

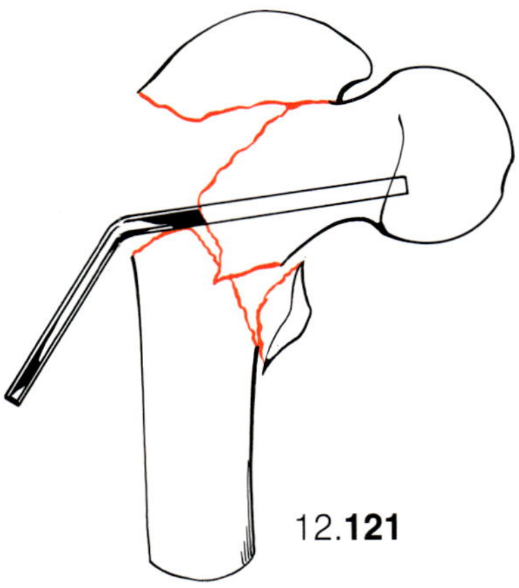

12.**121**

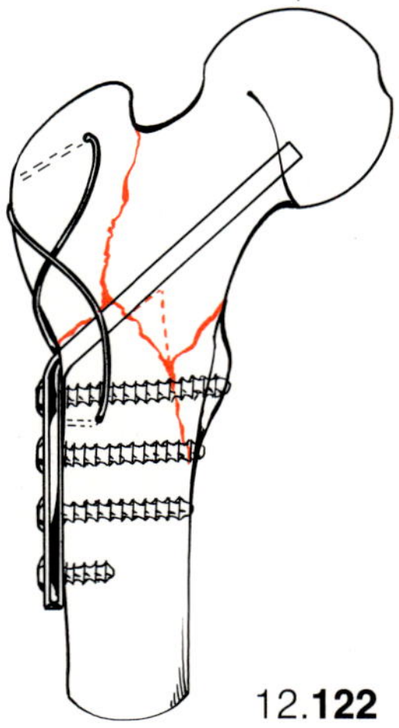

12.**122**

12.**120**
Ein oder zwei kraniale Schrauben wirken als Zuggurtung und ergeben interfragmentären Druck.

12.**121**
Bei Mehrfragment- oder Trümmerbrüchen empfiehlt sich oft eine Reposition mittels Platte.

12.**122**
Das Trochanterfragment wird mit einer Zuggurtung befestigt.

Lagerung siehe Abb. 13.**17** f.
Zugang siehe Abb. 11.**12** ff und 12.**46** ff.

Taktik

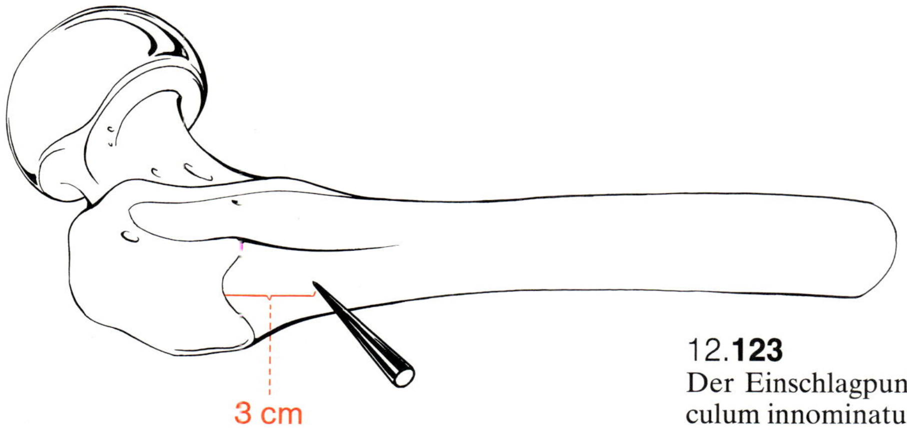

12.**123**
Der Einschlagpunkt liegt 3 cm unterhalb des Tuberculum innominatum.

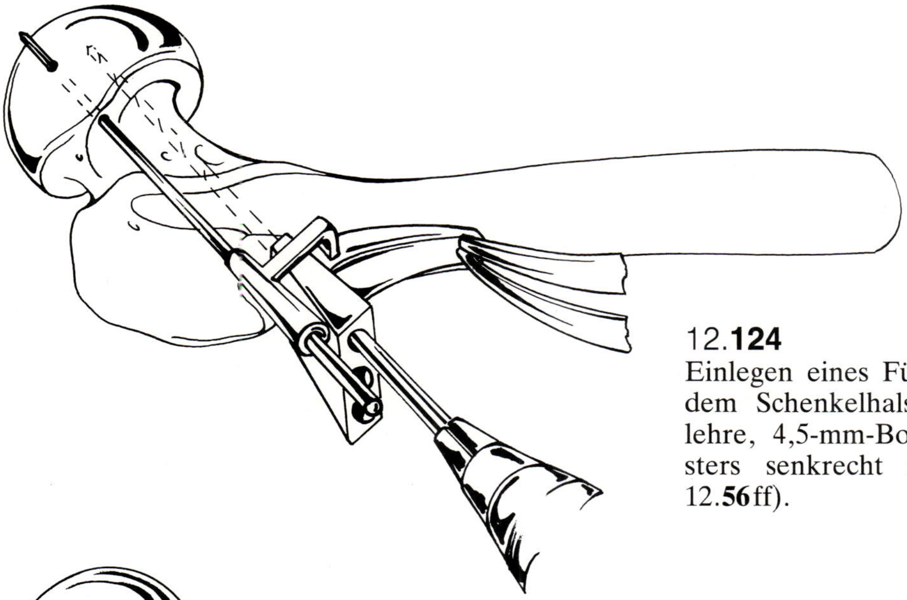

12.**124**
Einlegen eines Führungs- bzw. Zieldrahtes entlang dem Schenkelhals in den Femurkopf. 130°-Bohrlehre, 4,5-mm-Bohrer. Anlegen des Kortikalisfensters senkrecht zur Schaftachse (beachte Abb. 12.**56** ff).

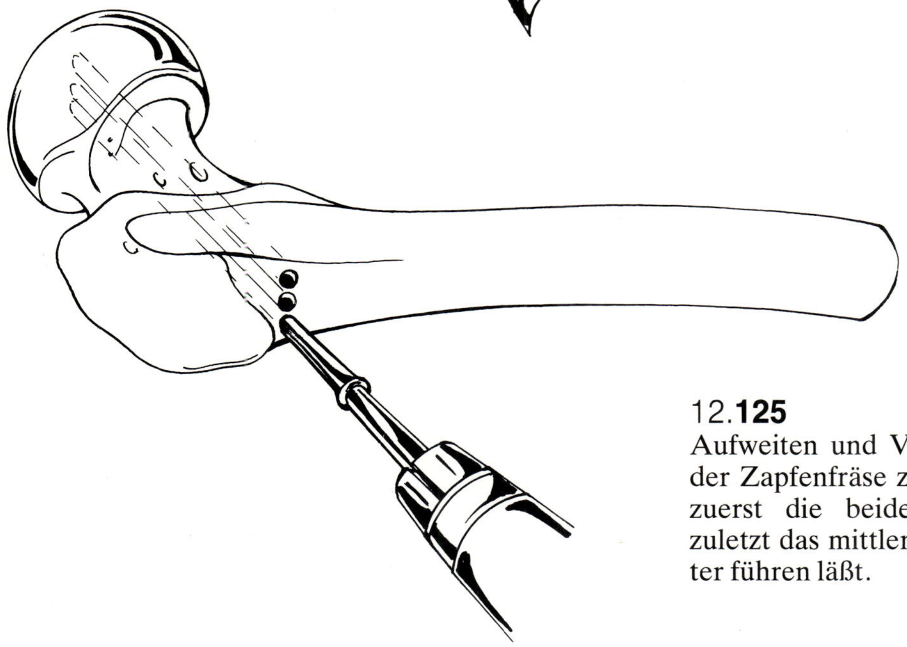

12.**125**
Aufweiten und Vereinigen der drei Bohrlöcher mit der Zapfenfräse zu einem Schlitz. Es empfiehlt sich, zuerst die beiden äußeren Löcher aufzuweiten, zuletzt das mittlere, da sich die Zapfenfräse so leichter führen läßt.

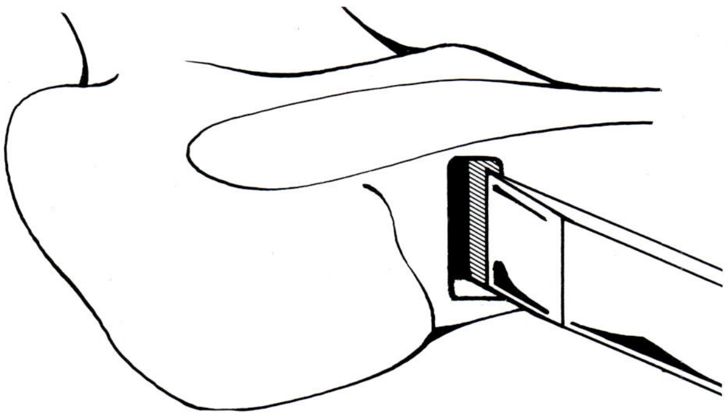

12.**127**
Man darf den Schlitz nicht zu eng machen, denn die Klinge muß an allen Seiten etwas Luft haben, da sie sonst zu leicht eine Sprengwirkung in der Kortikalis bekommt. Auch die fast immer erforderlichen kleinen Richtungskorrekturen zu Beginn des Einschlagens des Plattensetzinstrumentes werden erleichtert.

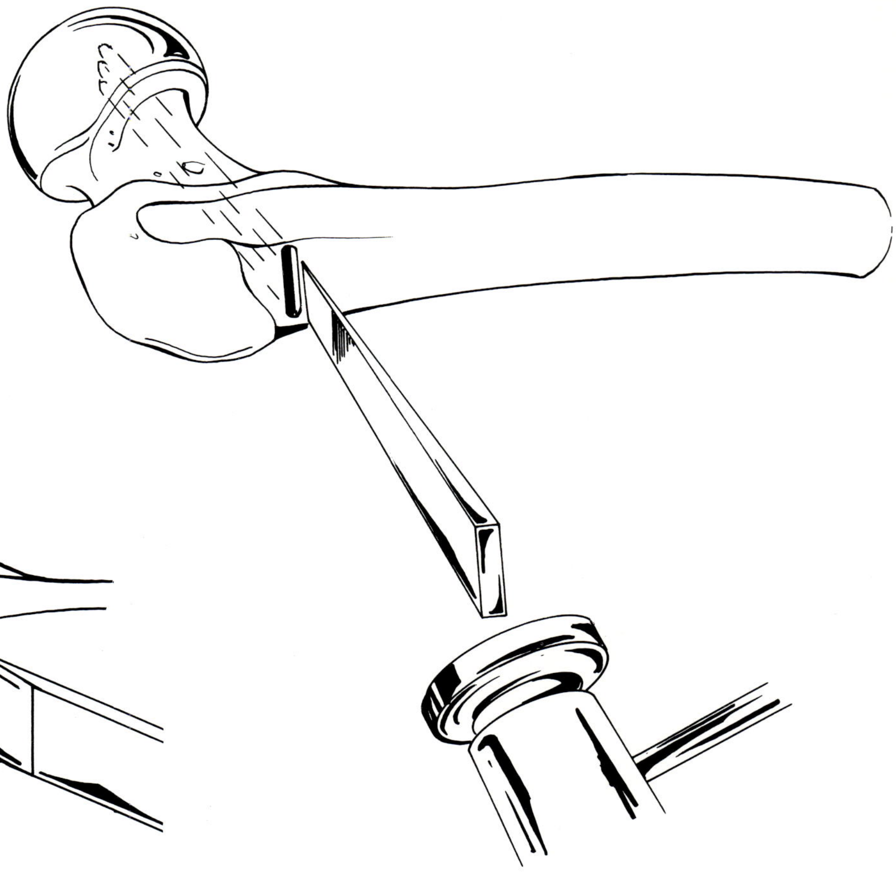

12.**126**
Abrunden der unteren Kante des Kortikalisfensters mit einem Meißel.

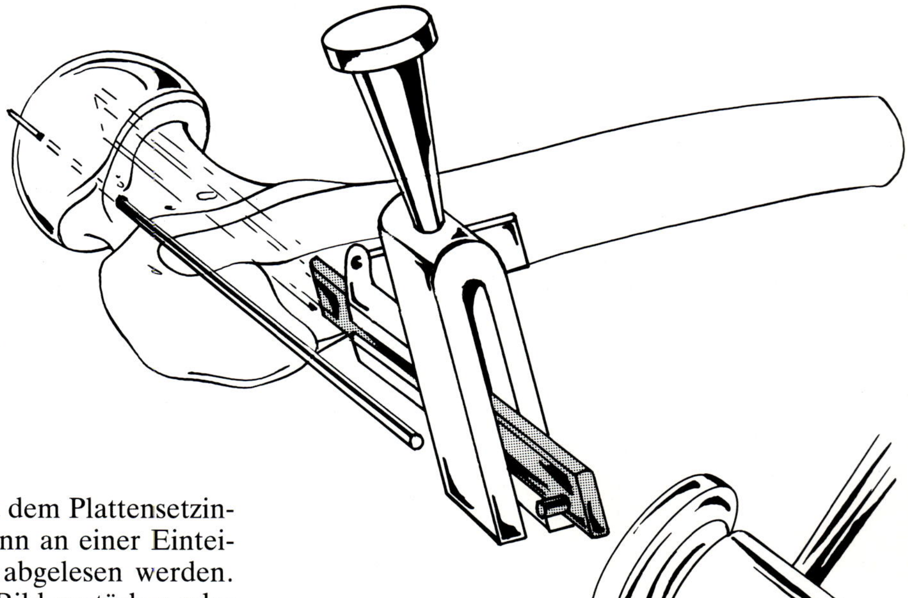

12.**128**
Vorbereiten des Klingensitzes mit dem Plattensetzinstrument. An dem Instrument kann an einer Einteilung die benötigte Klingenlänge abgelesen werden. Kontrolle der richtigen Lage im Bildverstärker oder durch Röntgenaufnahme.
Aufsetzen des Schlitzhammers von *oben* als Sicherung gegen unbeabsichtigtes Herunterfallen.

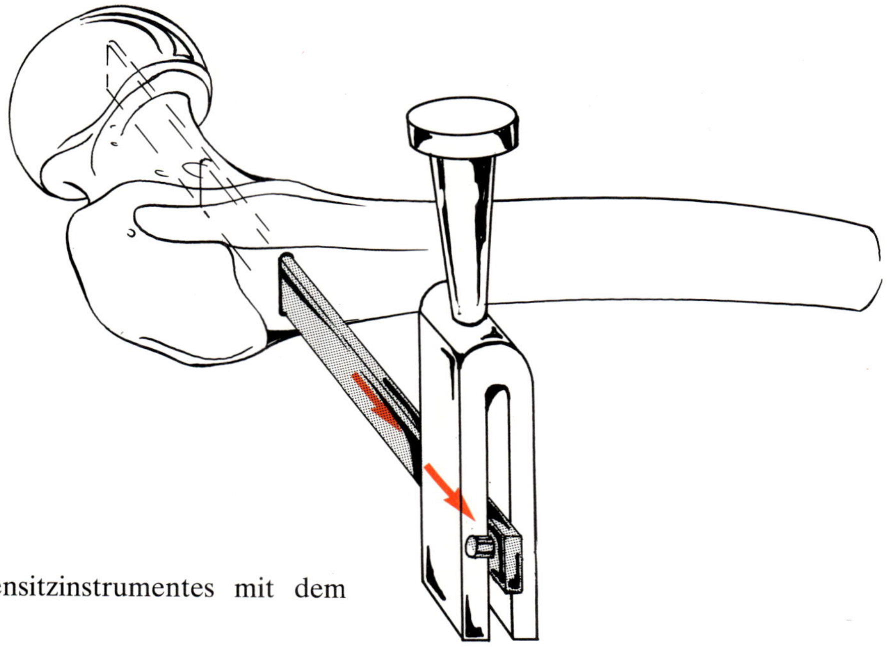

12.**129**
Ausschlagen des Plattensitzinstrumentes mit dem Schlitzhammer.

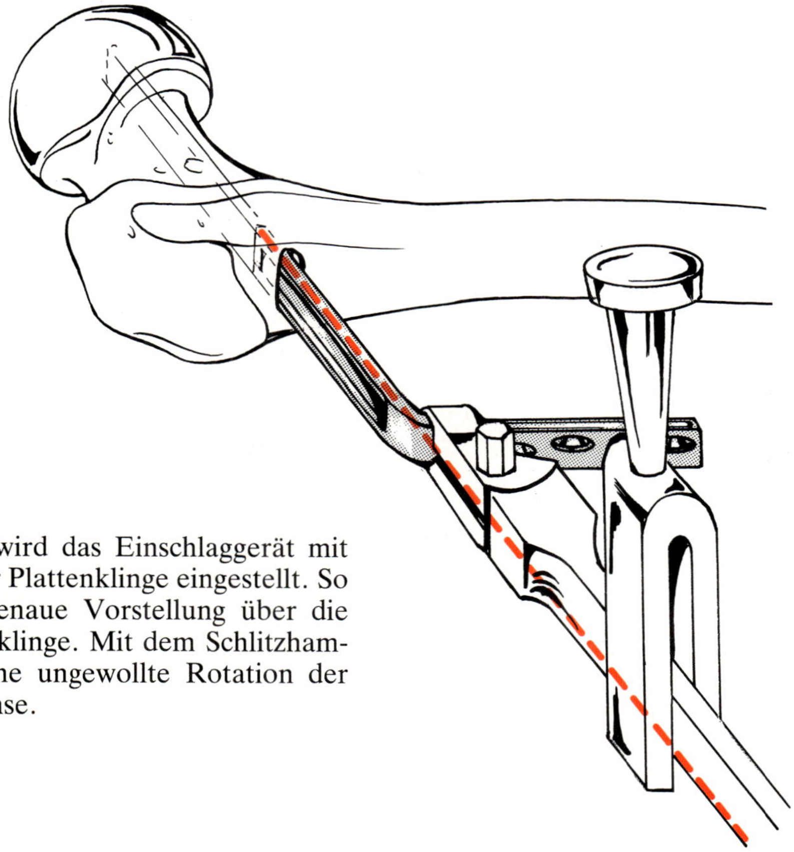

12.**130**
Für jede Winkelplatte wird das Einschlaggerät mit seiner Achse parallel zur Plattenklinge eingestellt. So hat man immer eine genaue Vorstellung über die Zielrichtung der Plattenklinge. Mit dem Schlitzhammer verhindert man eine ungewollte Rotation der Platte um die Klingenachse.

Kondylenplatte

Anatomie siehe Abb. 11.**1** ff.
Verletzungstypen siehe Abb. 12.**6** ff.
Indikation siehe Abb. 12.**82** ff.

Prinzip

siehe zunächst Abb. 12.**26** ff.

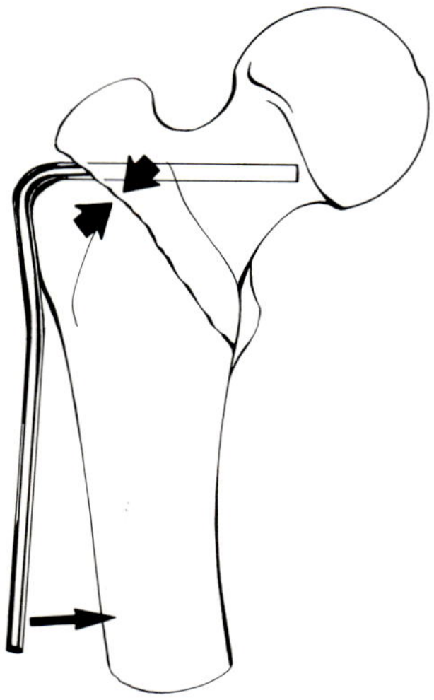

12.**131**
Bei der Verwendung einer Kondylenplatte ergibt eine leicht kraniokaudal verlaufende Klinge bessere Vorausetzungen für Einstauchung und Druckaufbau im Frakturbereich.

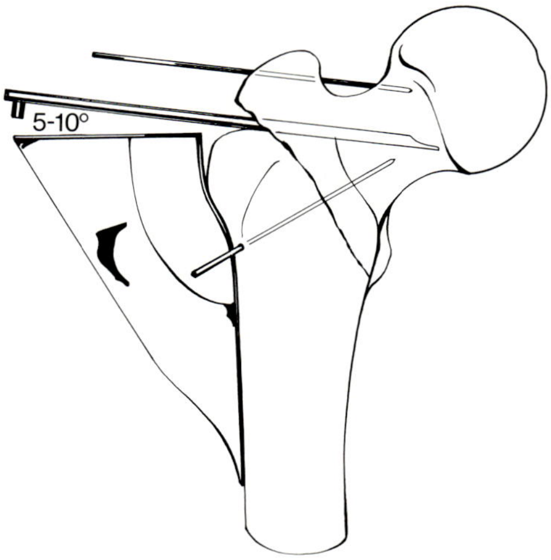

12.**132**
Das Plattensetzinstrument wird deshalb in einem entsprechenden Winkel von 5–10 Grad von kranial her eingeschlagen.

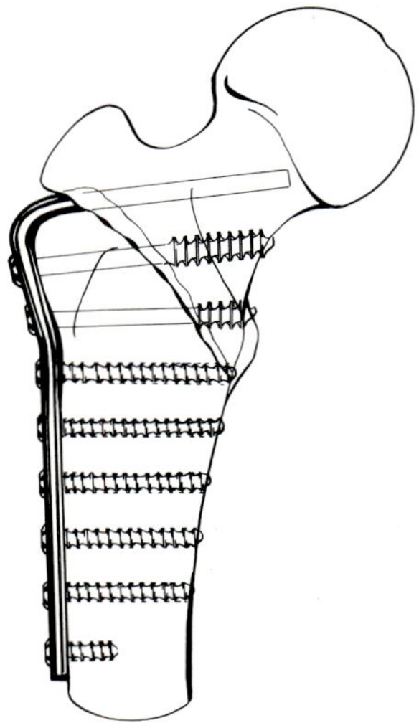

12.**133**
Die beiden Spongiosaschrauben, an deren Stelle ebensogut Kortikaliszugschrauben angelegt werden können, erzeugen dann eine gleichmäßige Druckverteilung im Frakturspalt. Die Platte sollte trotz allem nach distal gespannt werden.

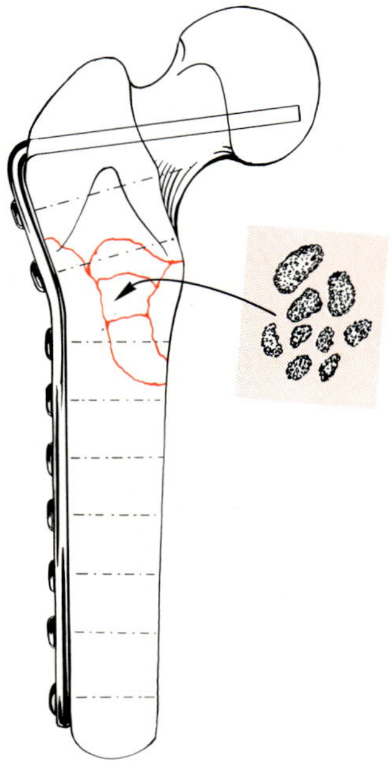

12.**134**
Bei Trümmerfrakturen im Bereich des Adamschen Bogens muß unbedingt eine Spongiosaplastik (bei frischen Frakturen z. B. aus der Bank) eingelegt werden.

Technik

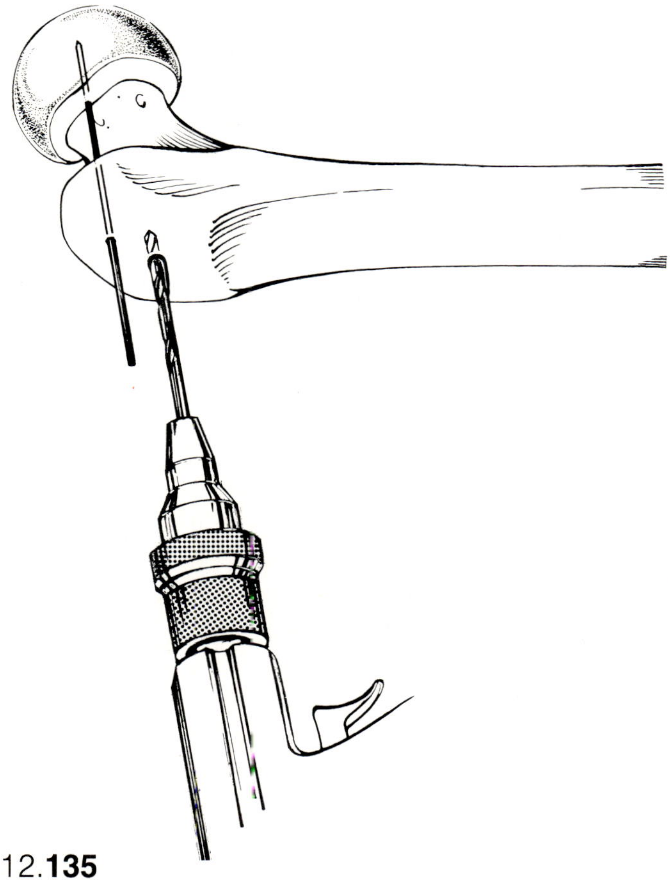

12.**135**
Anlegen des Kortikalisfensters senkrecht zur Schaftachse (beachte Abb. 12.**56**ff).

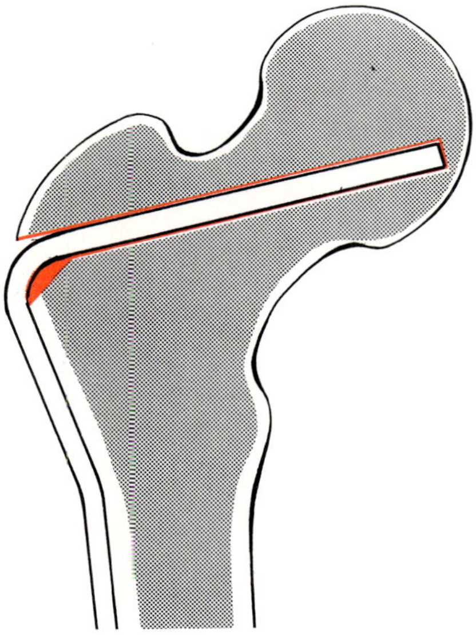

12.**137**
Das Abschrägen der Unterkante des Kortikalisfensters ermöglicht ein ausreichend tiefes Einschlagen der Platte, ohne daß das Plattenknie die Kortikalis sprengt.

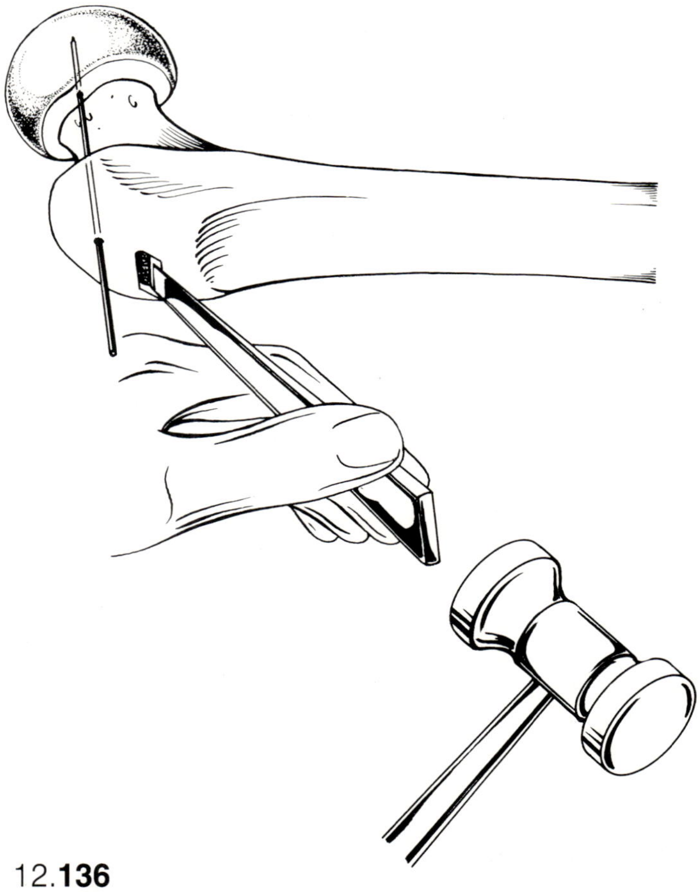

12.**136**
Das Fenster wird nach distal mit dem Meißel abgeschrägt.

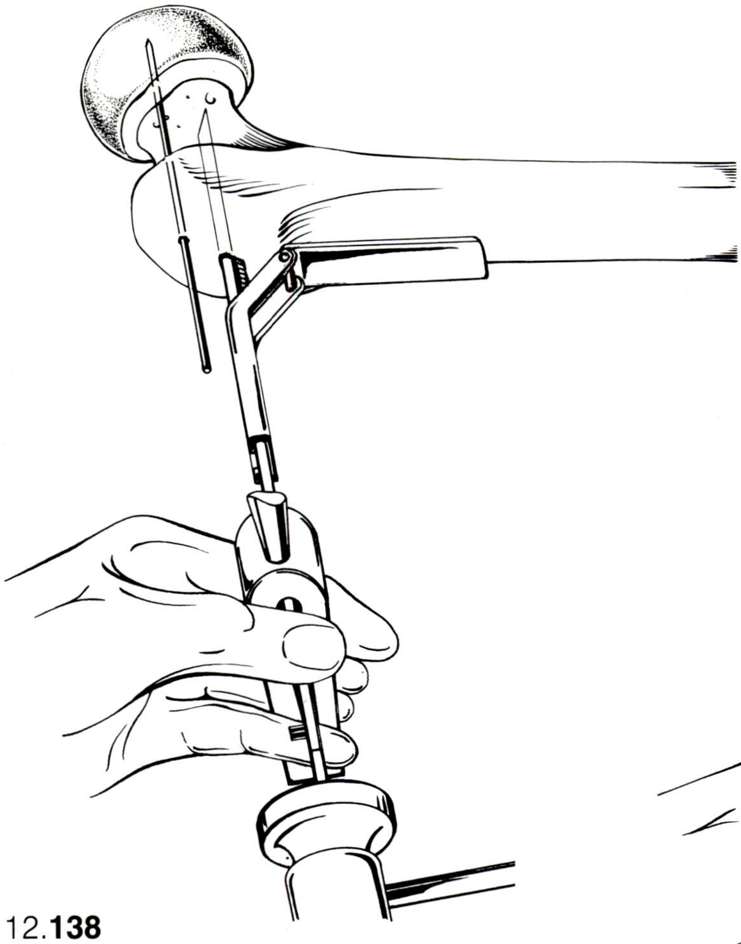

12.**138**
Einschlagen des Plattensetzinstrumentes. Der Schlitzhammer wird als Sicherung gegen unbeabsichtigtes Herunterfallen von oben aufgesetzt und ermöglicht eine Kontrolle der Rotation während des Einschlagens, damit der Lochteil der Platte parallel zum Femurschaft bleibt und nicht nach hinten abweicht.

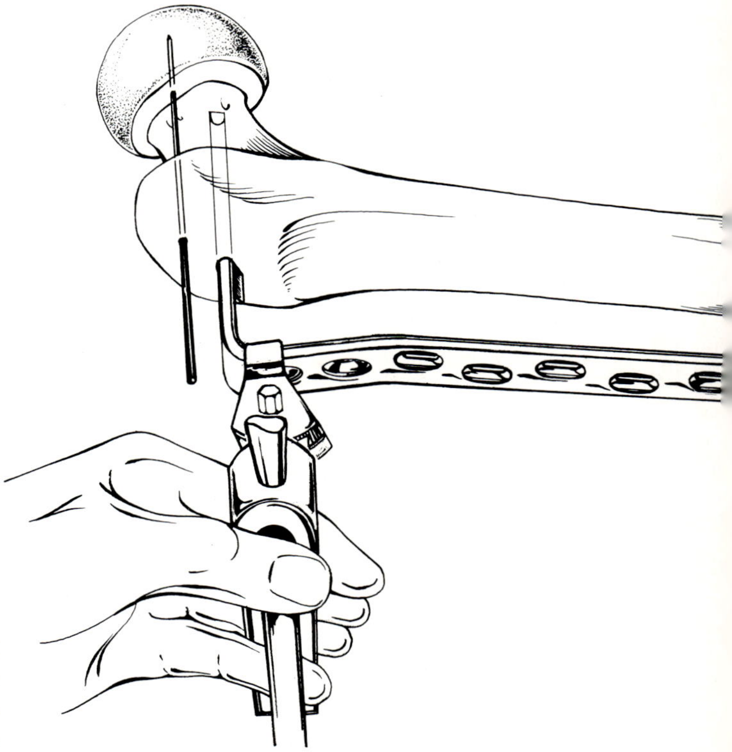

12.**139**
Einschlagen der Platte. Sie sollte möglichst weit von Hand in den vorbereiteten Klingenkanal eingeschoben werden.

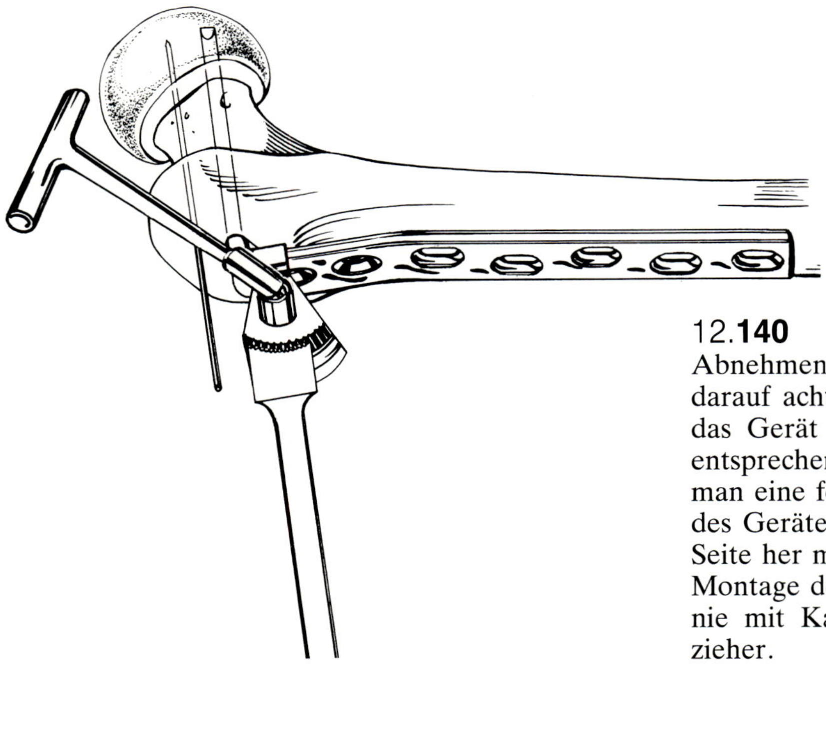

12.**140**
Abnehmen des Platteneinschlaggerätes. Man sollte darauf achten, daß die instrumentierende Assistenz das Gerät so an der Platte montiert hat, daß die entsprechende Mutter nach oben schaut. Bemerkt man eine fehlerhafte Montage erst beim Abnehmen des Gerätes, kann es evtl. auch von der verkehrten Seite her mit einem Schraubenzieher gelöst werden. Montage des Gerätes immer mit dem Ringschlüssel, nie mit Kardanschlüssel oder Sechskantschraubenzieher.

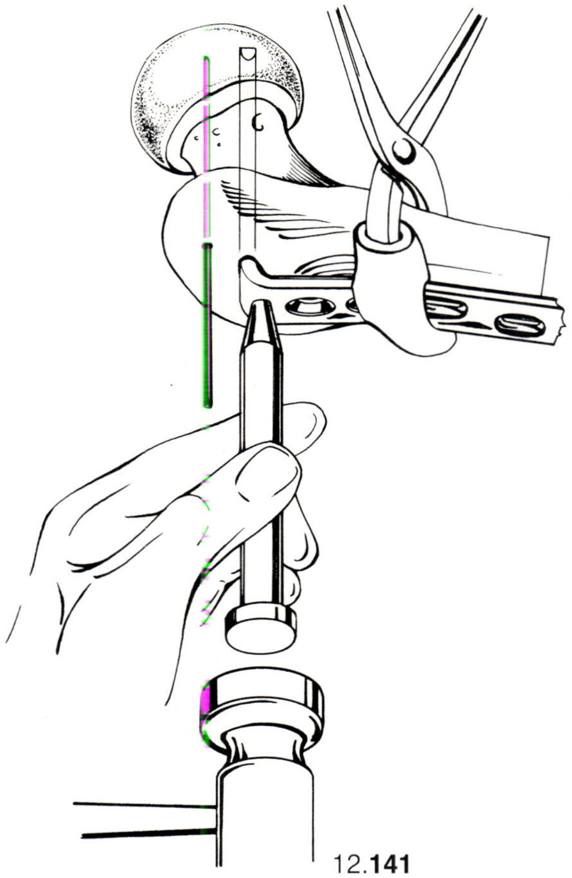

12.**141**

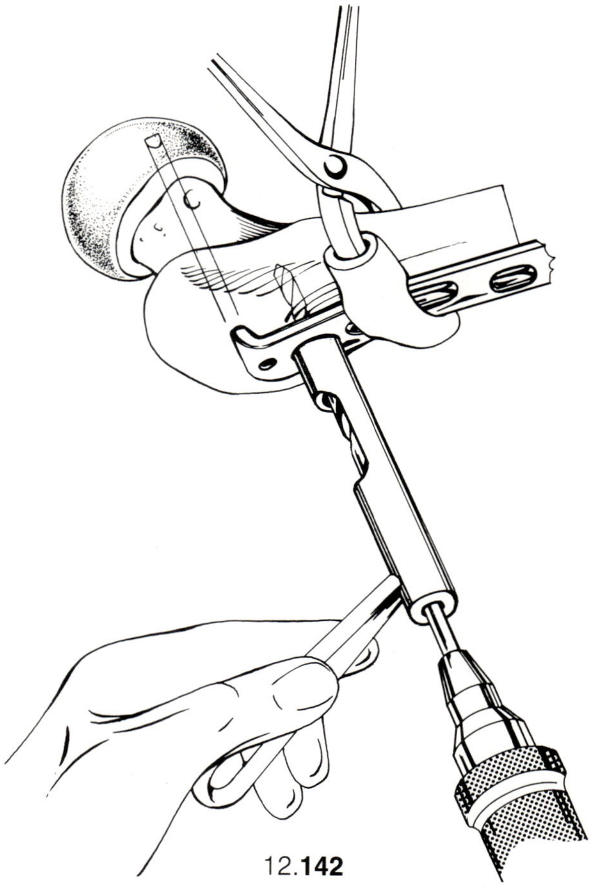

12.**142**

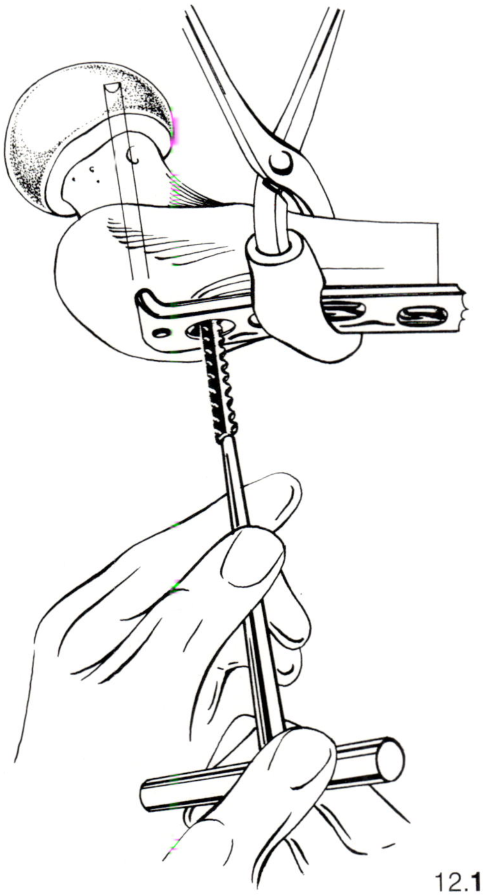

12.**143**

12.**141**
Vollständiges Einschlagen mit dem Nachschlaginstrument.

12.**142**
Montage der Schrauben im proximalen Fragment, damit nicht beim Spannen der Platte die Klinge wieder aus ihrem Bett herausgezogen wird.

12.**143**
In die klingennahen Schraubenlöcher passen Spongiosaschrauben, diese können bei dünner Kortikalis oft zweckmäßig sein. Man sollte aber immer versuchen, wenigstens eine Kortikalisschraube im proximalen Fragment in der Kortikalis des Adamschen Bogens zu verankern.

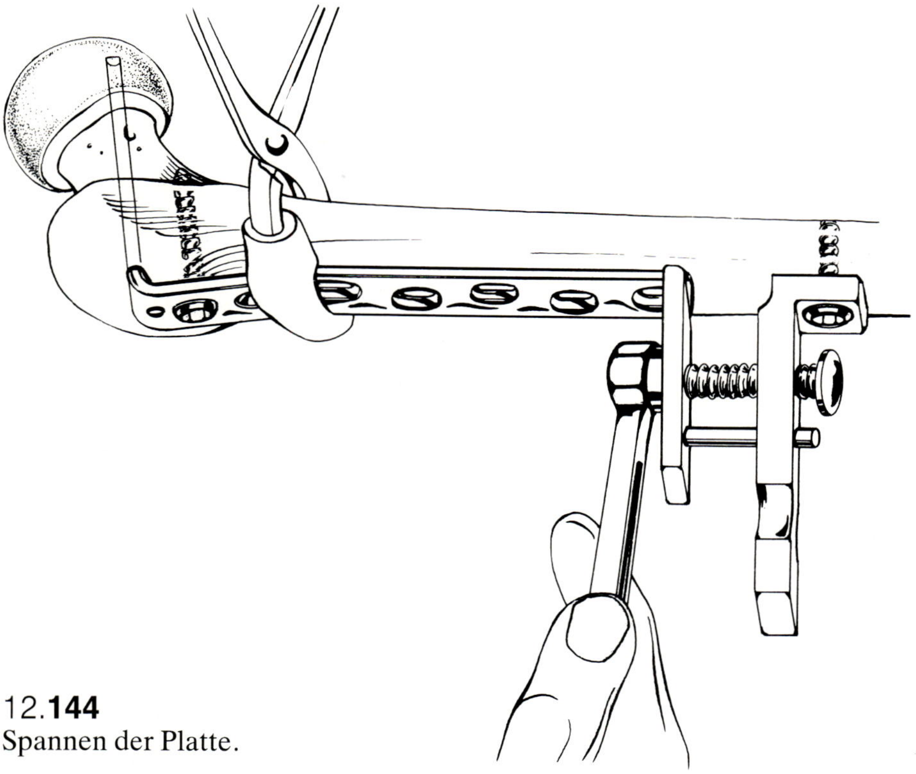

12.**144**
Spannen der Platte.

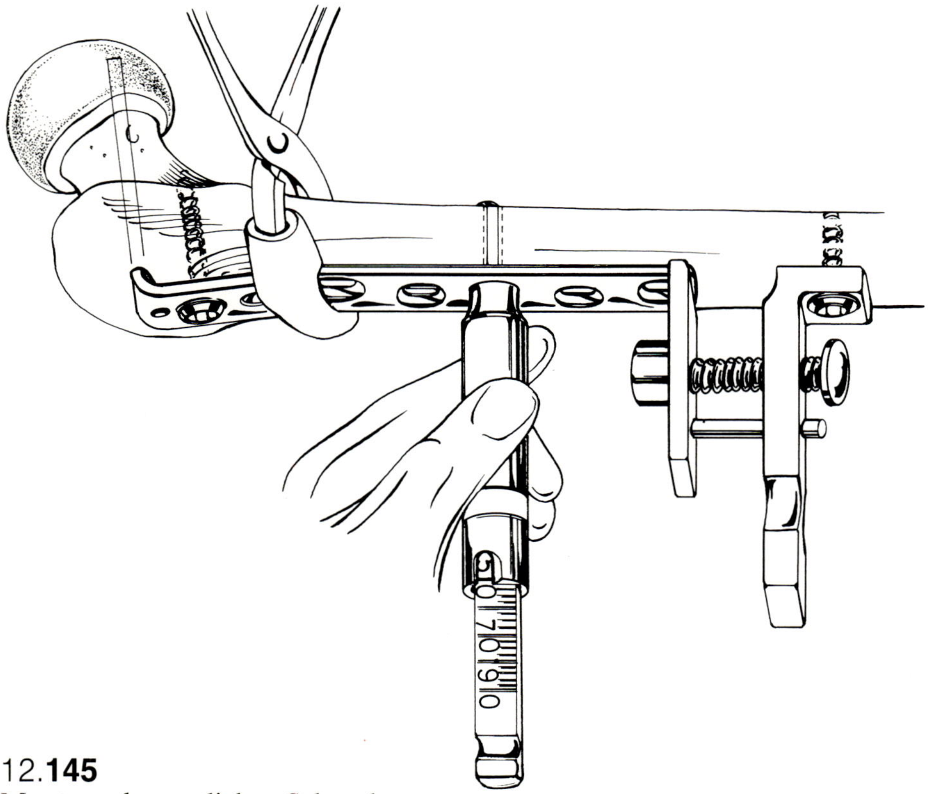

12.**145**
Montage der restlichen Schrauben.

Oberschenkel – Mitte

Indikation

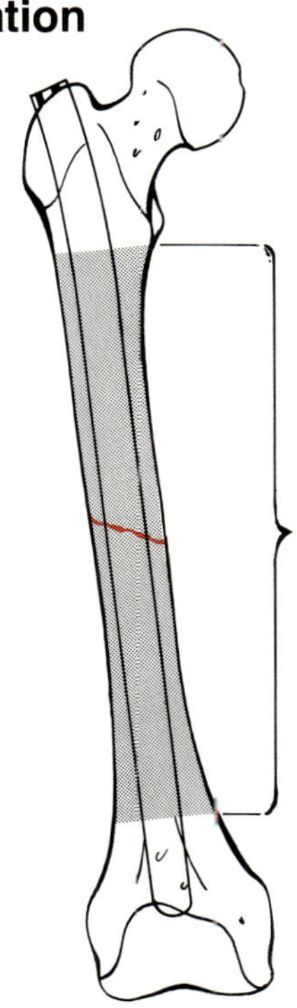

12.**146**
Einfache Schaftfrakturen: Markraumnagel. Gebiet der mittleren ⅗ der Oberschenkellänge.

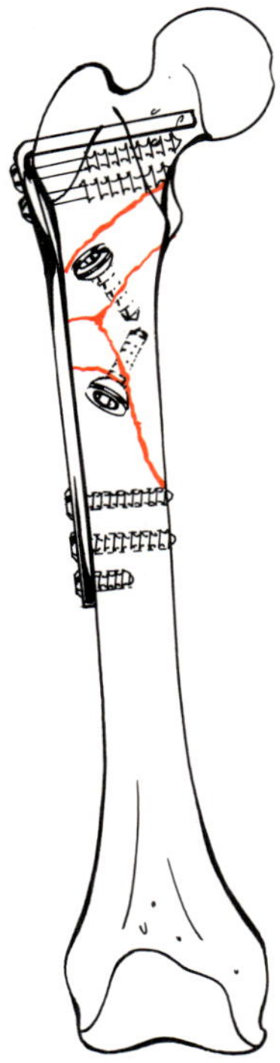

12.**147**
Mehrfragmentfrakturen, Trümmerfrakturen: Kondylenplatte.

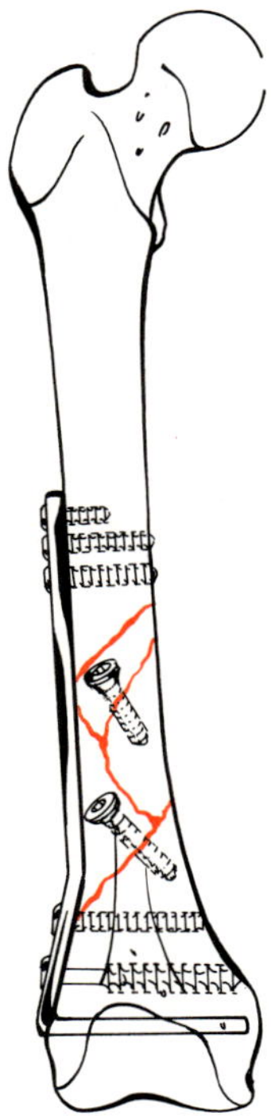

12.**148**
Mehrfragmentfrakturen, Trümmerfrakturen: Kondylenplatte.

Operative Möglichkeiten

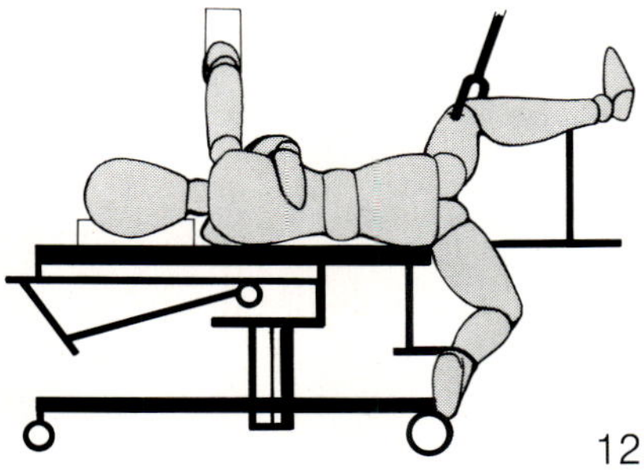

12.**149**

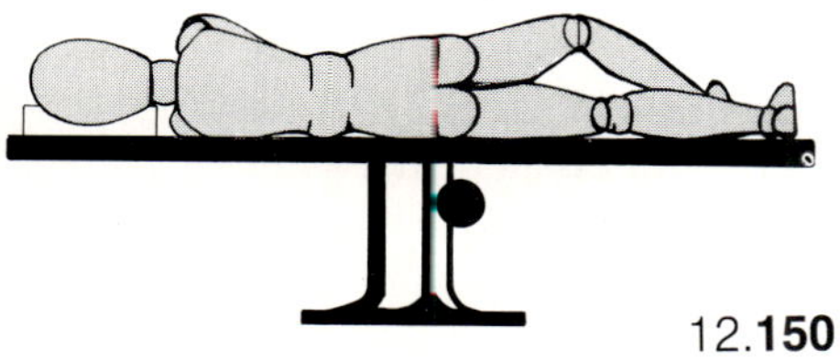

12.**150**

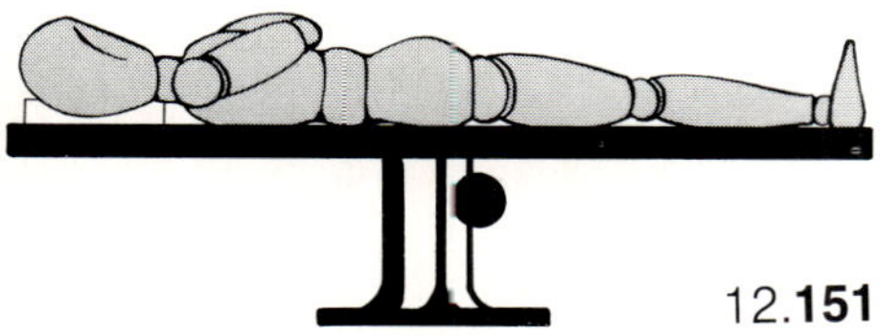

12.**151**

12.**149**
Gedeckte Nagelung (Extensionstisch) (s. Abb. 12.**152** ff).

12.**150**
Offene Nagelung (normaler oder Extensionstisch) bei Weichteilinterposition oder sonstigem Repositionshindernis.

12.**151**
Kondylenplatte (normaler Tisch, Rückenlage).

Zeitpunkt der Operation

Sobald einwandfreie Kreislaufverhältnisse erreicht sind, d. h. in der Regel nach einigen Tagen. Bis dahin Fersendrahtextension.

Nagel

Lagerung

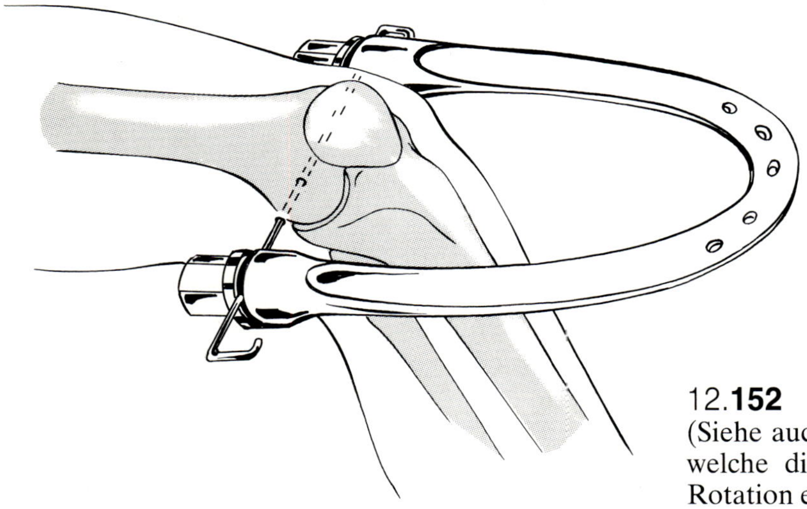

12.**152**
(Siehe auch Abb. 12.**152**.) Anlegen einer Extension, welche die Kontrolle des distalen Fragmentes auf Rotation erlaubt.

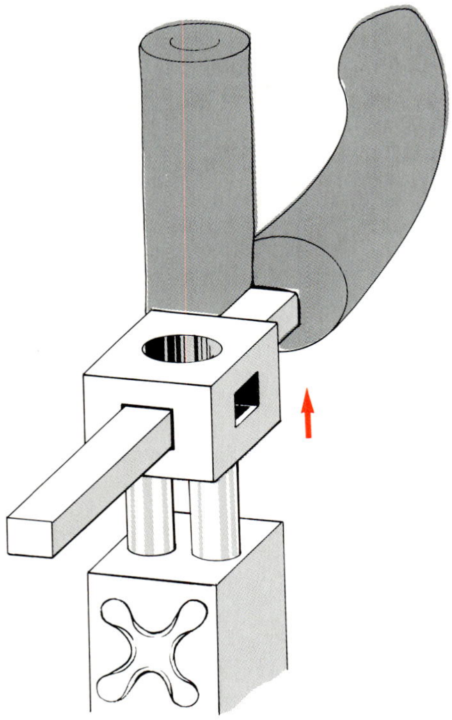

12.**153**
Zur Vorbereitung der Beckenauflage wird die Stütze des Extensionstisches etwas herausgezogen, um nach Bedarf die Unterstützung des proximalen Fragmentes vermindern zu können.

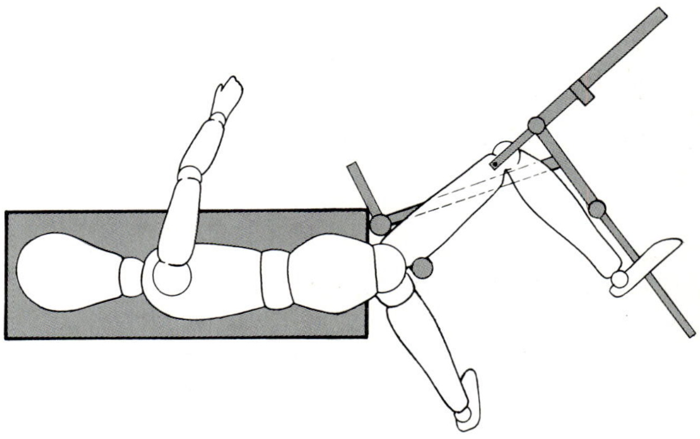

12.**154**
Zur Lagerung stellt man den Extensionstisch in ca. 45 Grad an die bauchseitige Ecke des Operationstisches ohne Beinplatten. Operationstisch ca. halber Beckendurchmesser niedriger als das Beckenwiderlager am Extensionstisch.

Für das ungehinderte Positionieren des Bildverstärkers ist auf folgendes zu achten:

1. Zug in Längsachse des Femurs,
2. Beugung im Kniegelenk 90 Grad,
3. gesundes Bein im Hüftgelenk möglichst weit abduzieren und strecken und . . .

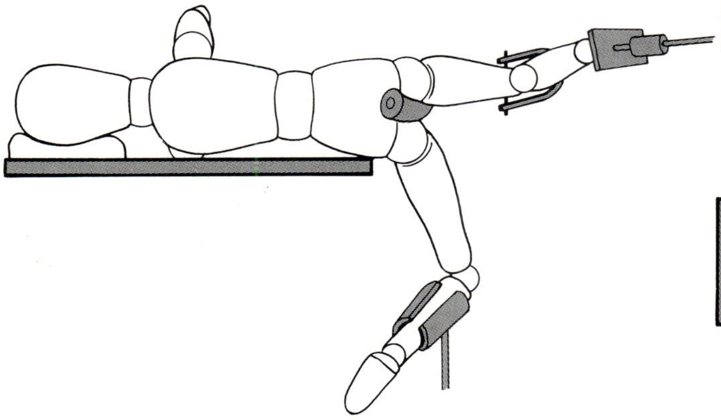

12.**155**

4. Ferse etwa 10 cm höher als Kniegelenk.

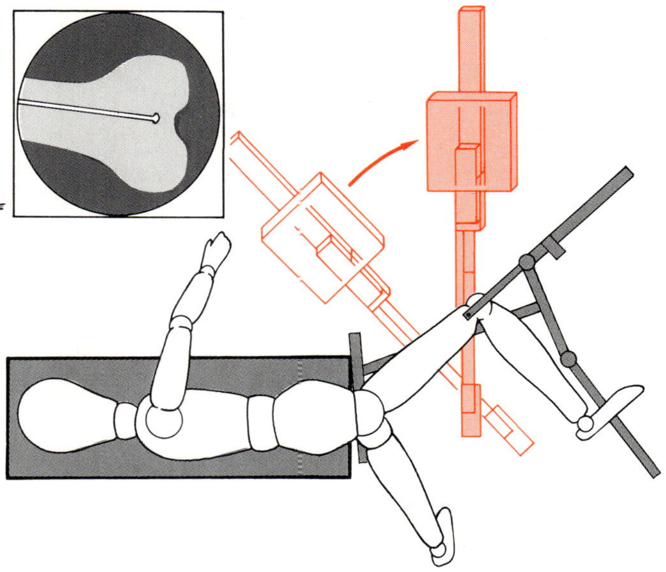

12.**156**

Durch Verschieben des Röntgenbildverstärkers läßt sich kontrollieren, ob der Bohrdorn zentriert in das distale Fragment läuft, d. h. auf die Kuppe der Incisura condylaris zu.

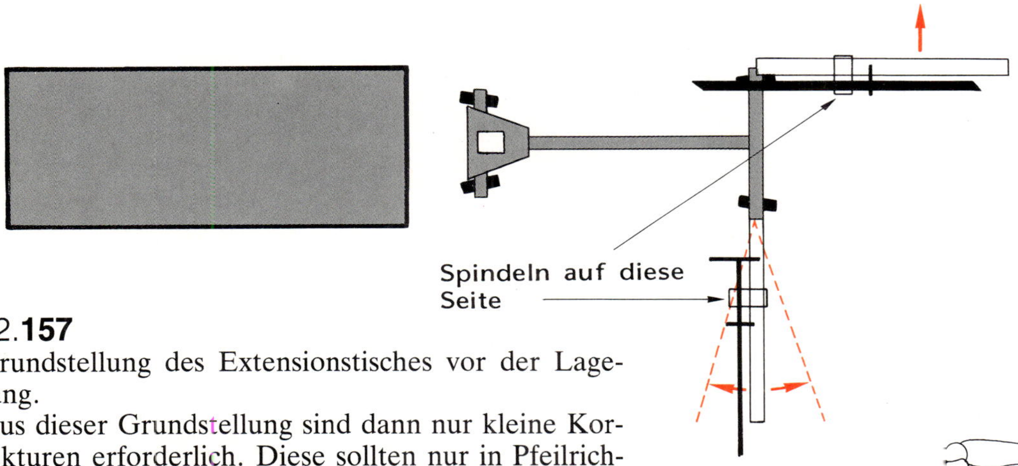

12.**157**

Grundstellung des Extensionstisches vor der Lagerung.
Aus dieser Grundstellung sind dann nur kleine Korrekturen erforderlich. Diese sollten nur in Pfeilrichtung erfolgen, da man sich sonst unnötig den Bewegungsspielraum für den Röntgenbildverstärker einengt.

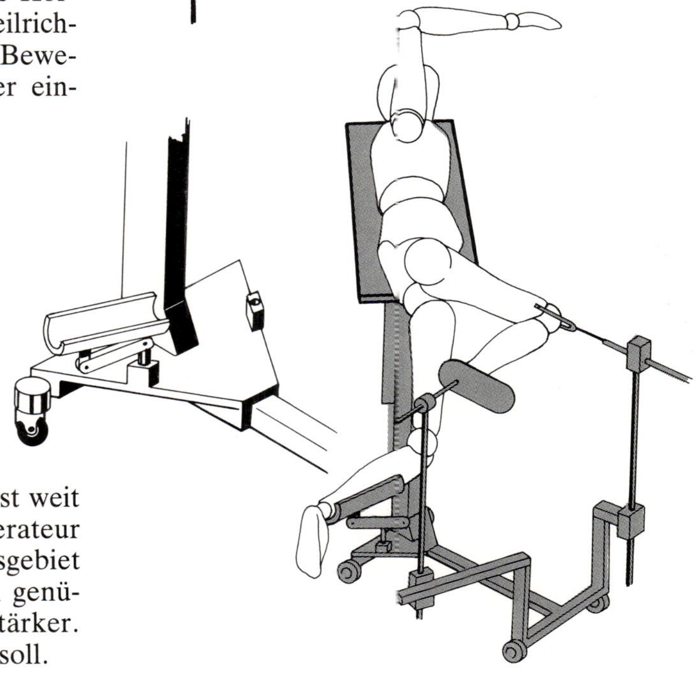

12.**158**

Montage der Beinstütze für das gesunde Bein.
Das gesunde Bein soll im Hüftgelenk möglichst weit abgespreizt werden, dadurch erhält der Operateur sowohl einen freien Zugang zum Operationsgebiet und für eine evtl. offene Reposition als auch genügend freien Raum für den Röntgenbildverstärker. Infusion auf die Seite, welche genagelt werden soll.

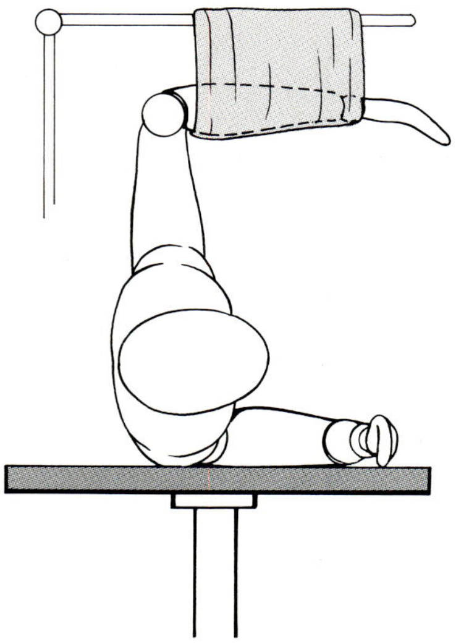

12.**159**
Durch diese Lagerung und Aufhängung der Arme erhält man genügend Raum für den Röntgenbildverstärker.

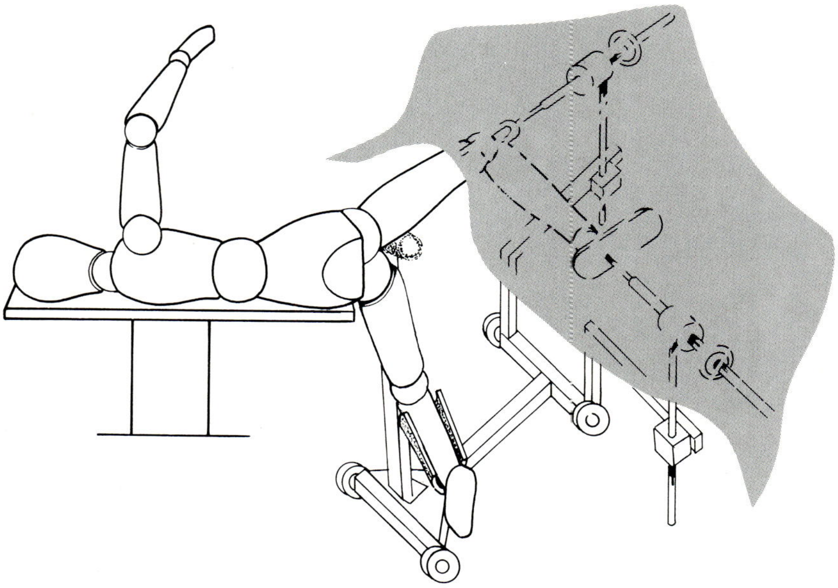

12.**160**
Ein großes Tuch über Unterschenkel und Extensionsvorrichtung.

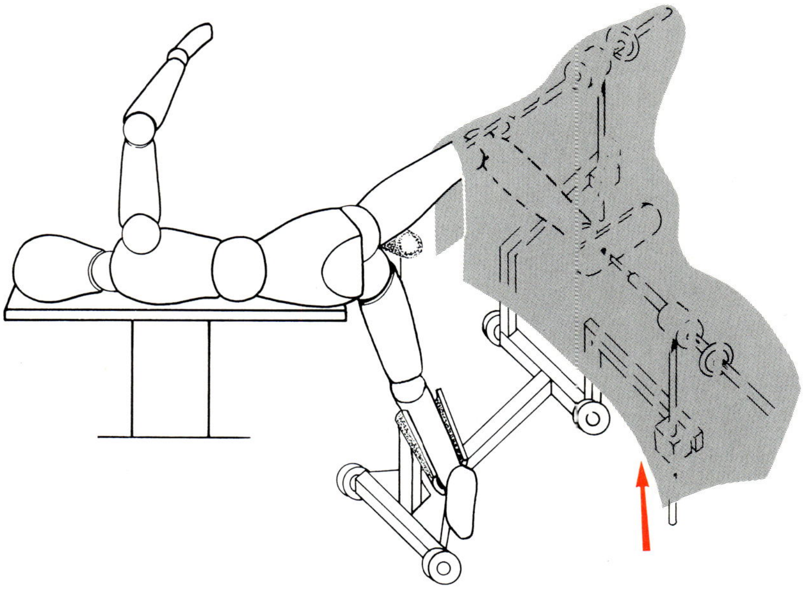

12.**161**
Das Tuch soll vorne möglichst weit herunterhängen (Pfeil).

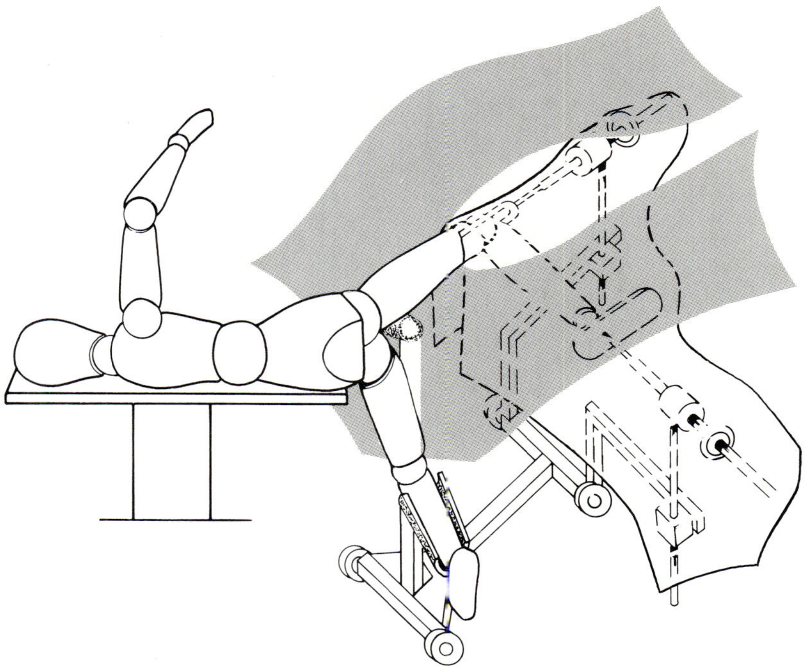

12.**162**
Ein großes Schlitztuch wird von unten her . . .

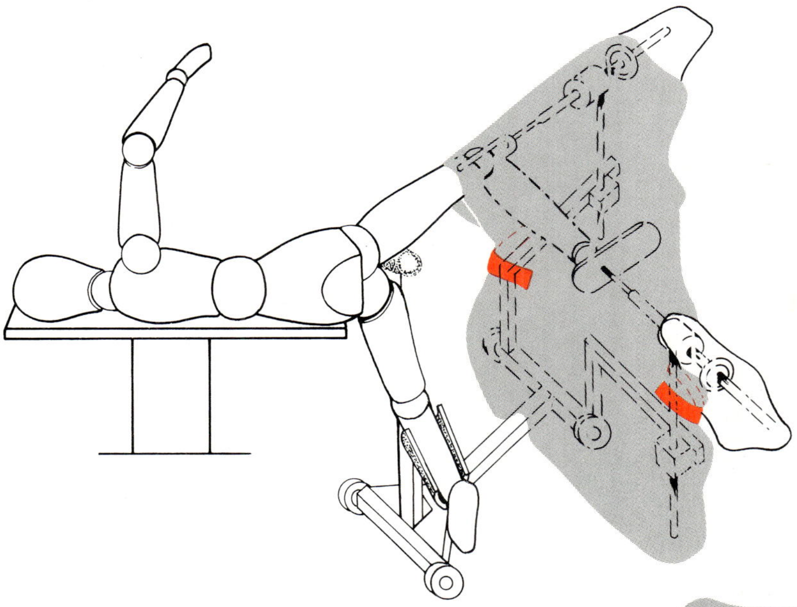

12.**163**
. . . so eingezogen, daß es mit Klebestreifen („Tape“) nach hinten straff weggezogen und durch direkte Befestigung am Metall des Extensionstisches gegen Verrutschen gesichert ist.

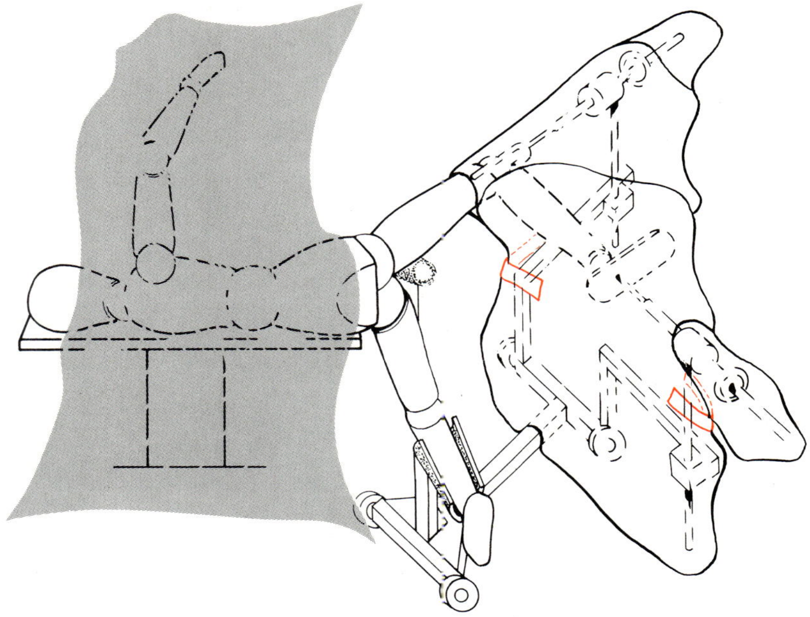

12.**164**
Nach kranial kommt ein großes Tuch kranial quer über Rumpf und Narkosebügel. Die herabhängenden Enden dieses Tuches werden . . .

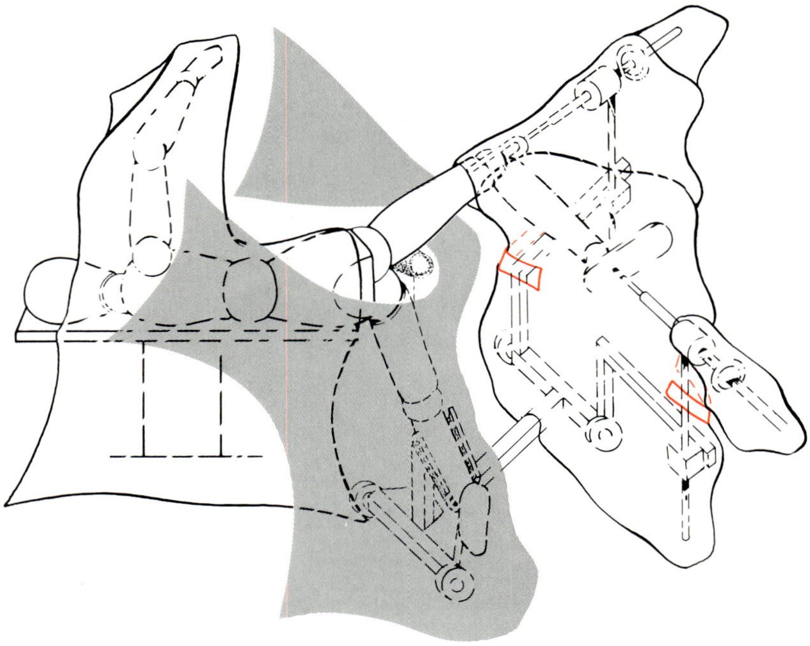

12.**165**
. . . durch ein von unten her angebrachtes Schlitztuch eingefangen.
Es ist wichtig, daß . . .

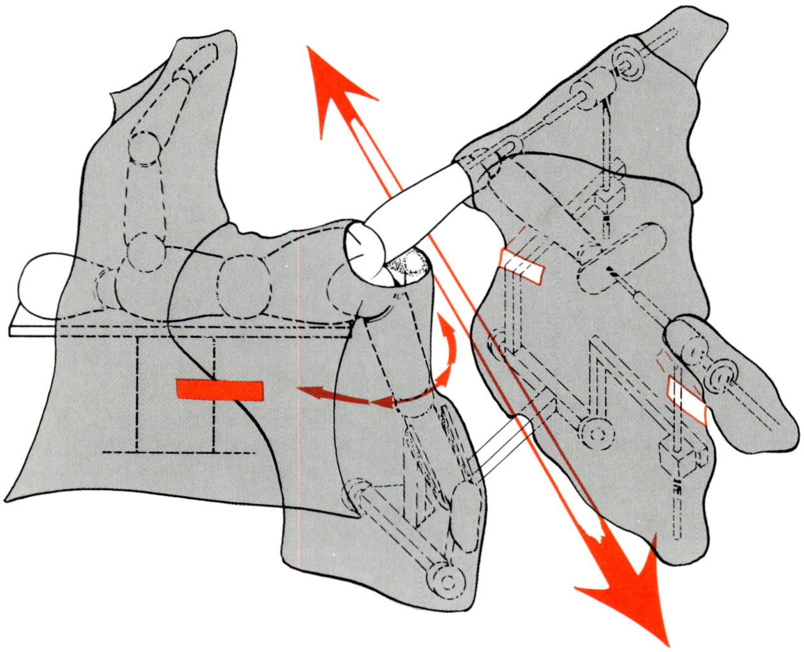

12.**166**
. . . auch nach proximal das Schlitztuch mit Klebestreifen eng an Bein und Tisch herangezogen wird.
Dann besteht für den Röntgenbildverstärker viel freier Raum, so daß er – ohne anzustoßen – die verschiedenen benötigten Positionen einnehmen kann. Aus Sterilitätsgründen sollte er auch nirgends anstoßen, auch wenn er obligatorisch steril abgedeckt ist.

Zugang

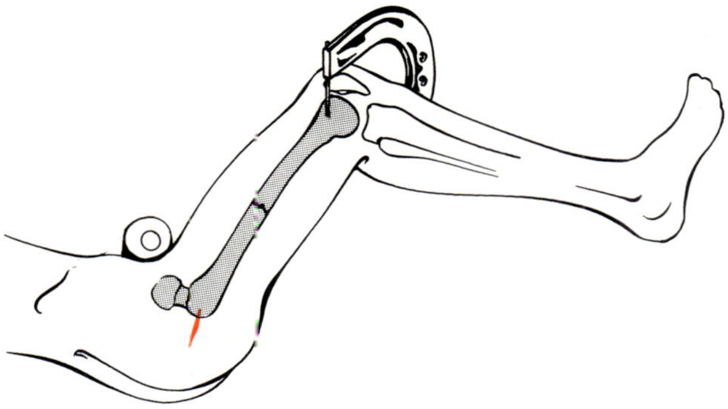

12.**167**
8 cm langer Hautschnitt, beginnend in Höhe der tastbaren Trochanterspitze, in Verlängerung der Femurschaftachse nach kranial.

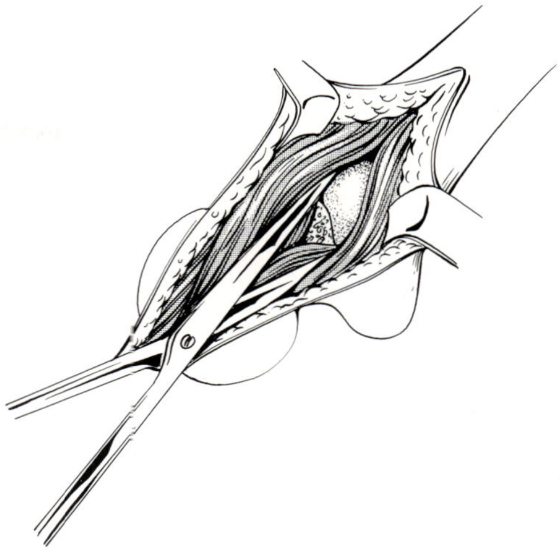

12.**168**
Die Muskelfasern des M. glutaeus werden durch Spreizen der Schere quer zur Faserrichtung auseinandergedrängt, bis man die Außenseite des Trochanter major erreicht hat und Langenbeck-Haken einsetzen kann.

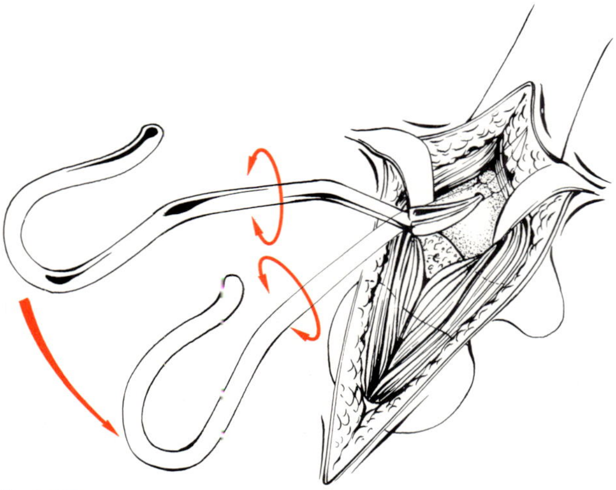

12.**169**
Siehe auch Abb. 15.**45**f: Eröffnen der Markhöhle mit dem Pfriem. Während des Eindrehens des Pfriems muß man ständig die Femurschaftachse beobachten, um nicht den Knochen seitlich zu durchbohren.

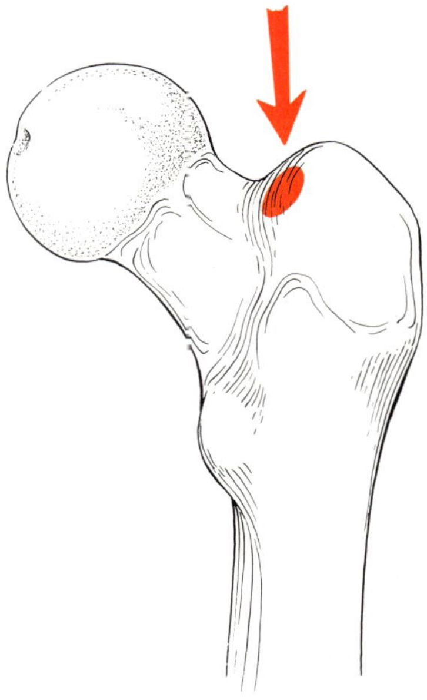

12.**170**
Die Eintrittsstelle für den Nagel darf nicht in die Fossa trochanterica zu liegen kommen, da sonst Gefahr für die Ernährung des Femurkopfes entstehen kann.

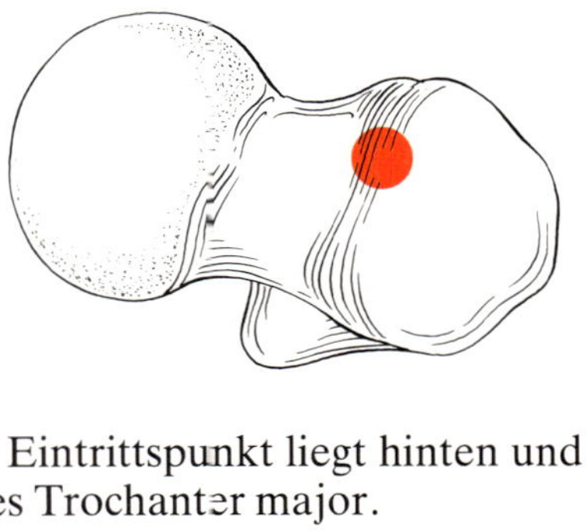

12.**171**
Der genaue Eintrittspunkt liegt hinten und genau auf dem First des Trochanter major.

Taktik

Siehe zunächst S. 55 ff.

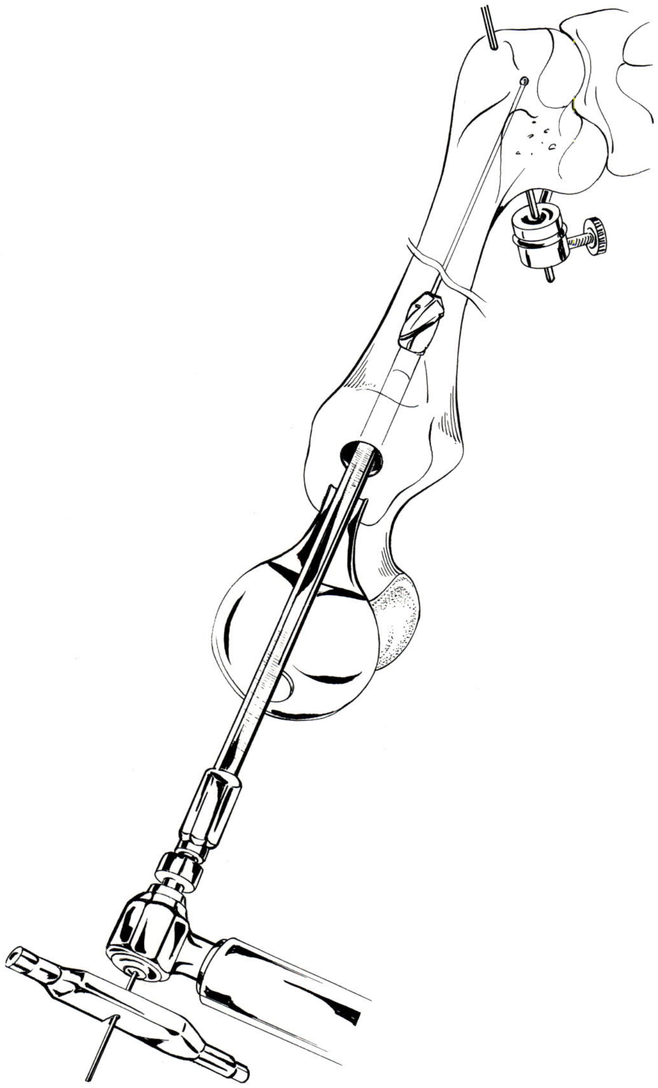

12.**172**
Beginnend mit 9,5 oder 12 mm scharfem Bohrkopf schrittweises Aufbohren der Markhöhle bis zum Kontakt mit der Kortikalis (s. Abb. 2.**174** ff). Während dieses gesamten Vorganges ist normalerweise der Einsatz des Röntgenbildverstärkers völlig entbehrlich.

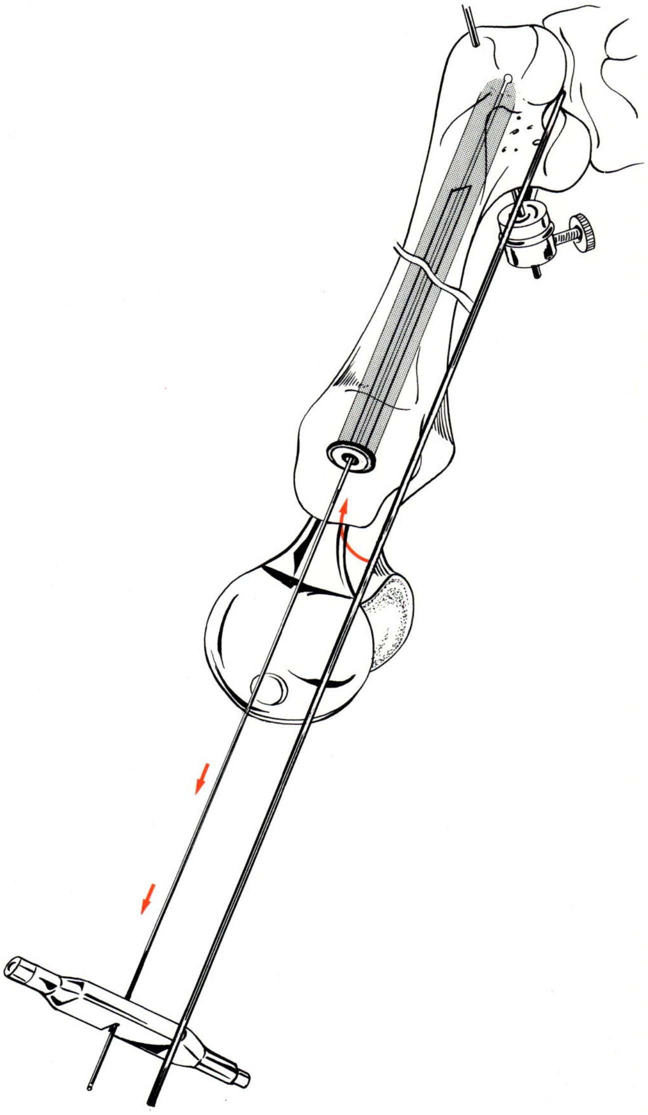

12.**173**
Auswechseln des Bohrdornes gegen den stärkeren Führungsstab. Erneute Kontrolle im Röntgenbildverstärker, ob die Spitze des Stabes distal in der a.-p. Ebene genau zentriert und genügend weit nach distal vorgebracht ist (s. auch Abb. 2.**178**).

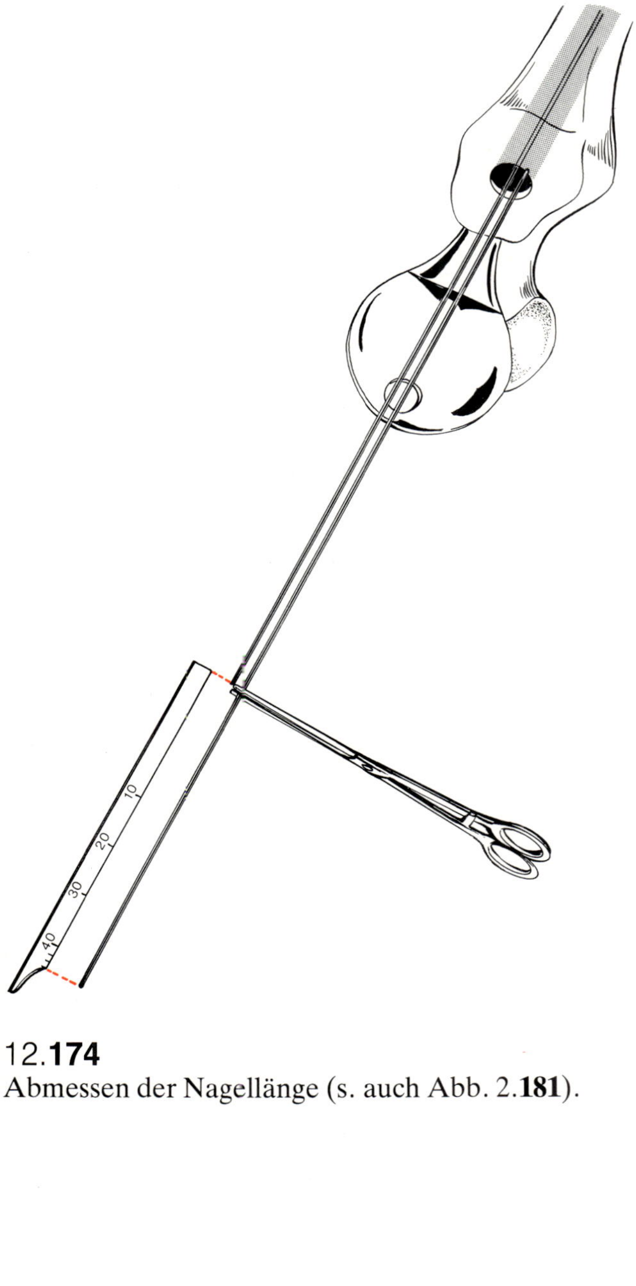

12.**174**
Abmessen der Nagellänge (s. auch Abb. 2.**181**).

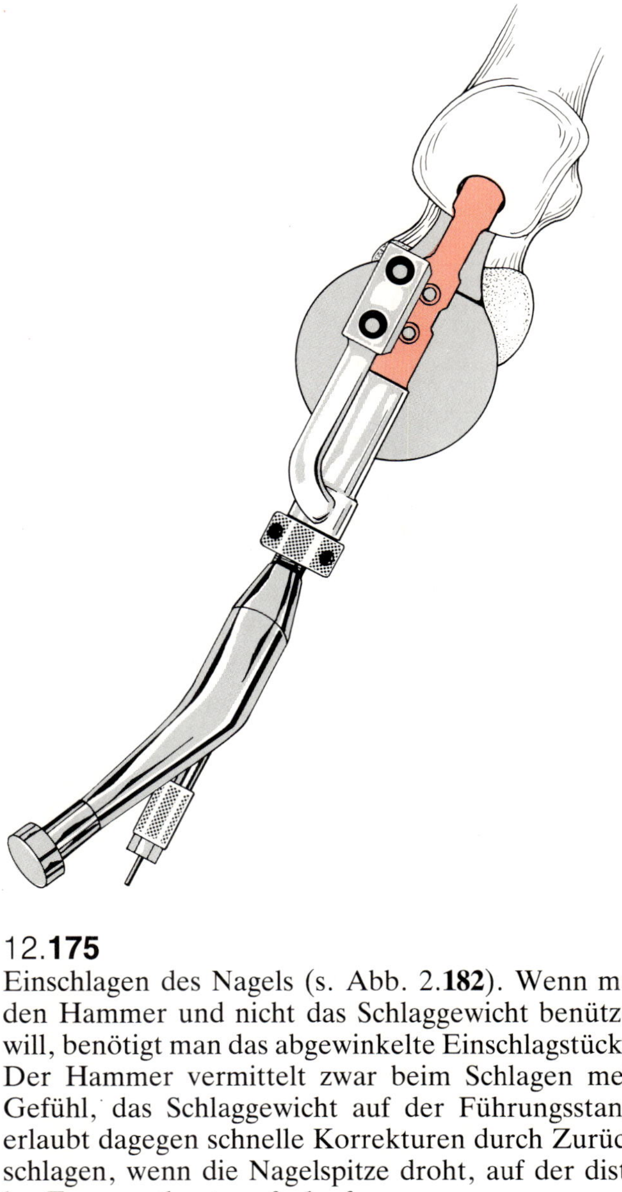

12.**175**
Einschlagen des Nagels (s. Abb. 2.**182**). Wenn man den Hammer und nicht das Schlaggewicht benützen will, benötigt man das abgewinkelte Einschlagstück. Der Hammer vermittelt zwar beim Schlagen mehr Gefühl, das Schlaggewicht auf der Führungsstange erlaubt dagegen schnelle Korrekturen durch Zurückschlagen, wenn die Nagelspitze droht, auf der distalen Fragmentkante aufzulaufen.

Verriegelung siehe Abb. 15.**54**.

Oberschenkel – distal

Anatomie

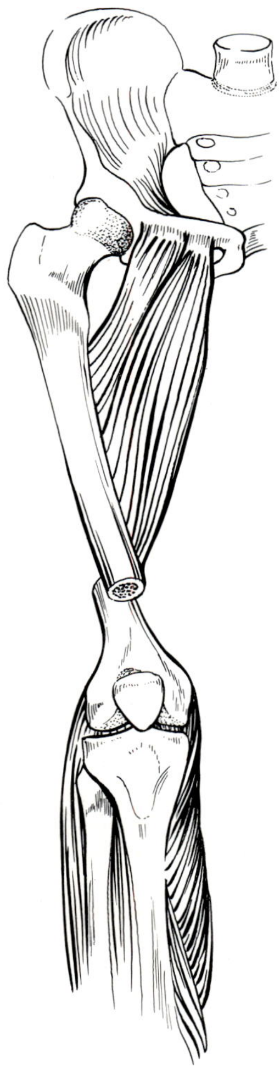

12.**176**
Typische Dislokation der Fragmente durch den Zug der Mm. adductores und M. gastrocnemius:
- proximales Fragmentende nach ventral, distales nach dorsal verlagert,
- proximales Fragmentende nach medial verlagert,
- proximales Fragmentende außenrotiert,
- meist Interposition von Muskulatur,
- meist erhebliche Verkürzung.

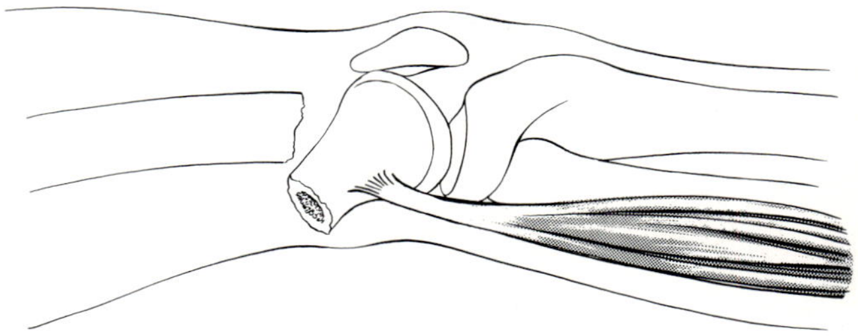

12.**177**
Abwinkelung des distalen Fragmentes nach dorsal durch Zug des M. gastrocnemius.

Zeitpunkt der Operation

Möglichst bald, d. h. innerhalb von Stunden, sobald der Kreislauf sicher stabilisiert ist, da dann die Reposition am leichtesten ist. Falls Sofortversorgung nicht möglich ist, Tibiadrahtextension unter Beachtung der richtigen Lagerung und Zugrichtung:

Siehe zunächst S. 1.

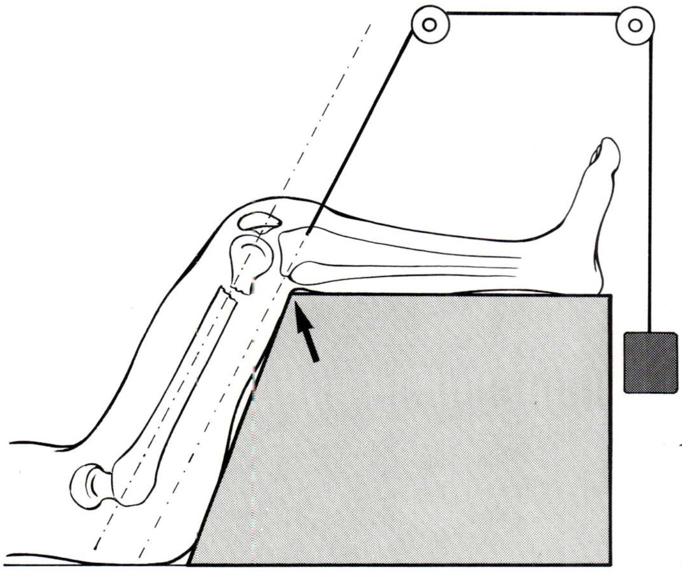

12.**178**
Tibiaextension **falsch:** Zug in Längsrichtung des Oberschenkels, Knick der Lagerungsschiene in Höhe der Kniekehle.

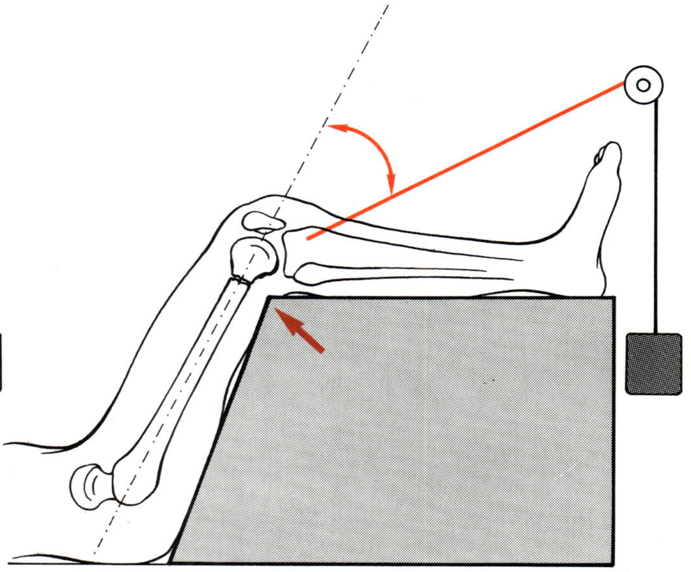

12.**179**
Tibiadrahtextension **richtig:** Zug flacher als die Oberschenkellängsachse, Schienenknick unter der Fraktur. Dadurch wird der Zug des M. gastrocnemius neutralisiert, die Fragmente stellen sich achsengerecht ein.

Prinzip

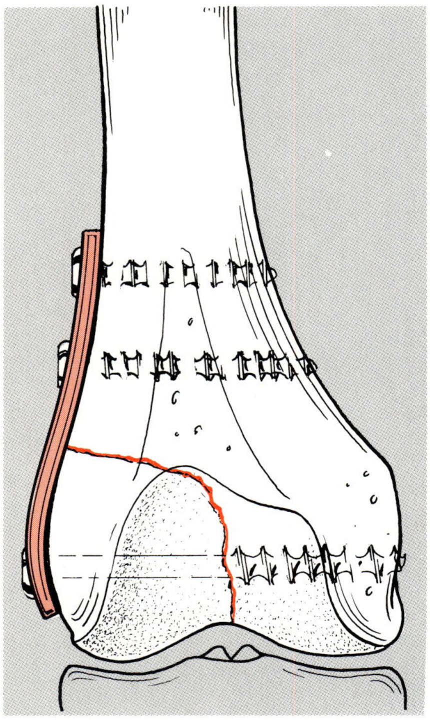

12.**180**

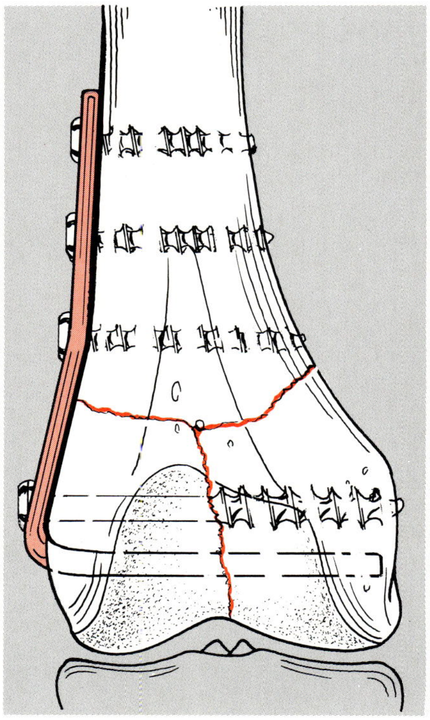

12.**181**

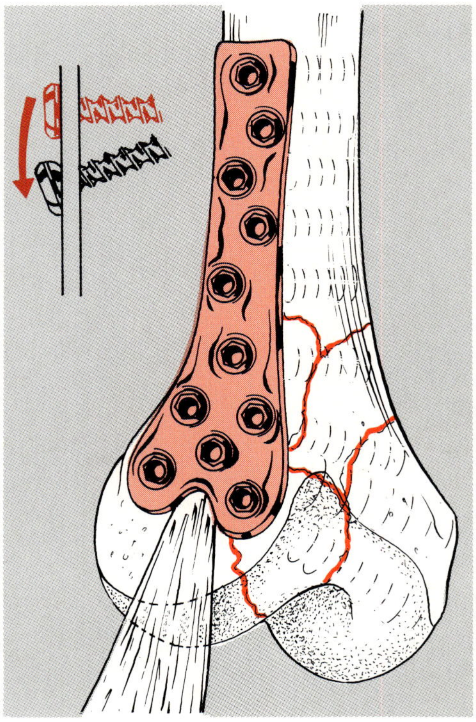

12.**182**

12.**180**
Monokondyläre Fraktur: immer mit Abstützplatte, nie alleinige Verschraubung.

12.**181**
Bikondyläre Fraktur: Kondylenplatte.

12.**182**
Mehrfragment-/Trümmerfraktur. Kondylenplatte, nur selten Burri-Platte. (Schrauben-Platten-Verbindung ist nicht winkelstabil, somit keine stabile Osteosynthese!)

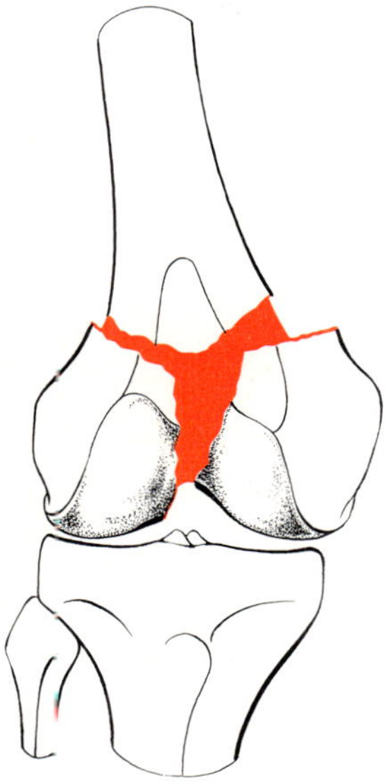

12.**183**
Dislozierte Gelenkflächenanteile.

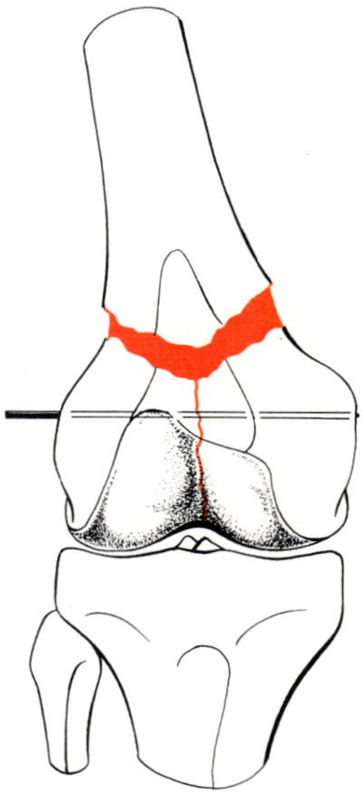

12.**184**
Reposition und vorläufige Fixation mit Spickdrähten.

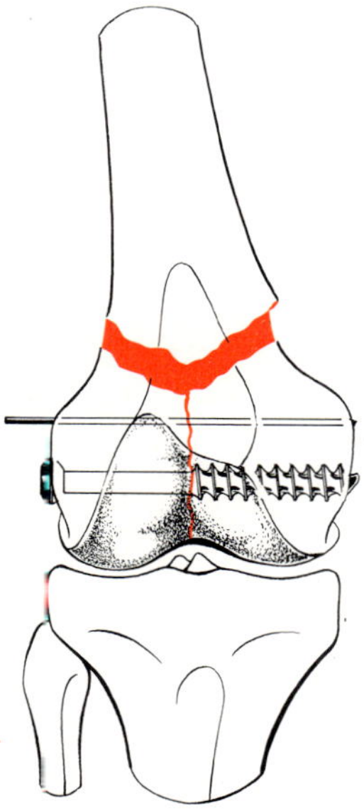

12.**185**
Feste Verbindung mit Spongiosaschrauben, deren Gewinde vollständig jenseits der Frakturfläche liegen.

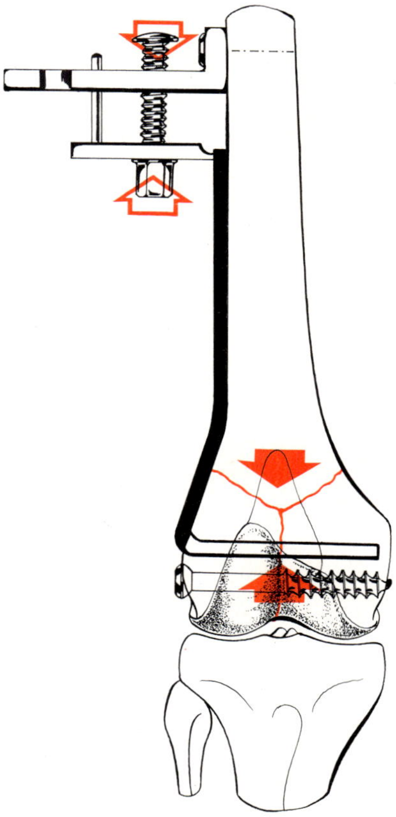

12.**186**
Erst *nach Wiederherstellung der Gelenkfläche* erfolgt die Montage der Kondylenplatte.

Lagerung

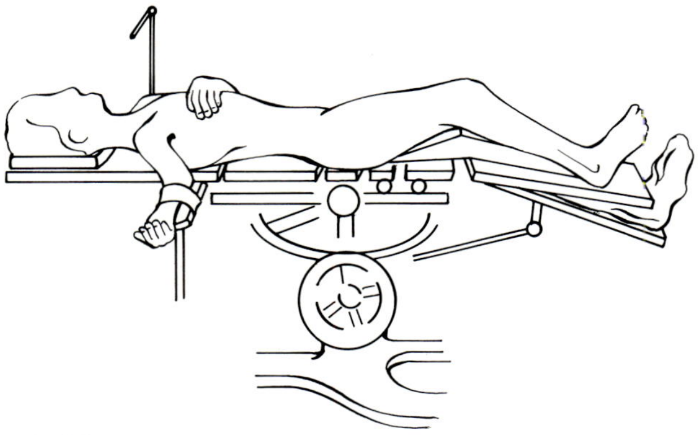

12.**187**
Durch ein keilförmiges Polster bzw. die Operationstischeinstellung wird das Kniegelenk in leichte Beugestellung gebracht.

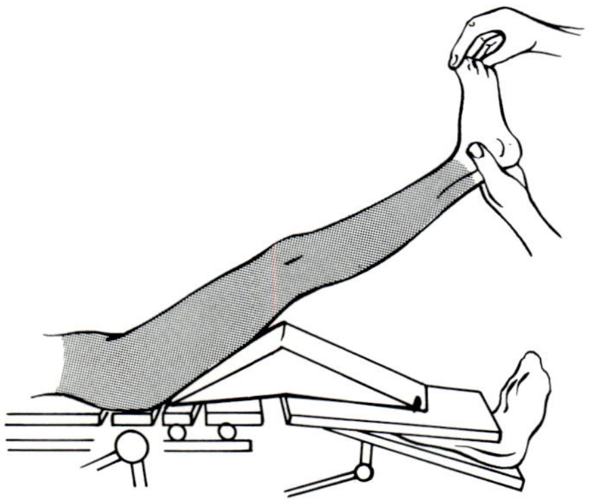

12.**188**
Anstrich mit Desinfektionsmittel, eine unsterile Person hält das Bein.

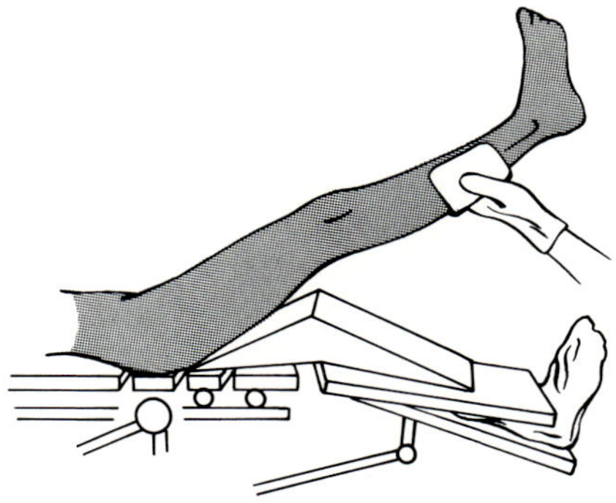

12.**189**
Eine sterile Person übernimmt das Bein, der Fuß kann angestrichen werden.

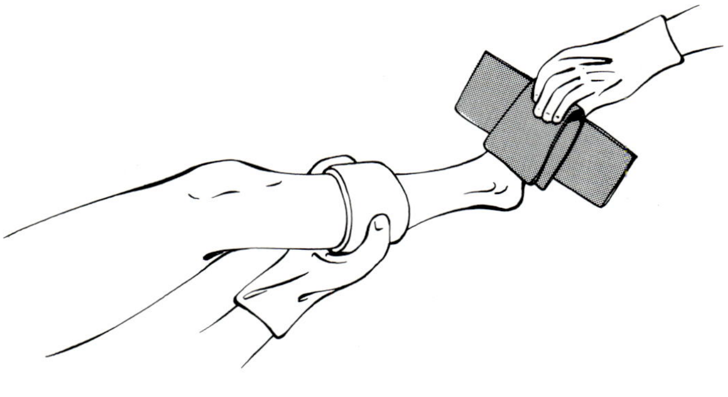

12.**190**
Abdecken der Zehen mit sterilen Kompressen.

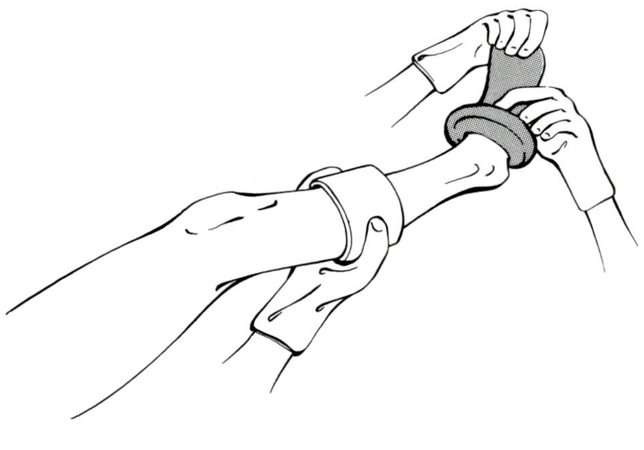

12.**191**
Überstreifen eines sterilen Trikotstrumpfes.

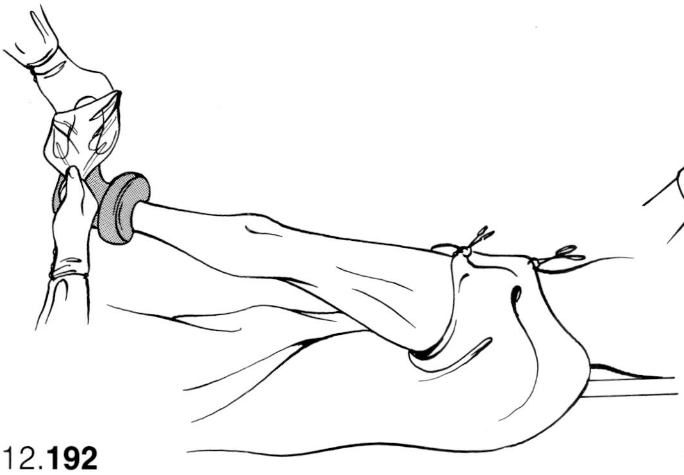

12.**192**
Zehen und Fuß werden zusätzlich durch einen übergestülpten sterilen Handschuh bedeckt.

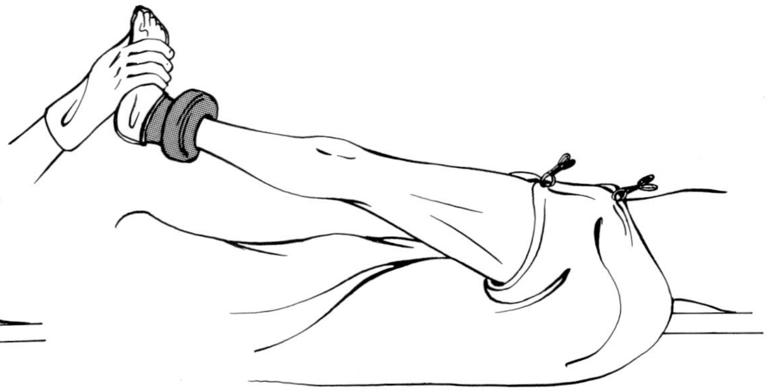

12.**193**
Abdecken mit sterilen Tüchern der Größe 1.

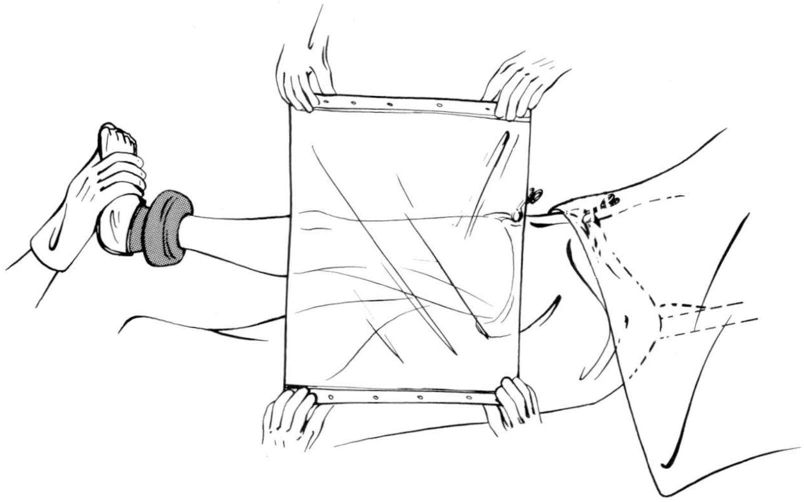

12.**194**
Aufkleben der Folie, falls man eine Folie verwenden will.

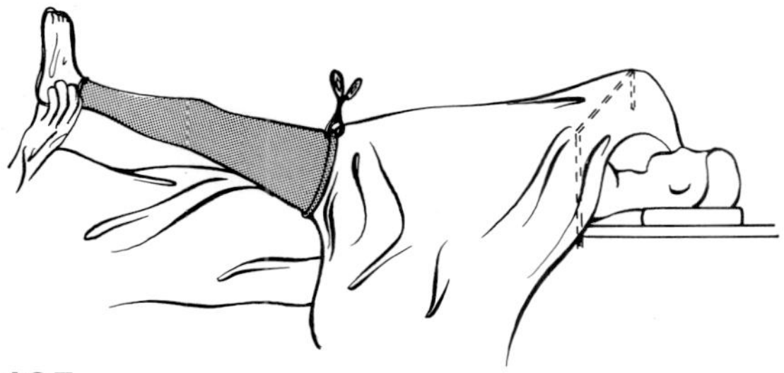

12.**195**
Vollständiges Hochstreifen des Strumpfes.

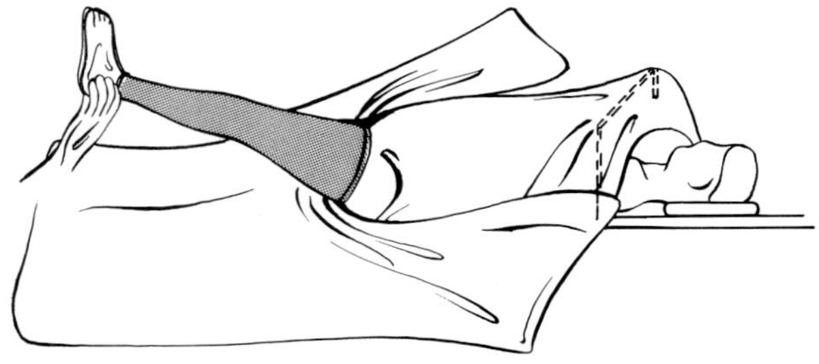

12.**196**
Schlitztuch.

Zugang lateral

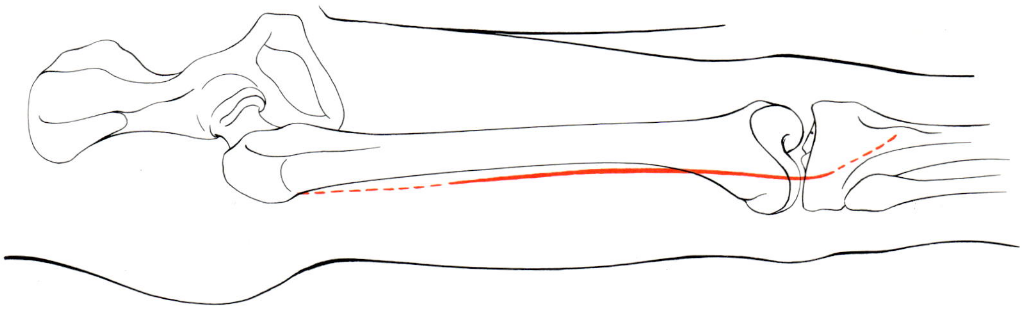

12.**197**
Der Hautschnitt in der Mitte der Außenseite des Oberschenkels biegt unterhalb des Kniegelenkes in Richtung Tuberositas tibiae um.

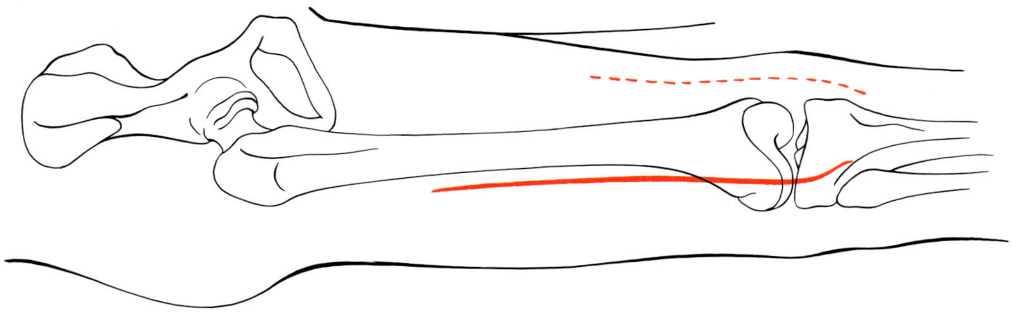

12.**198**
Gelegentlich ist zur besseren Übersicht und Reposition ein Hilfsschnitt erforderlich. Er wird bei Bedarf nachträglich angelegt entsprechend Abb. 12.**98** ff.

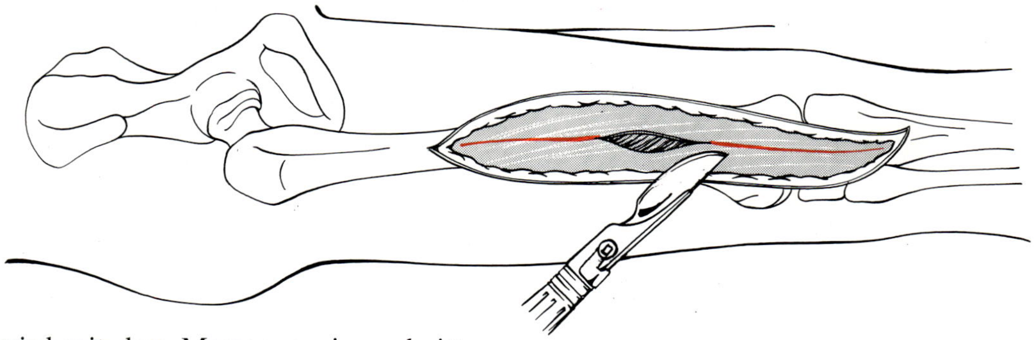

12.**199**
Die Faszie wird mit dem Messer so eingeschnitten, daß die darunterliegende Muskelfaszie nicht mitverletzt wird.

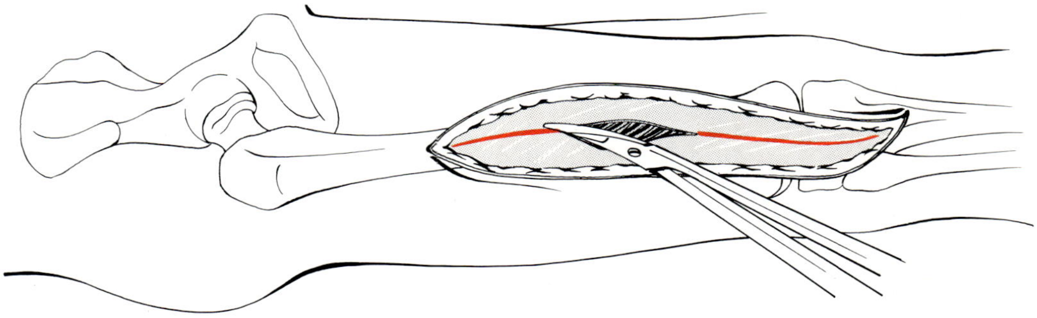

12.**200**
Von der kleinen Inzision aus wird nach proximal und nach distal mit der geschlossenen Schere die Faszie von der Muskelfaszie gelöst und dann inzidiert.

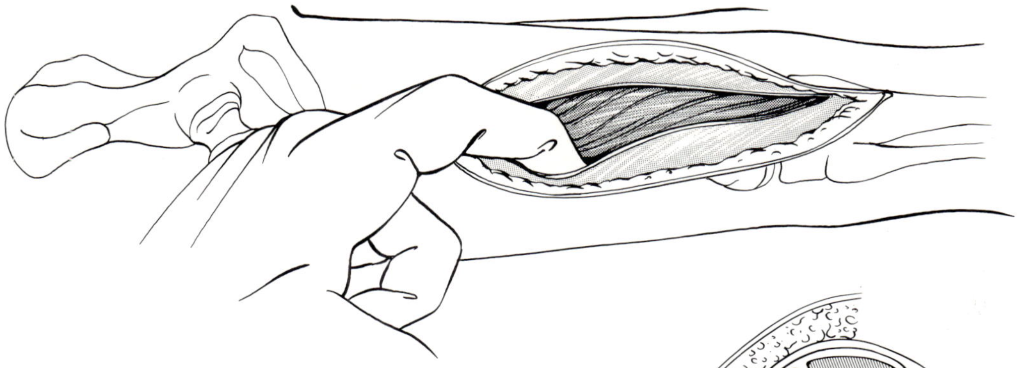

12.**201**
Vollständiges Ablösen der Oberschenkelfaszie nach dorsal mit dem Finger bis zum hinteren Ursprungrand des M. vastus lateralis.

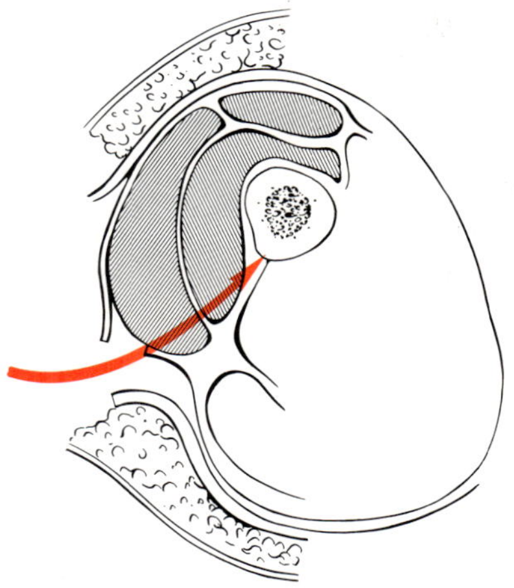

12.**202**
Etwa 1 cm vor diesem Ursprungsrand des M. vastus lateralis wird nun die Muskelfaszie oberflächlich mit dem Messer eingeschnitten und dann ...

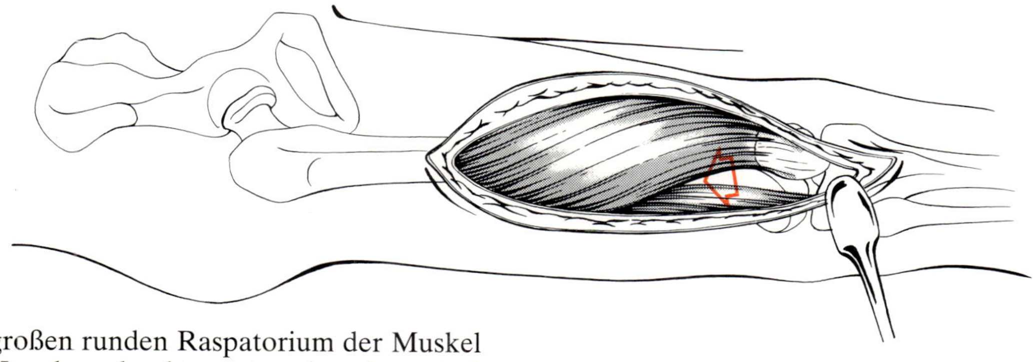

12.**203**
... mit dem großen runden Raspatorium der Muskel bis auf den Knochen durchtrennt und nach ventral abgeschoben.

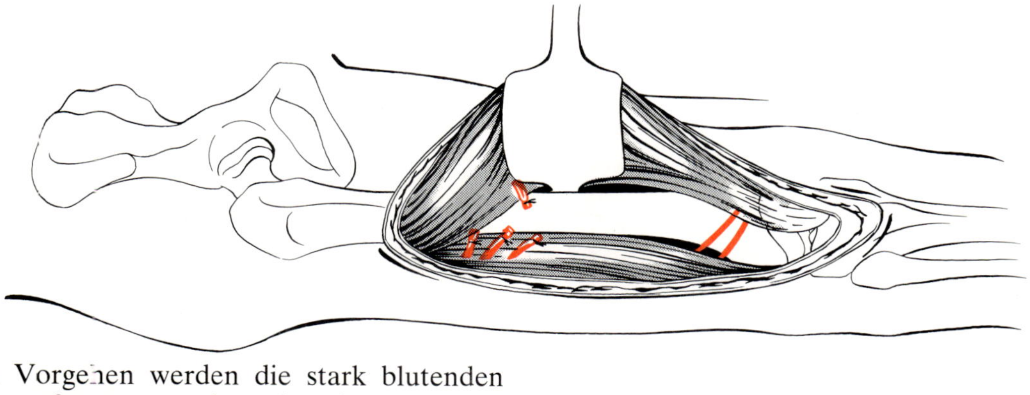

12.**204**
Bei diesem Vorgehen werden die stark blutenden Äste der A. perforans secunda und tertia und der A. genus superior et inferior rechtzeitig sichtbar und können nach ventral abgebunden und nach dorsal umstochen werden.

Zugang medial siehe Abb. 12.**98** ff.

Taktik

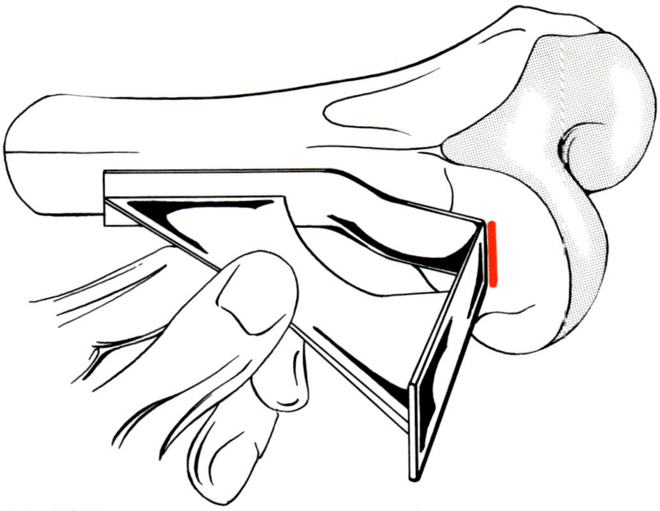

12.**205**
Bestimmen der Einschlagstelle für die Klinge mit Hilfe des Kondylenmeßwinkels.

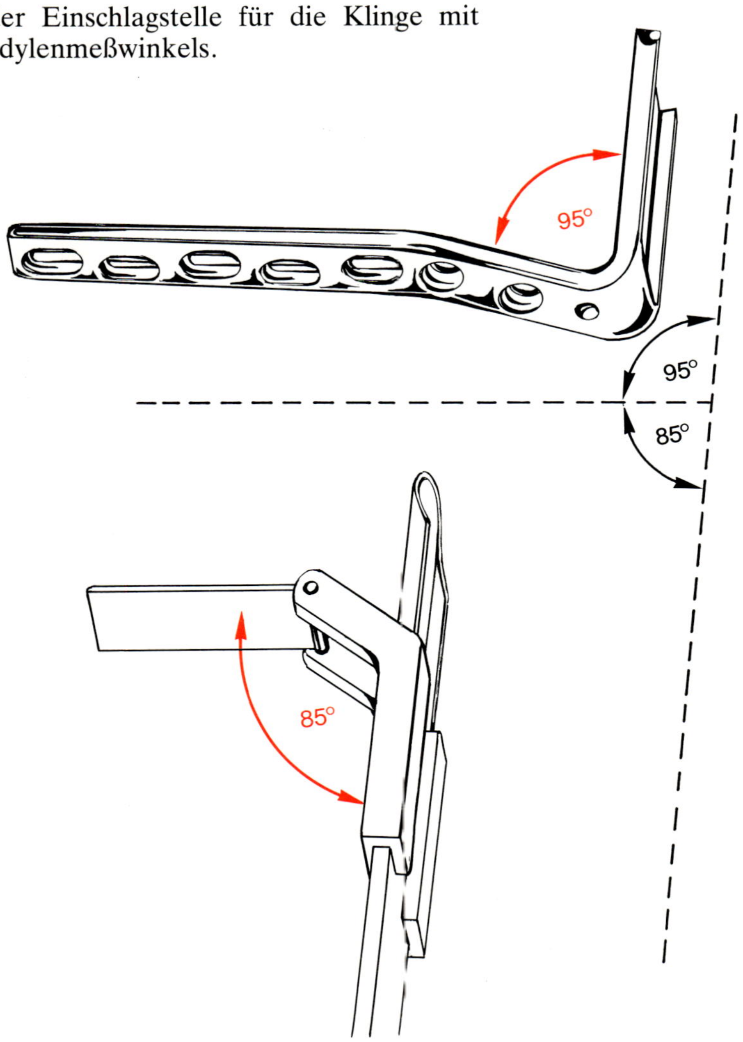

12.**206**
Eine andere Richtungshilfe ist die im richtigen Winkel eingestellte Schiebelehre.

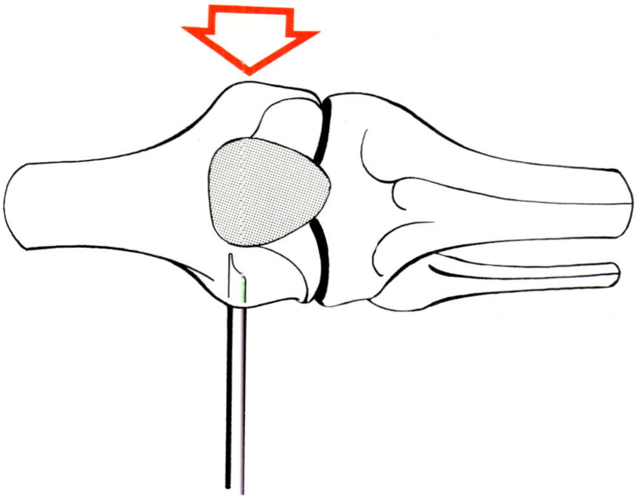

12.**207**
Durch diese Orientierung vermeidet man, daß das Instrument entweder mit der Spitze zu weit ventral liegt (häufiger Fehler) oder durch die Fossa intercondylaris geht.

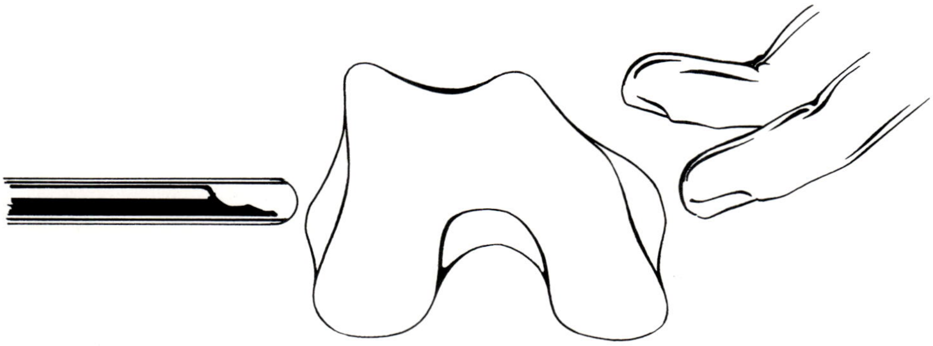

12.**208**
Soll das Gelenk nicht eröffnet werden, dann kann der mediale Epikondylus als Zielpunkt für die richtige Einführung des Instrumentes in der Frontalebene dienen.

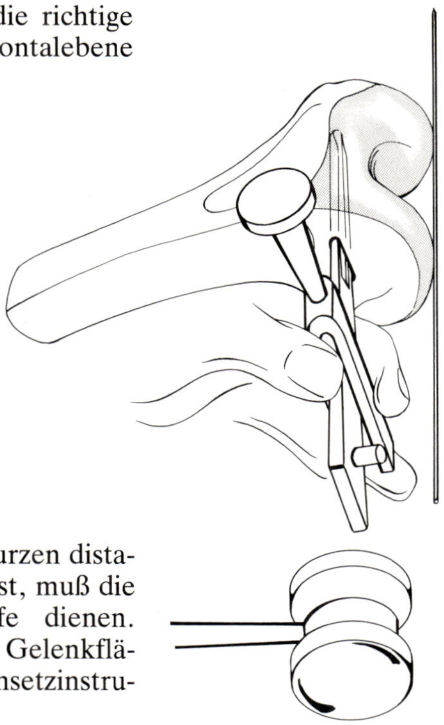

12.**209**
Wenn jedoch die Schaftachse an einem kurzen distalen Fragment nicht sicher zu bestimmen ist, muß die Kondylengelenkfläche als Richtungshilfe dienen. Dann legt man einen Spickdraht über die Gelenkfläche beider Konylen und schlägt das Plattensetzinstrument parallel zu diesem ein.

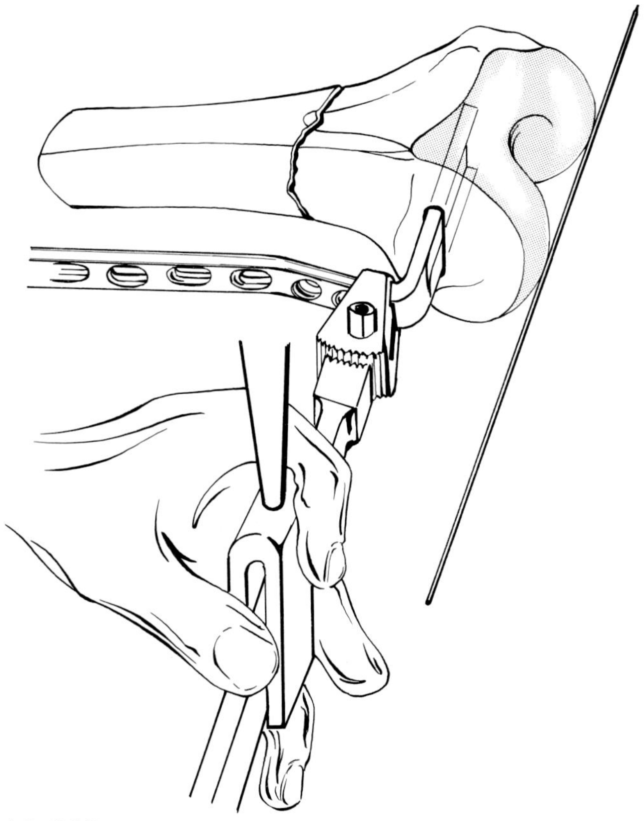

12.**210**
Mit dem Schlitzhammer kann während des Einschlagens der Kondylenplatte der Lochteil der Platte parallel zum Femurschaft gehalten werden. Aufsetzen des Schlitzhammers von oben als Sicherung gegen Herunterfallen.

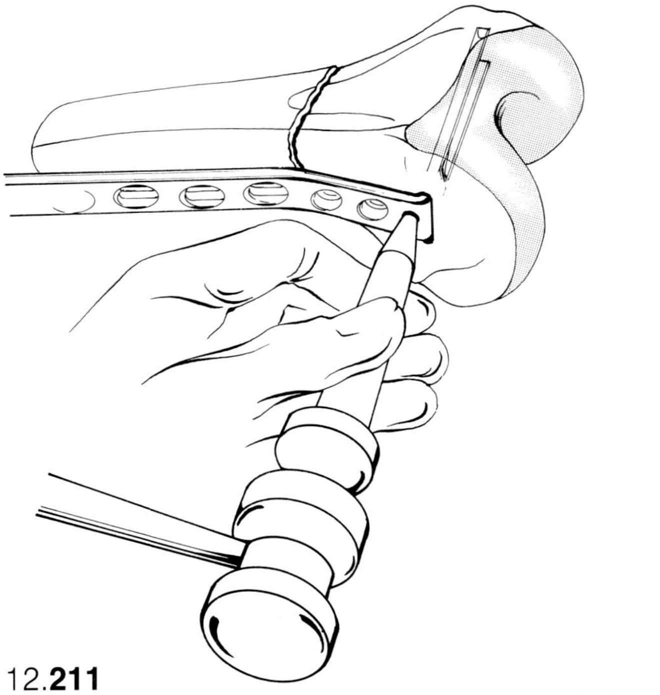

12.**211**
Vollständiges Einschlagen der Plattenklinge mit dem Nachschlaginstrument nach Abnahme des Einschlaginstrumentes.

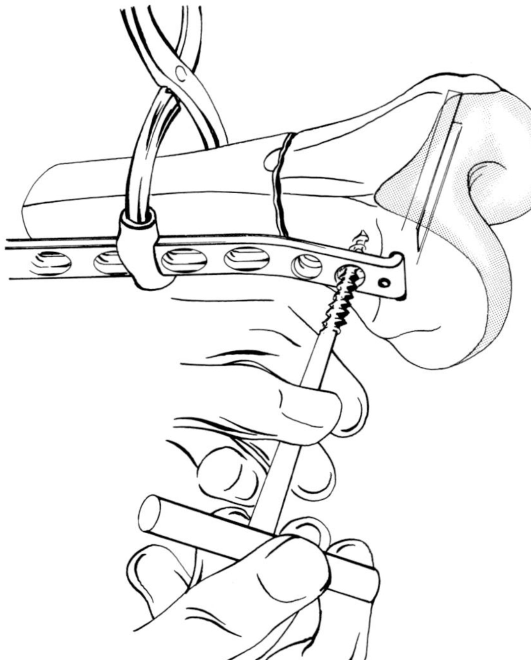

12.**212**
Die beiden klingennahen Löcher jeder Kondylenplatte erlauben die Passage von (in diesem Gebiet meist erforderlichen) Spongiosaschrauben. Die Schrauben sollen möglichst die Gegenkortikalis eben fassen, aber keinesfalls viel überstehen, da dies an dieser Stelle erfahrungsgemäß dem Patienten immer Beschwerden verursacht. Die Plattenklinge darf nie überstehen!

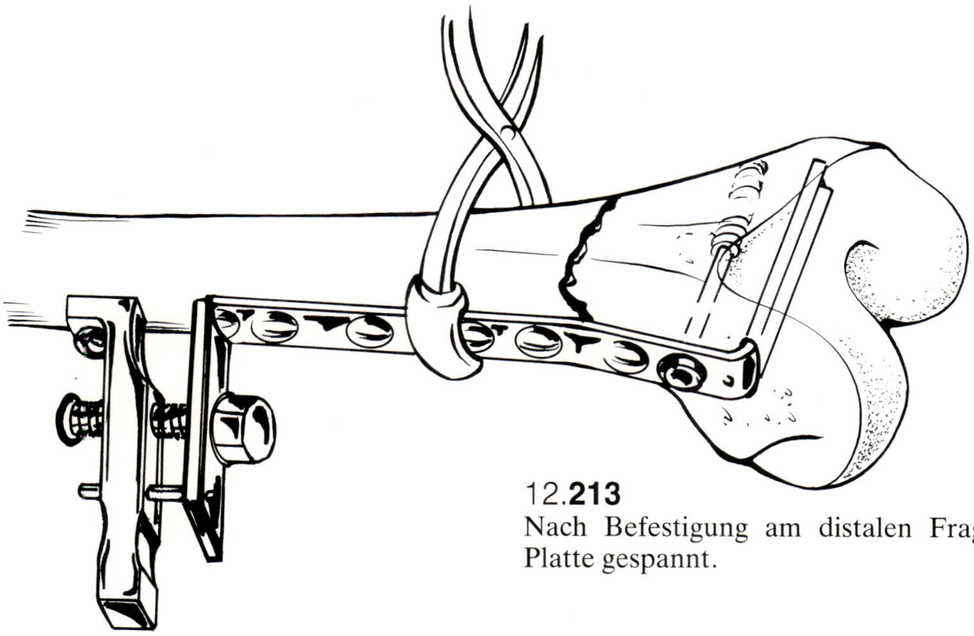

12.**213**
Nach Befestigung am distalen Fragment wird die Platte gespannt.

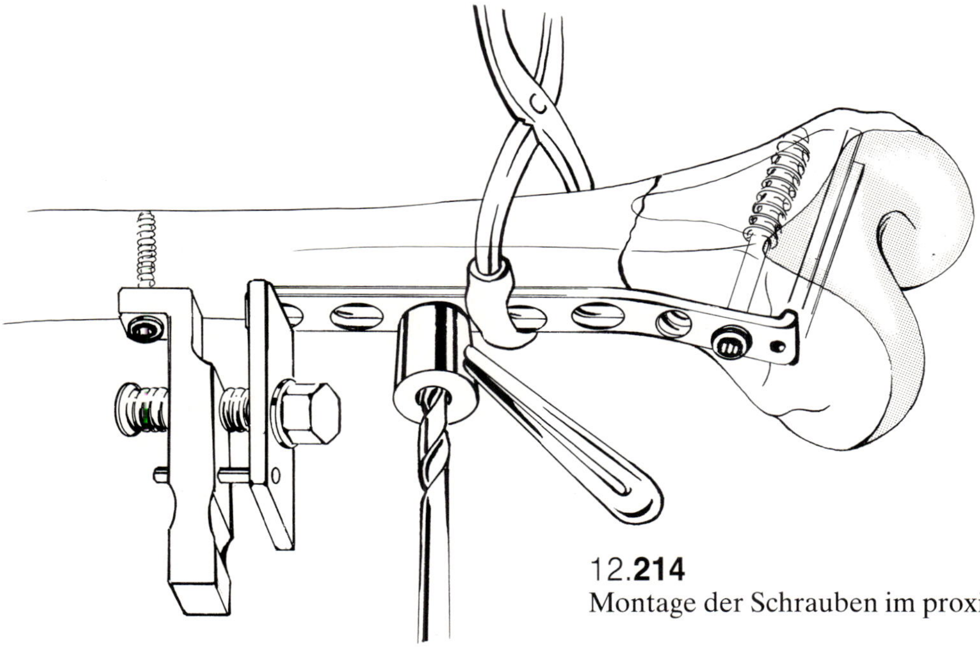

12.**214**
Montage der Schrauben im proximalen Fragment.

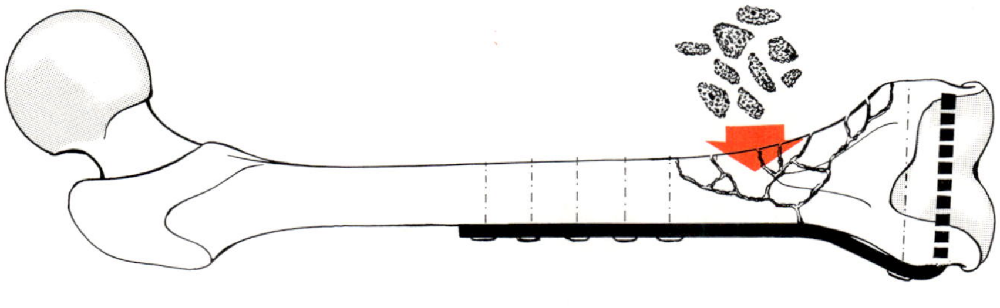

12.**215**
Bei den häufigen Trümmerzonen in diesem Bereich empfiehlt sich dringend eine zusätzliche Anlagerung von reichlich autologer Spongiosa, da sonst nicht damit zu rechnen ist, daß die knöcherne Abstützung vor dem Ermüdungsbruch der Platte ausreichend stabil wird.

13. Patella

Verletzungstypen

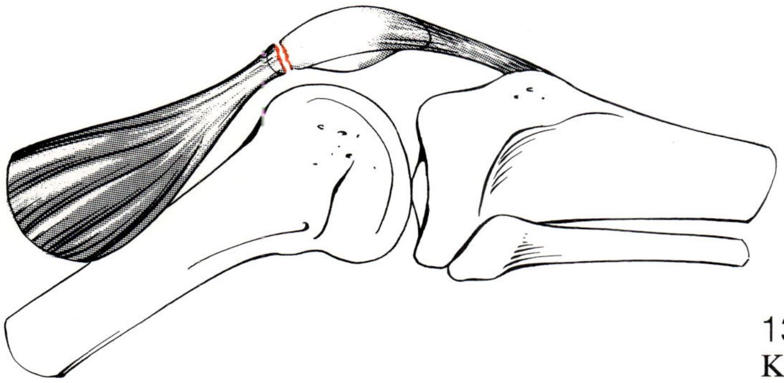

13.**1**
Kleines proximales Fragment und Quadrizepssehne.

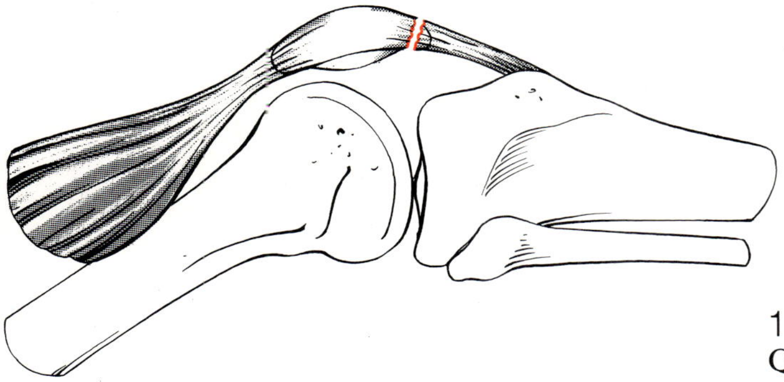

13.**2**
Querfraktur.

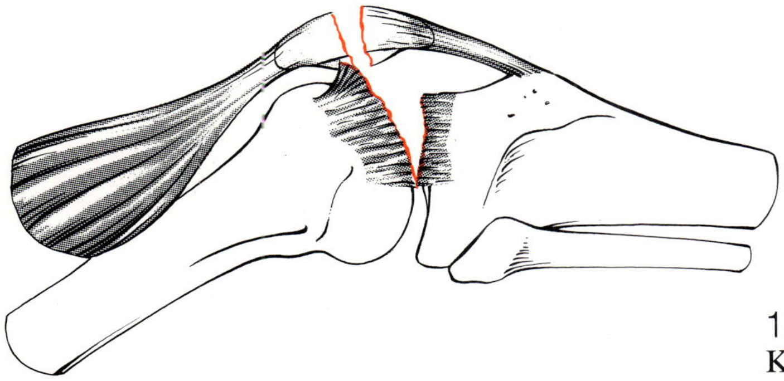

13.**3**
Kleines distales Fragment.

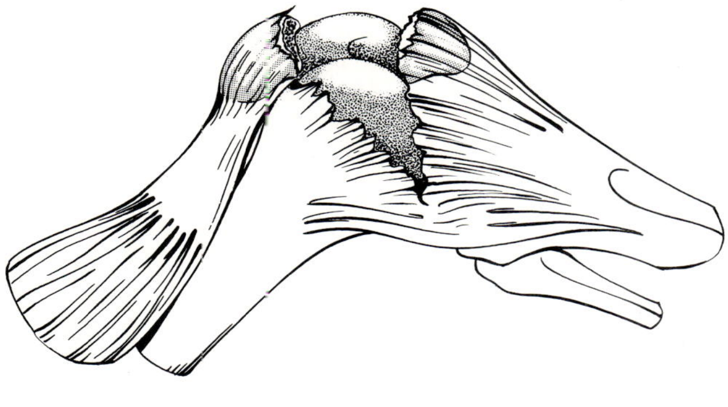

13.**4**
Nahezu bei allen stärker dislozierten Patellafrakturen ist auch der seitliche Reservestreckapparat stark miteingerissen. Er muß genäht werden.

Operative Möglichkeiten

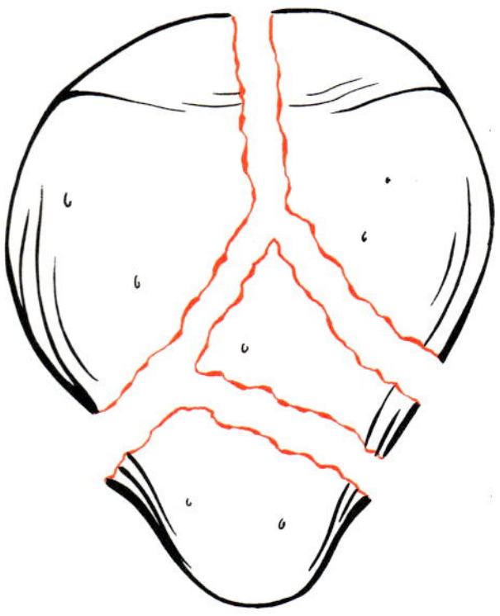

13.**5**
Bei Mehrfragmentfrakturen werden große Fragmente möglichst . . .

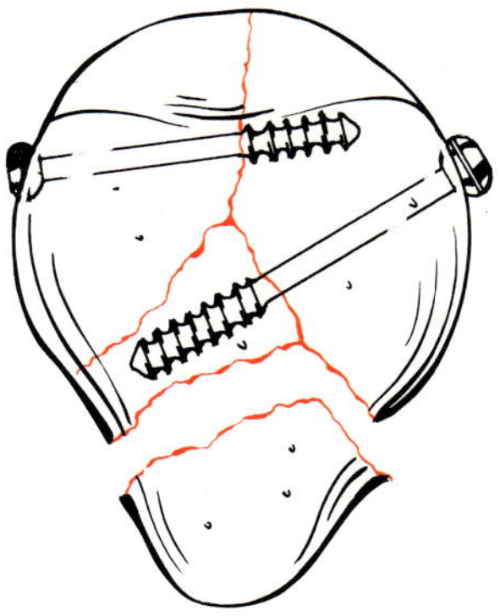

13.**6**
. . . mit Schrauben (nicht mit Spickdrähten) zusammengefügt, bis eine Querfraktur entstanden ist.

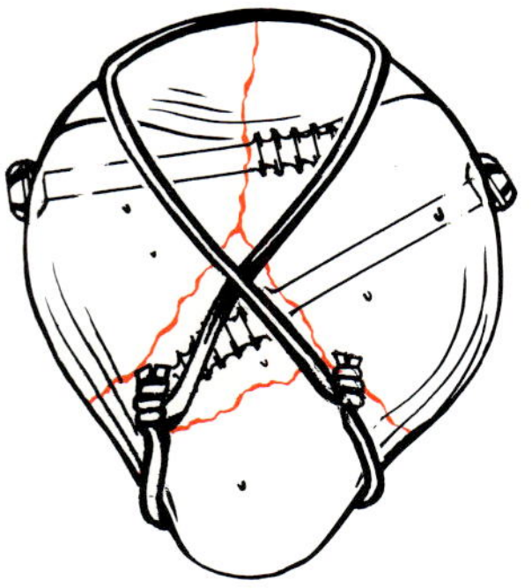

13.**7**
Diese wird dann mit einer Zuggurtung versorgt.

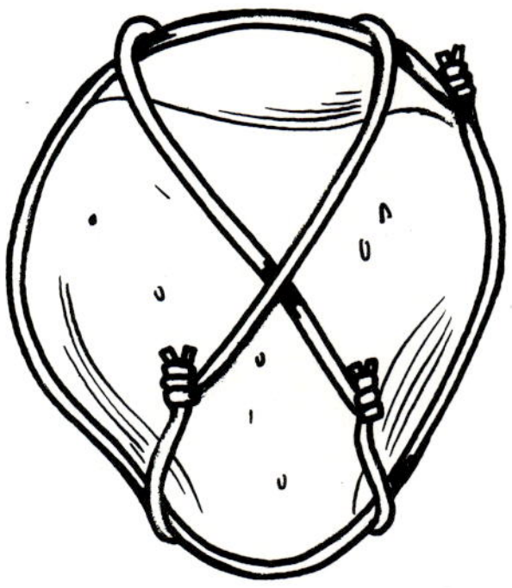

13.**8**
Sternfrakturen können oft besser mit einer Cerclage plus Zuggurtung versorgt werden. Dafür sollte man die Fragmente vorher nicht zu stark isolieren bzw. diese gar nicht erst aus ihrem meist noch erhaltenen Verband lösen.

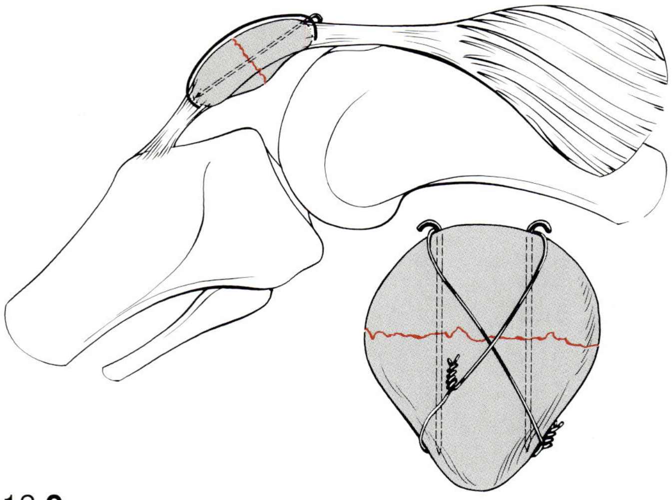

13.**9**
Auch bei der Zuggurtung sollten Spickdrähte dafür sorgen, daß die stufenlose Reposition erhalten bleibt.

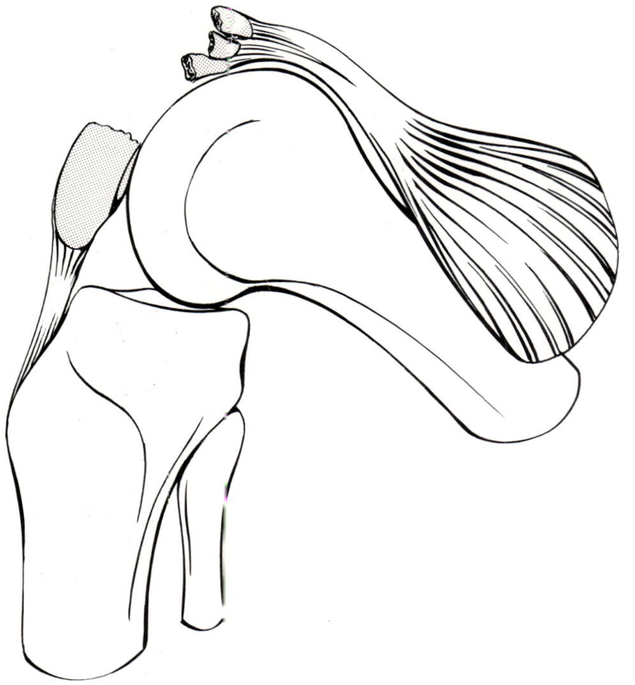

13.**10**
Bei Mehrfragmentfrakturen, partiellen Patellaresektionen, polnahen Frakturen, bei welchen man an einem der Patellapole ein kleines knöchernes Fragment an der Sehne oder dem Ligament hat, erfolgt die Reinsertion in folgender Weise:

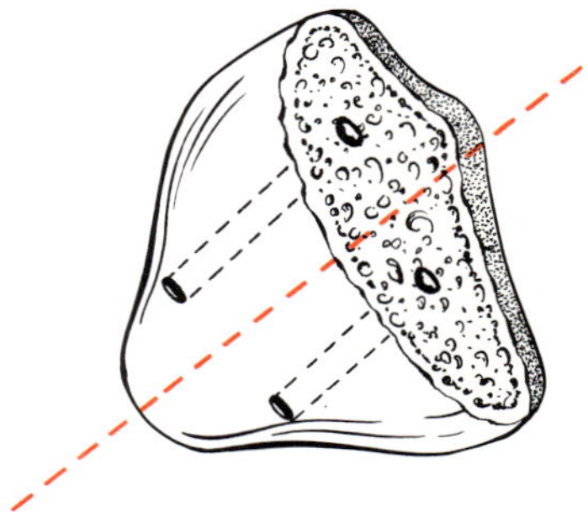

13.**11**
Anlegen von parallelen Bohrlöchern ...

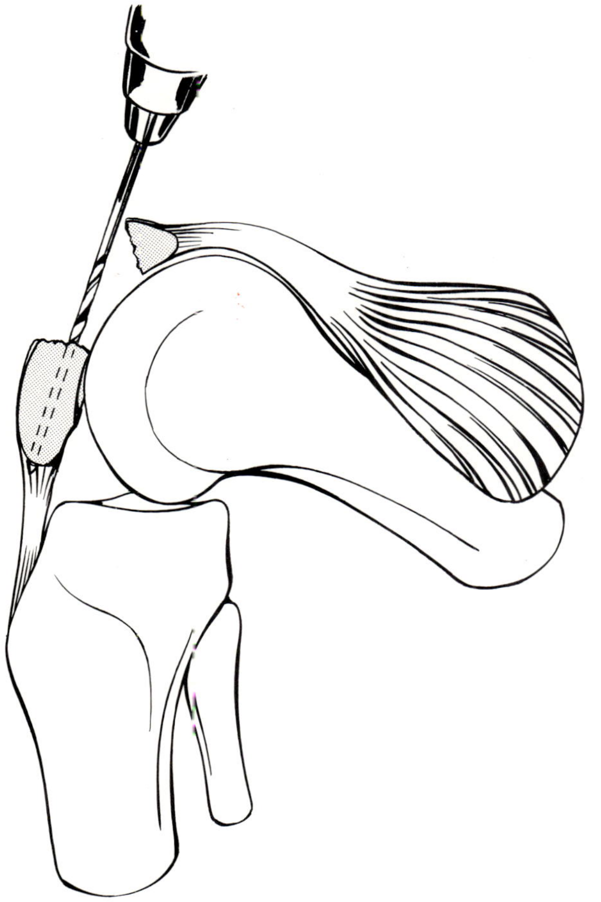

13.**12**
... mit dem 2,0-mm-Bohrer.

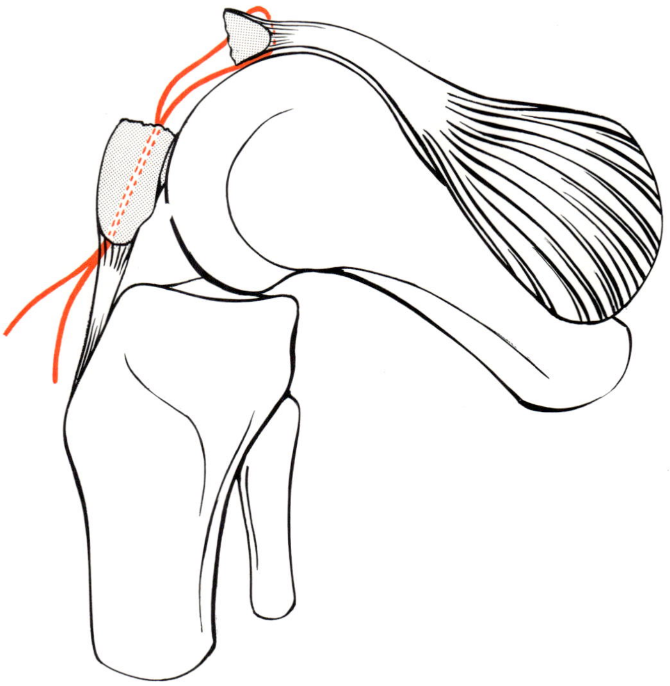

13.**13**
Nach Anziehen des Drahtes (1,2 mm, weich) ist das kleine Fragment gegen ein Verrutschen zur Gelenkfläche hin gesichert. *Zusätzlich* muß noch eine *vordere Zuggurtung* angelegt werden.

Prinzip

Siehe zunächst Abb. 2.**146** ff.

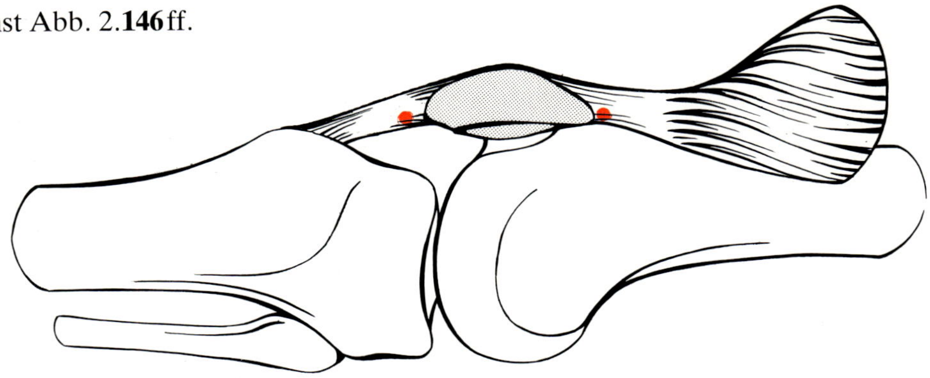

13.**14**
Die Zuggurtung wird dicht über dem Oberrand und unter den Unterrand der Patella gelegt. Der Draht soll weit hinten in der Sehne liegen, jedoch nicht innerhalb des Gelenkes (s. Abb. 13.**24**).

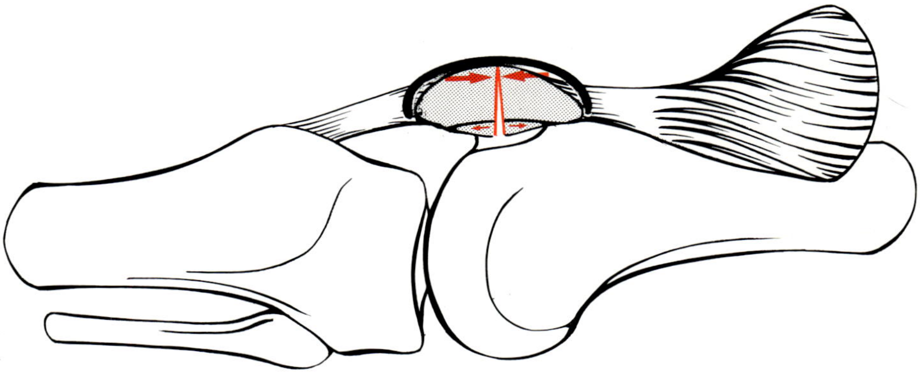

13.**15**
Bei Anziehen des Drahtes klaffen die Fragmente dorsal bei gestrecktem Kniegelenk.

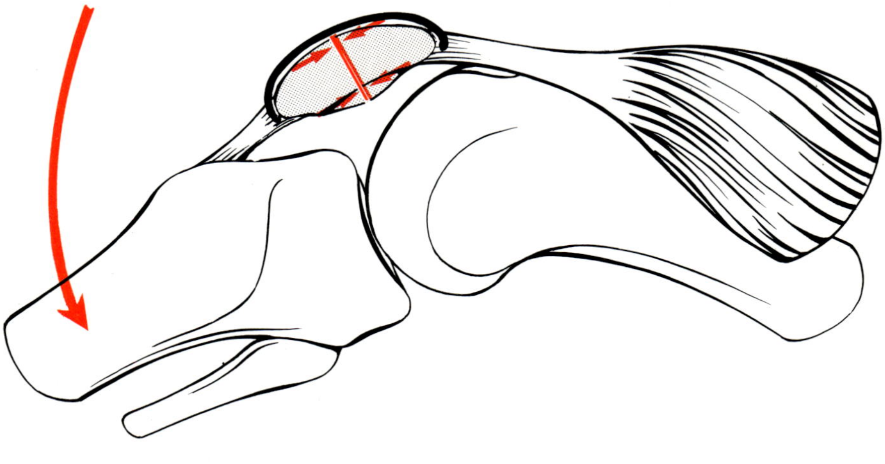

13.**16**
Beim Beugen kommt die gesamte Frakturfläche unter Kompression. Deshalb ist eine postoperative Ruhigstellung und Streckstellung des Kniegelenkes wenig sinnvoll. Erst die Beugung schafft den gewünschten Effekt der interfragmentären Kompression.

Lagerung

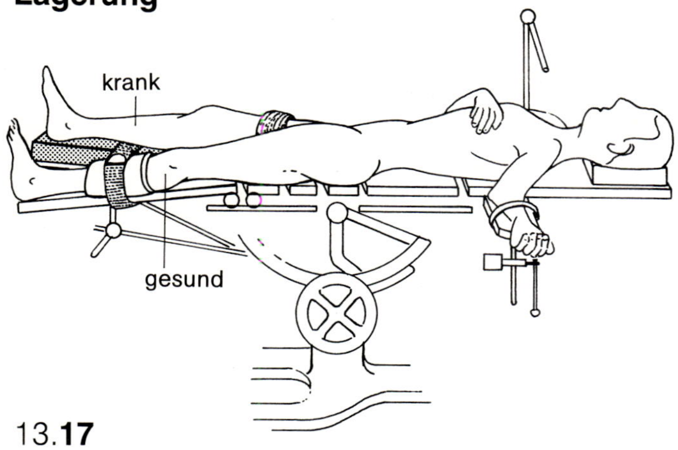

13.**17**
Es ist zweckmäßig, die unverletzte Extremität . . .

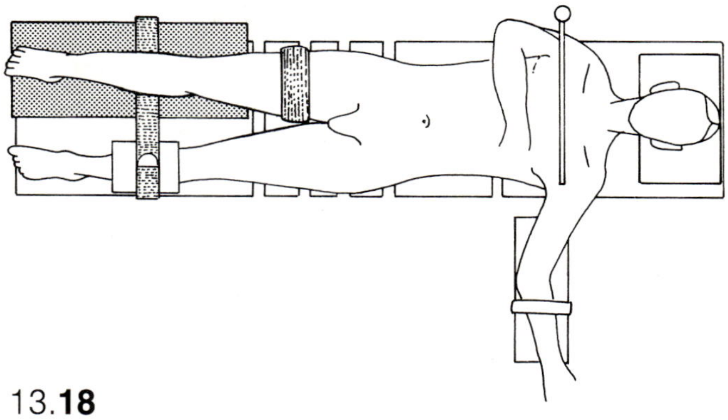

13.**18**
. . . etwas tiefer als die zu operierende zu lagern.

Zugang

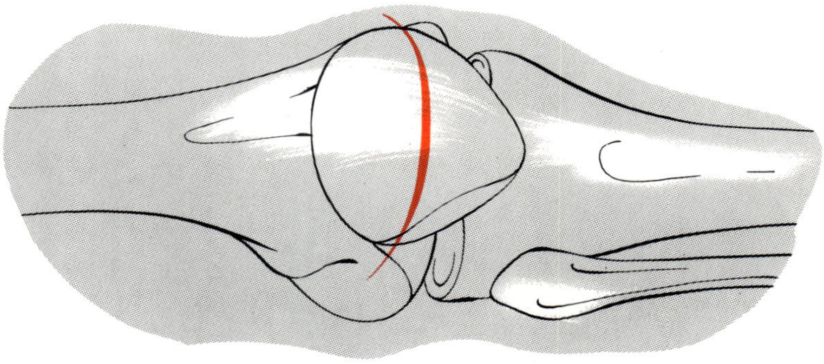

13.**19**
Hautschnitt über Patellamitte quer verlaufend. Durchtrennen der Subkutis bis auf die Präpatellarsehne. In dieser Schicht teils durch Scherenspreizen, teils mit dem Messer Präparation bis zum palpablen oberen Patellarand.

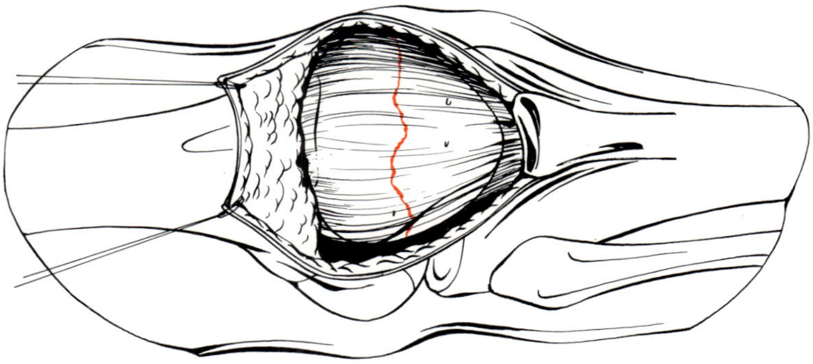

13.**20**
Der Hautfettlappen wird mit zwei Haltefäden (s. Abb. 1.**7**) nach oben gehalten. Nach distal Einsetzen eines kleinen Roux-Hakens.

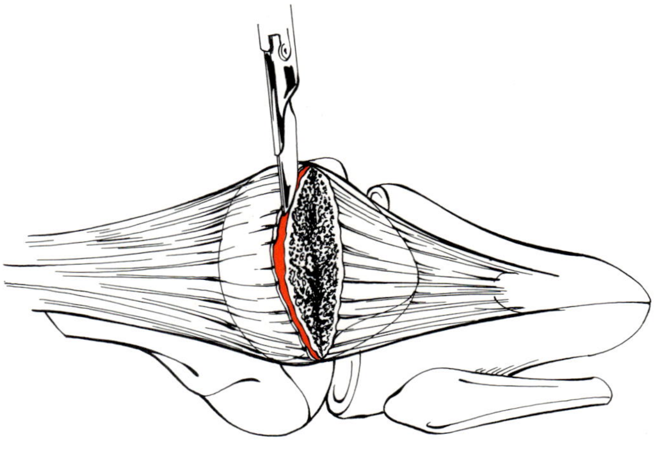

13.**21**
Mit dem Messer werden Periost und Patellarsehnenstümpfe etwa 1–2 mm weit vom Frakturrand abgeschoben. Dadurch wird exakte Reposition der Fragmente möglich.

Taktik

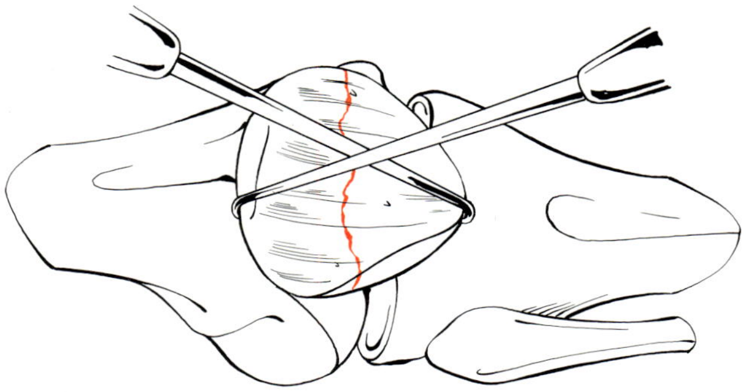

13.**22**
Die Reposition erfolgt durch zwei gegensinnig eingesetzte kräftige scharfe Einzinkerhaken mit vorübergehender Spickdrahtfixierung.

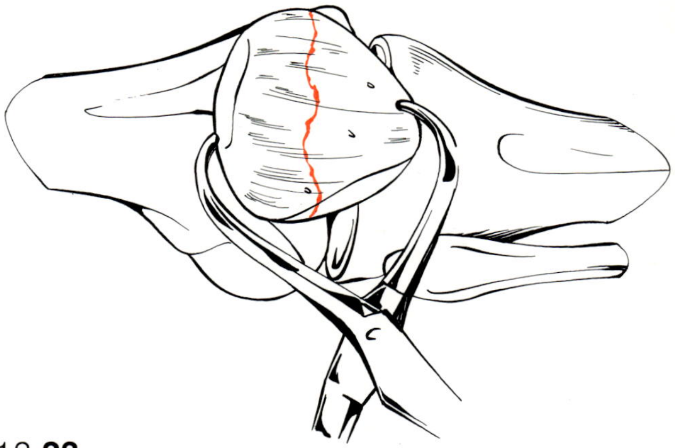

13.**23**
Die Fragmentreposition kann sehr gut auch mit einer großen Repositionszange vorgenommen werden. Dann kann man auf die (temporären) Spickdrähte meist verzichten.

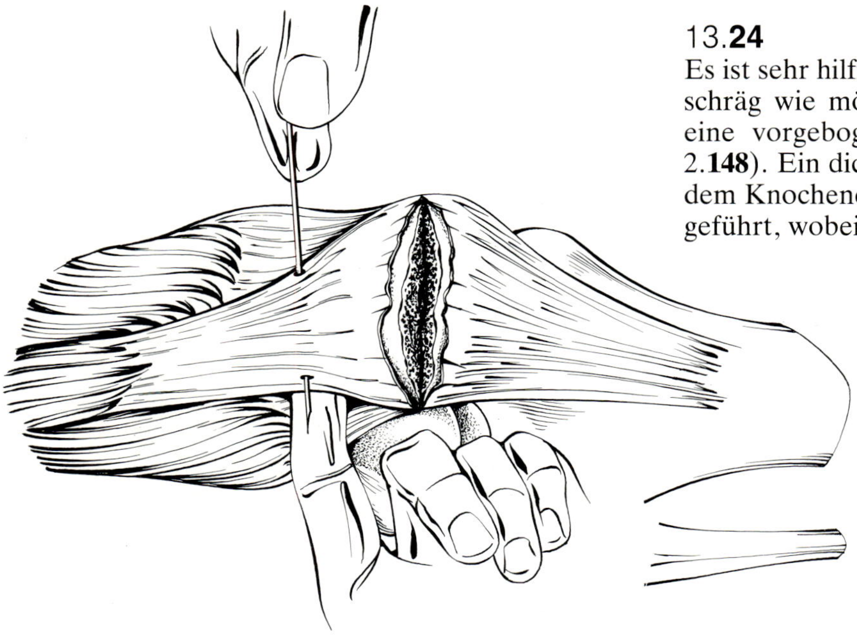

13.**24**
Es ist sehr hilfreich, wenn man sich das Drahtende so schräg wie möglich abzwickt (s. Abb. 2.**146**f) oder eine vorgebogene dicke Kanüle benützt (s. Abb. 2.**148**). Ein dicker, weicher Draht (1,2 mm) wird hart dem Knochend folgend am oberen Patellapol herumgeführt, wobei ein Finger im Gelenk . . .

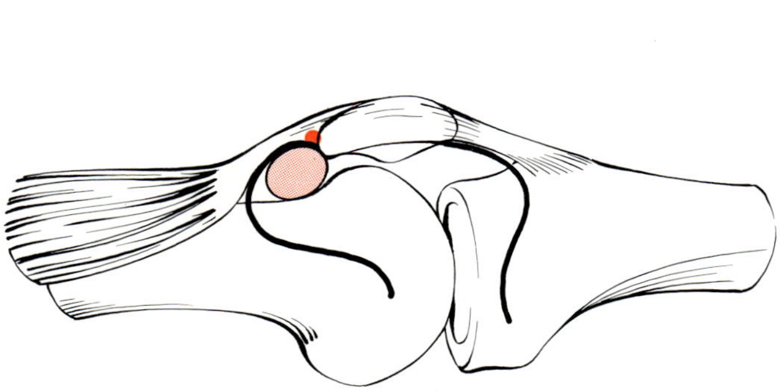

13.**25**
. . . kontrolliert, ob der Draht dicht unter der Gelenkkapsel, jedoch nicht im Gelenkraum liegt.

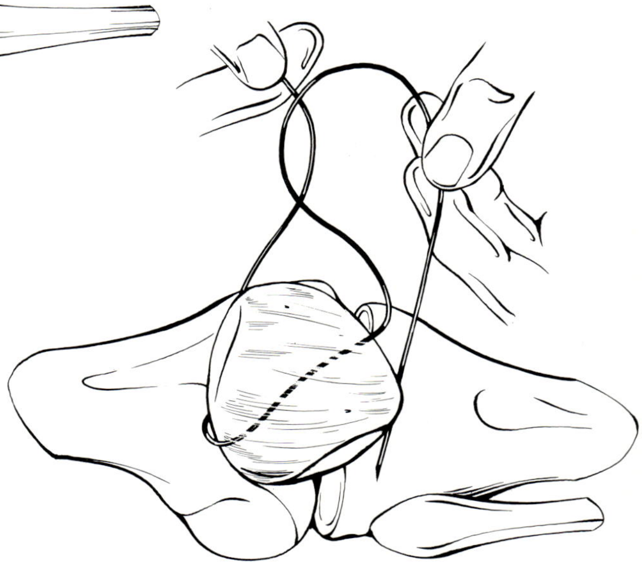

13.**26**
Auch distal soll der Draht so dicht am Knochen entlanggeführt werden, daß er die distale Nase unterfährt, ohne ins Gelenk einzudringen.

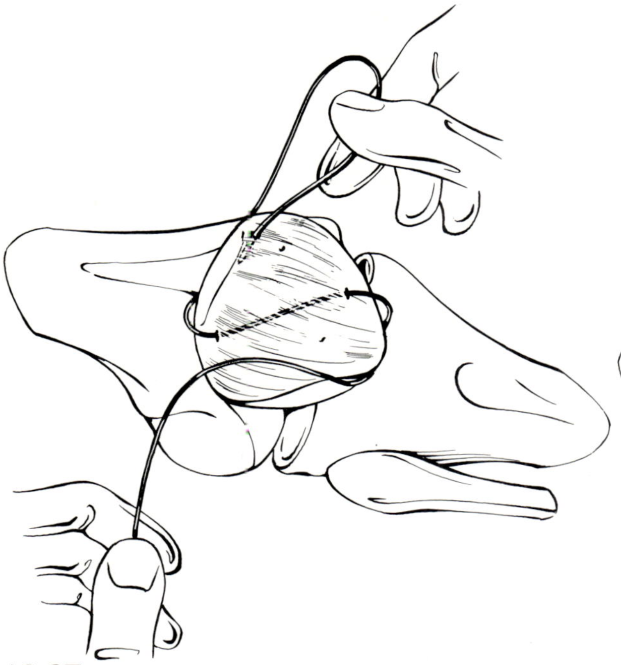

13.**27**
Der Draht soll zur Verhütung einer Drucknekrose so gut wie möglich unter dem Lig. praepatellare (also direkt auf der Patellaknochenfläche verlaufend) hindurchgeführt werden.

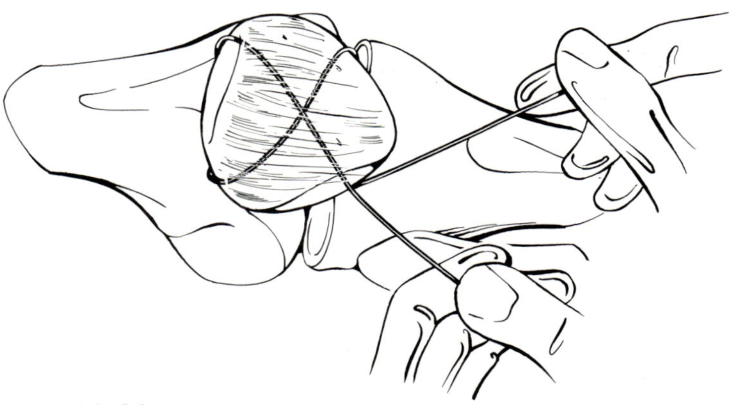

13.**28**
Die Zuggurtung wird so stark angezogen, daß der Frakturspalt gelenkseitig zu klaffen beginnt. Dies kann von freier Hand oder besser mit einem Drahtspanngerät erfolgen.

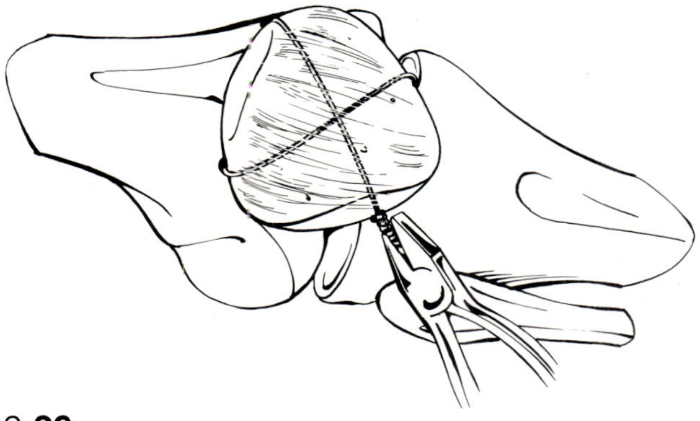

13.**29**
Schließlich wird der Wirbel dicht an den Knochen angelegt (s. auch Abb. 2.**152** ff).

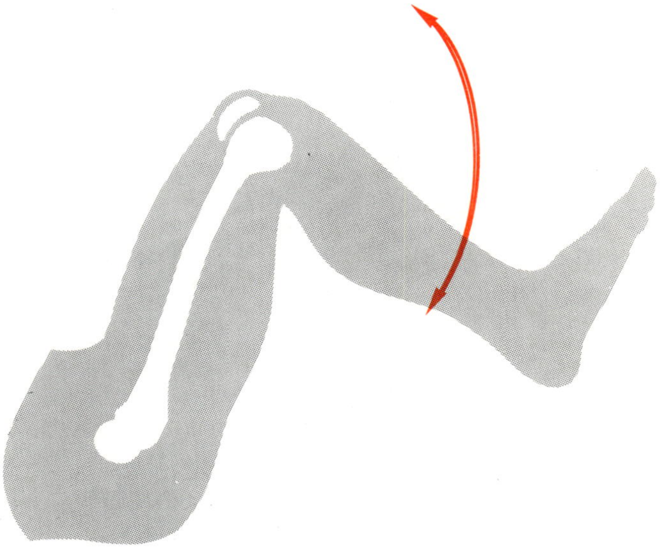

13.**30**
Vor dem endgültigen Nachziehen der Zuggurtung soll das Knie mehrmals gebeugt und gestreckt werden.

Nachbehandlung

Kein fixierender Verband, keine Belastung bis 6 Wochen p.o. Oder nach Erreichen aktiver Beweglichkeit 0-0-90 gegen die Schwerkraft evtl. vordere Gipsschale und Belastung bei täglichen Bewegungsübungen ohne Schale.

14. Kniegelenk

Anatomie

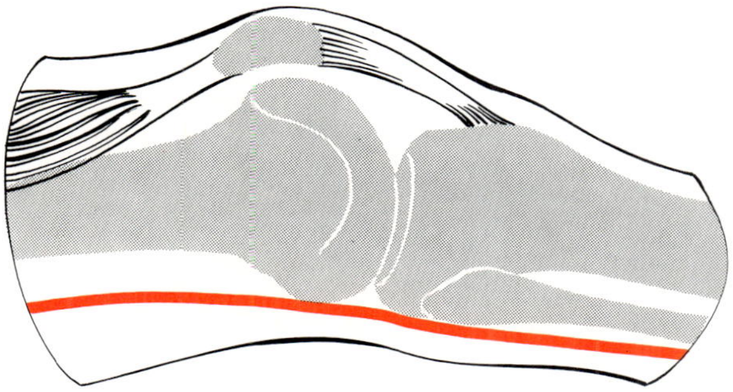

14.**1**
Bei *gestrecktem Knie* laufen die Poplitealgefäße und -nerven dicht an der Gelenkkapsel.

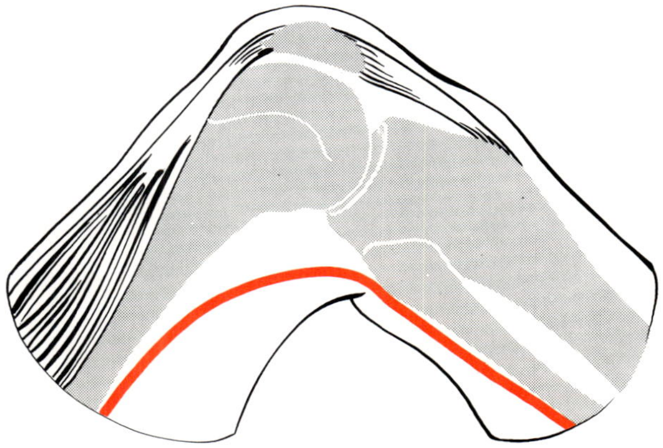

14.**2**
Bei *gebeugtem Knie* vergrößert sich der Abstand so, daß eine Verletzung bei Operationen an der Kapsel praktisch nicht möglich ist.

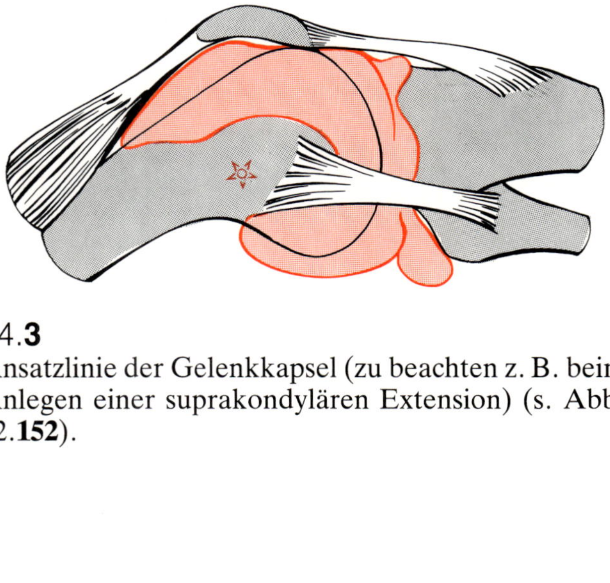

14.**3**
Ansatzlinie der Gelenkkapsel (zu beachten z. B. beim Anlegen einer suprakondylären Extension) (s. Abb. 12.**152**).

Bänder

Verletzungstypen

Allgemeines

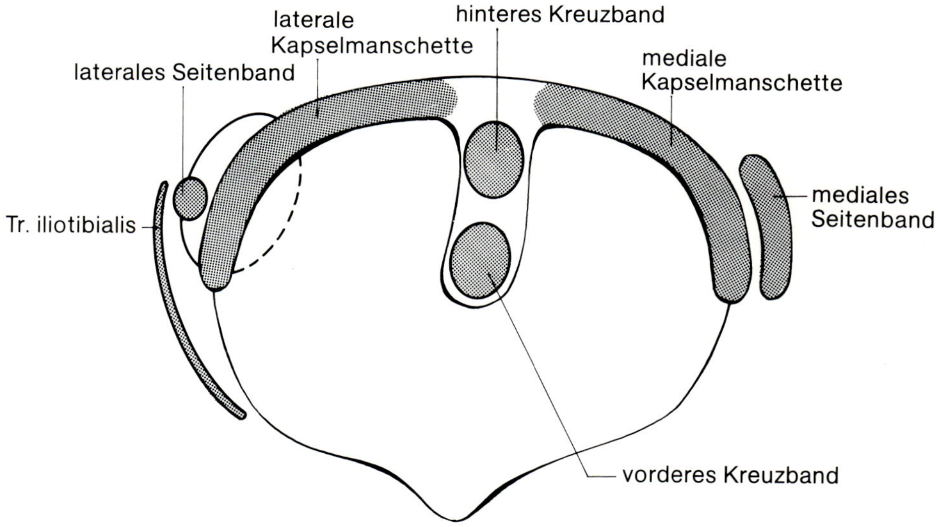

14.**4**
Isolierte Bandverletzungen am Knie sind selten. Folgende Strukturen können beteiligt sein:
- Seitenband rechts/links,
- Kreuzband vorne/hinten,
- hintere Rotatorenmanschette rechts/links,
- Meniskus rechts/links.

Isolierte Verletzung

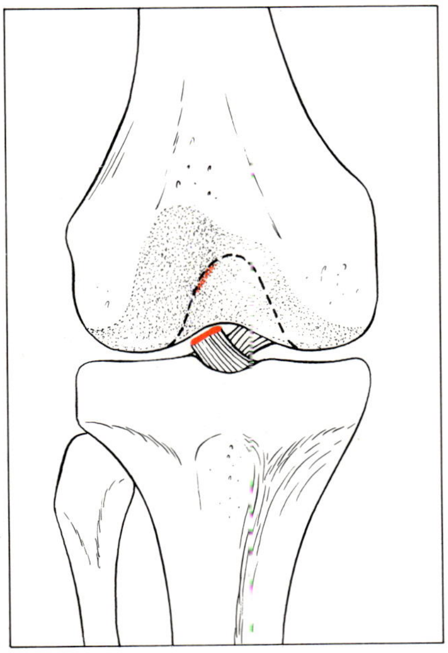

14.**5**
Kreuzband vorne: meist Über-, Strecktrauma, meist proximaler Ausriß. Therapie operativ: Naht und auxilliäre Plastik oder Plastik.
Hinten: Indikation zur Operation eng.

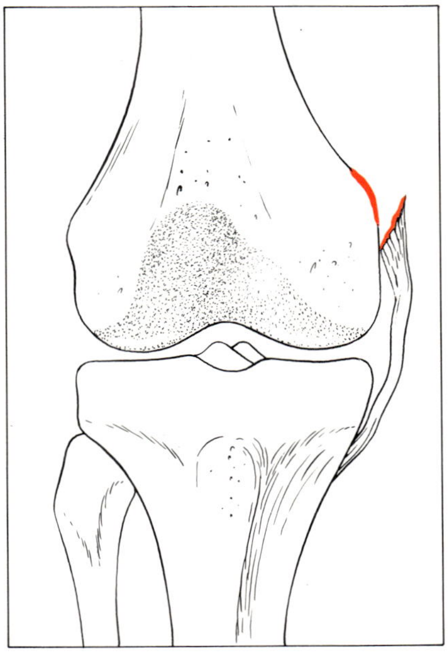

14.**6**
Seitenband medial: Riß am proximalen oder distalen Ansatz oder interligamentär.
Kein Schubladenzeichen bei meist geringer Aufklappbarkeit.
Verwechslung bei „Pseudovalgus" mit vorderer Kreuzbandruptur möglich. Operation bei starker Aufklappbarkeit, dann allerdings meist Teil einer Komplexverletzung.

Ein *blutiger Gelenkerguß* ist immer *Indikation zur Arthroskopie* bzw. Arthrotomie. Reine Kapselverletzungen sind sehr selten.

Komplexe Verletzung

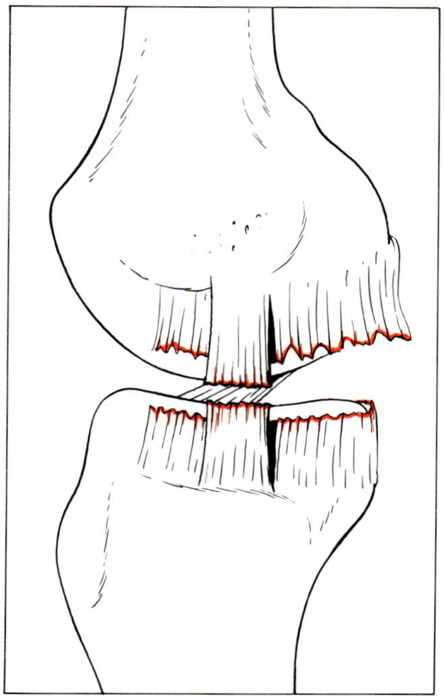

14.**7**
Seitenband und hintere Kapselmanschette
„Scheinbare Schublade“ bei Rotationsstellung zur Gegenseite der Verletzung. Keine Schublade bei Rotationsstellung zur verletzten Seite.

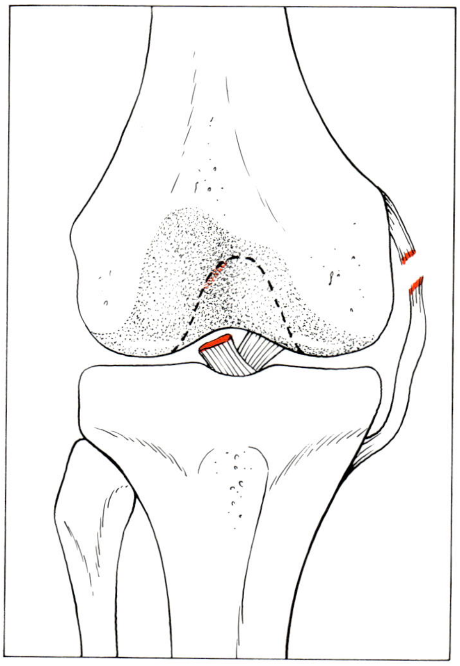

14.**8**
Seitenband und Kreuzband
Deutliche seitliche Aufklappbarkeit bei 30-Grad-Beugestellung, nicht bei Streckstellung.

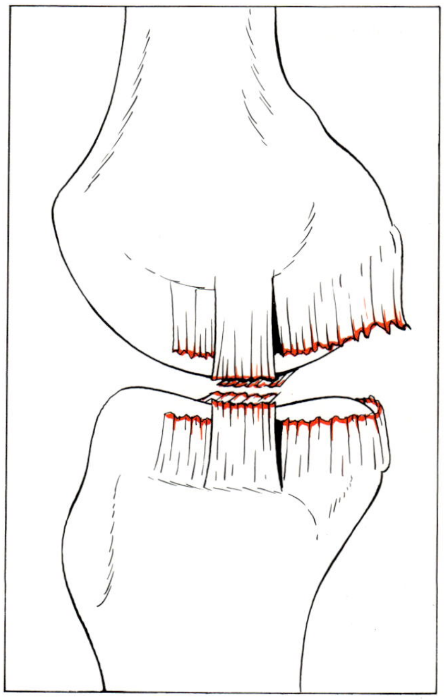

14.**9**
Seitenband und Kreuzband und hintere Kapselmanschette
„Echte Schublade“ unabhängig von Innen- oder Außenrotationsstellung. Auch in gestreckter Stellung seitliche Aufklappbarkeit.

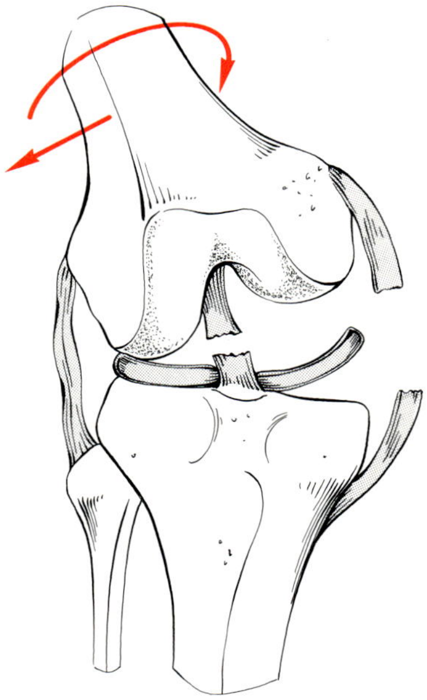

14.**10**
Sehr häufig sind bei Komplexinstabilitäten ein oder beide Menisci beteiligt. Eine typische Kombination ist die *„Unhappy triad“* welche als anteromediale Komplexinstabilität eine Verletzung von vorderem Kreuzband und medialem Seitenband/Kapselmanschette und medialem Meniskus umfaßt.

Prinzip

Naht/Reinsertion: Ruhigstellung im Gipsverband.

Naht/Reinsertion: Augmentation mit resorbierbarem Material (z. Z. noch wenig befriedigende Dauer der Zugfestigkeit).

Naht/Reinsertion: Augmentation mit relativ dünnem Material (z. B. Mersileneband), welches bei starker Belastung im Lauf der Zeit reißen soll.

Problem ist immer die Zugfestigkeit, wobei folgende Gesetzmäßigkeiten zu berücksichtigen sind:
Beim autologen Material ist bei kollagenen Fasern zwar eine Anpassung bzw. ein Abbau zu starker Spannung möglich, jedoch niemals eine Korrektur im Sinne zunehmender Spannung. Ein primär lockeres Transplantat bleibt locker.
Beim rein alloplastischen Material ist zu große Spannung von Nachteil, da es durch unterschiedliche Spannungssituationen in vorderen und hinteren Bandanteilen bei den verschiedenen Gelenkstellungen zu übermäßiger Druckbelastung im Gelenk kommen kann.

Ersatz autolog: Augmentation mit sehr dünnem, sehr lange reißfestem Material (z. B. Mersilene).
Ersatz alloplastisch: Noch keine Langzeitergebnisse.

Für den autologen Ersatz spricht die Möglichkeit der funktionellen Anpassung. Gegen alloplastischen Ersatz spricht unvermeidliche Alterung und Verschleiß.

Zeitpunkt der Operation

Frische Verletzungen sollten so schnell wie möglich operiert werden, da bereits nach wenigen Tagen Bandstümpfe degenerieren und eine Naht nicht mehr möglich ist.

Operative Möglichkeiten

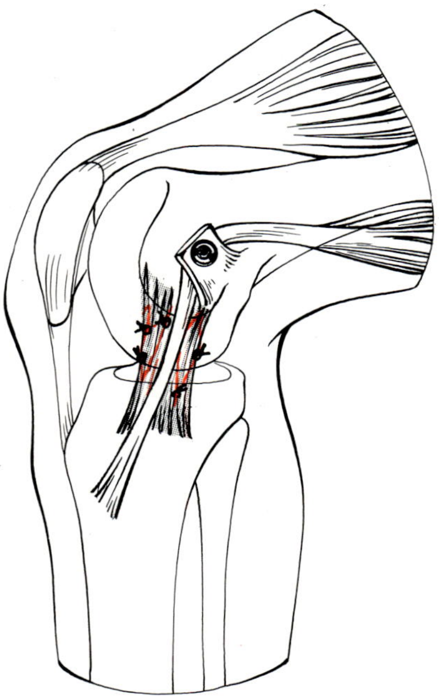

14.**11**
Massive ligamentäre Auffaserungen oder Banddefekte erhalten zusätzliche Sicherung durch funktionelle oder gestielte oder freie Transplantate (s. Abb. 14.**36**).

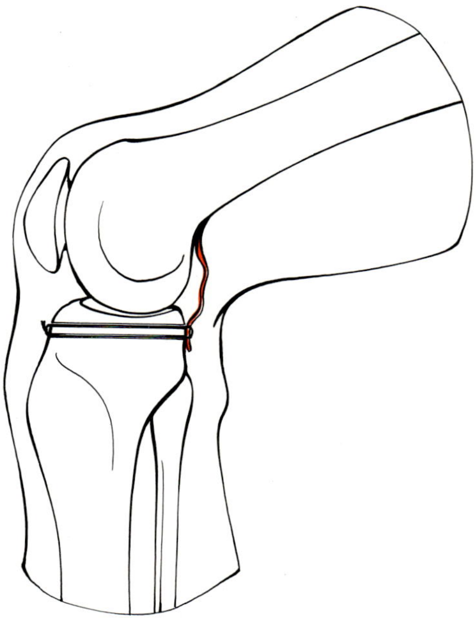

14.**12**
Transossäre Reinsertion der hinteren Kapselmanschette (s. Abb. 14.**35** u. 14.**41** ff).

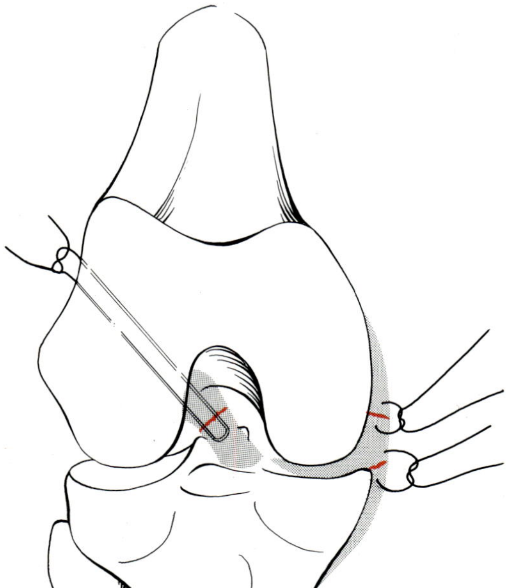

14.**13**
Die alleinige Naht interligamentärer Risse des vorderen Kreuzbandes dürfte ohne bleibenden Effekt für die Stabilität sein. Entsprechend sollte bereits vor der Operation eine entsprechende Versorgung in die Planung einbezogen und der Patient auch entsprechend aufgeklärt werden.

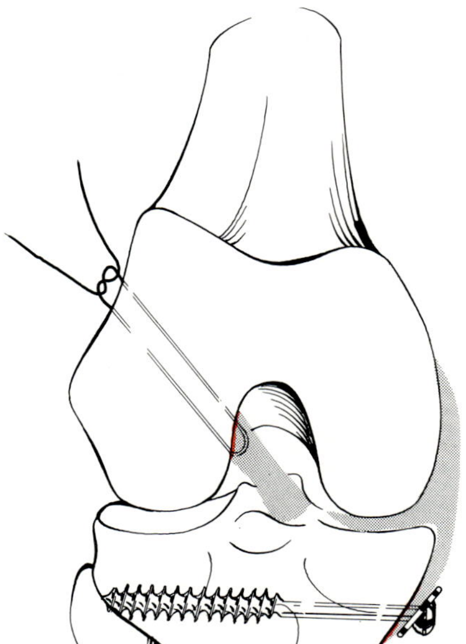

14.**14**
Bei knöchernen Ausrissen Anschrauben unter Verwendung gezahnter Unterlegscheiben (s. Abb. 2.**14**). Es ist vorteilhaft, für das Verankerungsbett die Kortikalis wegzunehmen und eine spongiöse Fläche zu schaffen.

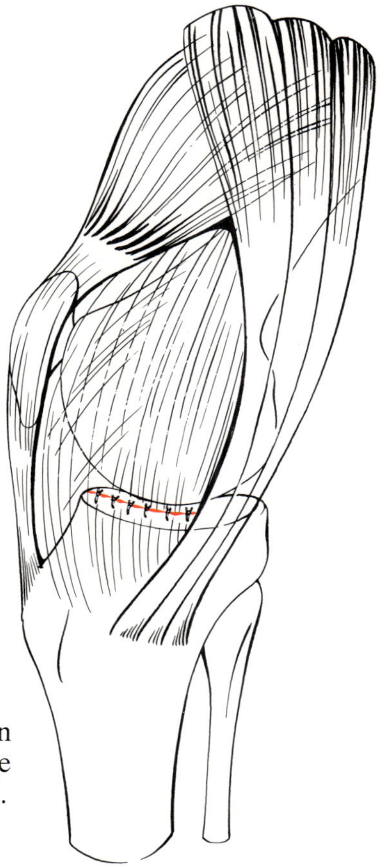

14.**15**
Naht der Bandenden nicht „stabil" mit festem Faden und vielen Nähten, sondern lediglich als exakte *Adaptation* der Stümpfe mittels feinem Nahtmaterial.

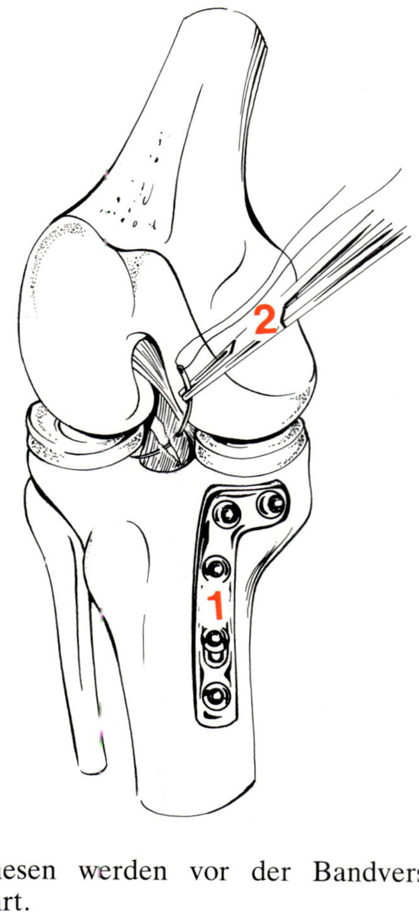

14.**16**
Osteosynthesen werden vor der Bandversorgung durchgeführt.

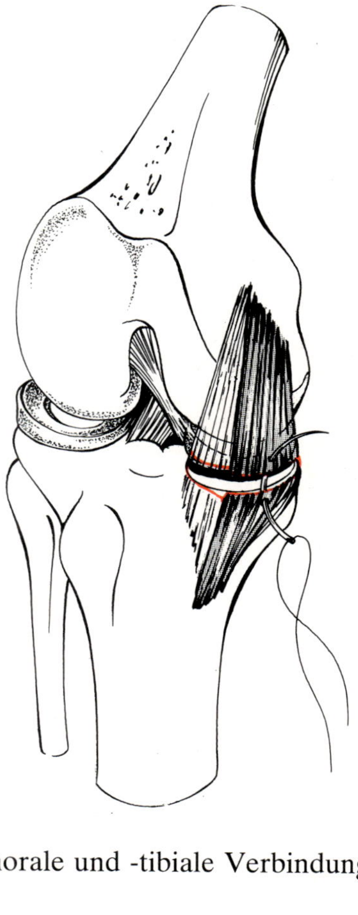

14.**17**
Meniskofemorale und -tibiale Verbindungen werden reinseriert.

Nachbehandlung

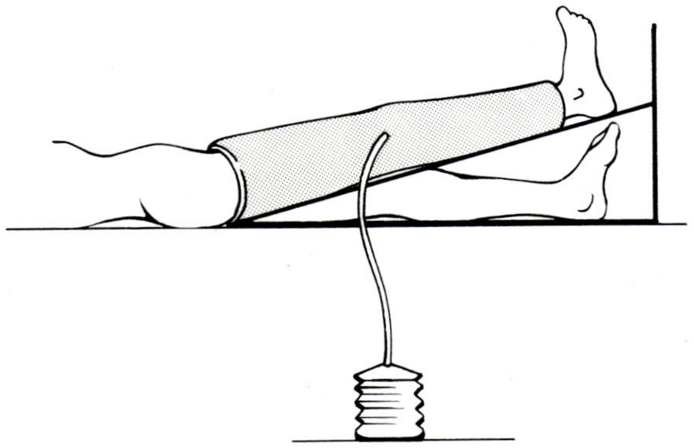

14.**18**
Für die ersten Tage evtl. Gips mit frühzeitiger Schalung und Übungen aus der Gipsschale oder Bewegungsgips oder Gelenkbandagen nach Maß mit veränderlichem Bewegungsspielraum. Unvermeidliche Toleranzen bei diesen Versorgungen mag die Augmentation neutralisieren. Ein allgemein gültiges Rezept gibt es zumindest z. Z. nicht und wird wohl auch weiterhin individuell bleiben müssen. Zu bedenken ist immer, daß unter experimentellen Bedingungen Revaskularisierung und Faserneubildung zwischen der 12. und 16. Woche am stärksten sind.

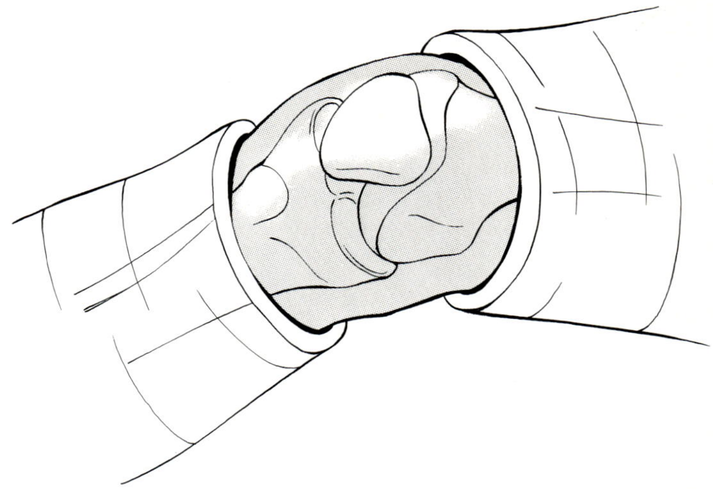

14.**19**
Nach Anlegen eines üblichen Oberschenkelgipsverbandes wird ein 15 cm langes zylinderförmiges Stück über dem Kniegelenk herausgeschnitten.

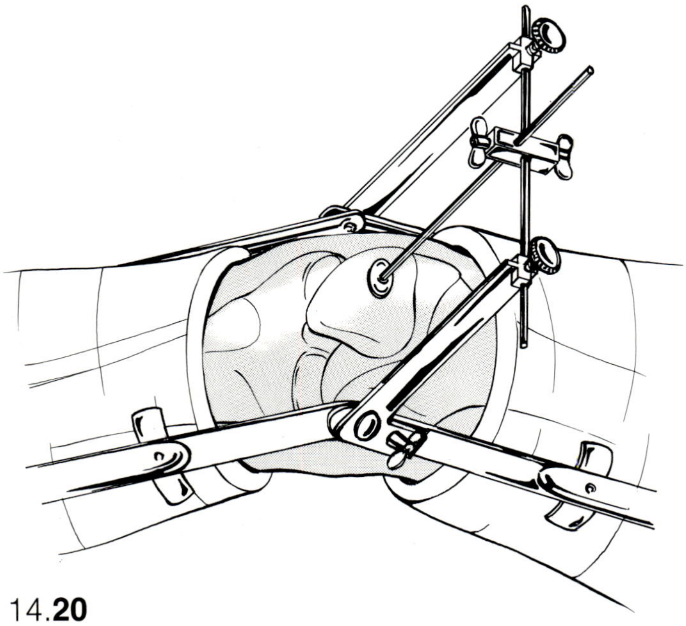

14.**20**
Mit einem Zentriergerät werden die Gelenkschienen eingepaßt.

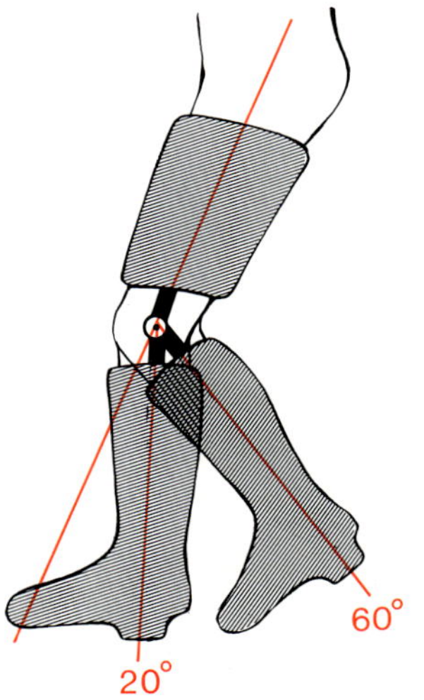

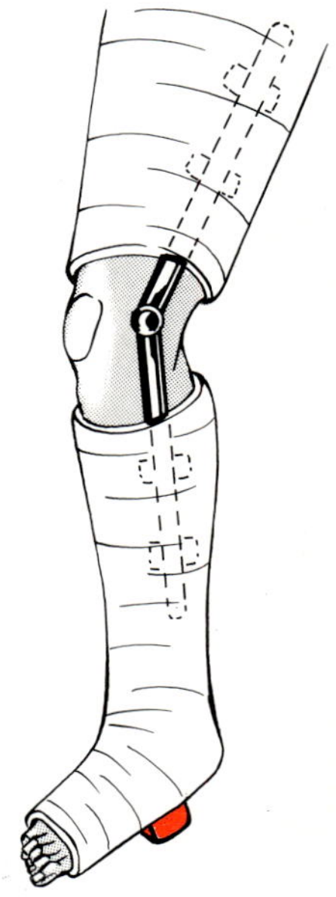

14.**21**
Die Gelenkschienen erlauben eine Beweglichkeit zwischen 0–20–40.

14.**22**
Mit diesem Gipsverband kann auch Belastung erlaubt werden.

Isolierte Verletzungen

Seitenband

Diagnostik

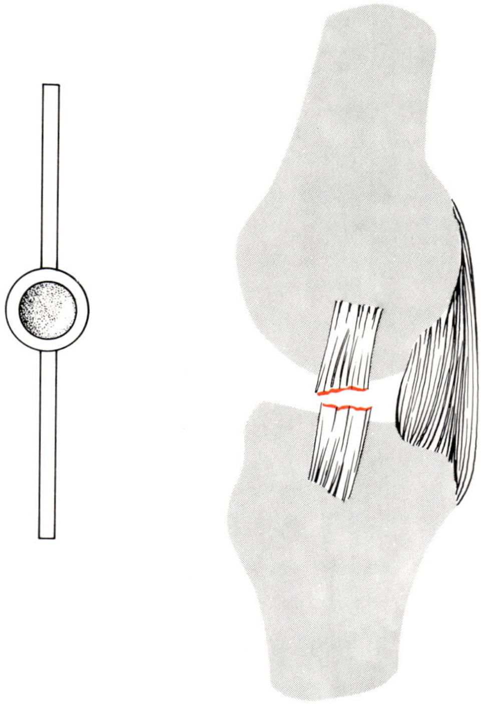

14.**23**
Bei gestrecktem Knie kann eine unversehrte hintere Kapselmanschette eine Seitenbandstabilität vortäuschen.

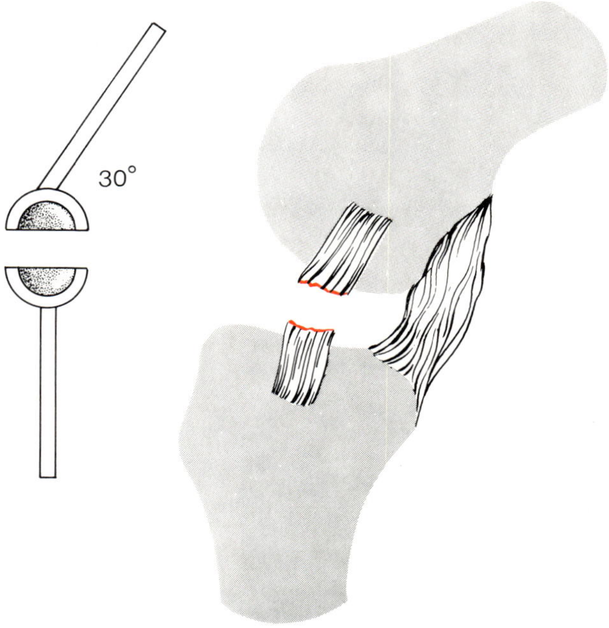

14.**24**
Erst bei einer Beugung von 20–30 Grad entspannt sich die hintere Kapselmanschette, und eine isolierte Bandverletzung kann sich dokumentieren.

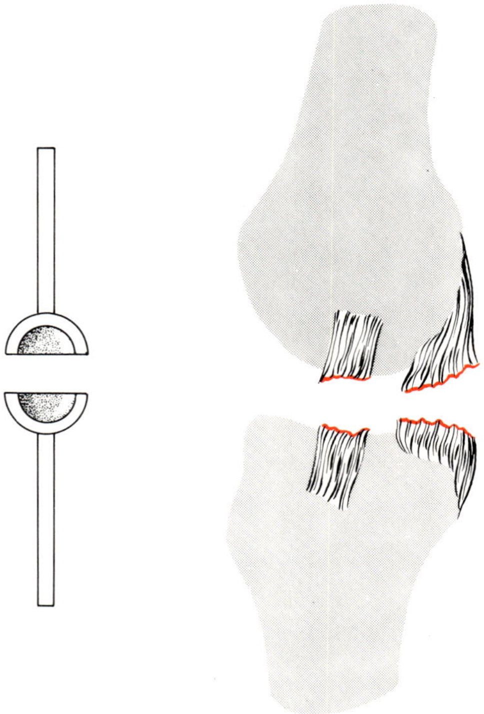

14.**25**
Aufklappbarkeit bei gestrecktem Kniegelenk beweist, daß mehr als nur eine isolierte Seitenbandverletzung vorliegt.

Mediales Seitenband

Diagnostik

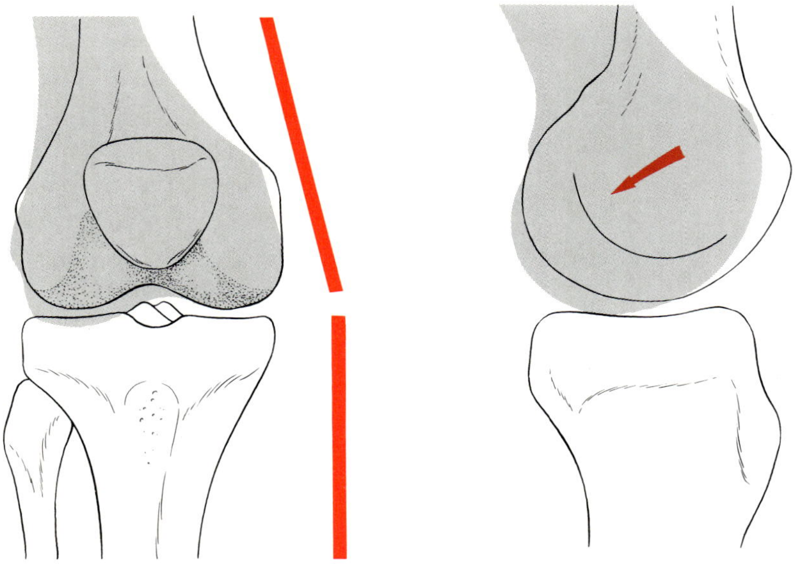

14.**26**
Bei Prüfung auf Verletzung des inneren Seitenbandes muß man sich vor der Verwechslung mit einem „Pseudovalgus“ bei Verletzung des vorderen Kreuzbandes hüten. Dieser entsteht dadurch, . . .

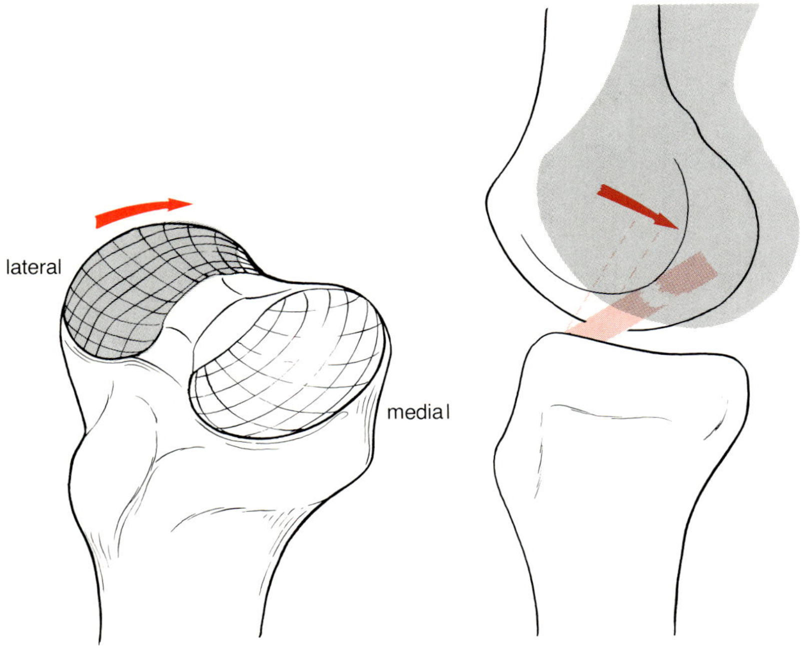

14.**27**
. . . daß die laterale Femurrolle auf dem abschüssigen Tibiskondylus nach hinten rutscht und damit der interkondyläre Abstand geringer wird.

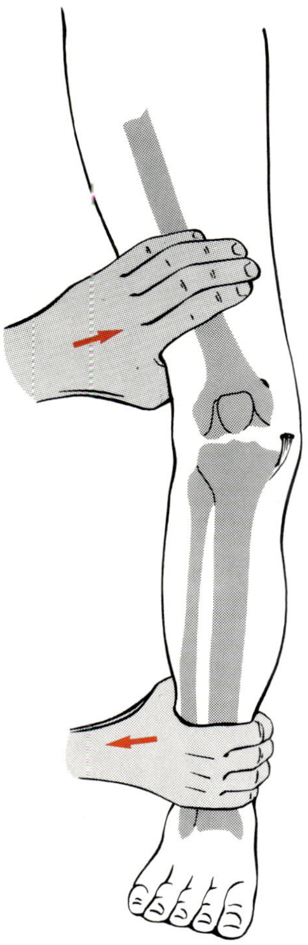

14.**28**
Seitliche Aufklappbarkeit. Das mediale Seitenband wird etwa 15- bis 20mal häufiger verletzt als das laterale. Am häufigsten reißt es im proximalen Ansatz (knöchern) aus. Meist begleitet von einer Zusatzverletzung wie Kapselrisse bzw. meniskofemoraler oder -tibialer Verbindung und blutigem Gelenkerguß (s. auch Abb. 14.**23** ff für Differentialdiagnose: Band isoliert/Kombination hintere Kapselmanschette).

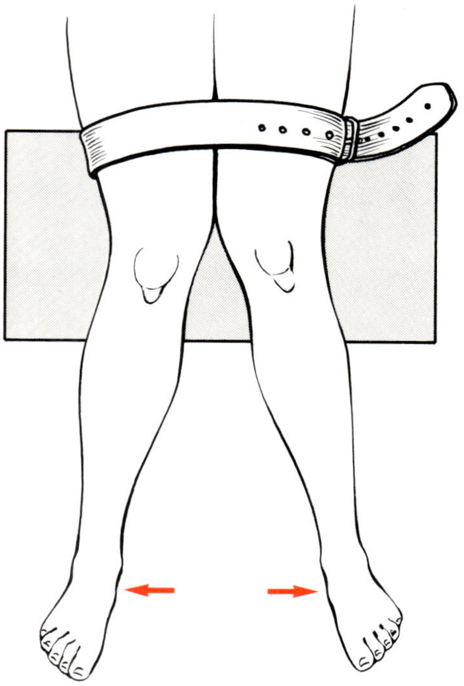

14.**29**
Röntgen, „gehaltene Aufnahme“.
- Knie 20–30 Grad gebeugt. Bei gestrecktem Knie kann eine unversehrte hintere Kapselmanschette eine Seitenbandstabilität vortäuschen. Erst bei Beugung von 20–30 Grad entspannt sich die Kapsel, und eine isolierte Bandverletzung tritt in Erscheinung.
- Unterschenkel außenrotiert.

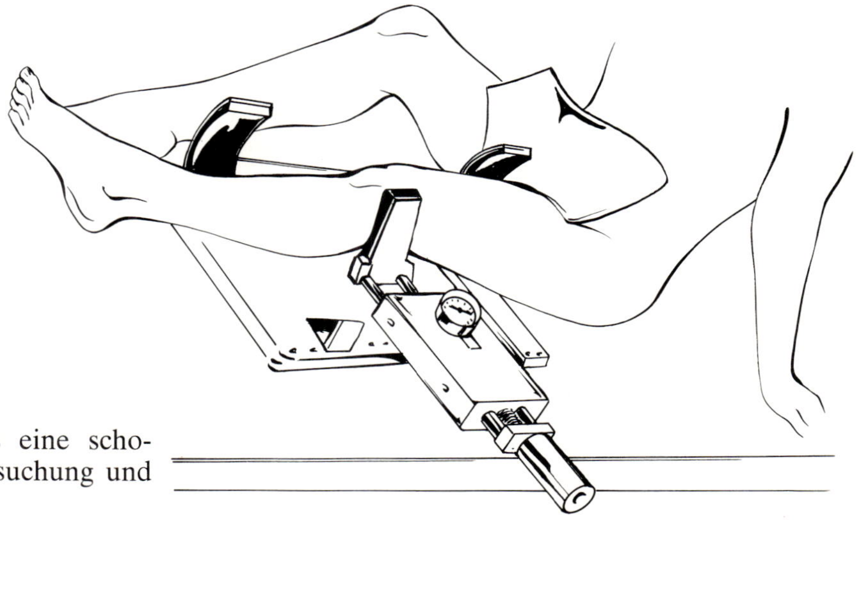

14.**30**
Röntgen, „gehaltene Aufnahme“.
Ein spezielles Gerät erlaubt ebenfalls eine schonende, vor allem standardisierte Untersuchung und Dokumentation.

Zugang

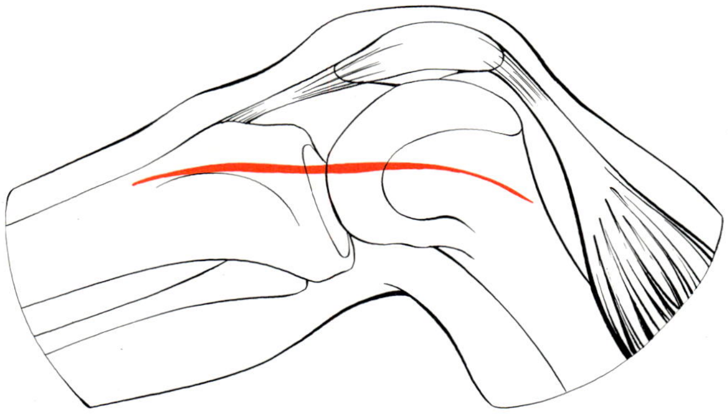

14.**31**
Hautschnitt, welcher auch die Inspektion und Operation der hinteren Kapsel ermöglicht.

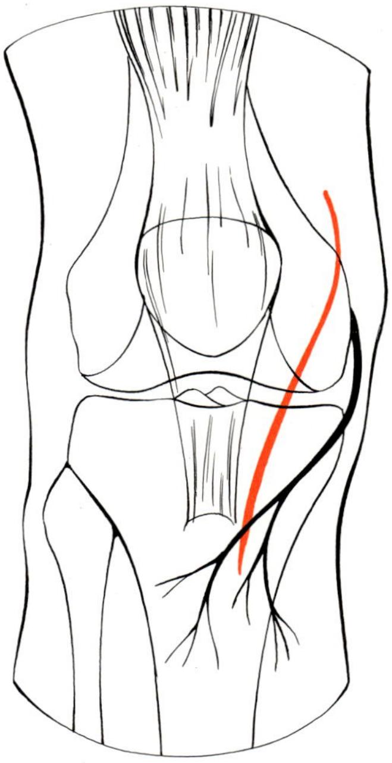

14.**32**
Die Schnittführung sollte den Verlauf des Ramus infrapatellaris n. saphenus berücksichtigen.

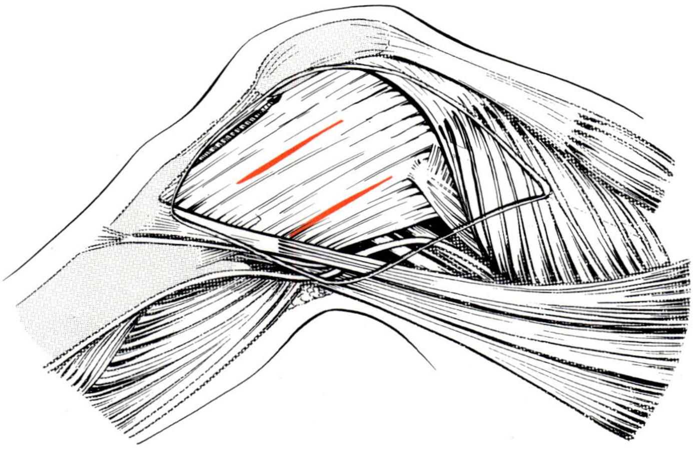

14.**33**
Darstellen des medialen Seitenbandes. Dessen hintere Grenze kann man durch Palpation gut identifizieren.

Technik

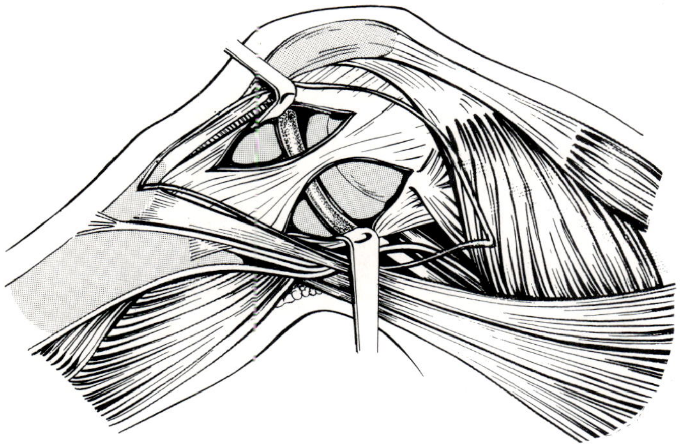

14.**34**
Inspektion des Gelenkraumes.

Nachbehandlung siehe Abb. 14.**18**ff.

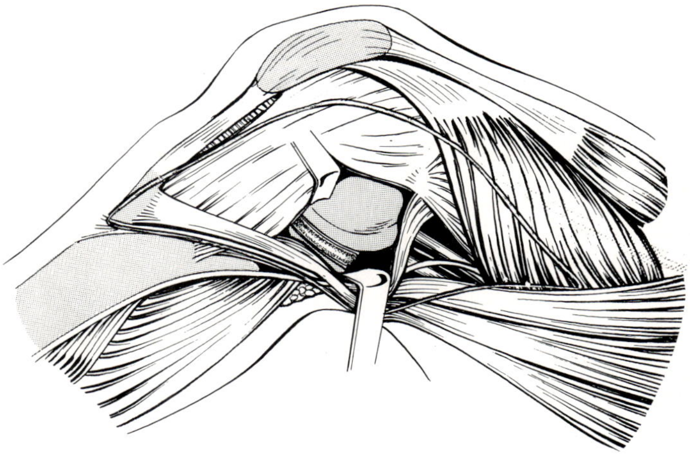

14.**35**
Bei Zerreißung der hinteren Kapselmanschette Anlegen einer Naht, welche durch Bohrlöcher durch den Tibiakopf nach vorne geführt wird (s. 14.**39**ff).
Versorgung durch Naht bei interligamentären Rissen, durch Naht und Anschrauben (s. Abb. 2.**14**) bei ossären Ausrissen.
Eine Grazilisplastik (s. Abb. 14.**11** u. 14.**36**) ist prophylaktisch oft zweckmäßig.

Rekonstruktive Möglichkeiten

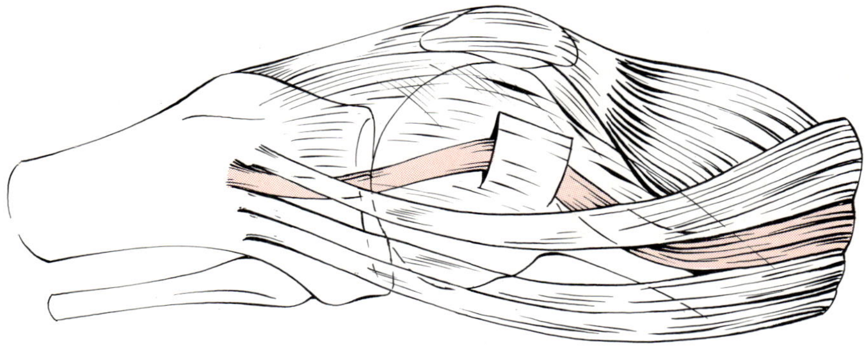

14.**36**
Dynamische oder statische Plastik mit Grazilis-, Semitendinosus- oder Sartoriussehne.

Laterales Seitenband

Diagnostik

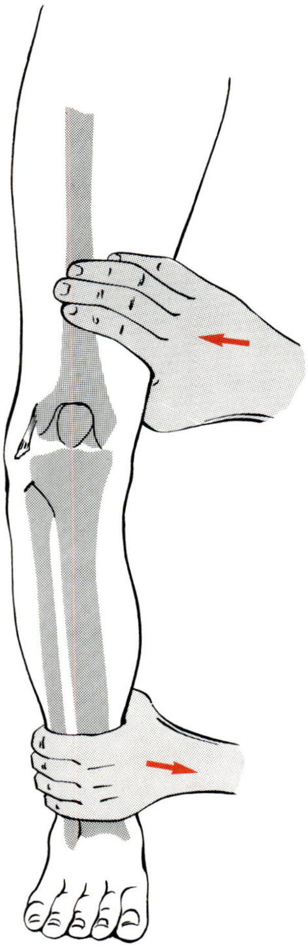

14.**37**
Insbesondere die isolierte Ruptur des Außenbandes ist selten. Häufig findet man dann einen knöchernen Ausriß vom Fibulaköpfchen. Es fehlt der blutige Gelenkerguß, da das Band keine Verbindung zum Gelenkspalt hat.

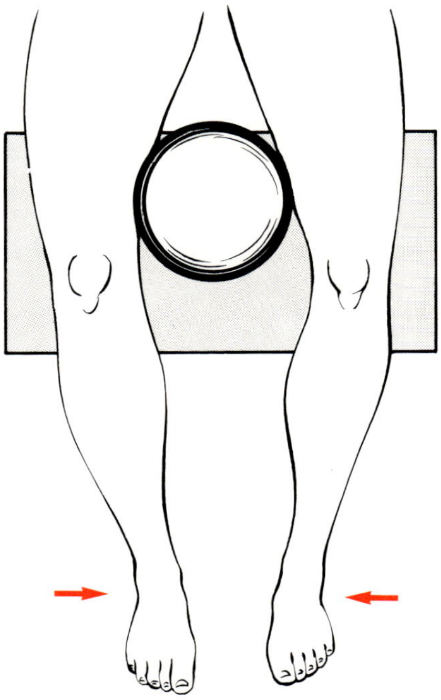

14.**38**
Röntgenuntersuchung des Außenbandes:
- Knie 20–30 Grad gebeugt. Eine Aufklappbarkeit bereits bei gestrecktem Knie beweist, daß mehr als eine isolierte Seitenbandverletzung vorliegt.
- Unterschenkel innenrotiert.

Prinzip siehe Abb. 14.**13** ff.

Zugang

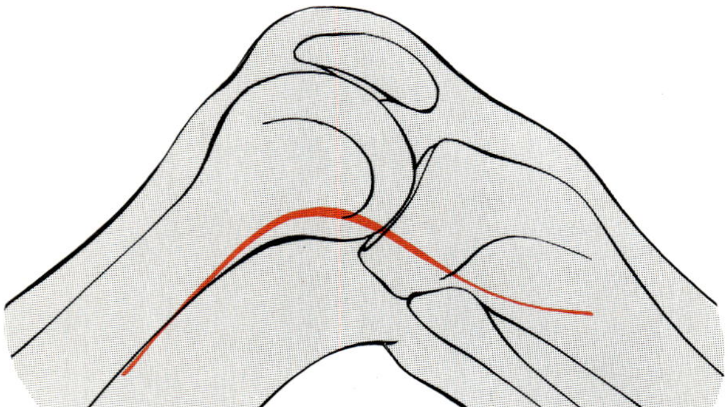

14.**39**
Hautschnitt.

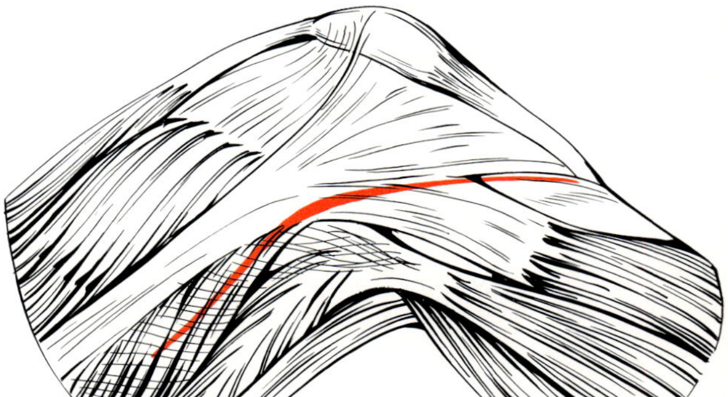

14.**40**
Spaltung der Faszie.

Technik

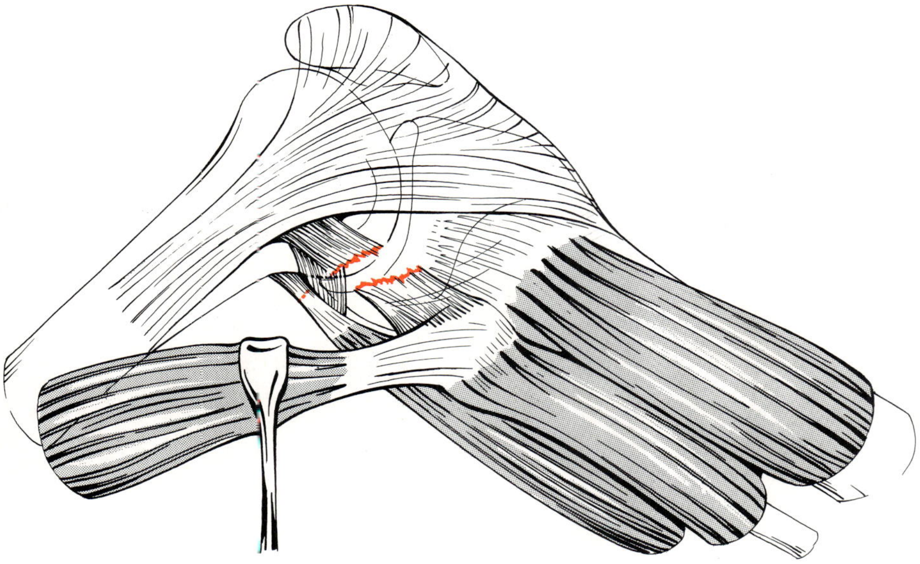

14.**41**
Interligamentärer Riß des lateralen Seitenbandes. Bei Komplexverletzung ist auch die darunterliegende Gelenkkapsel vom Tibiakopf bis nach hinten abgerissen. Dann wird der M. gastrocnemius in seinem sehnigen Bereich durchtrennt, so, daß er wieder angenäht werden kann.

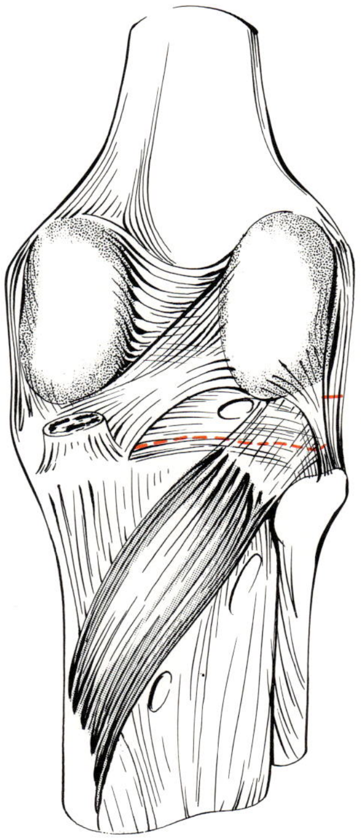

14.**42**
Kniegelenk von hinten. Abriß der hinteren Kapsel vom Tibiakopf.

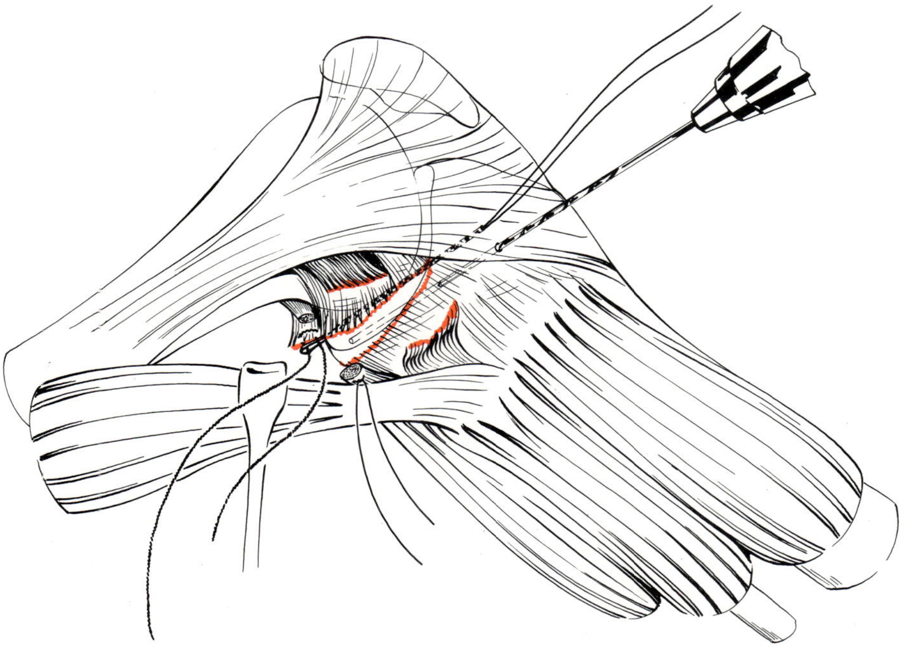

14.**43**
Anlegen von Bohrlöchern (2 mm). Die an der hinteren Kapsel befestigten Drahtenden werden mittels einer Drahtschlinge durch die Bohrlöcher nach vorn gezogen.

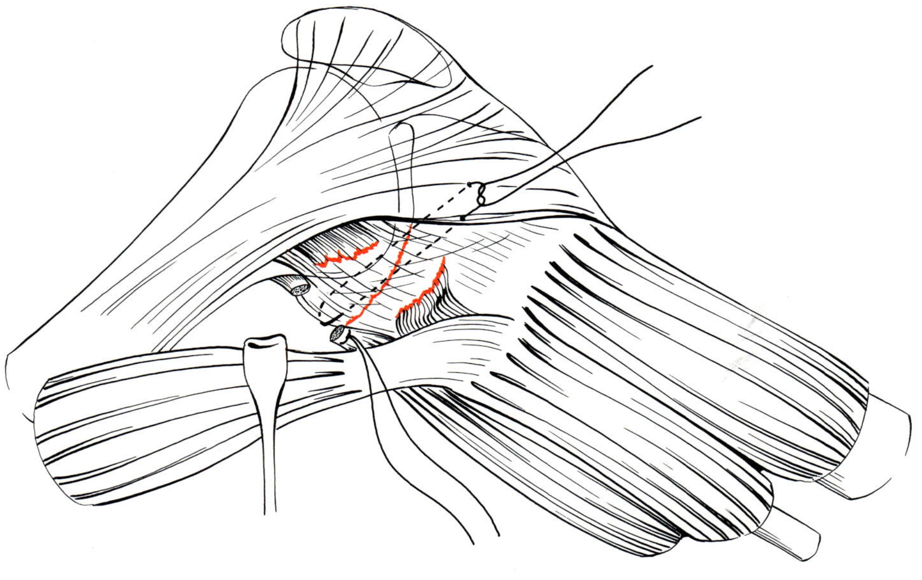

14.**44**
Nach Reinsertion der abgerissenen hinteren Kapsel wird das Seitenband genäht.

Nachbehandlung siehe Abb. 14.**18** ff.

Rekonstruktive Möglichkeiten

Entsprechend den Abb. 14.**11** u. 14.**36** mittels M. biceps- oder -sartorius-Sehne.

Kreuzband

Anatomie

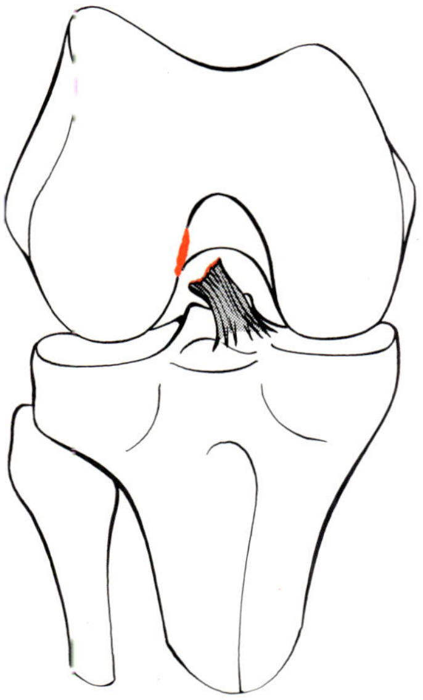

14.**45**
Proximale Insertion des *vorderen Kreuzbandes.*

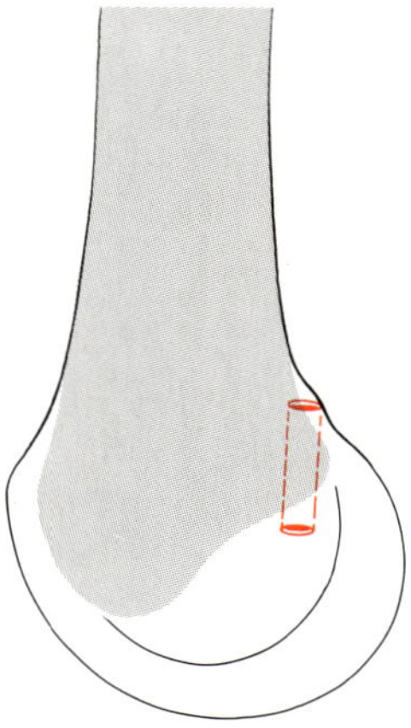

14.**46**
Hinteres Kreuzband: Ansatzpunkte.

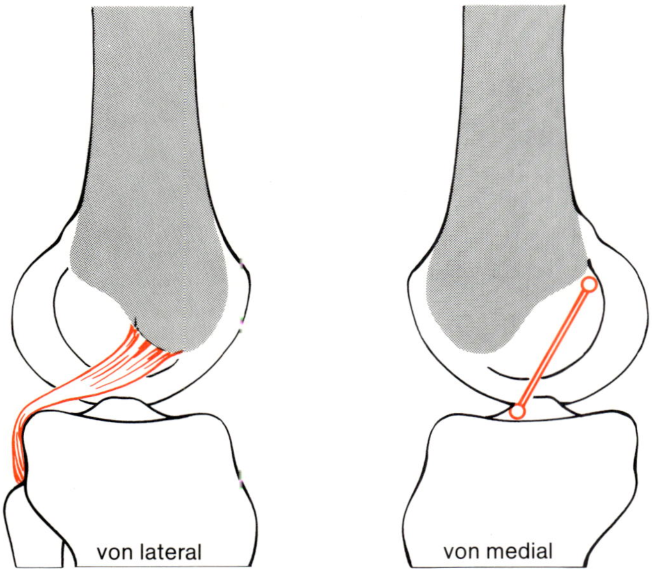

14.**47**
Vorderes Kreuzband: Der Ansatz liegt im dorsalen Drittel des lateralen Femurkondylus.

14.**48**
Nur bei genauer Insertion des vorderen Kreuzbandes kann eine *Streckung* des Kniegelenkes ohne Schlaffwerden des Bandes mit entsprechender Instabilität vermieden werden.

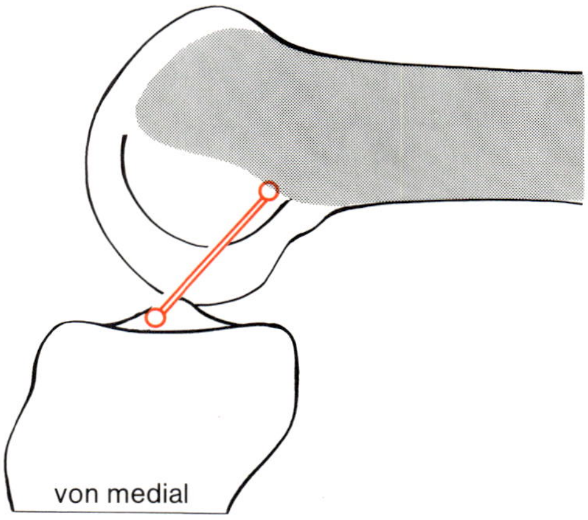

14.**49**
Ebenso ist nur dann eine *Beugung* des Kniegelenkes ohne Überdehnung des Bandes möglich.

Diagnostik

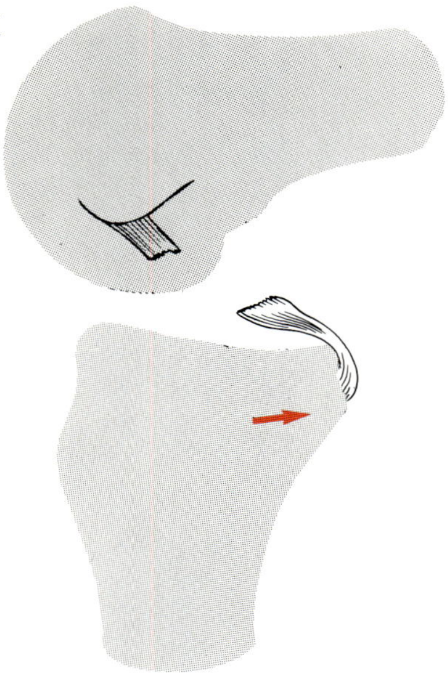

14.**50**
Da das hintere (besonders selten verletzte) Kreuzband bei Kniebeugung angespannt ist, ist die Möglichkeit, eine „hintere Schublade" auszulösen, ein verläßliches Zeichen für seine Verletzung.

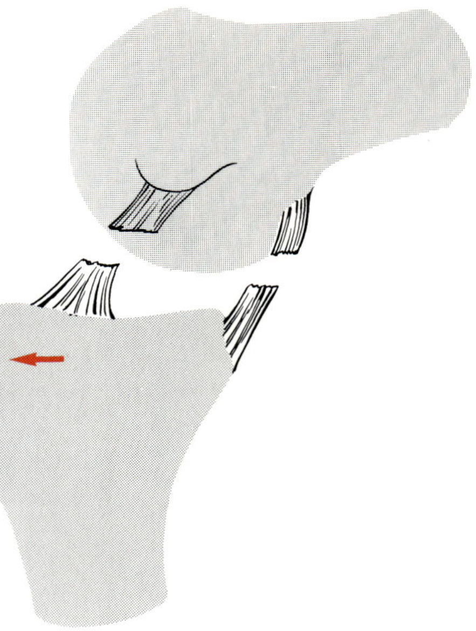

14.**51**
Das vordere Kreuzband ist dagegen nur bei Streckung angespannt. Ohne gleichzeitigen hinteren Kapselriß ist hier das Schubladenzeichen wenig ausgeprägt.

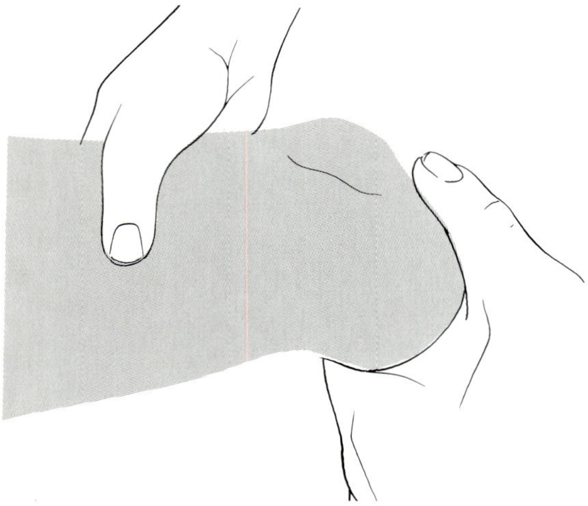

14.**52**
Der Lachmann-Test gibt sehr gut und verläßlich Aufschluß über eine Verletzung der Kreuzbänder und läßt diese differenzieren. Der Unterschenkel wird dabei in 20-Grad-Kniebeugung sagittal gegen den Oberschenkel verschoben, d. h. der Test kann auch bei frischen Verletzungen vorgenommen werden.

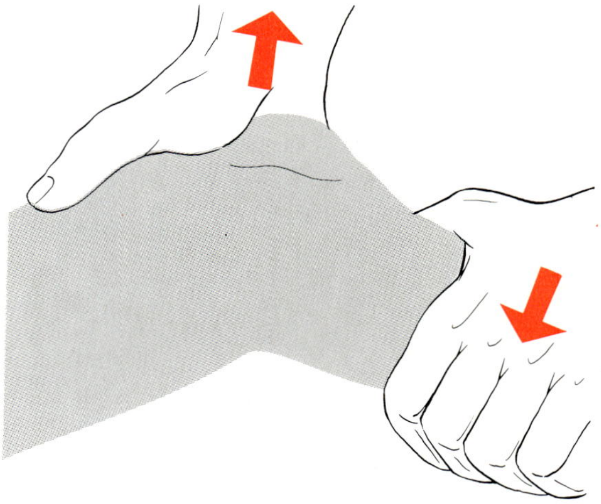

14.**53**
Bei Schub des Unterschenkels nach hinten fühlt man den Anschlag des **hinteren Kreuzbandes** oder eine Instabilität.

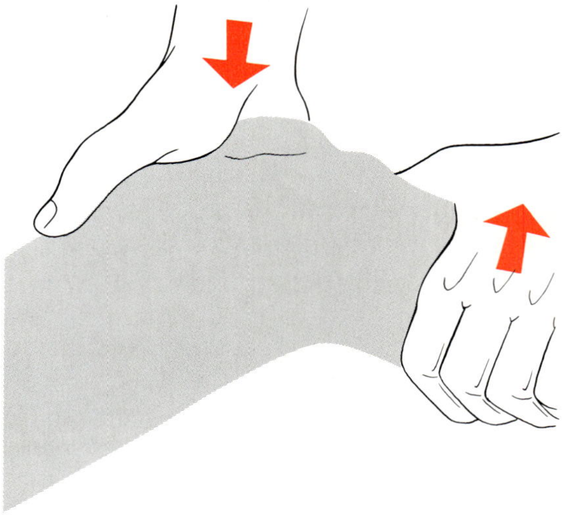

14.**54**
Entsprechendes bei Zug/Schub nach vorne. Wenn man dabei die vordere Kniekontur von der Seite her im Auge behält, kann man eine Insuffizienz deutlich sehen, vor allem beim Seitenvergleich.
Ein positiver Lachmann-Test entspricht einer Insuffizienz des **vorderen Kreuzbandes.**

Prinzip

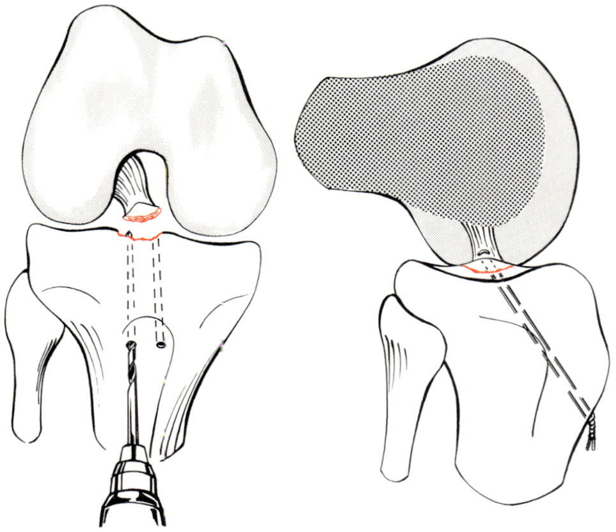

14.**55**
Transossäre Fixierung eines *distalen* knöchernen Ausrisses.

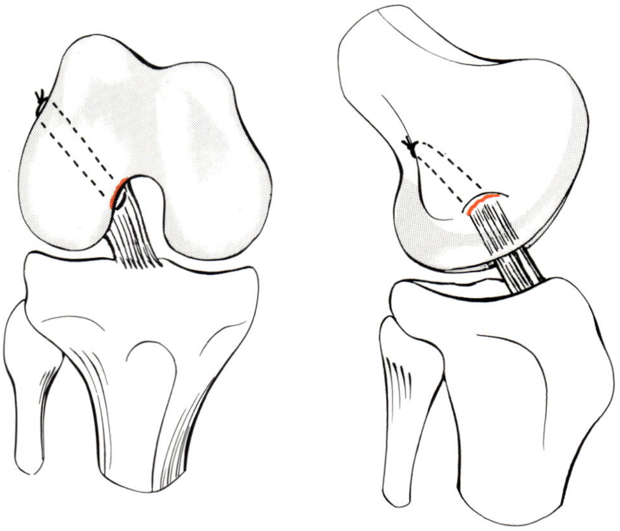

14.**56**
Transossäre Fixierung *proximal* (mit zeitlich begrenzter alloplastischer Augmentation).

Technik

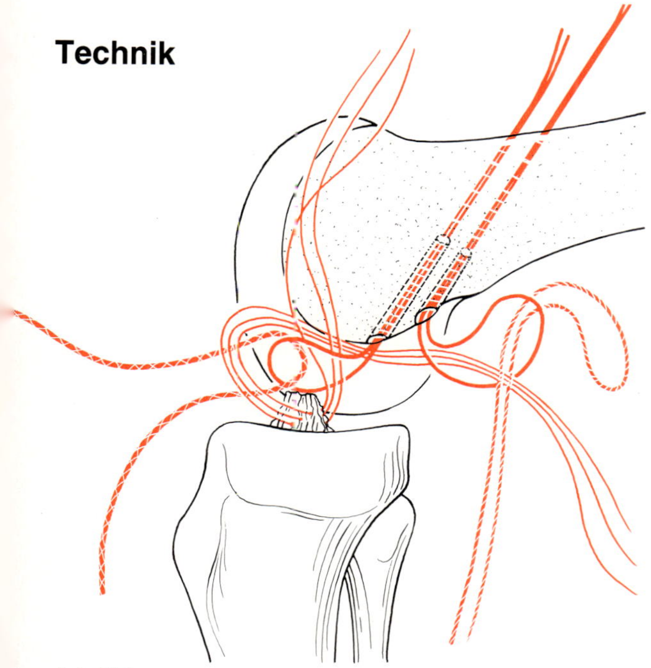

14.**57**
Der Bandstumpf wird in a.-p. Richtung in mehreren Etagen zur Verteilung der Spannung auf die ganze Länge gestochen.
Anlegen zweier Bohrlöcher (3,2 mm-Bohrer) jeweils im vorderen und im hintersten Bereich der Ausrißstelle am Femurkondylus zur Außenseite des Außenkondylus in einem Hilfsschnitt (s. Kreuzbandersatz).
Mittels einer Drahtschlinge werden die hinten aus dem Stumpf tretenden Nahtenden zusammen mit einem dünnen Mersileneband gezogen.
Die vorderen Fadenenden werden zusammen mit einer kräftigen Fadenschlinge durch das hintere Bohrloch gezogen.

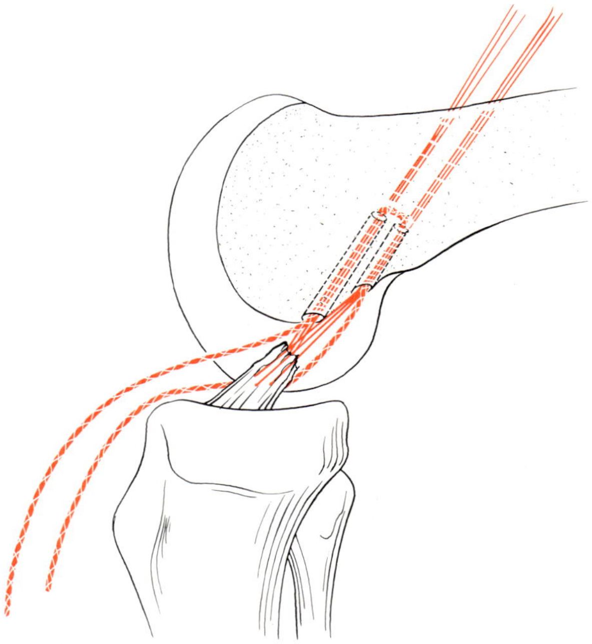

14.**58**
Mit der Fadenschlinge wird das Mersileneband zurück ins Gelenk geholt.

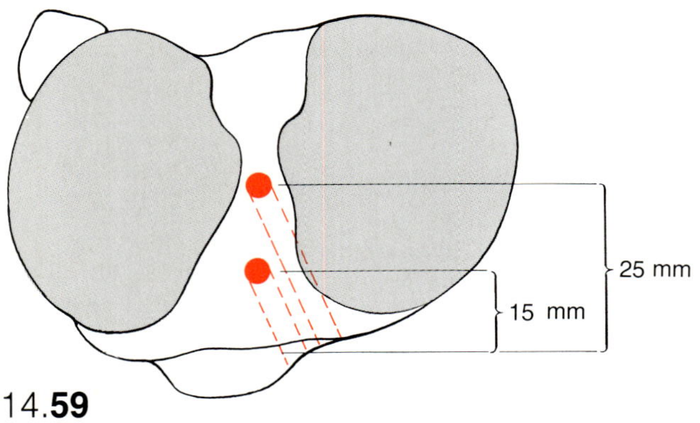

14.**59**
Die distalen Bohrlöcher haben mit individuellen Schwankungen etwa diese Lage.

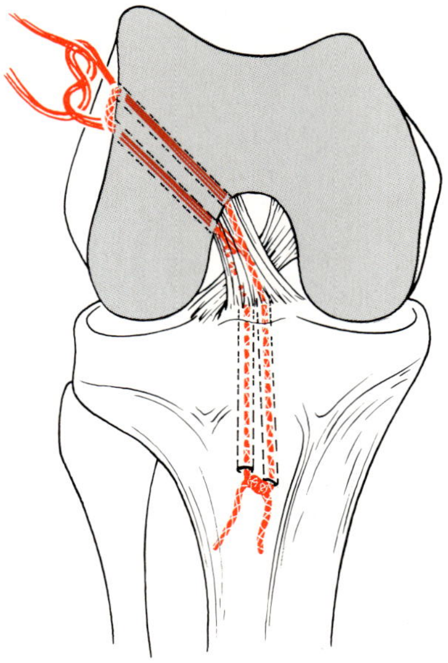

14.**61**
Erst als letztes wird dann der Fadenzügel des Bandstumpfes im Hilfsschnitt unter Sicht auf den Knochen geknotet.

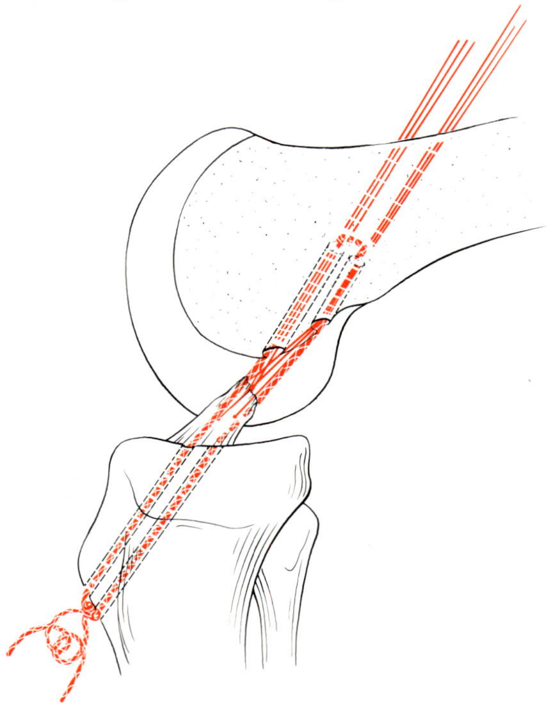

14.**60**
Als erstes wird bei etwa 10 Grad Beugung das Mersileneband geknotet. Bevor man den zweiten Knoten legt, kann man beim Durchbewegen sehen und fühlen, ob sich Längenänderungen durch Verschiebung des ersten Knotens zeigen. Sollte das sehr deutlich sein, müssen die Bohrlöcher besser gelegt werden.

Rekonstruktive Möglichkeiten

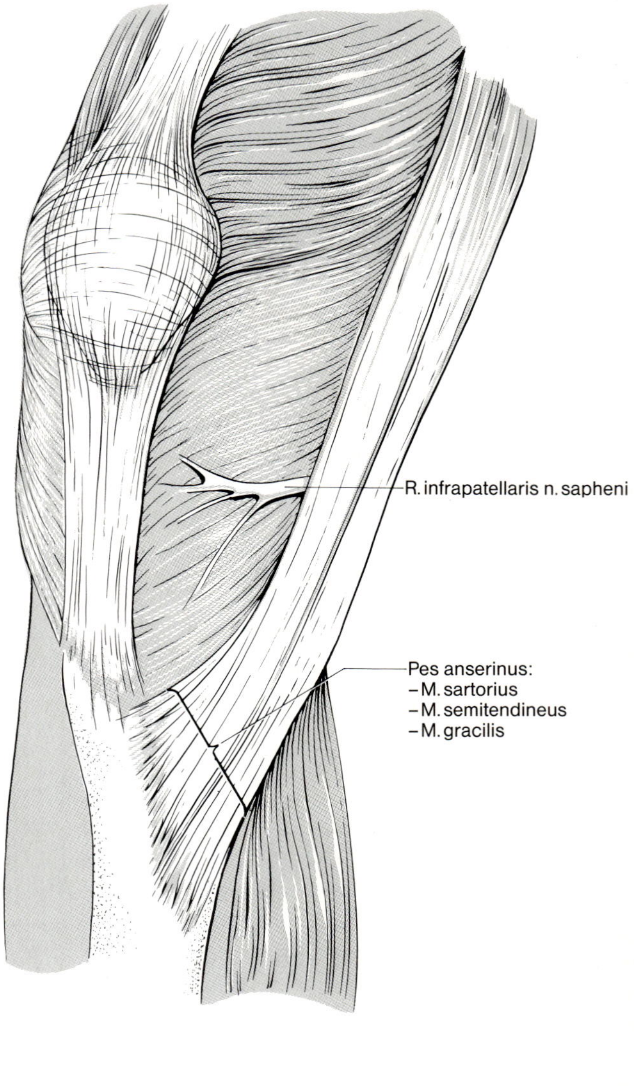

14.**62**
Wie extraartikuläre Stabilisierungsoperationen (z. B. nach Slocum oder O'Donoghue) zeigen, ist der Pes anserinus von großer Bedeutung für die Stabilität des Kniegelenkes und sollte nicht geschwächt werden.
Deshalb sollte man Sehnen des Pes anserinus nur in Ausnahmefällen als autologes Transplantat verwenden.

Ersatz vorderes Kreuzband

Technik

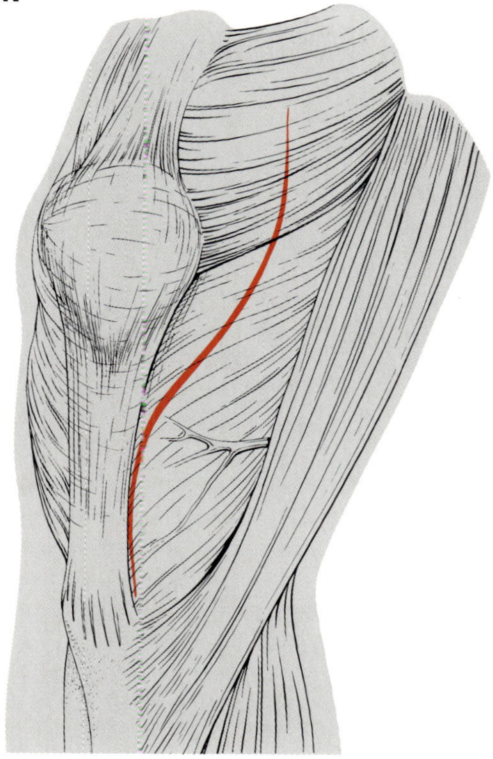

14.**63**
Hautschnitt zur Entnahme eines autologen Transplantates aus der Patellarsehne und zum plastischen Ersatz des vorderen Kreuzbandes.

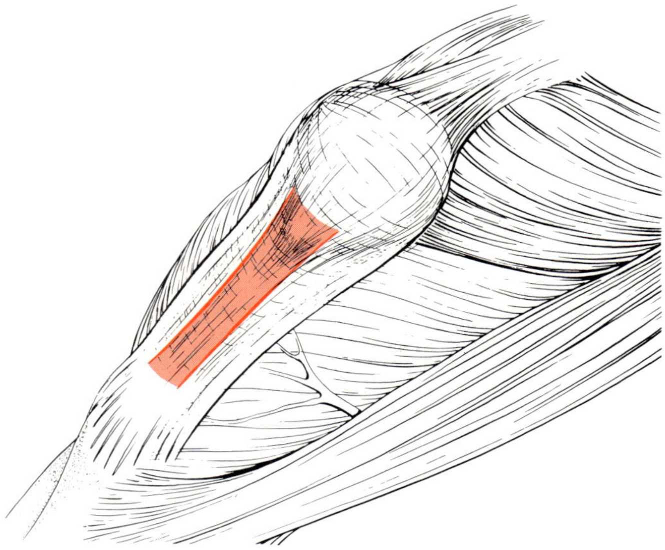

14.**64**
Als autologes Material zum Bandersatz bietet sich die Patellarsehne an. Sie wird nur vorübergehend um den entnommenen Teil schwächer und erreicht nach kurzer Zeit wieder ihre volle Belastbarkeit.

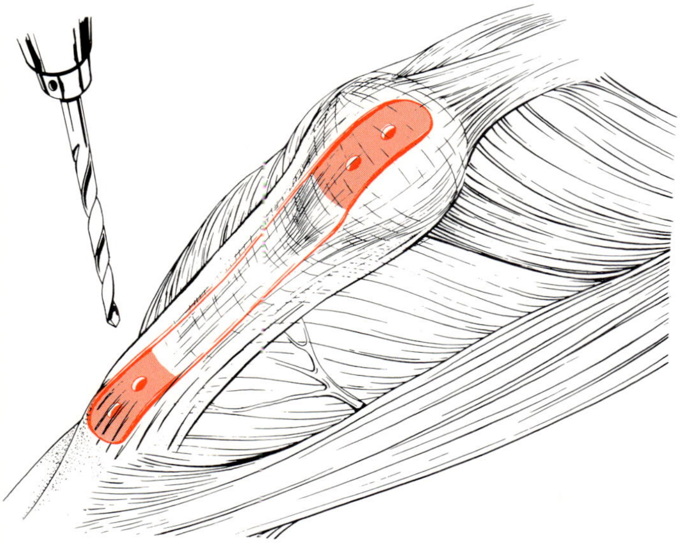

14.**65**
Das Band wird mit dem Messer längs gespalten. Die knöcherne Verankerung wird mit einer kleinen Vibrationssäge umschnitten. Schon jetzt werden jeweils 1 bzw. 2 Löcher für die Fadenführung angelegt. Mit einem Meißel, so breit wie das knöcherne Stück, damit es nicht zerbricht, wird es endgültig herausgemeißelt.

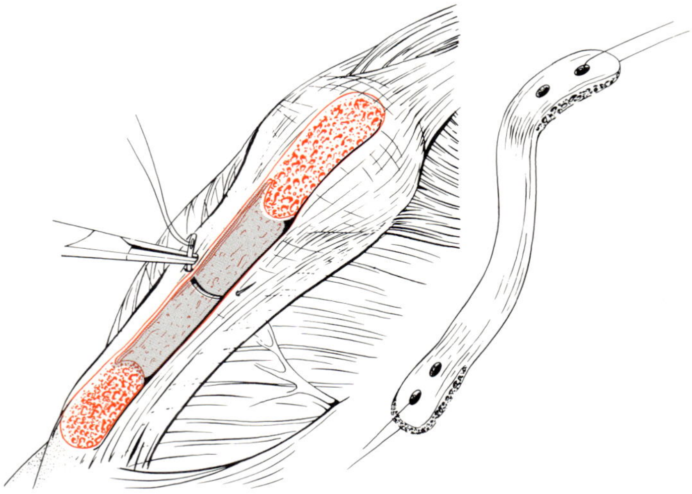

14.**66**
Entnahme eines autologen Transplantates aus der Patellarsehne mit knöchernen Enden zur sicheren Einheilung (und Verankerung).

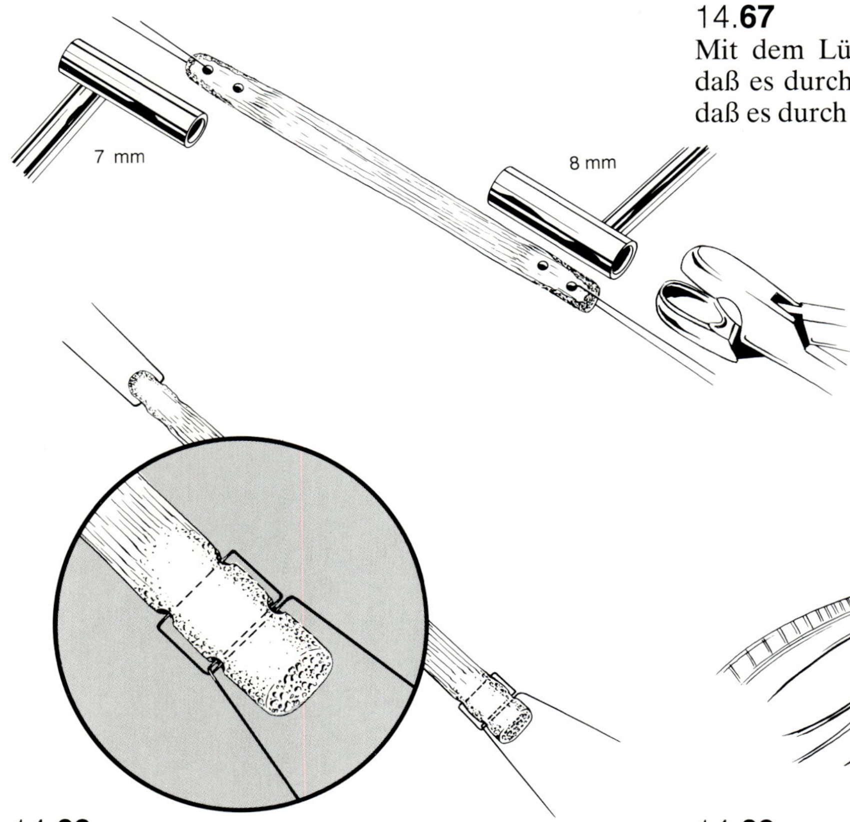

14.**67**
Mit dem Lüer wird ein Ende soweit verschmälert, daß es durch eine 7-mm-Bohrbüchse, das andere so, daß es durch eine 8-mm-Bohrhülse paßt.

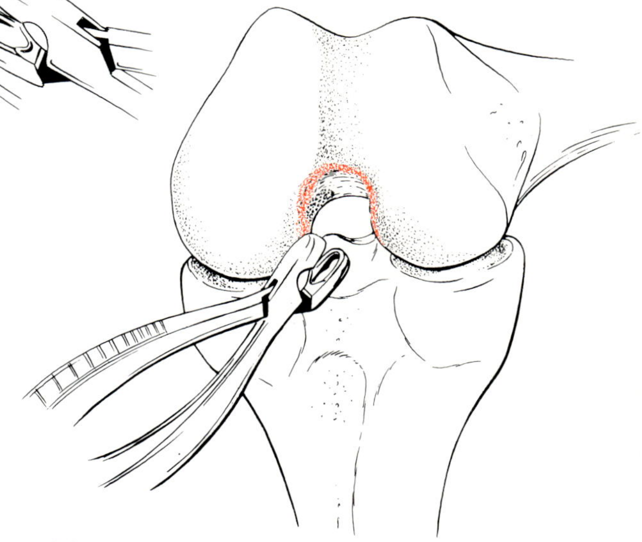

14.**68**
Der Faden durch das dicke Ende wird nur einmal durch ein Bohrloch geführt, weil er nur vorübergehend zum Anspannen des Transplantates beim Einziehen benötigt wird und wieder entfernt werden kann. Der Faden durch das dünnere Ende sollte etwa wie auf der Zeichnung laufen, damit sich bei Zug das Knochenstück im Bohrkanal nicht aufkantet.

14.**69**
Abtragen eines möglicherweise vorhandenen Osteophytenrandes und Glätten an der Incisura condylaris, da hier das vordere Kreuzband bei voller Streckung anschlagen kann.

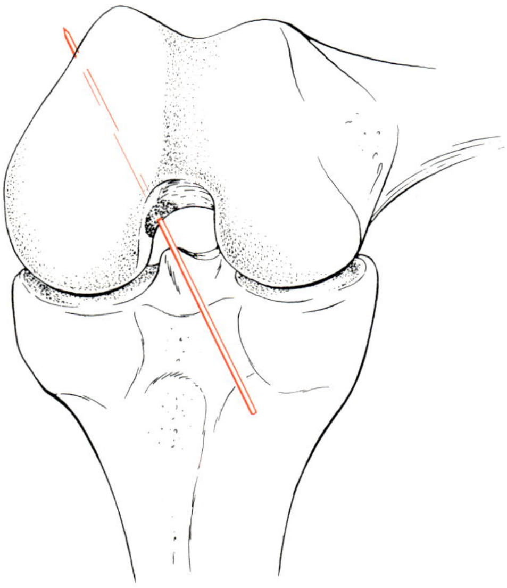

14.**70**
Einbohren eines Führungsdrahtes unter Sicht vom kranialen Insertionspunkt des vorderen Kreuzbandes aus zum oberen hinteren Bereich des Condylus lateralis. Er kann getastet werden und so Markierung für die laterale Hilfsinzision sein.

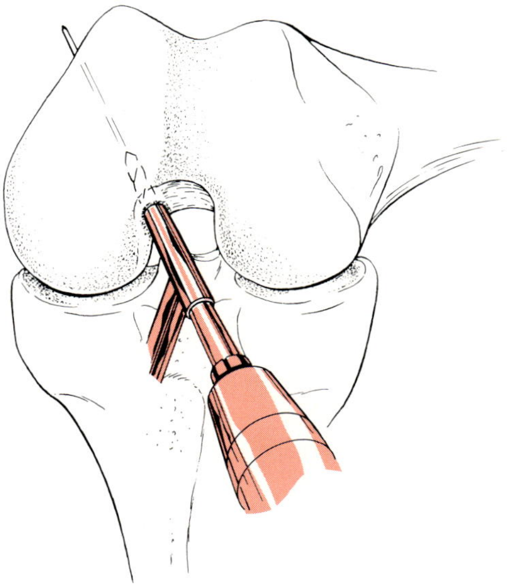

14.**71**
Über dem Draht wird ein Bohrloch von ca. 2 cm Tiefe (nicht mehr) angelegt. Der Draht bleibt so weiterhin zentriert, bis die Gegenbohrung mit dem 8-mm-Bohrer angelegt ist.

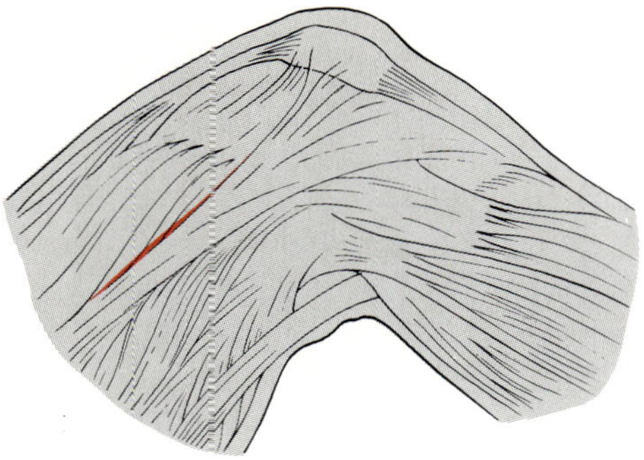

14.**72**
Laterale Hilfsinzision. Zugang zum lateralen Femurkondylus zur Verankerung von Bandreinsertionen und -plastiken.

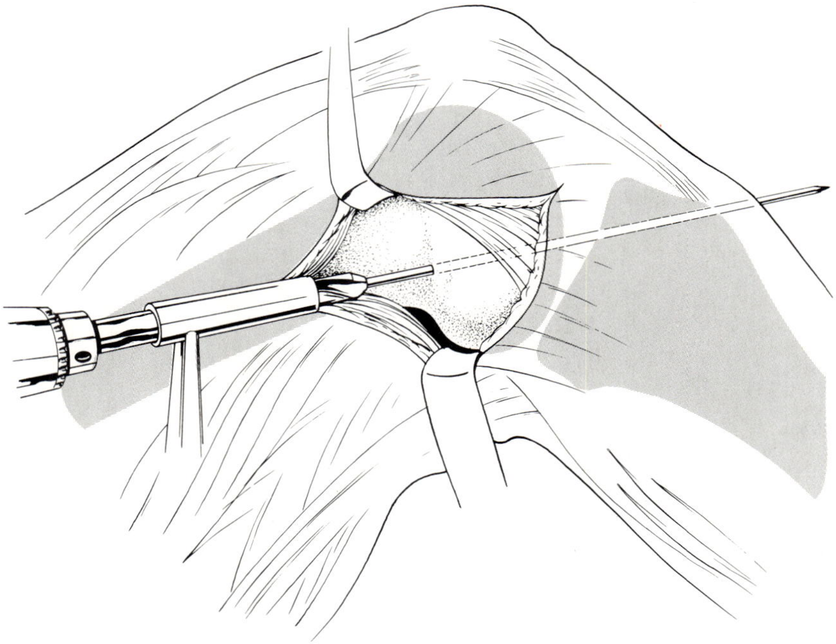

14.**73**
8-mm-Bohrloch so lang wie der Knochenspan ist bzw. auf keinen Fall bis in die Incisura condylica.

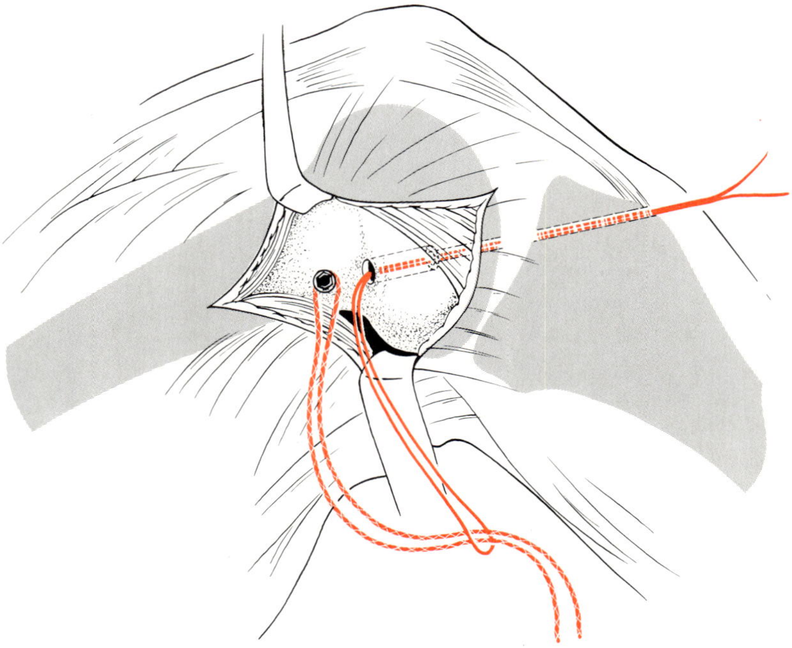

14.**74**
Kleinfragmentschraube – 30 mm – nicht ganz eindrehen. 1mal geknotet, damit es nicht abrutscht, Mersileneband, Draht.

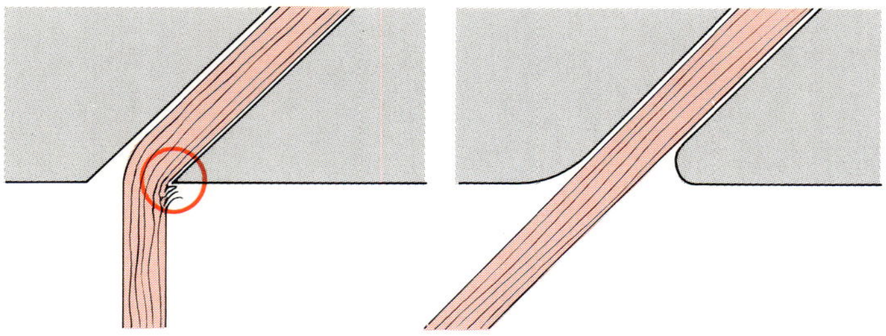

14.**75**
Verankerungspunkt sollte im allgemeinen das Zentrum der ursprünglichen Befestigung sein. Bei heterologem Material vermeidet das Brechen der Lochkanten und ein geradliniger Verlauf ohne Abknikkung den vorzeitigen Verschleiß.

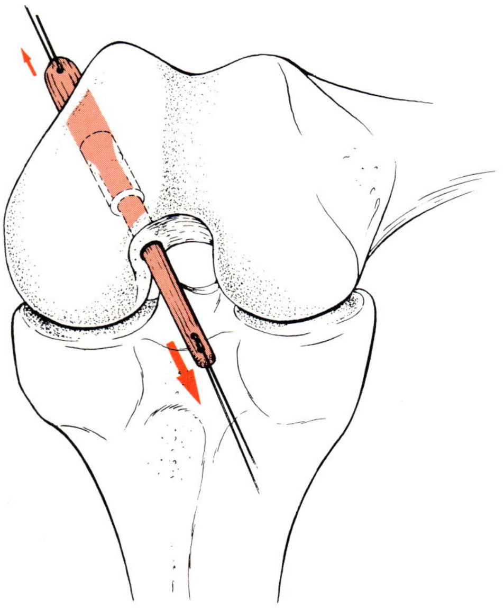

14.**76**
Einführen des Transplantates unter ständigem leichtem Hin- und Herziehen, d. h. daß das Transplantat während des ganzen Vorganges ständig gut gestreckt bleiben muß, damit es möglichst schmal und gerade ist.

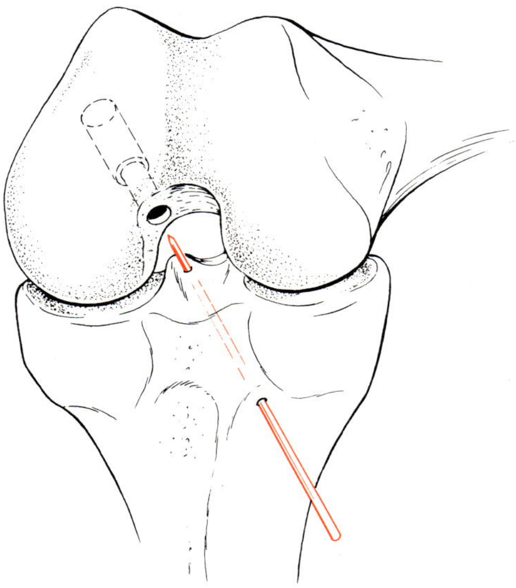

14.**77**
Einbohren eines Spickdrahtes zum distalen vorderen Ansatz des vorderen Kreuzbandes.

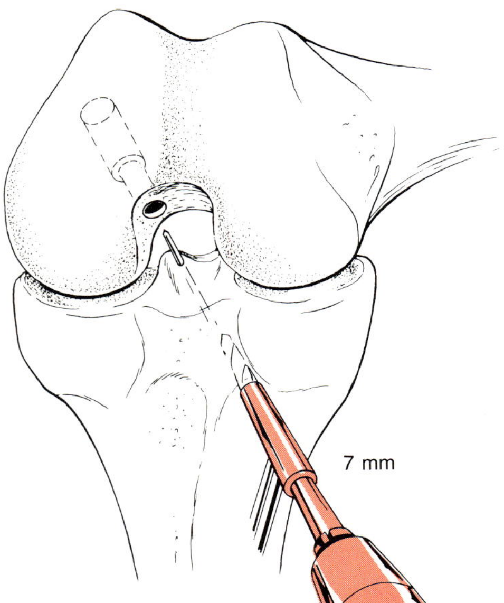

14.**78**
Anlegen des distalen Bohrloches mit einem 7-mm-Bohrer.

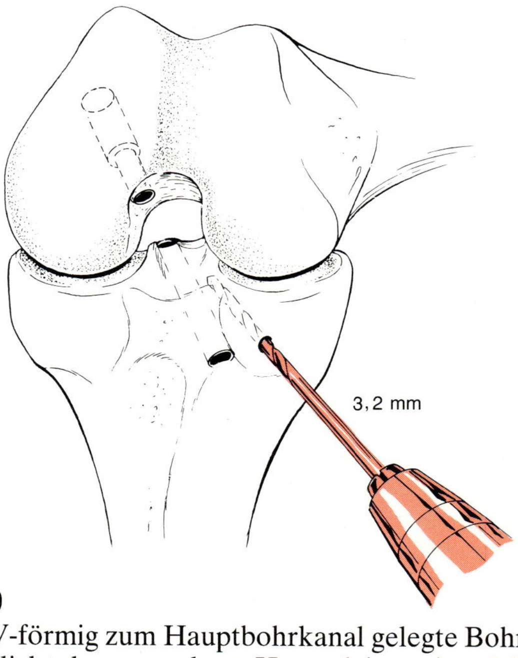

14.**79**
Eine V-förmig zum Hauptbohrkanal gelegte Bohrung ermöglicht das gesonderte Herausleiten eines Mersilenebandendes, welches dann als Widerlager statt einer Schraube dienen kann. Vor allem vermindert es Störungen der Einheilung des distalen Knochenblockes.

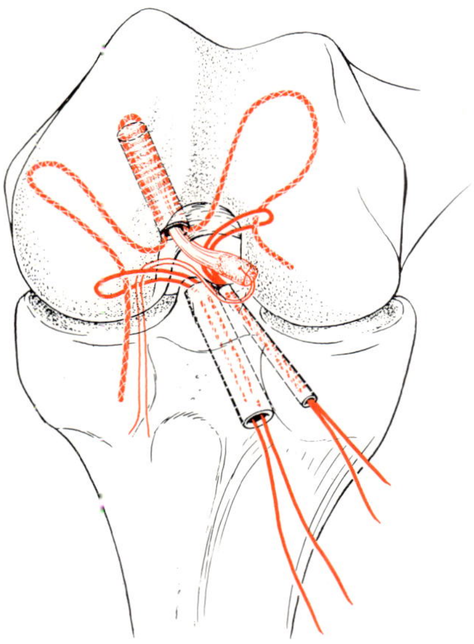

14.**80**
Die verschiedenen Fadenenden werden mit Drahtschlingen durchgezogen.

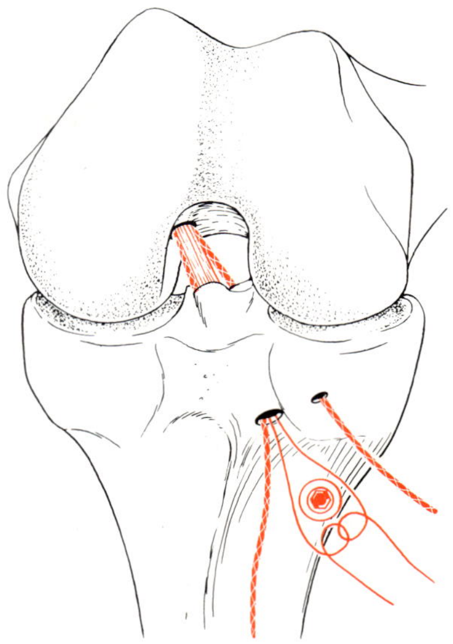

14.**82**
In etwa 10-Grad-Beugung werden die Mersileneenden straff geknotet. Man kann dies sowie auch die Befestigung des Zugfadens für den distalen Block auch über eine Kleinfragmentschraube mit oder ohne Unterlegscheibe tun.

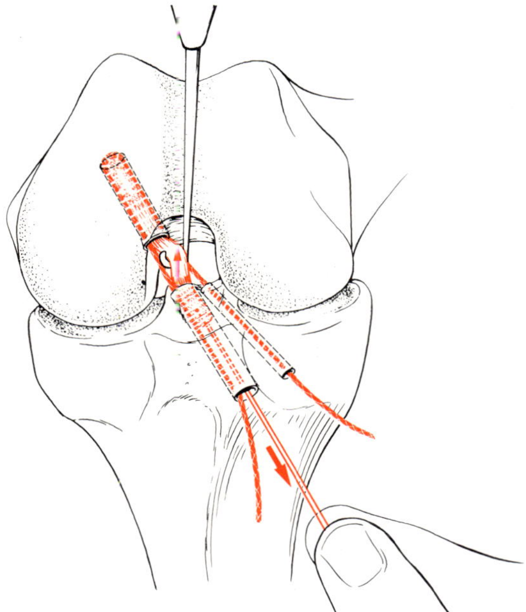

14.**81**
Unter ständiger leichter Anspannung mit Hilfe eines stumpfen Häkchens und ständigem leichtem Hin- und Herziehen wird der Knochenblock in das distale Bohrloch eingeführt bis die Bandfasern gespannt sind. Der Mersilenezügel wird dabei locker mitgenommen und zur Verminderung der Reibung nicht primär gespannt.

Nachbehandlung

Eine autologe Plastik ohne Augmentation und 6 Wochen Gips brachten das gleiche Ergebnis wie die Augmentation ohne Gips (Blauth). Jedoch behielten insgesamt 6% noch ein Giving-way und fast die Hälfte war nicht ganz beschwerdefrei.

Komplexe Verletzung

Diagnostik

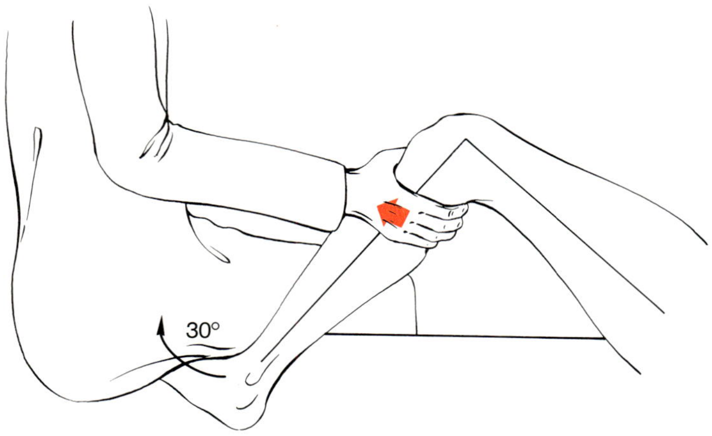

14.**83**

Komplexinstabilitäten: Zur Feststellung, ob und welche Komplexinstabilität vorliegt, empfiehlt sich folgendes Vorgehen:

Versuch, das Schubladenzeichen auszulösen einmal in Mittelstellung, einmal bei in 30-Grad-Außenrotation festgestelltem Fuß (für Verletzungen im dorso*lateralen* Bereich) und einmal bei in 15-Grad-Innenrotation festgestelltem Fuß (für Verletzungen im dorso*medialen* Bereich).

In diesen Drehstellungen erlauben die jeweiligen Kompartimente keine Schubladenbewegungen auf ihrer Seite, solange sie nicht verletzt sind.

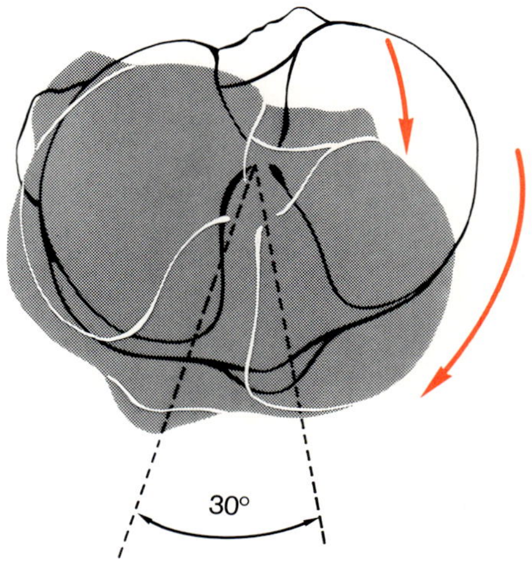

14.**84**

Bei dieser Untersuchung versucht man den Drehpunkt zu lokalisieren: Er wandert vom instabilen Kompartiment zur stabilen Seite. Dies äußert sich dadurch, daß bei entsprechender Drehung das Schubladenzeichen auf der verletzten Hälfte stärker ausgeprägt ist als bei Mittelstellung oder Gegendrehung.

14.**85**
In der Reihenfolge der Häufigkeit des Vorkommens: Befund bei *anteromedialer* Komplexinstabilität = vorderes Kreuzband + mediales Seitenband + mediale hintere Kapselmanschette. Mit dieser Kombination ist oft eine Verletzung des medialen Meniskus verbunden (s. Abb. 14.**10** „Unhappy triad“).

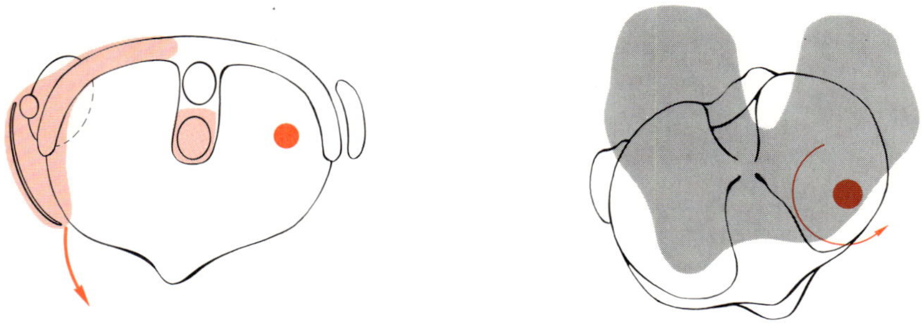

14.**86**
Befund bei *anterolateraler* Komplexinstabilität = vorderes Kreuzband + laterales Seitenband + laterale hintere Kapselmanschette. Kombination mit Verletzung des lateralen Meniskus möglich.

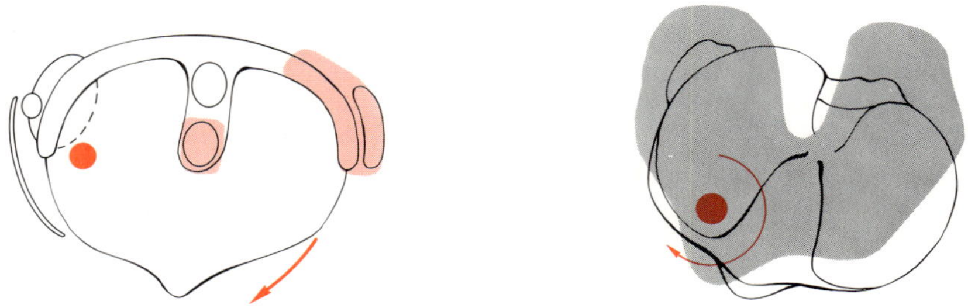

14.**87**
Befund bei *posterolateraler* Komplexinstabilität = hinteres Kreuzband + laterales Seitenband + laterale hintere Kapselmanschette.

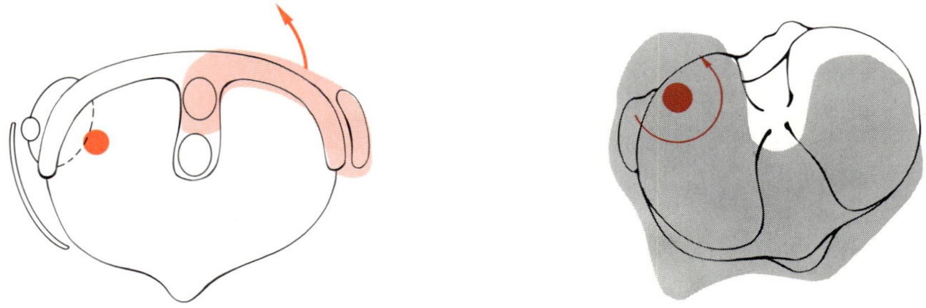

14.**88**
Befund bei *posteromedialer* Komplexinstabilität = hinteres Kreuzband + mediales Seitenband + mediale hintere Kapselmanschette. Kombination mit jedem oder beiden Menisci möglich.

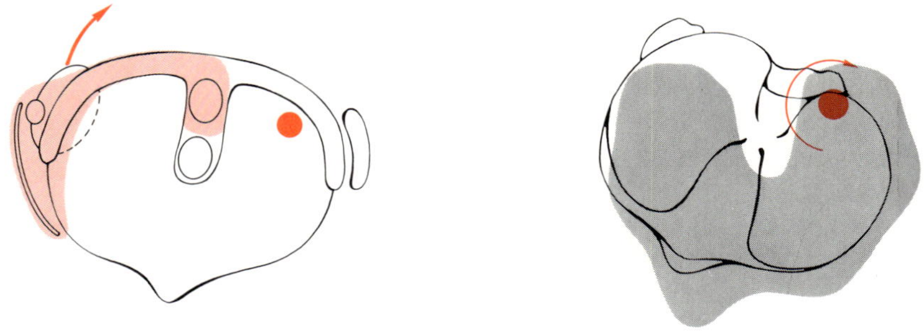

Operation siehe Abb. 14.**39** ff (lateral gelegene Verletzung) und Abb. 14.**26** (medial).

Meniskus

Allgemeines

Anatomie

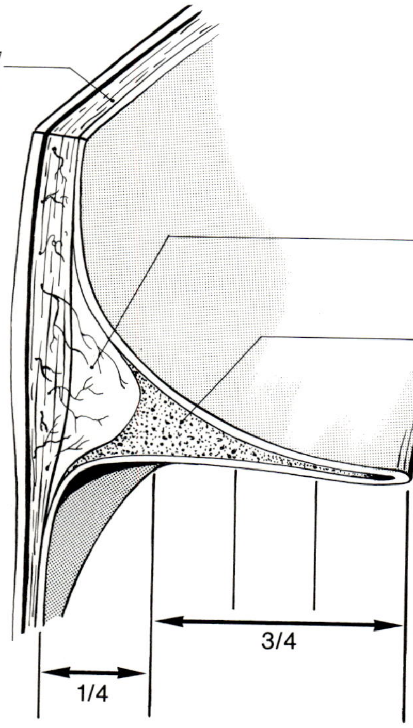

14.**89**
Aufbau und Ernährungsbedingungen des Meniskus.

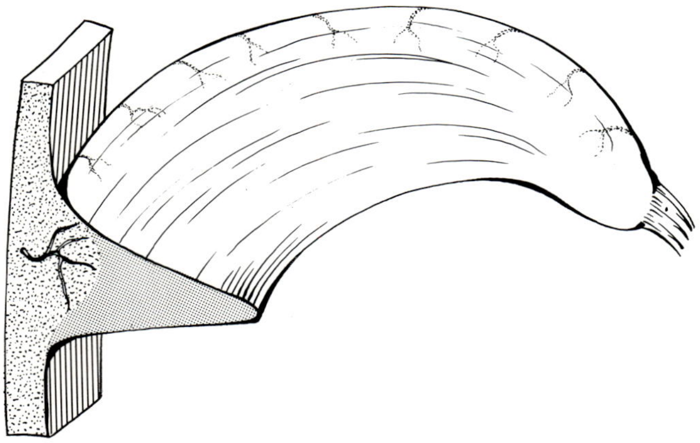

14.**90**
Die von Gefäßen ernährte Randzone.

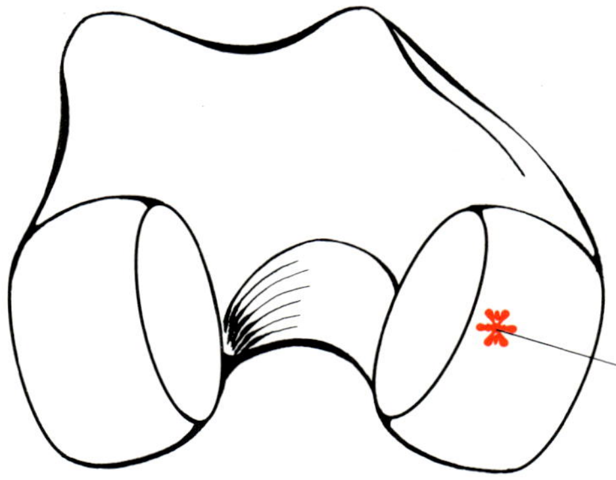

14.**91**
Der Rotationspunkt des Kniegelenkes liegt exzentrisch auf der Medialseite des Gelenkes. Die hier schematisch gezeichneten Femurgelenkrollen zeigen eine Divergenz nach hinten (wie der „Schräglauf" der Vorderräder eines Autos für bessere Geradeausführung).

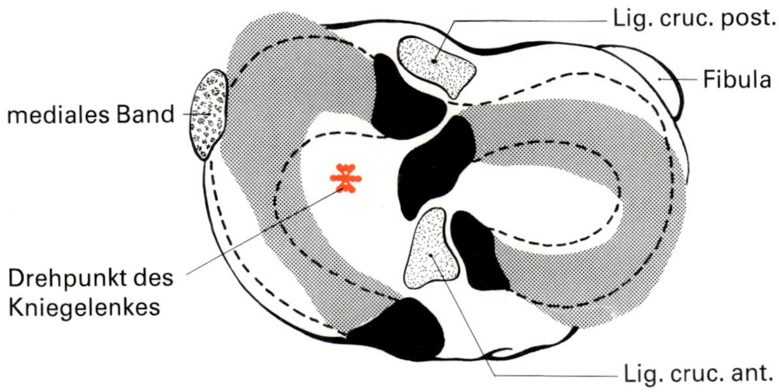

14.**92**
Der mediale Meniskus ist mit seinem medialen Seitenband verwachsen. Damit ist er unbeweglicher und muß sich bei den verschiedenen Bewegungsstellungen des Kniegelenkes stärker verformen als der laterale. Dadurch kommt es leichter zu Einklemmung und Verletzung. Verhältnis lateral zu medial 1 : 10.

Verletzungstypen

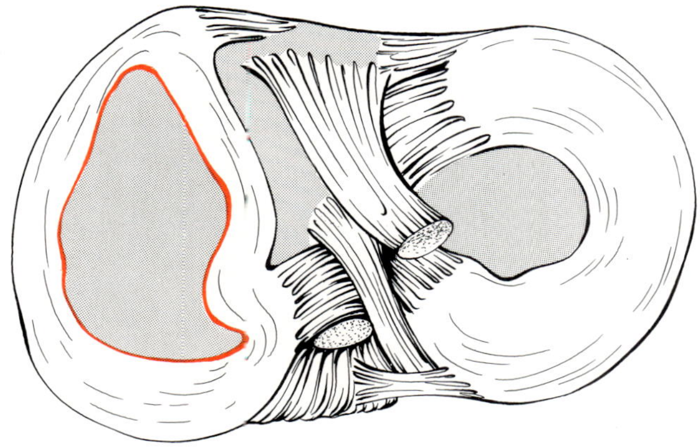

14.**93**
Häufigste Verletzungsformen des Meniskus: Längs- bzw. Korbhenkelriß (wobei der innere Meniskusteil oft zwischen Femur- und Tibiakondylus hindurch nach medial luxiert ist) und . . .

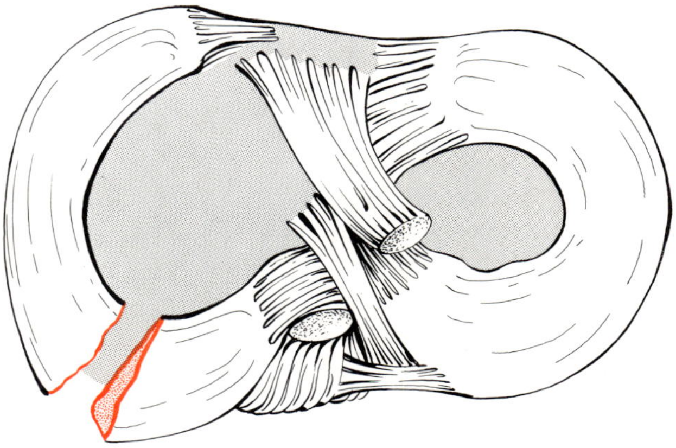

14.**94**
. . . Querriß, welcher häufig hinten liegt, dann schwer zugänglich ist und als „hinterer Meniskusrest" gelegentlich liegenbleibt und erneut zu Beschwerden führt.

Behandlungsmöglichkeiten

Entweder Arthroskopie (vermehrter Zeitaufwand) oder offen (durchschnittlich deutlich kürzere Operationsdauer, sicher in der Regel mehr traumtisierend und nicht alle Gelenkräume sind einsehbar).

Zugang

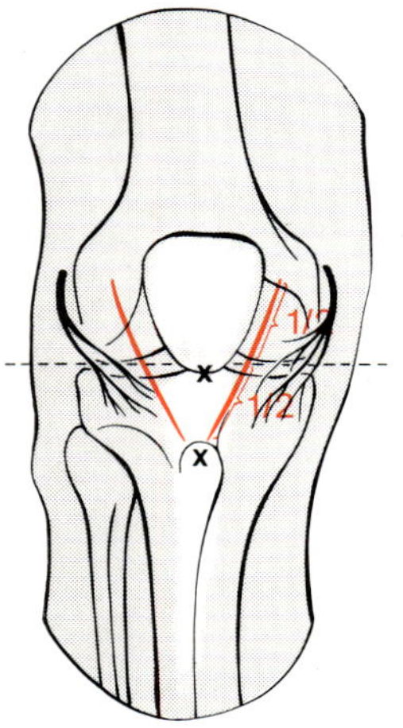

14.**95**
Hautschnitt 1 Querfinger lateral des Patellarandes in Richtung auf die Tuberositas tibiae ca. 6–7 cm lang.

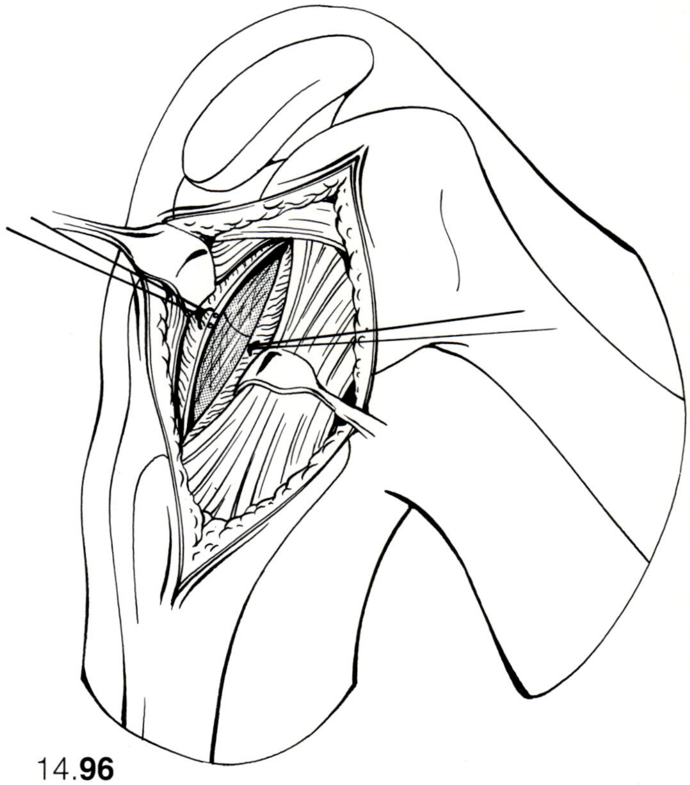

14.**96**
Umstechung der Vasa genus ant. inf. vor deren Durchtrennung und vor Eröffnung der Gelenkkapsel.

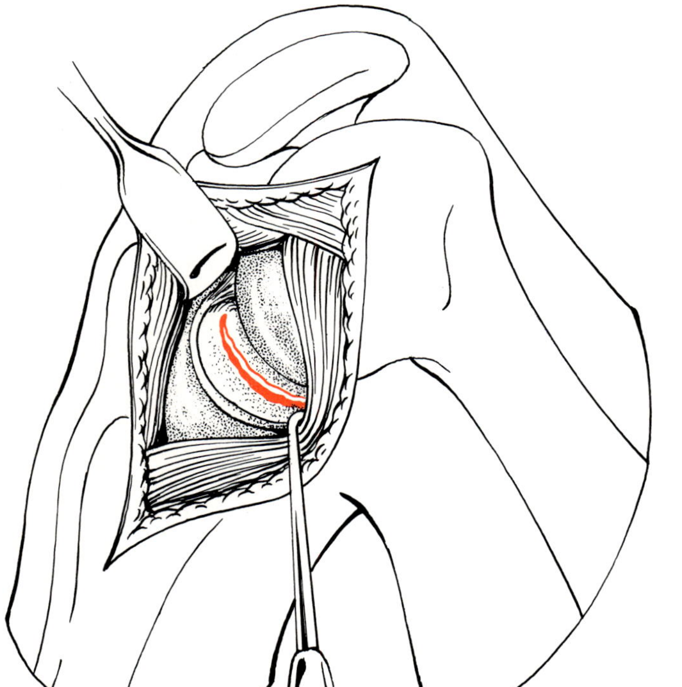

14.**97**
Nach Eröffnen der Kapsel wird der verletzte Meniskus sichtbar.

Resektion eines Meniskus

Taktik

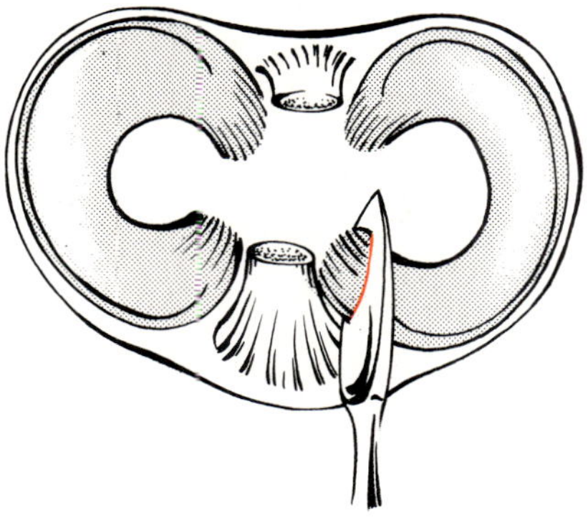

14.**98**
Abtrennen des Vorderhornes und der vorderen Zirkumferenz des Meniskus.

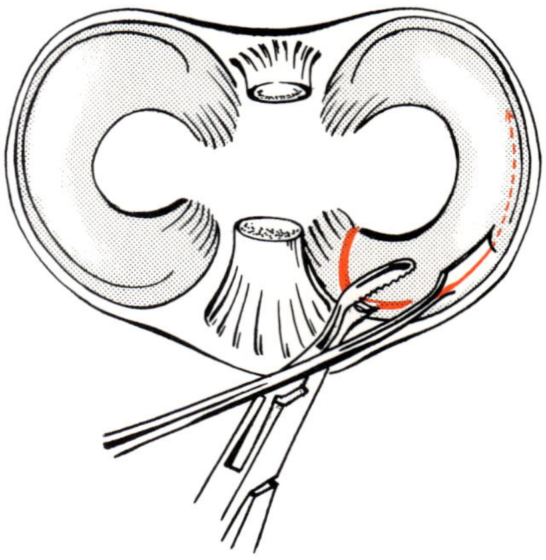

14.**99**
Die vordere Zirkumferenz wird bis über das Kollateralband hinaus nach hinten unter Sicht abgetrennt.

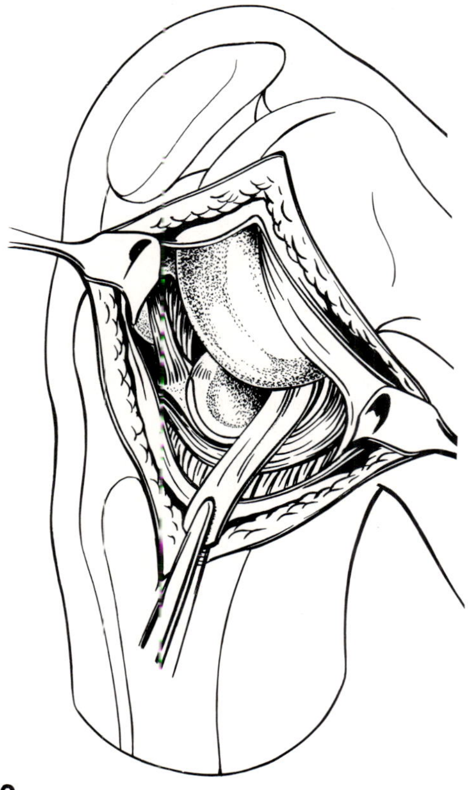

14.**100**
Dabei ist besondere Vorsicht im Bereich des medialen Seitenbandes geboten.

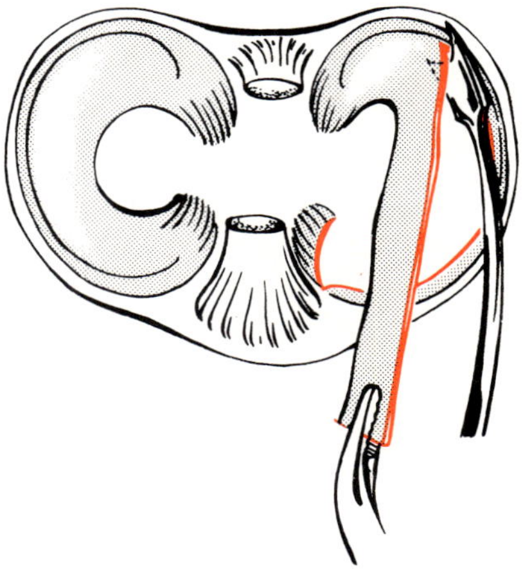

14.**101**
Bei nicht zu straffem Bandapparat gelingt es oft, den Meniskus von einer vorderen Inzision aus . . .

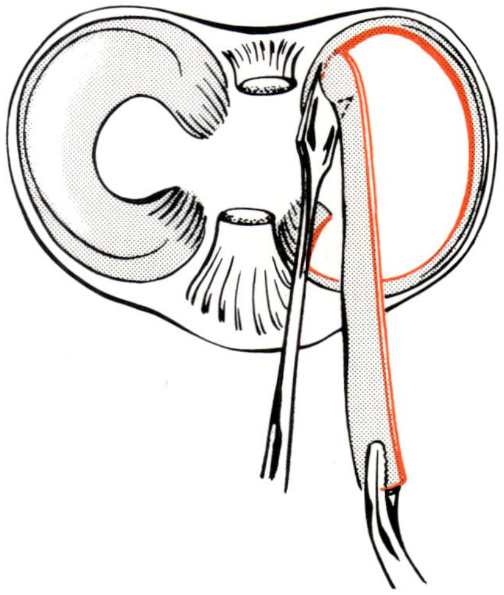

14.**102**
. . . vollständig zu entfernen. Der entfernte Meniskus muß in seinem Hinterhornbereich peinlich genau daraufhin geprüft werden, ob er vollständig entfernt wurde. Stehengebliebene Reste sind sehr häufig Ursache für anhaltende Beschwerden.

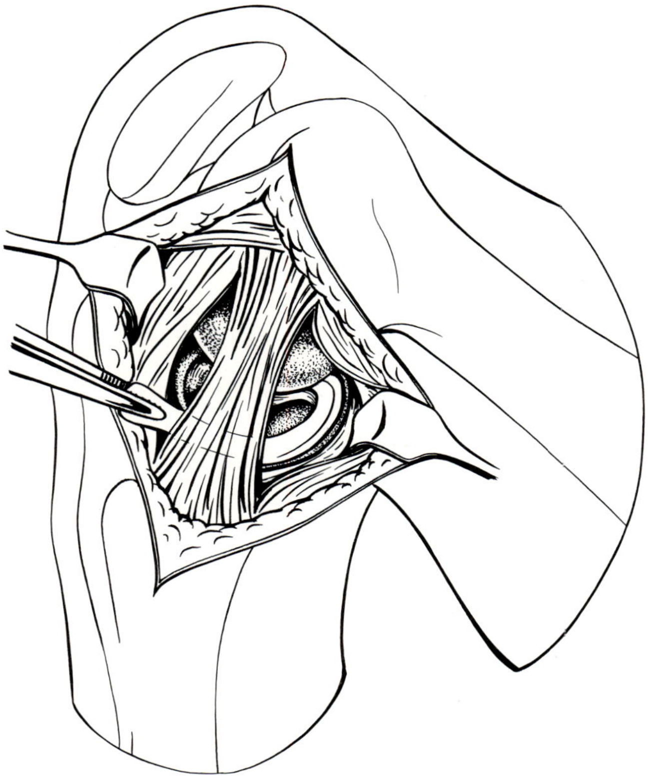

14.**103**
Sehr oft jedoch ist das Hinterhorn bzw. dessen Aufhängung nicht von der vorderen Inzision aus zu erreichen.

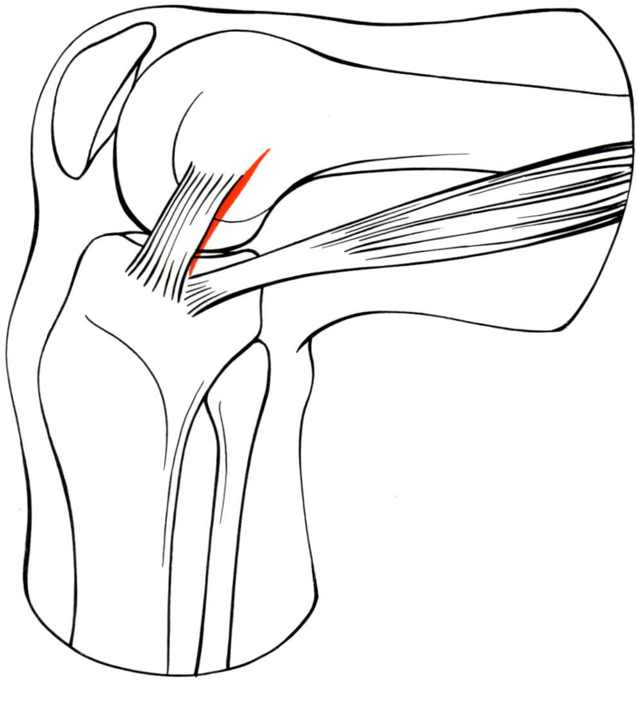

14.**104**
Man sollte nicht zögern, ein *hinteres Kapselfenster* anzulegen. Die Inzision hierfür erfolgt medial und gleichermaßen auch . . .

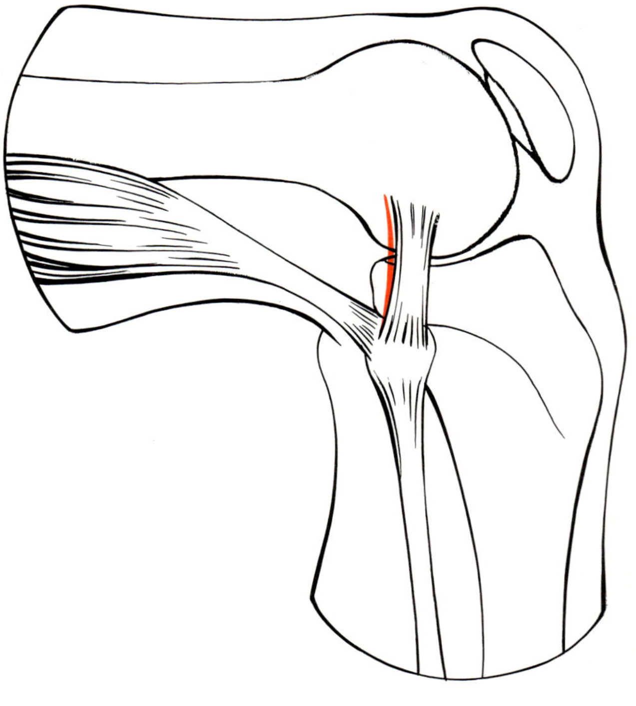

14.**105**
. . . lateral hinter und parallel dem gut palpablen Hinterrand des Seitenbandes.

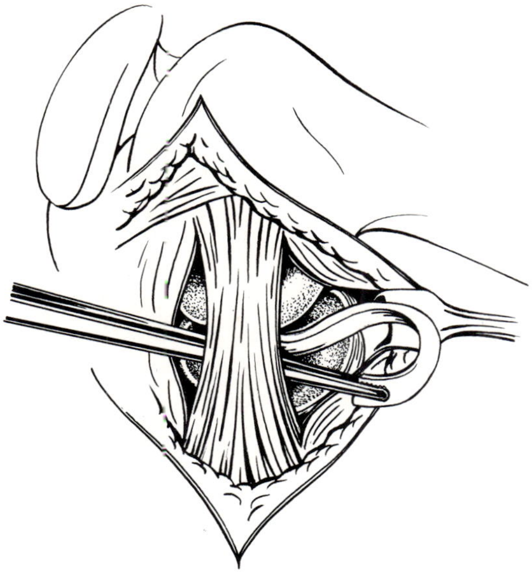

14.**106**
Der von vorne über das Seitenband hinaus nach hinten mobilisierte Meniskus wird dann nach dorsal unter dem Seitenband hindurch in die hintere Arthrotomie geschoben und läßt sich dann . . .

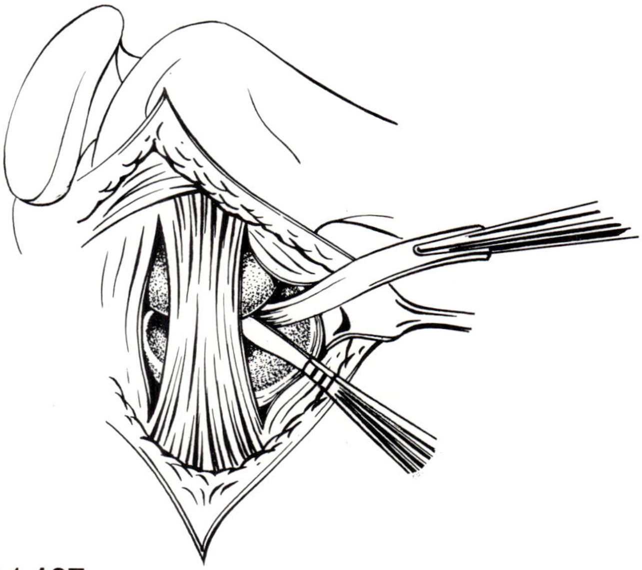

14.**107**
. . . *weiterhin unter Sicht* am hinteren Ansatz ohne Schwierigkeiten abtrennen.

Wundschluß

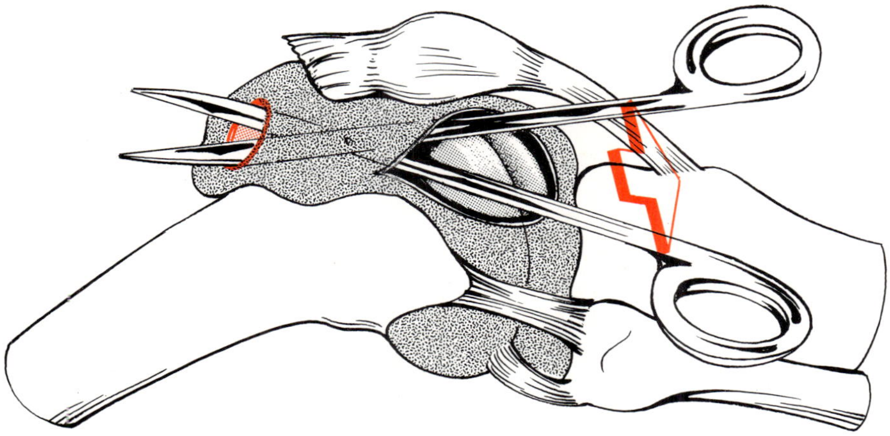

14.**108**
Zur Vermeidung eines postoperativen Gelenkergusses bewährt sich eine „Fensterung des Recessus suprapatellaris“. Dazu wird dieser in seinem höchsten Punkt mit einer geschlossenen langen Schere durchstoßen, welche dann gespreizt und so zurückgezogen wird. Dann kann man ohne weiteres die Kapsel im Arthrotomiebereich dicht verschließen und dadurch vermeiden, daß Gelenkflüssigkeit das Wundgebiet durchtränkt. Eine bessere Alternative ist die intraartikuläre Redon-Drainage.

Wiederannaht eines Meniskus

Indikation

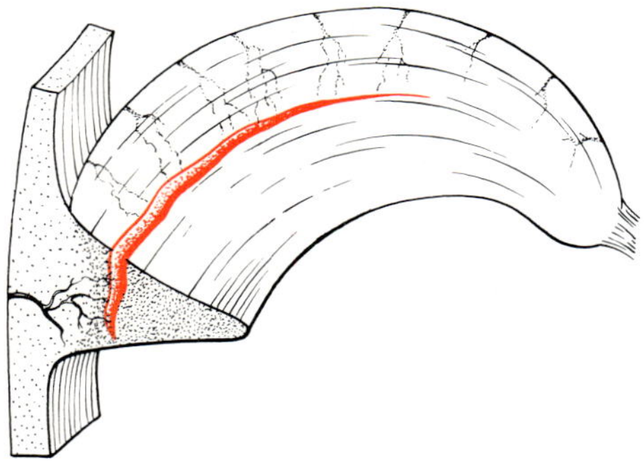

14.**109**
Nur am inneren Meniskus: mittlerer Abschnitt und ventraler Teil des Hinterhornes (an den übrigen Stellen ist die Gefahr von Gefäß- und Nervenläsionen bei dieser Technik zu groß). Auch erscheint nur eine Naht bei Rissen im lateralen Drittel, d. h. im Versorgungsbereich der Gefäße, sinnvoll.

Technik

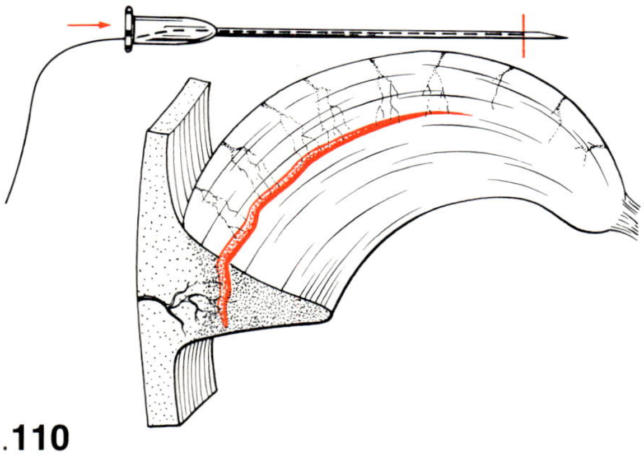

14.**110**
Armieren von zwei Kanülen mit je einem Faden, welcher nicht ganz durchgezogen wird, damit er nicht beim Durchstich von der Kanülenspitze abgeschnitten wird. Eine der Kanülen sollte etwas dicker als eine 1er-Kanüle sein, damit nicht durch den Knoten der Faden beim Durchziehen durch den Stichkanal reißt.

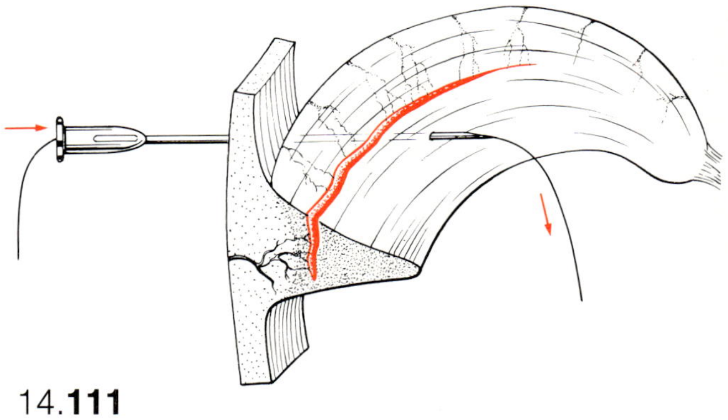

14.**111**
Paralleler Durchstich von außen erst der dickeren, dann der 1er-Kanüle. Die richtigen Austrittstellen können von innen kontrolliert werden.

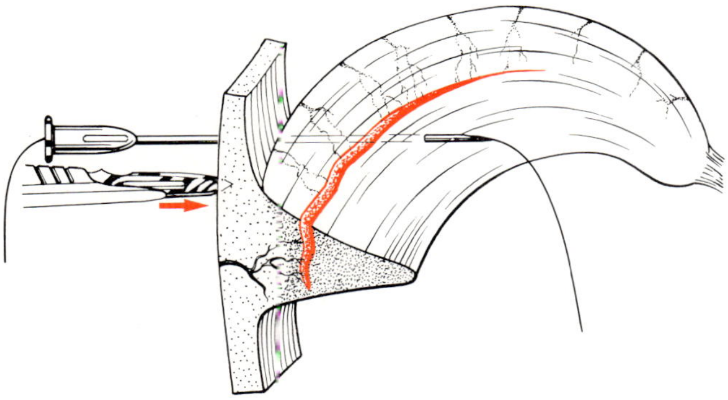

14.**112**
Zwischen den liegenden Kanülen Hautinzision, in welche dann der Knoten versenkt werden kann.

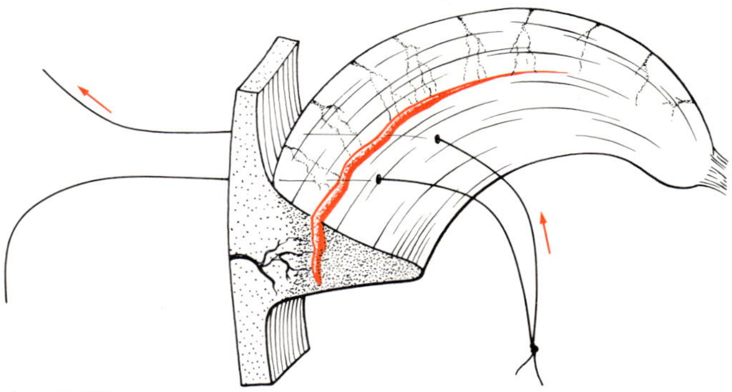

14.**113**
Die beiden Fadenenden können nun vor die Wunde gezogen und geknotet werden.

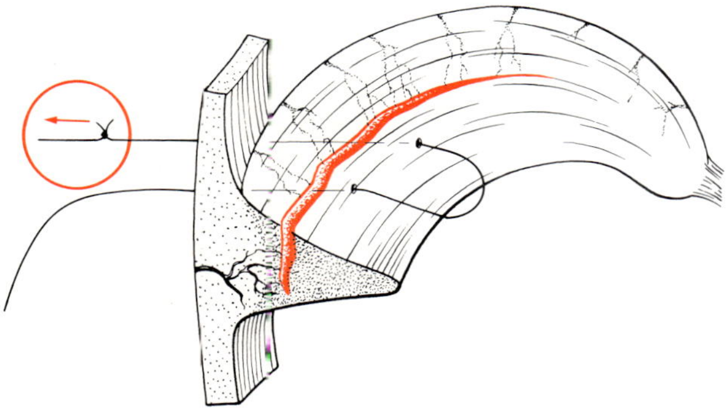

14.**114**
Der Knoten wird durch den Stichkanal der dickeren Kanüle nach außen durchgezogen und dann erst die beiden Fadenenden geknotet.

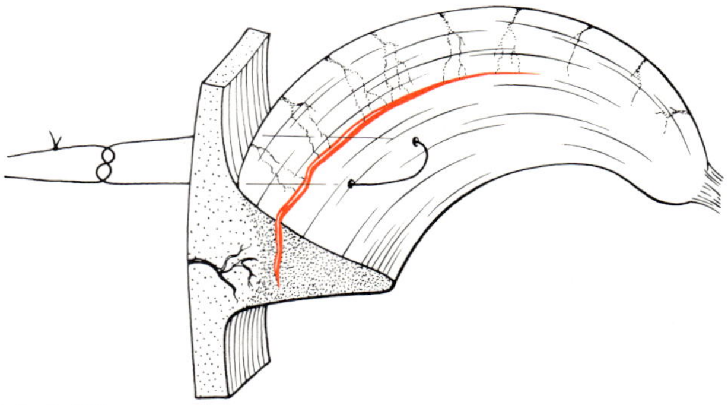

14.**115**
Einsenken dieses Knotens in die vorher gelegte Hautinzision.

Tibiakopf

Verletzungstypen

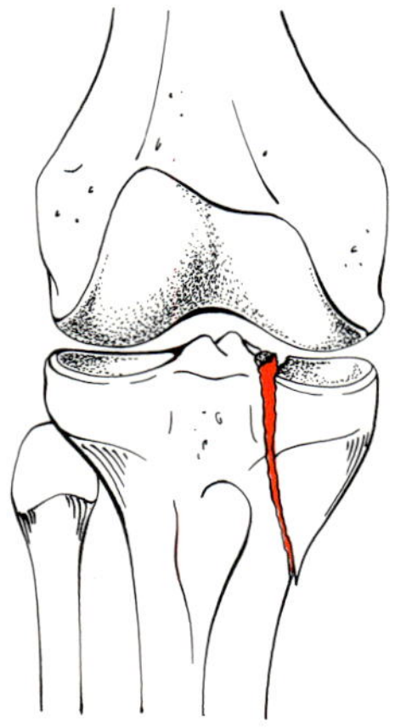

14.**116**
Glatte meißelförmige Abbrüche ohne Trümmerzonen können gelegentlich ausreichend stabil mit zwei Schrauben fixiert werden. Besser ist die zusätzliche Abstützung mit einer Platte.

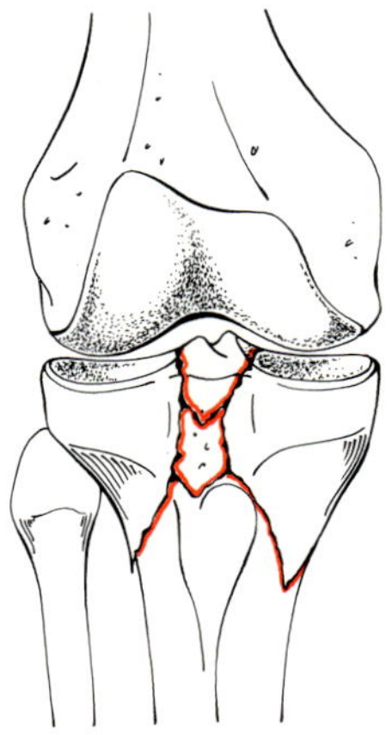

14.**117**
Bikondyläre Frakturen erfordern immer eine Abstützung durch Platte. Geeignet hierfür sind Halbrohr- und T-Platten. Schmale Platten erfordern unter der dünnen Weichteilbedeckung oft zu viel Platz.

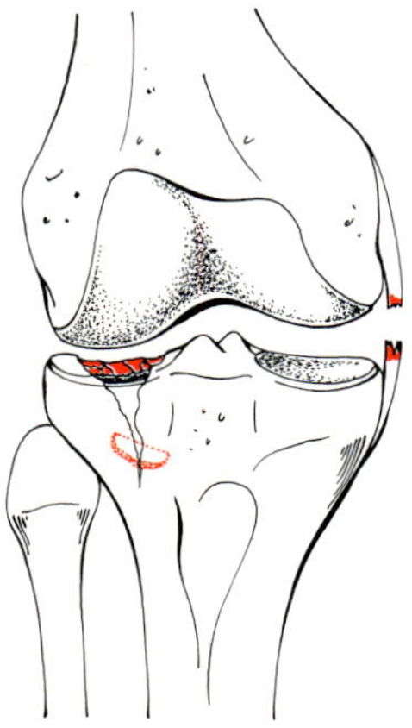

14.**118**
Bei Impressionsfrakturen müssen die imprimierten Gelenkanteile gehoben und meist mit Spongiosa unterfüttert werden.

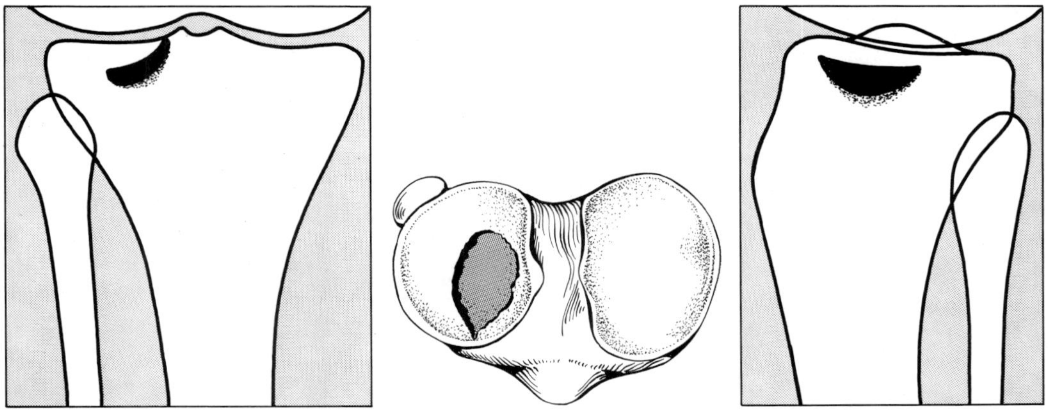

14.**119**
Die Operationsplanung muß berücksichtigen, wo die Impression bzw. Depression liegt. Die Routineaufnahmen lassen hierfür keine genauen Schlüsse zu und täuschen oft eine zentrale Impression vor (s. Abb. 14.**122**).

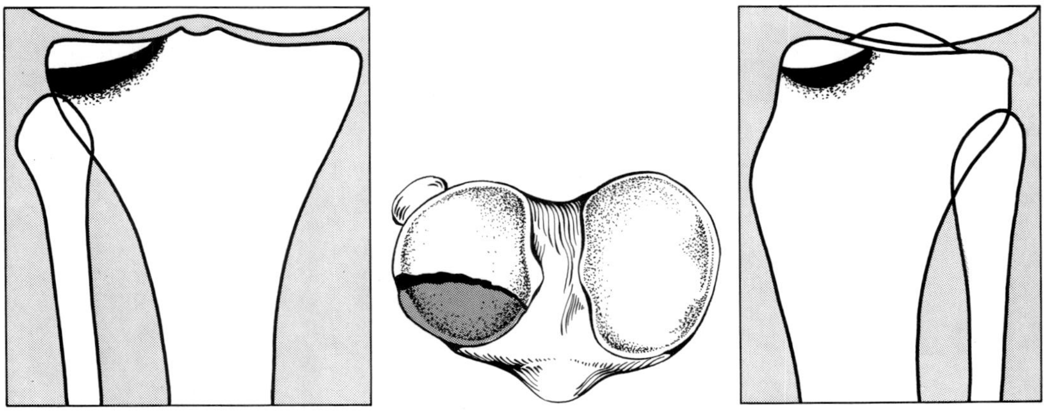

14.**120**
Häufig handelt es sich jedoch lediglich um eine vordere Läsion, welche relativ leicht korrigiert werden kann.

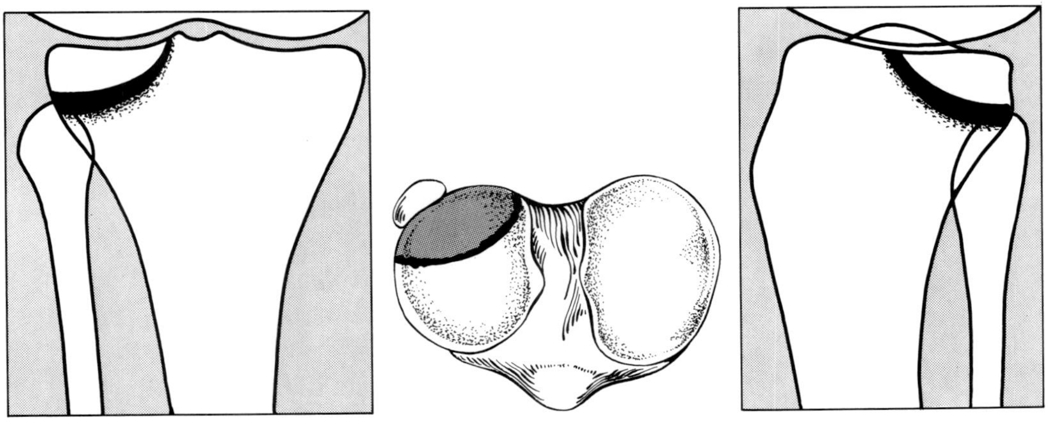

14.**121**
Sehr häufig sind Absenkungen im hinteren Kondylenbereich. Die Hebung ist vor allem beim lateralen Kondylus sehr schwierig und wird deshalb meist nicht ausreichend durchgeführt.

Diagnostik

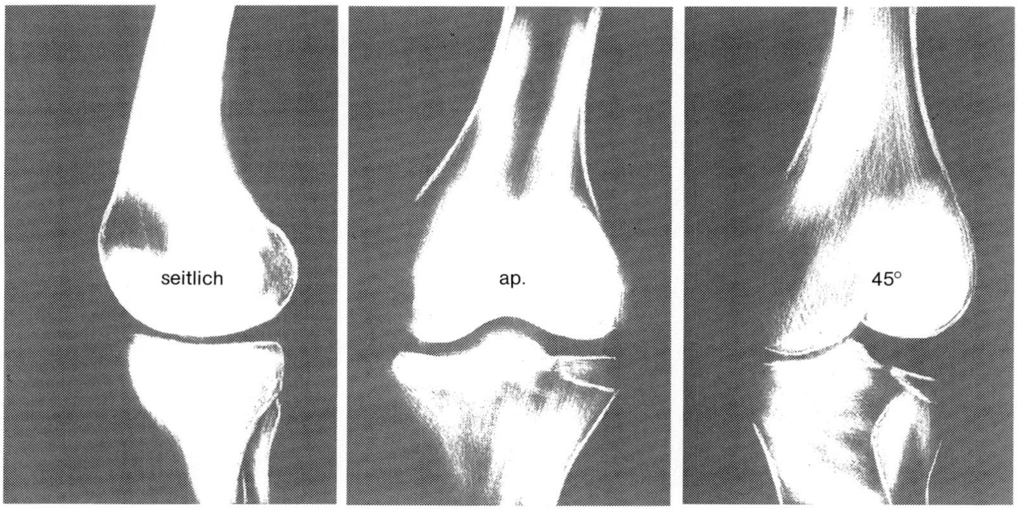

14.**122**
Schrägaufnahmen unter einem Drehungswinkel von 45 Grad klären meist die genaue Diagnose und sind für eine Operationsplanung eigentlich unerläßlich. Postoperativ angefertigt sind diese Aufnahmen meist sehr aufschlußreich.

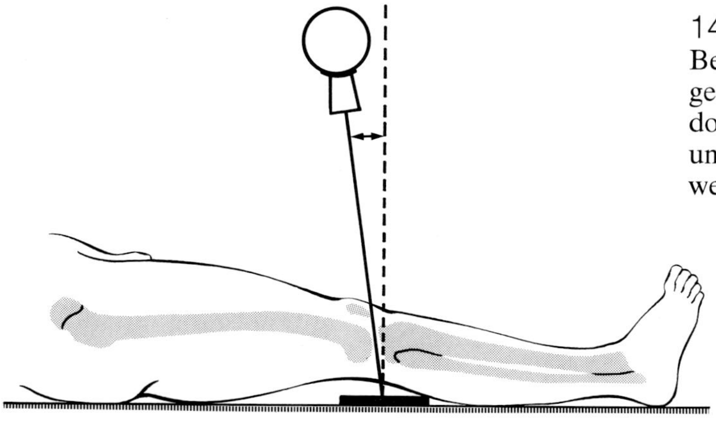

14.**123**
Bei den a.-p. Röntgenaufnahmen ist zu berücksichtigen, daß das Tibiakopfplateau etwa 7 Grad nach dorsal abfällt. Entsprechend muß der Zentralstrahl um den gleichen Betrag von kranial her eingestellt werden . . .

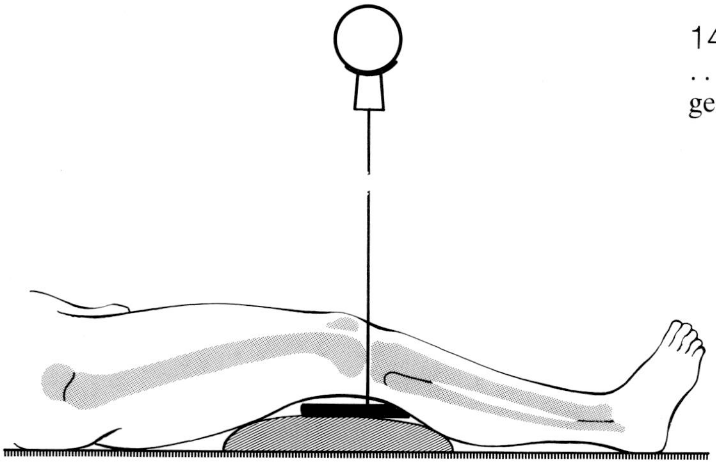

14.**124**
. . . oder das Kniegelenk muß für die Aufnahme leicht gebeugt werden.

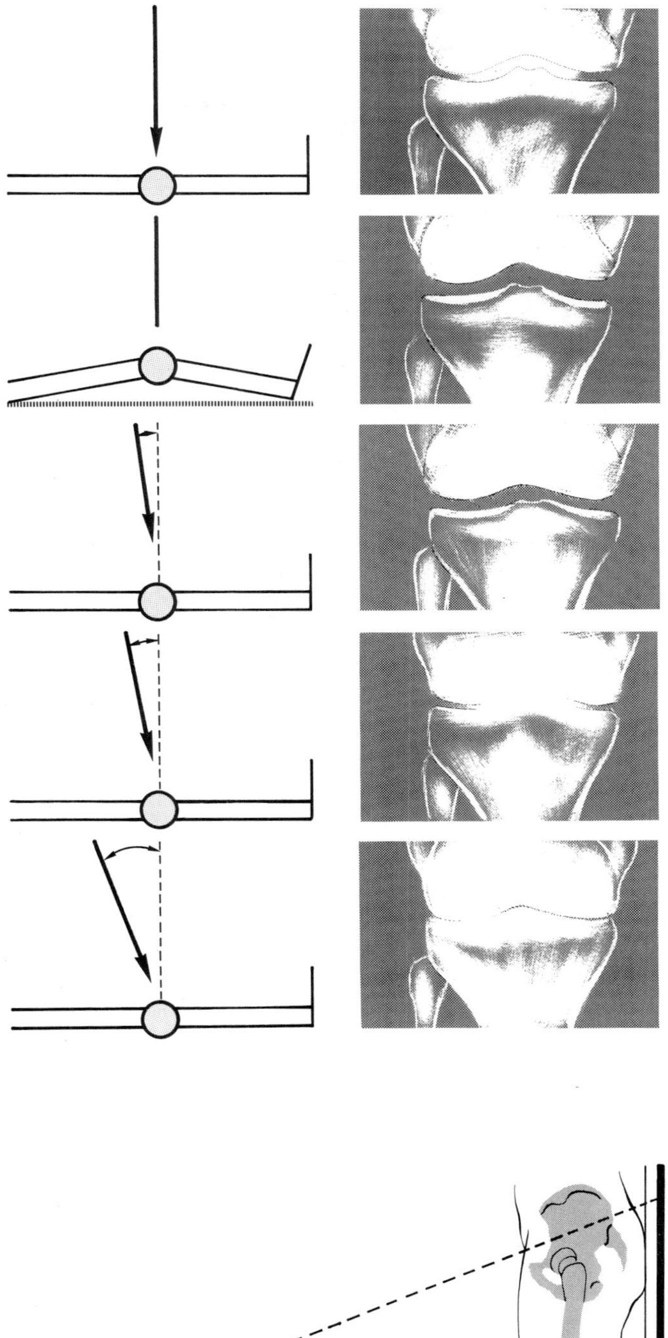

14.**125**
Vergleichsserie über die Abbildung der Tibiagelenkfläche bei verschiedenen Einstellungen des Zentralstrahles, welche zeigt, wie exakt die Aufnahmetechnik sein muß, um verwertbare Aufnahmen zu erhalten.

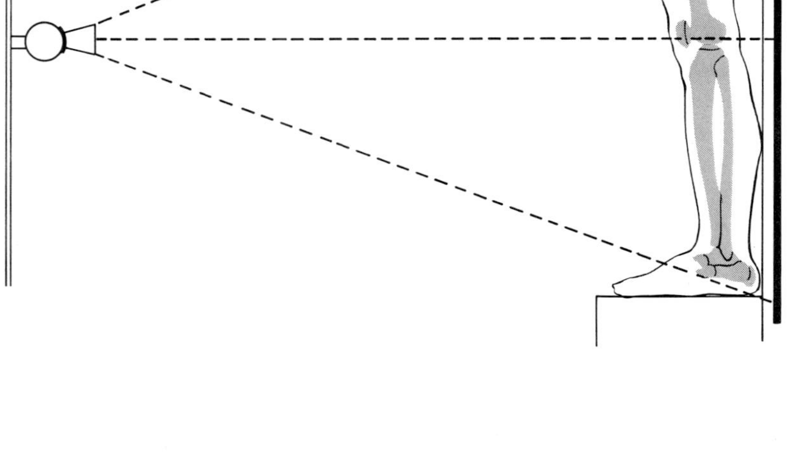

14.**126**
„Fernaufnahmen“ beider Kniegelenke mit gleichzeitiger Abbildung von Hüft- und Sprunggelenk geben Aufschluß über die tatsächlichen Gelenkachsen unabhängig von Projektionsfehlern. Sie sollten spätestens nach Abschluß der Behandlung einer Tibiakopffraktur oder einer subkondylären Fraktur angefertigt werden.

Operative Möglichkeiten

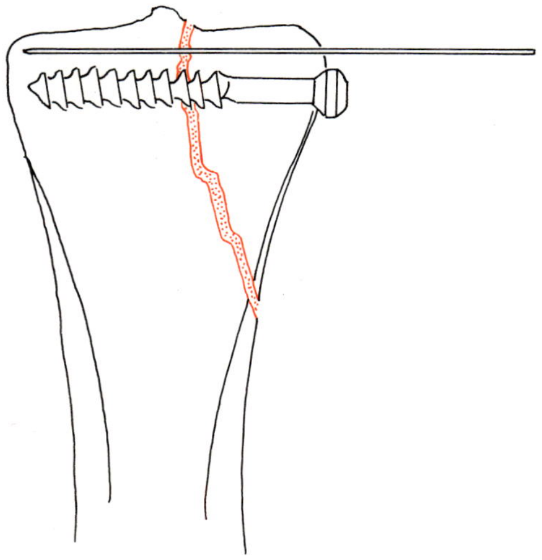

14.**127**
Wenn das Schraubengewinde den Frakturspalt nicht überquert, entsteht eine Sperrwirkung.

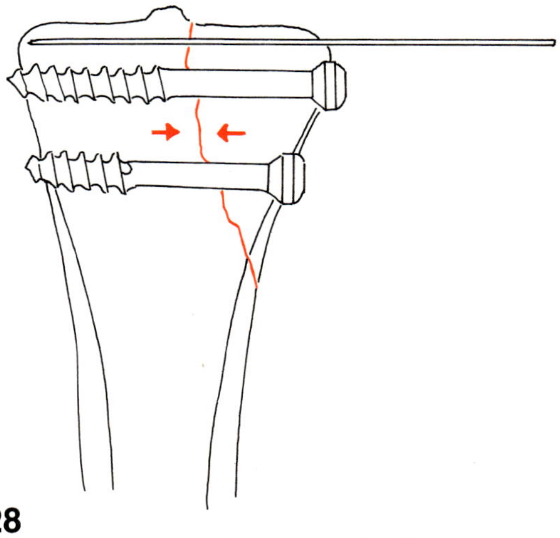

14.**128**
Nur wenn beide Schraubengewinde die Fraktur völlig überqueren, kann die erforderliche interfragmentäre Kompression entstehen. Die Schrauben der Gegenseite sollen in der gegenüberliegenden Kortikalis fassen. Wenn es Einzelschrauben sind, so sollen es wenigstens zwei sein. Besser ist zusätzlich eine abstützende Platte (entsprechend gebogene Halbrohr-, T- oder L-Platte). Vor dem endgültigen Anziehen der Schrauben müssen Spickdrähte entfernt werden.

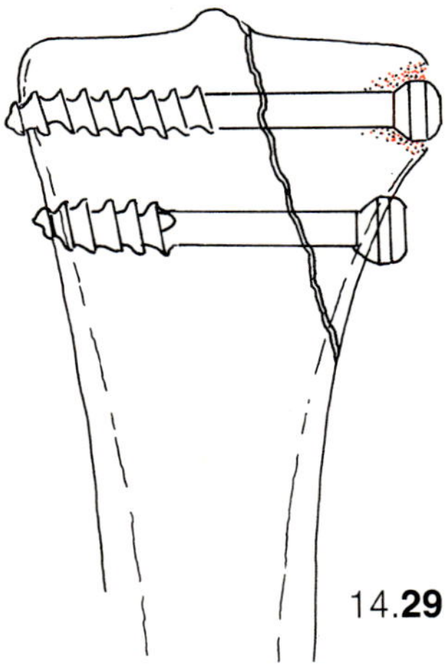

14.**29**

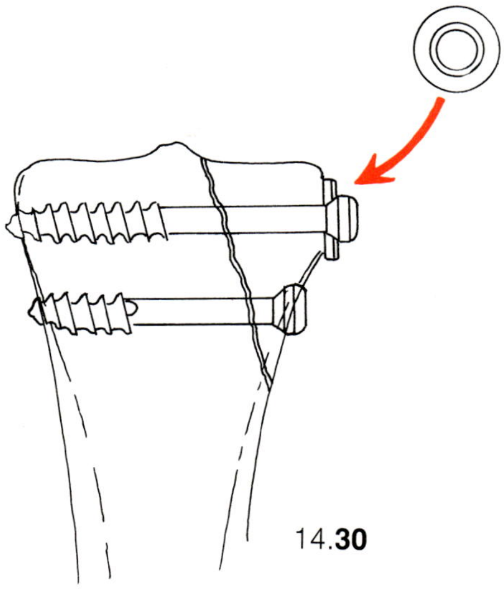

14.**30**

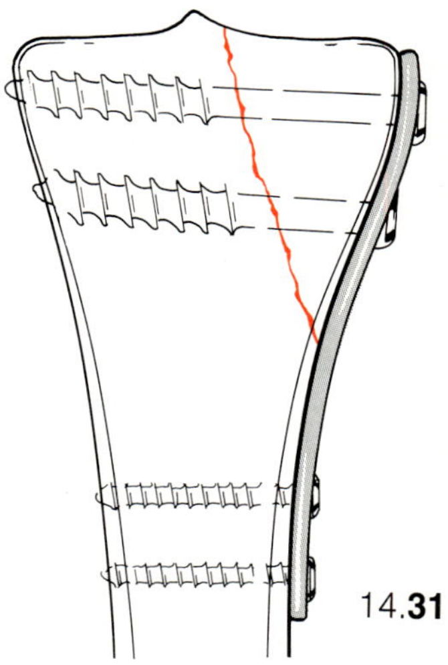

14.**31**

14.**129**
Einzelne Schrauben sinken bei dünner Kortikalis und osteoporotischem Knochen mit ihrem Kopf ein.

14.**130**
Das Einsinken des Schraubenkopfes kann eine Unterlegscheibe verhindern.

14.**131**
Einzelne Schrauben bedeuten fast immer eine unsichere Abstützung: eine Abstützplatte sollte die Regel sein.

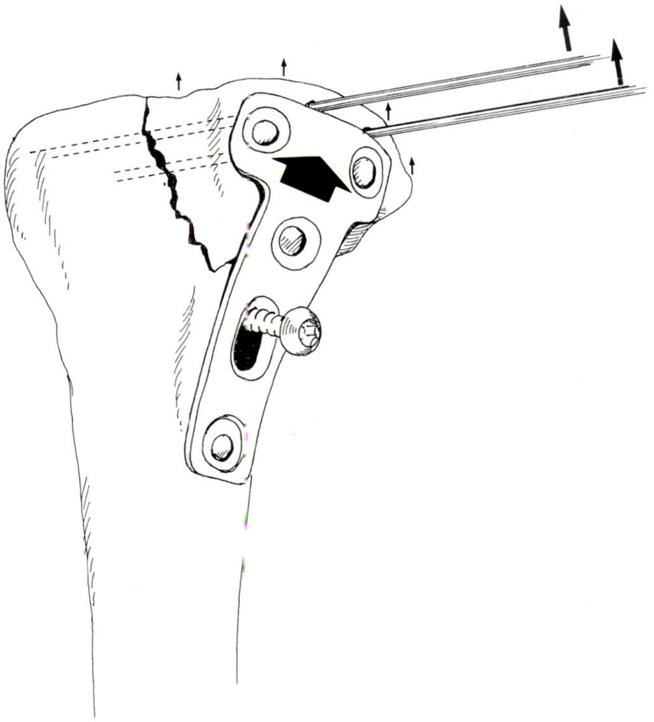

14.**132**
Abgesunkene Gelenkanteile müssen wenigstens wieder bis zur ursprünglichen Höhe gebracht werden. Spickdrähte helfen, die stufenlose Adaptation zu halten und dienen als Widerlager zum Hochschieben der Platte.
Ein Assistent unterstützt das Manöver durch entsprechendes Aufklappen des Gelenkes zur gleichen Zeit. Meist wird zu wenig angehoben, ein Zuviel ist kaum möglich. Für die Beurteilung ist der Röntgenbildverstärker nicht ausreichend, es muß intraoperativ ein Röntgenbild mit genügend langer Unterschenkelachse (Format 15 × 40 cm) angefertigt werden. Für Zentralstrahl siehe Abb. 14.**123**.

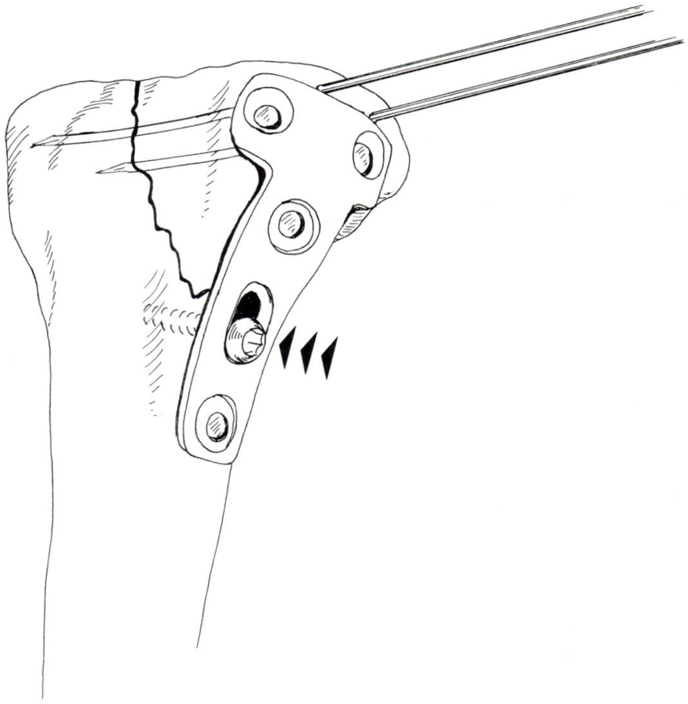

14.**133**
Erst nach ausreichender Anhebung des abgesunkenen Gelenkanteiles erfolgt die Verschraubung mit interfragmentärer Kompression.

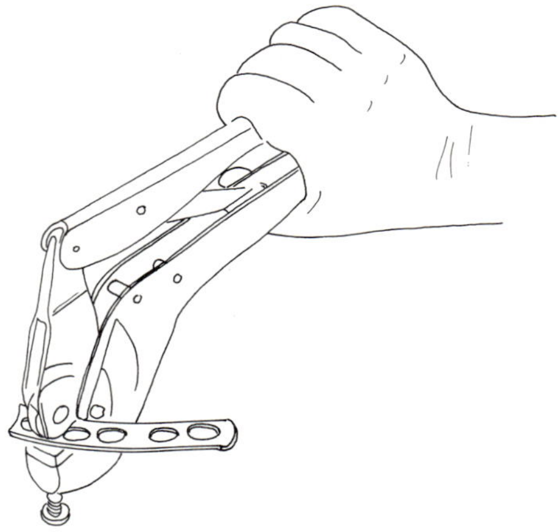

14.**134**
Halbrohr-, T- und L-Platten lassen sich sehr gut dem Knochen anmodellieren, so daß sie wenig auftragen. Als reine Abstützung sind sie an dieser Stelle stark genug.

Lagerung siehe Abb. 12.**151** und 12.**187** ff.

Zugang

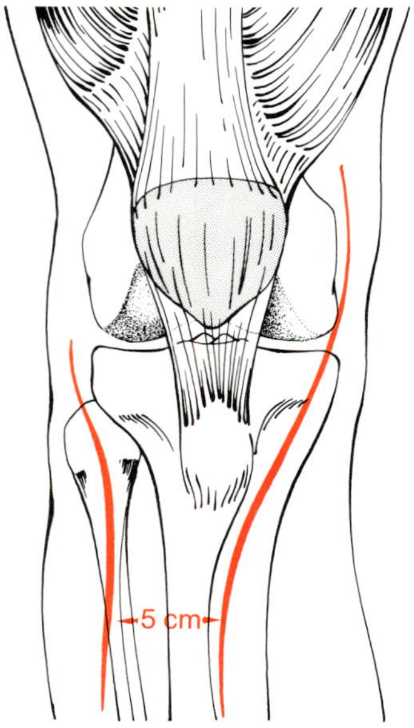

14.**135**
Der dreischenkelige Hautschnitt ist entbehrlich. Längsschnitte ergeben die gleiche Übersicht und ermöglichen Osteosynthesen leichter ohne ausgedehnte Weichteilablösung. Die Gefahr von Hautnekrosen besteht hier nicht.

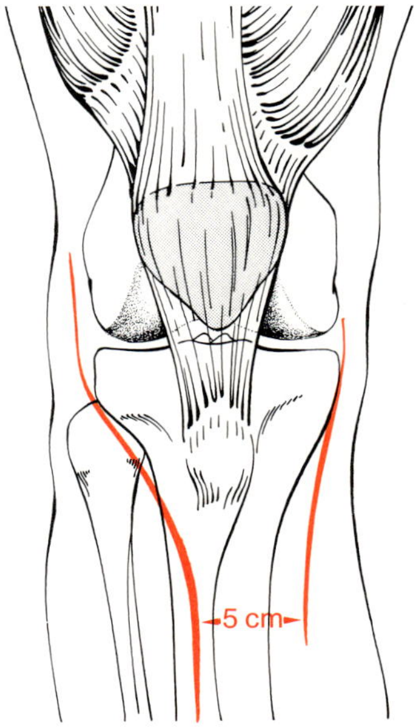

14.**136**
Bei diesen Längsschnitten ist zu beachten, daß von dem (meist lateral gelegenen) S-förmigen Schnitt der zweite gerade Schnitt genügend weit nach hinten gelegt wird, um vorne eine breite Haut-Weichteil-Brücke zu lassen.

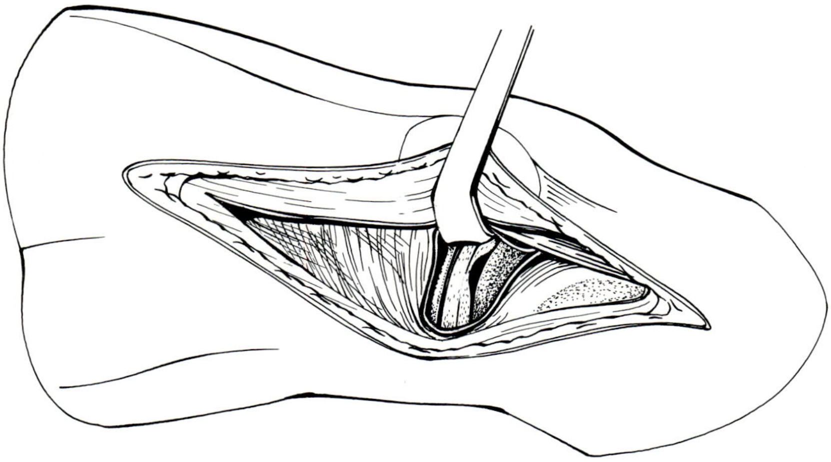

14.**137**
Die Faszie wird in Faserrichtung gespalten, die Eröffnung des Gelenkes erfolgt unterhalb des Meniskus in Querrichtung. Wenn der Meniskus nicht geschädigt ist, soll er erhalten werden. Er wird mit einem feinen Häkchen nach kranial gezogen und hindert so nicht bei der Operation. Ein schmaler Saum der Meniskusanheftungsstelle bleibt am Tibiakopfrand stehen. Er erleichtert die Reinsertion des Meniskus nach Beendigung der Operation.

Taktik

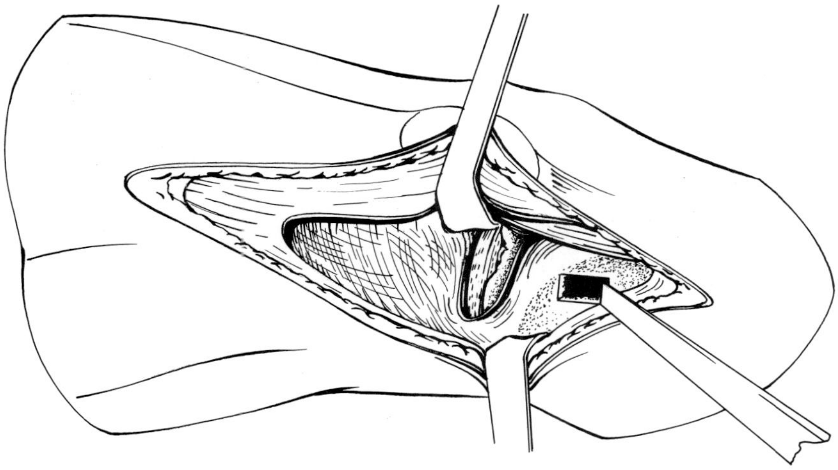

14.**138**
Das Heben erfolgt am besten durch ein kleines Kortikalisfenster, welches man distal anlegt.

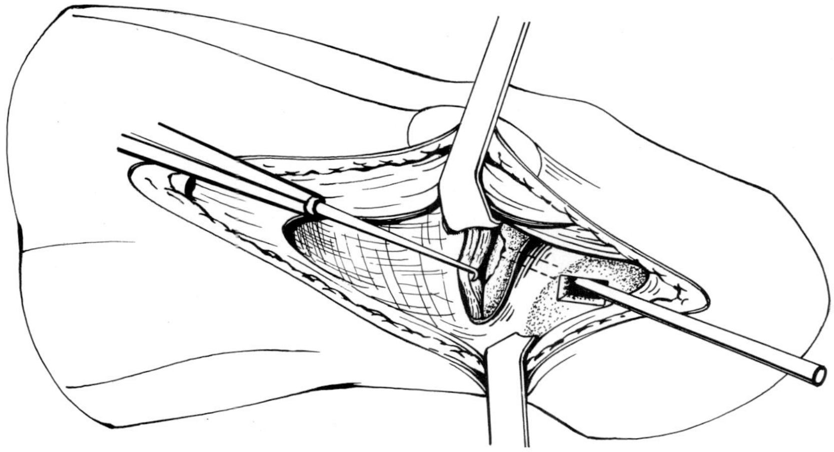

14.**139**
Durch dieses Fenster können bei gleichzeitiger Beobachtung der Gelenkfläche durch die seitliche Arthrotomie die Fragmente gehoben werden.

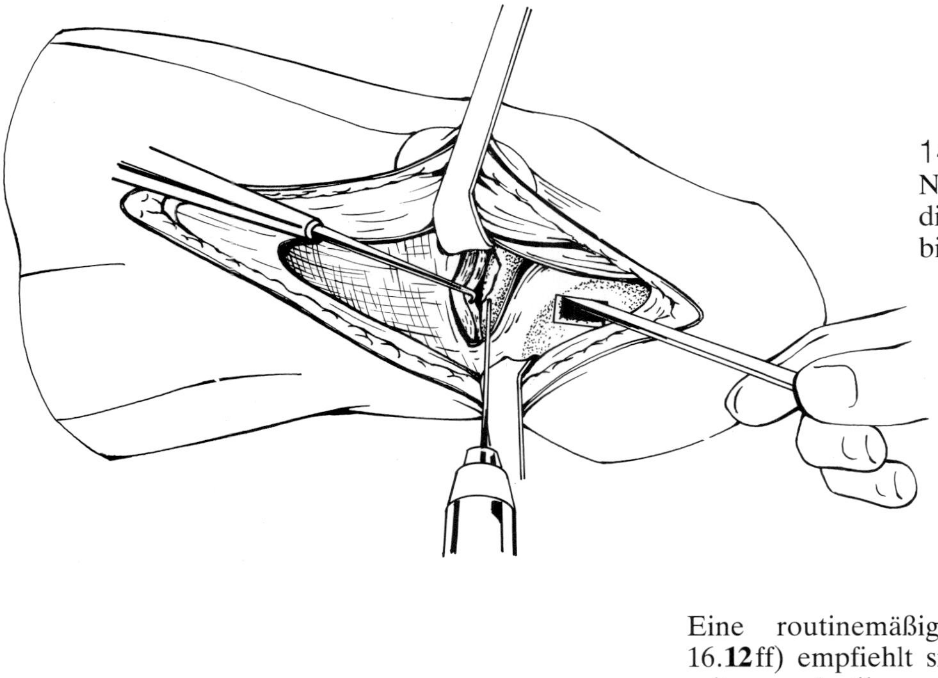

14.**140**
Nach vorläufiger Fixierung erfolgt die Unterfütterung mit Spongiosa, bis alle Hohlräume ausgefüllt sind.

Eine routinemäßige *Faszienspaltung* (s. Abb. 16.**12** ff) empfiehlt sich zur Vermeidung eines nicht seltenen „Antikussyndroms“ (Logensyndrom).

15. Unterschenkel

Unterschenkel – proximal

Prinzip

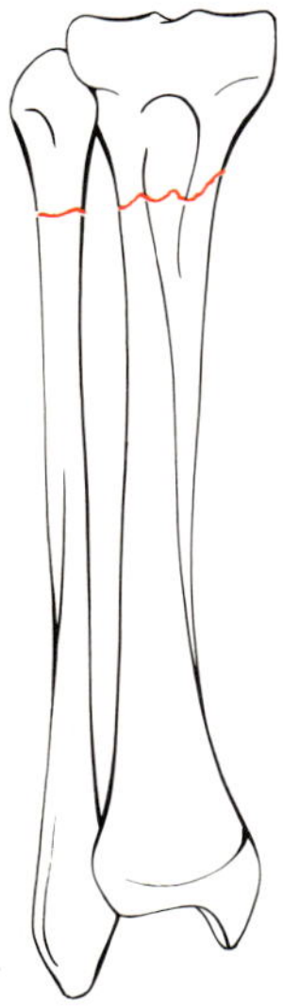

15.**1**
Querfraktur.

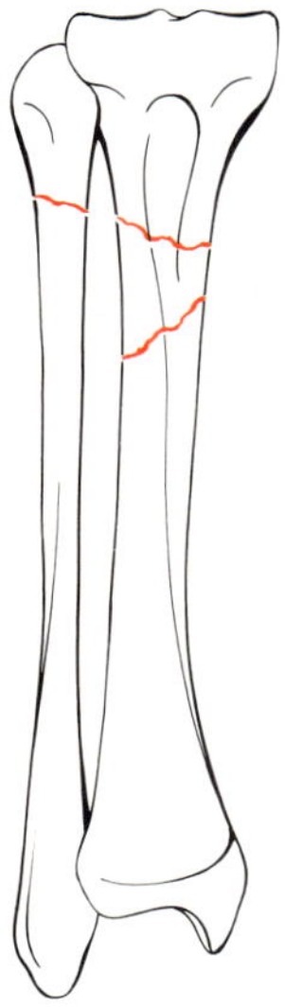

15.**2**
Stückfraktur.

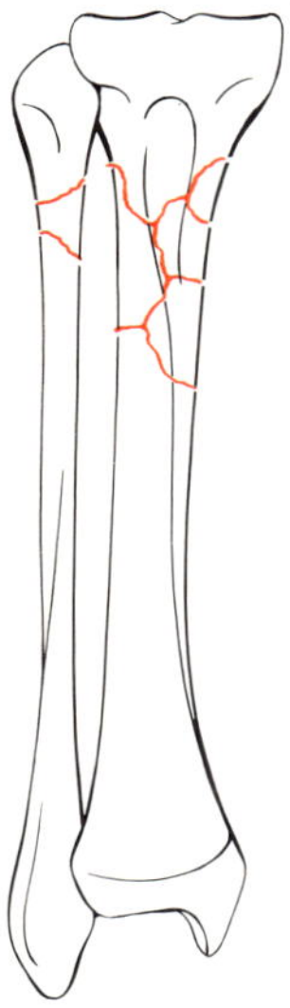

15.**3**
Mehrfragmentfraktur. Osteosynthese mit zwei Platten.

Geschlossen: Zwei Platten. In Ausnahmefällen Marknagel mit Schraube durch das obere Nagelende.
Offen: Osteosynthese mit zwei Platten.

Operative Möglichkeiten

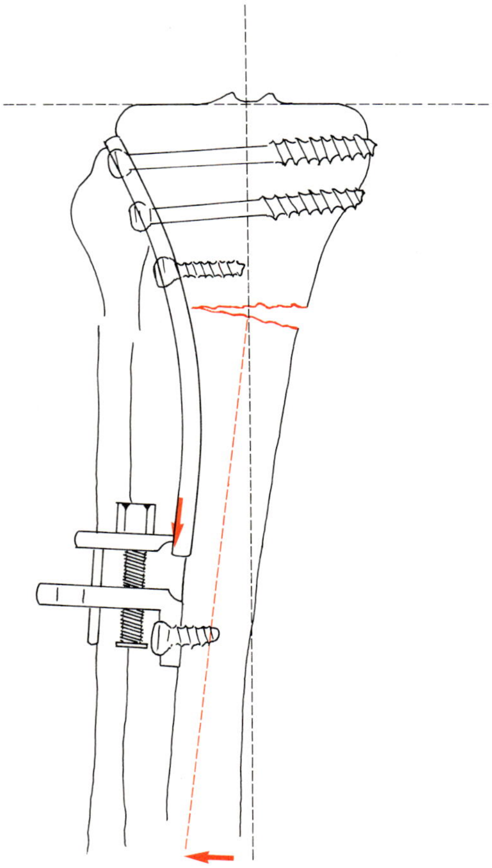

15.**4**
Das operative Vorgehen ist ähnlich wie bei der Tibiakopffraktur, jedoch wird das Gelenk nicht eröffnet. Eine große Gefahr stellt die beim Anlegen und vor allem beim Spannen der Platte auftretende Achsabweichung dar.

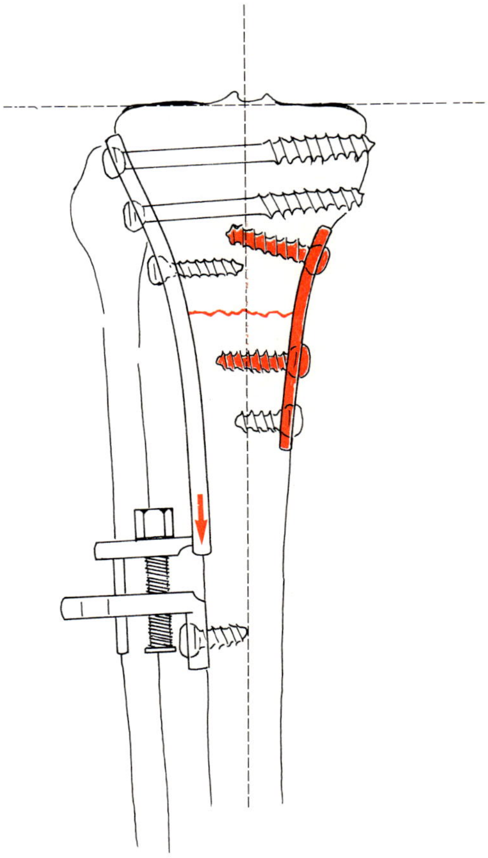

15.**5**
Diese Achsabweichung läßt sich durch vorheriges Anbringen einer kleinen Halbrohrplatte auf der Gegenseite, als Halt im Sinne einer Zuggurtung, verhindern bzw. kontrollieren. Intraoperative Röntgenaufnahmen von genügender Länge sind unerläßlich.

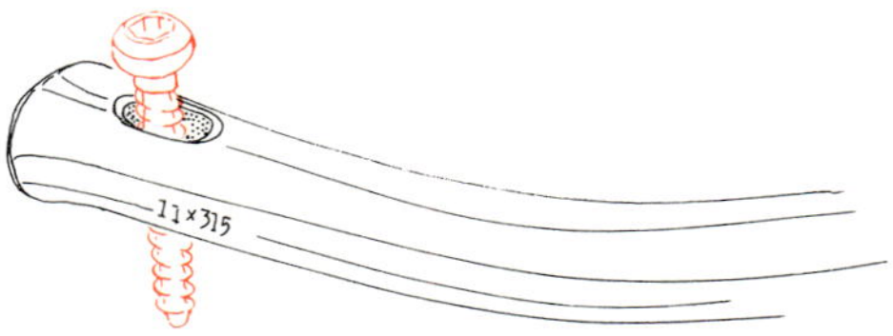

15.**6**
Eine durch die proximalen Löcher des Nagels geführte Schraube . . .

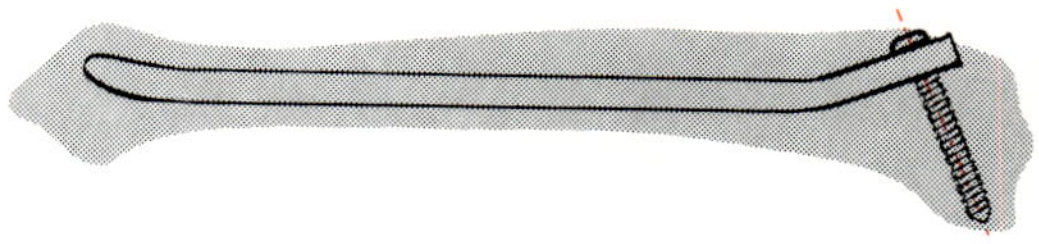

15.**7**
. . . kann bei kurzem proximalem Fragment als zusätzliche Verankerung eingebracht werden. Besser geeignet ist der Verriegelungsnagel.

Unterschenkel – Mitte

Prinzip

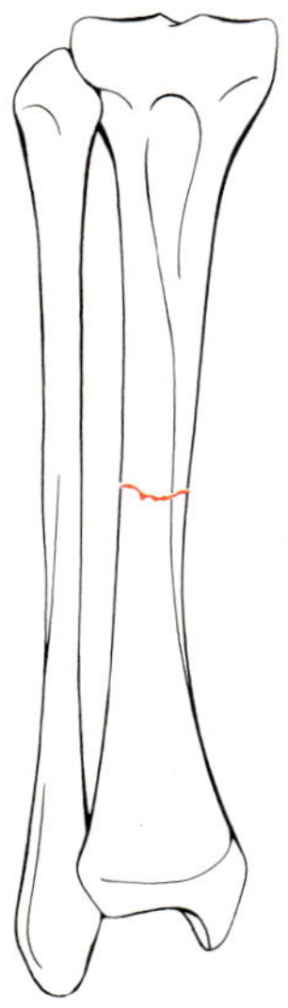

15.**8**
Querfraktur.

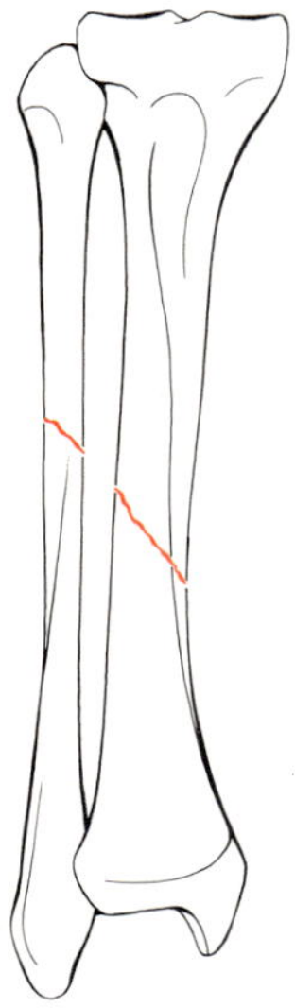

15.**9**
Kurze Schrägfraktur.

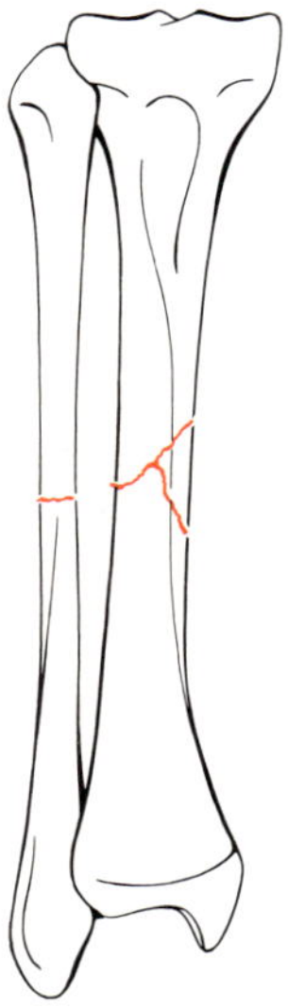

15.**10**
Fraktur mit kleinem Biegungskeil.

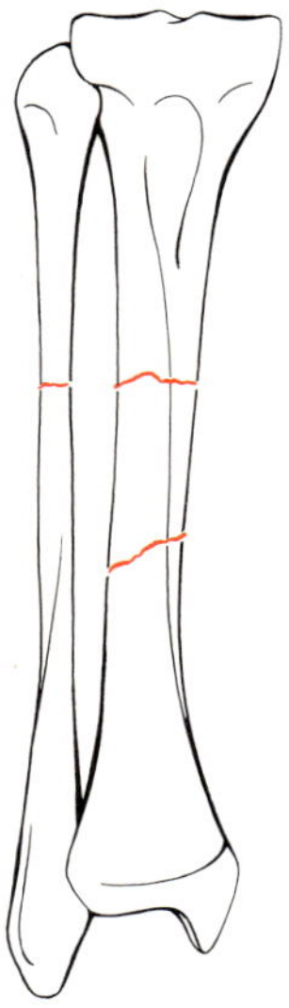

15.**11**
Stückfraktur.

Geschlossen: Marknagelung (siehe S. 15.**21**).
Offen (lediglich kleine Durchspießung von innen): Marknagelung, Plattenosteosynthese oder äußere Fixation.

Breit offen: Gefahr der Infektion, Hautdefekt, kein primärer Hautschluß möglich. Osteosynthese mittels äußerer Fixation.

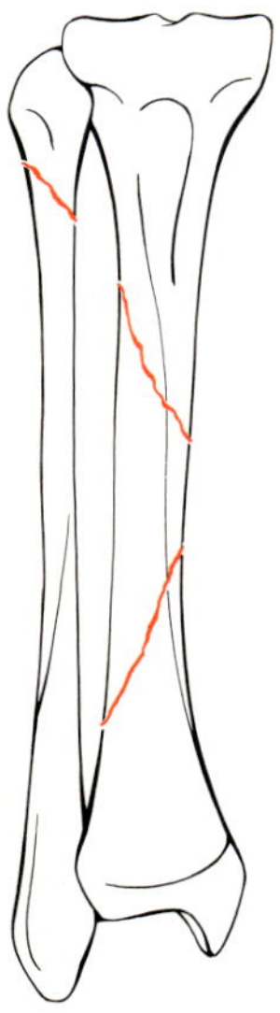

15.**12**
Lange Schräg- und Torsionsfraktur.

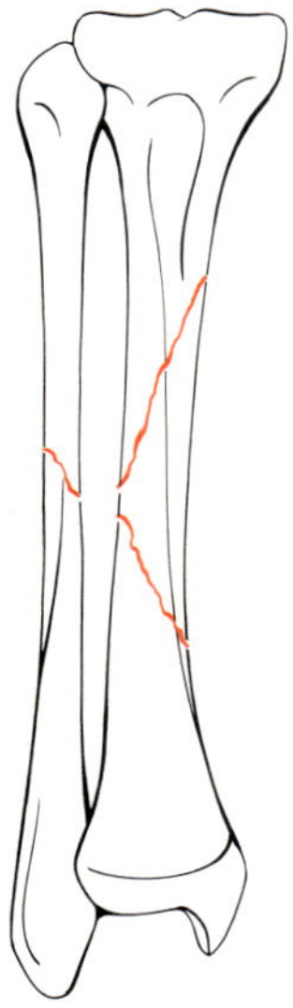

15.**13**
Langer Biegungskeil.

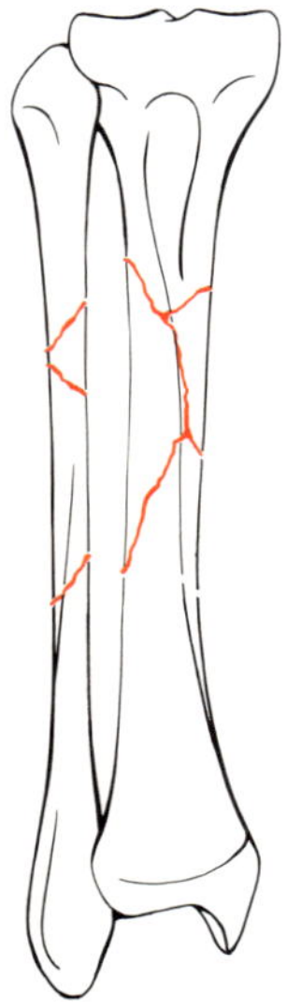

15.**14**
Mehrfragmentfraktur.

Geschlossen konservativ oder interfragmentärer Druck durch Zugschrauben und Plattenosteosynthese oder (siehe S. 300), evtl. auch Verriegelungsnagel.

Anterolateraler Zugang

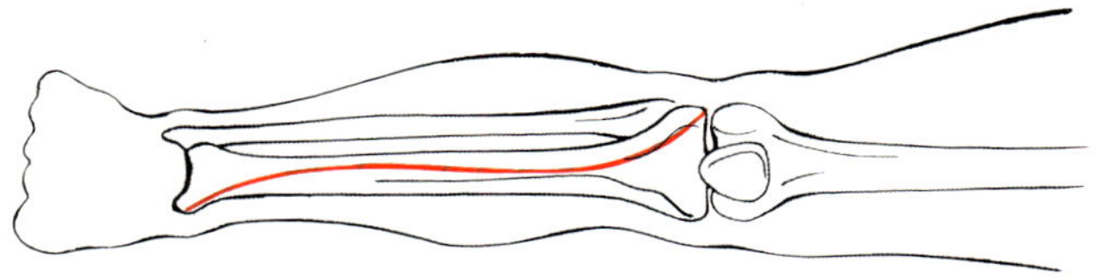

15.**15**
Hautschnitt einen Querfinger lateral der vorderen Tibiakante (beachte auch Abb. 16.**11** ff) . . .

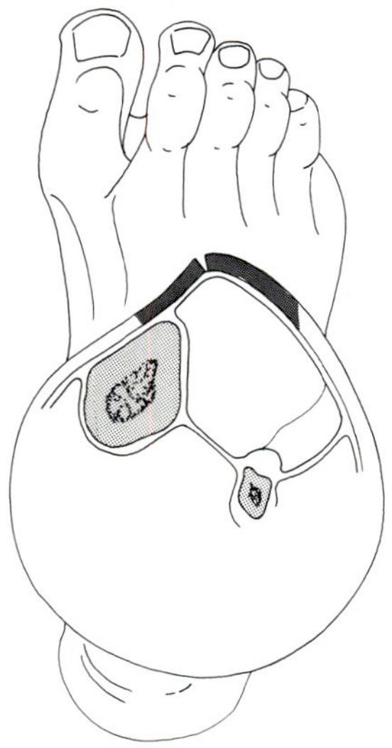

15.**16**
. . . und von hier aus auf der Faszie Vordringen zur Tibiakante.

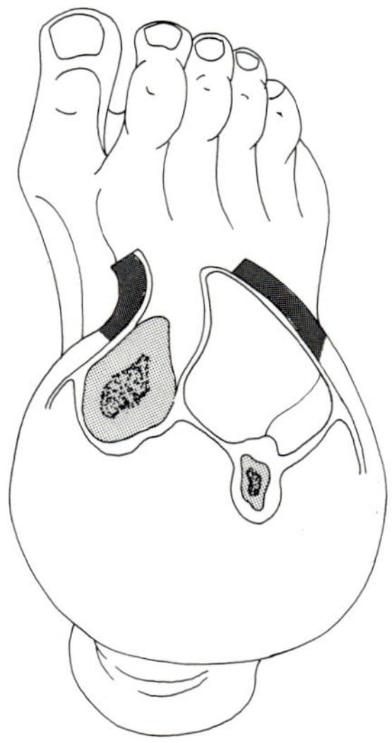

15.**17**
Die Muskulatur wird zunächst nur nach lateral abgeschoben und sollte medial möglichst auf dem Knochen bleiben. Deshalb sind hier Hohmann-Hebel unzweckmäßige Instrumente und Haken besser.

Medialer Zugang

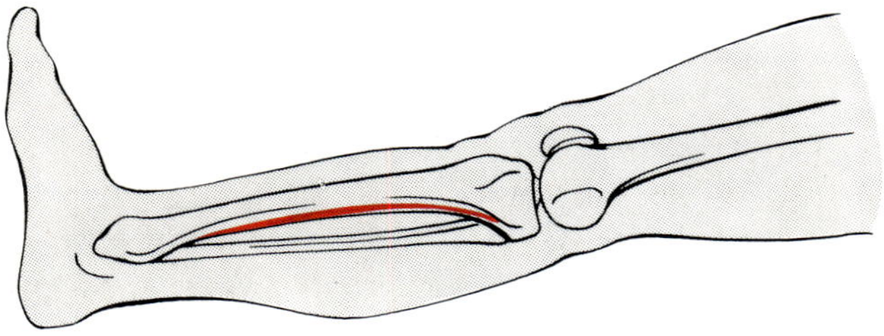

15.**18**
Hautschnitt einen Querfinger hinter der tastbaren medialen Tibiakante.

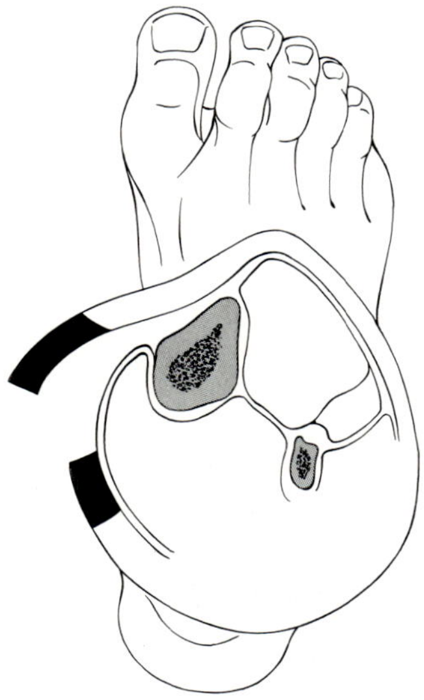

15.**19**
Dadurch kommt beim Wundschluß die Naht nicht direkt über das Implantat zu liegen. Somit wird ein kurzer Weg für eine sekundäre Invasion der Keime vermieden.

Unterschenkel – distal

Prinzip

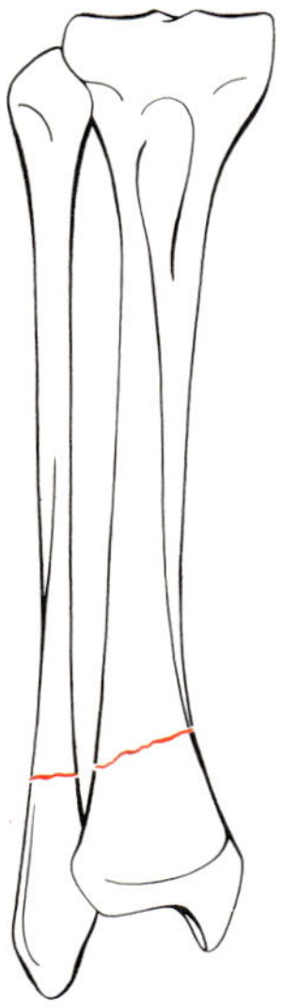

15.**20**
Querfraktur.

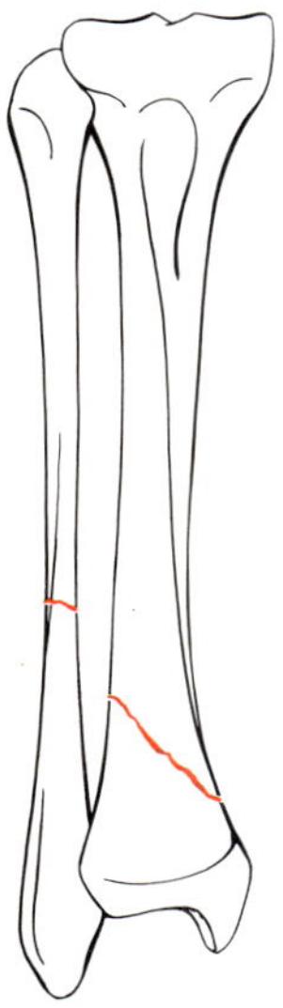

15.**21**
Kurze Schrägfraktur.

Geschlossen: Plattenosteosynthese. In Ausnahmefällen bei schlechten Weichteilverhältnissen Marknagel mit Ausklinkdrähten (relative Indikation!).

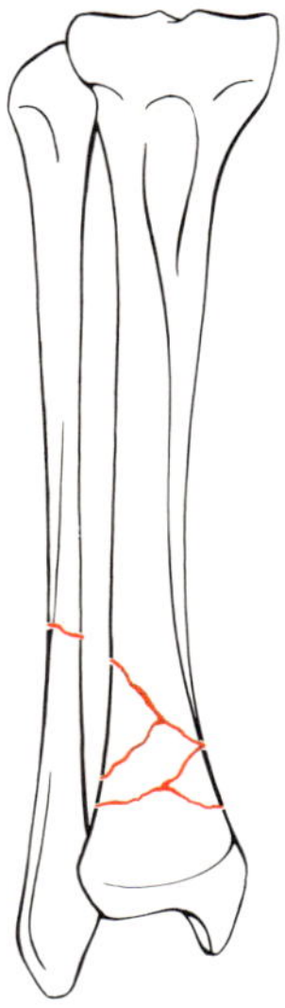

15.**22**
Mehrfragmentfraktur.

Offen: Plattenosteosynthese und Fibulastabilisierung. *Geschlossen* und *offen:* Interfragmentärer Druck durch Zugschraube und Plattenosteosynthese sowie Fibulastabilisierung.

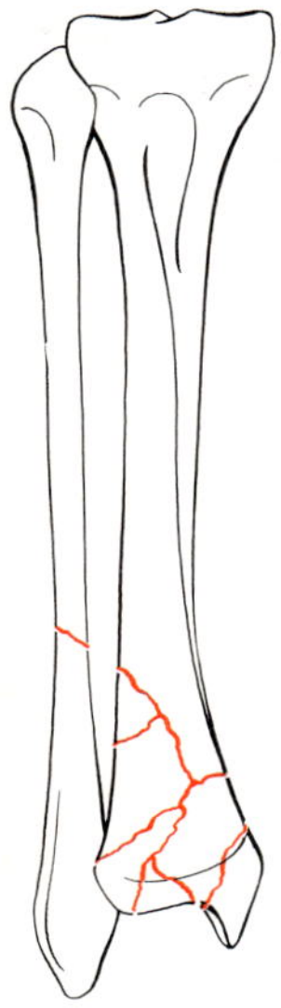

15.**23**
Mehrfragmentfraktur mit Gelenkbeteiligung.
Geschlossen und *offen:* Osteosynthese mit Primärziel einer guten Gelenkfläche sowie sofortiger Übungsstabilität, wobei Spickdrähte möglichst nur intraoperativ vorübergehend zu Hilfe genommen werden sollen.

1. Wiederherstellung der Fibulalänge und Stabilisierung.
2. Rekonstruktion der distalen Tibiagelenkfläche.
3. Plattenosteosynthese.
4. Spongiosaplastik (Trümmerzone!).

Operative Möglichkeit

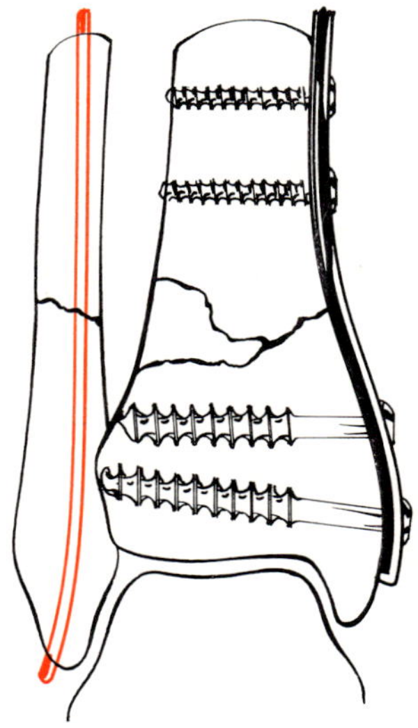

15.**24**
Bei distalen Frakturen mit tiefer Fibulafraktur ist prinzipiell auch die Fibula zu stabilisieren. Meist ist dies jedoch wegen zu starker Weichteilspannung nicht gleichzeitig mit der Tibiaosteosynthese möglich. Dann bleibt nur die zweizeitige Versorgung nach ca. 10–14 Tagen nach Rückgang von Ödem und Hämatom. Gelegentlich kann bei Fibulaquerfrakturen die geschlossene Reduktion und Stabilisierung mit einem Rush pin die zweite Operation sparen.

Marknagel – gedeckt

Indikation

Vorteile der gedeckten Nagelung sind exakte Längenbestimmung und Plazierung des Nagels; keine zusätzliche Devastierung des Knochens.
Nachteile der gedeckten Nagelung: Strahlenbelastung durch Röntgen. Aber bei überlegtem Einsatz und mit einem Bildspeichergerät kann man mit 60 Sekunden ohne weiteres auskommen. Ein Impulsgenerator vermindert die Strahlenmenge nochmals erheblich.

Prinzip

(Siehe Abb. 15.**20**f.) Wenn die Fraktur sehr distal liegt, ist das vorübergehende Anlegen einer Fersendrahtextension erforderlich, um eine einwandfreie sterile Abdeckung zu gewährleisten.

Lagerung

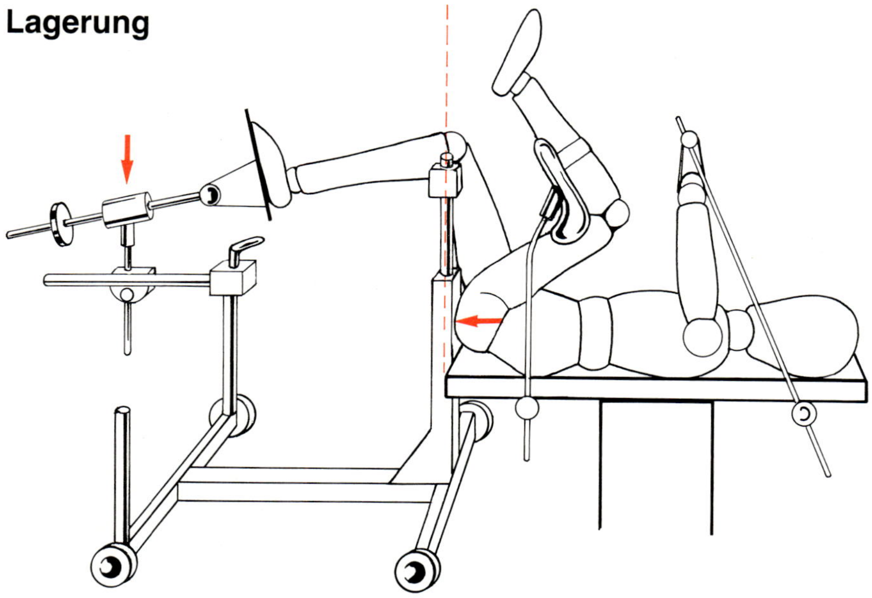

15.**25**
Gesäß dicht an den Holm lagern. Dadurch wird die Kniebeugung erleichtert. Fuß senken, dadurch entsteht ein rechter Winkel im Kniegelenk als Voraussetzung für ein leichtes Einführen des Nagels. Ein wesentlich kleinerer Winkel spannt dagegen das Lig. patellae wieder zu sehr an.

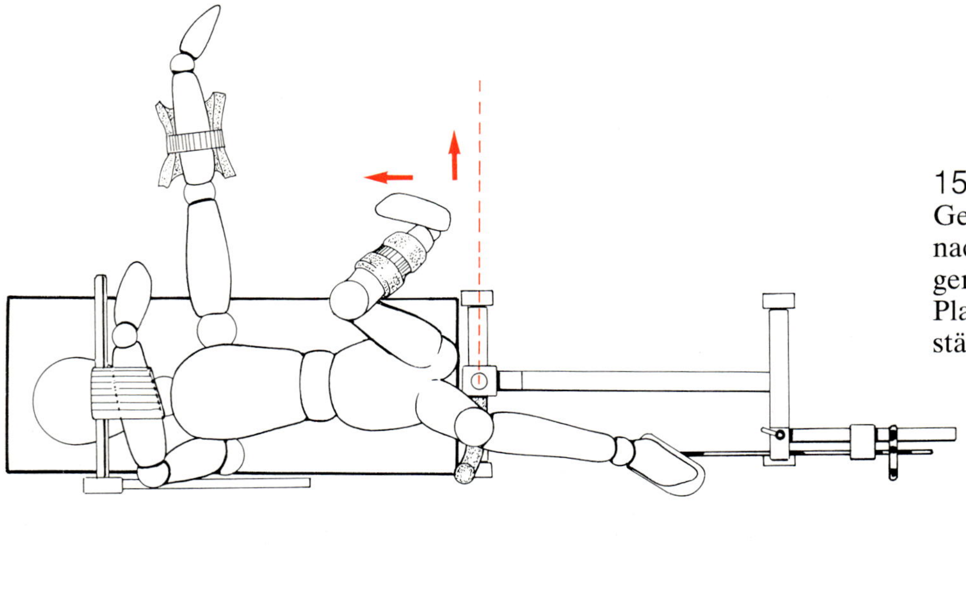

15.**26**
Gesundes Bein möglichst weit nach kranial und abduziert lagern. Dadurch entsteht genügend Platz für den Röntgenbildverstärker.

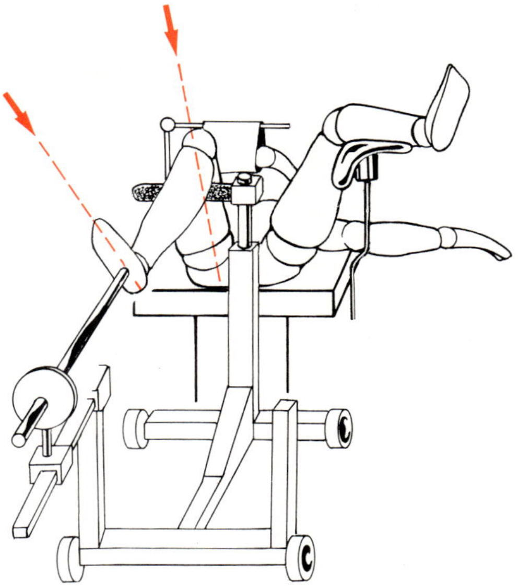

15.**27**
Unterschenkelrotation beachten. Peillinie: Kniescheibenmitte – Falte zwischen Großzehe und 2. Zehe.

15.**28**
Aufstellung und Probemanöver des Röntgenbildverstärkers in beiden Ebenen noch vor der sterilen Abdeckung des Operationsgebietes. Die geeignete Stellung des Generators markiert man zweckmäßigerweise mit Heftpflaster auf dem Fußboden.

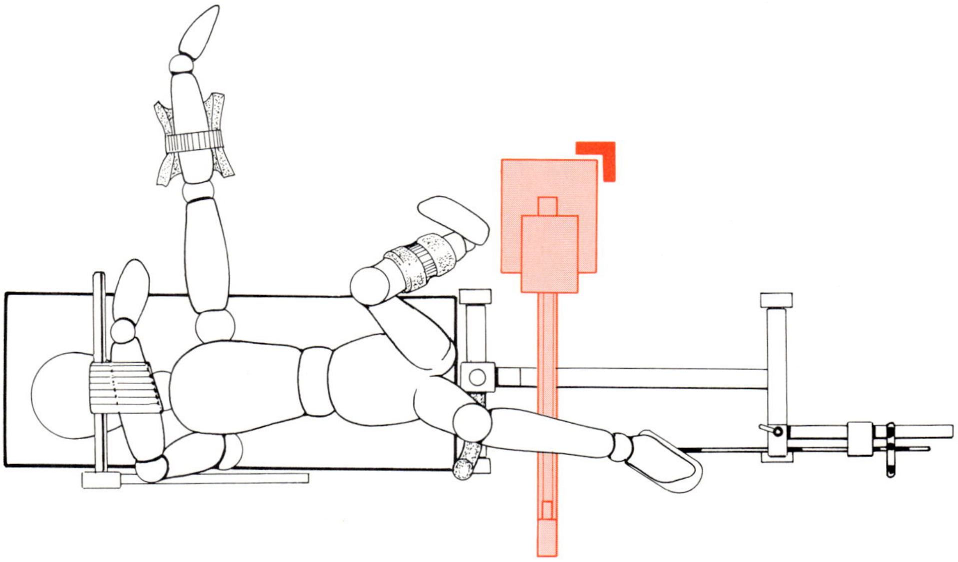

Steriles Abdecken

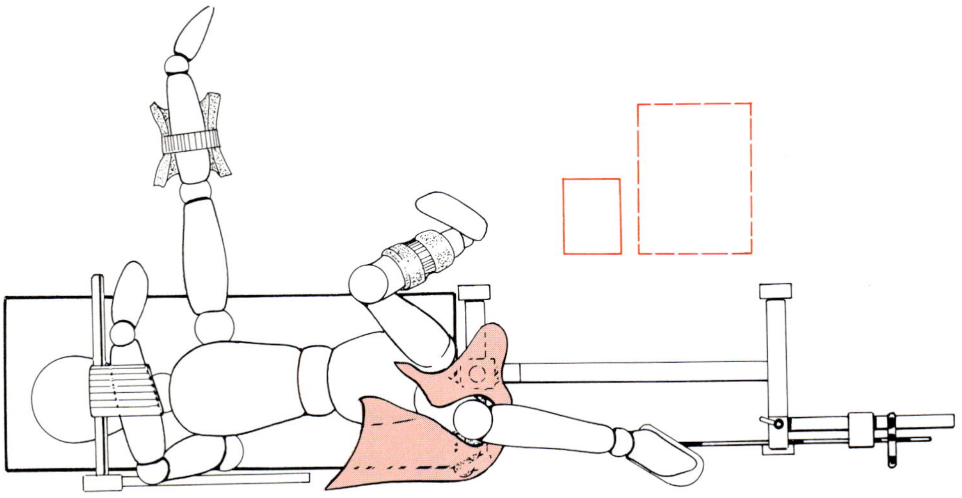

15.**29**
Ein kleines (und dadurch gut kontrollierbares) Tuch grenzt das sterile Feld zum unsterilen Bereich nach proximal ab und . . .

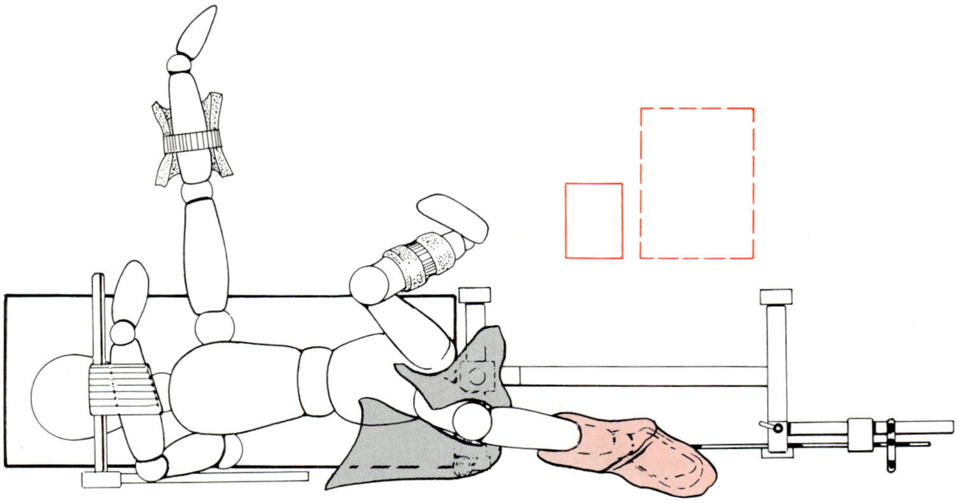

15.**30**
. . . ebenso dann auch nach distal. Unbedingt sollte man dieses Tuch so weit distal anbringen, daß man notfalls die Frakturstelle eröffnen und offen reponieren kann.

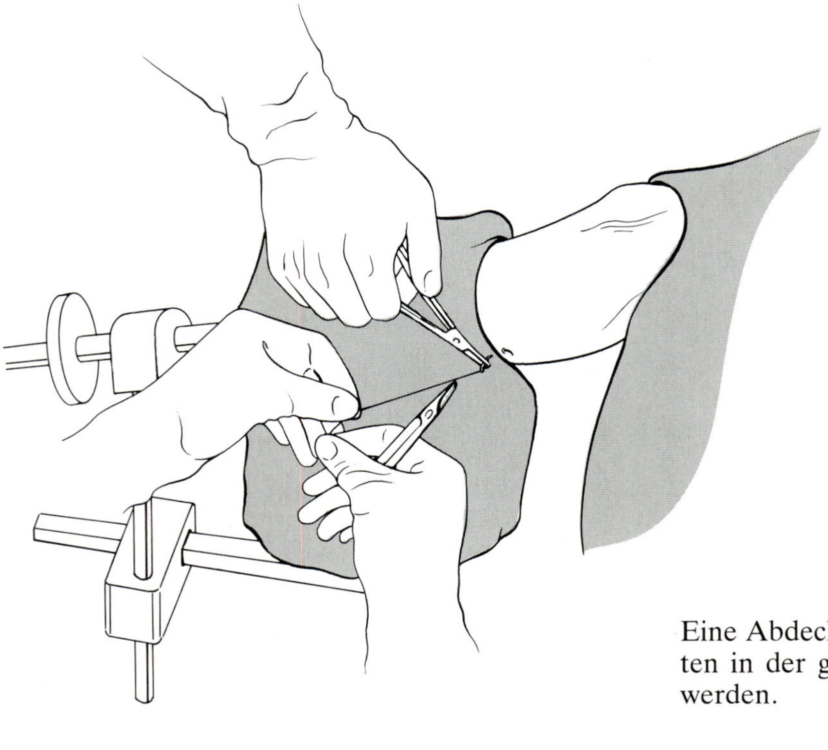

15.**31**
Wenn eine Stoffabdeckung erfolgt, wird das distale Tuch an der Haut angenäht, da Tuchklemmen beim Durchleuchten stören.

Eine Abdeckung mit Papier kann ohne Schwierigkeiten in der gleichen hier gezeigten Art durchgeführt werden.

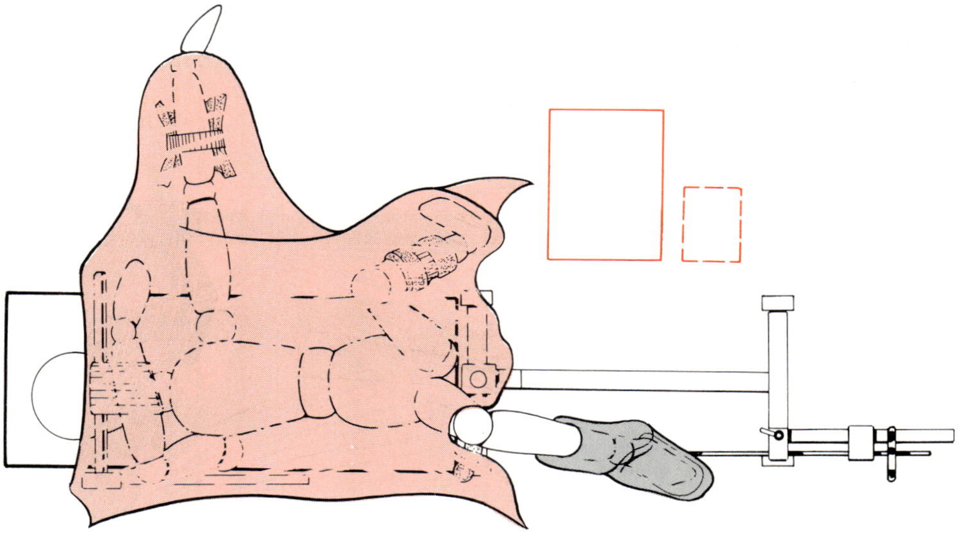

15.**32**
Ein großes Tuch nach proximal über den Narkosebügel, der hier relativ tief gestellt wird und den gleichseitigen Arm trägt, damit dieser beim Nageln nicht behindert.

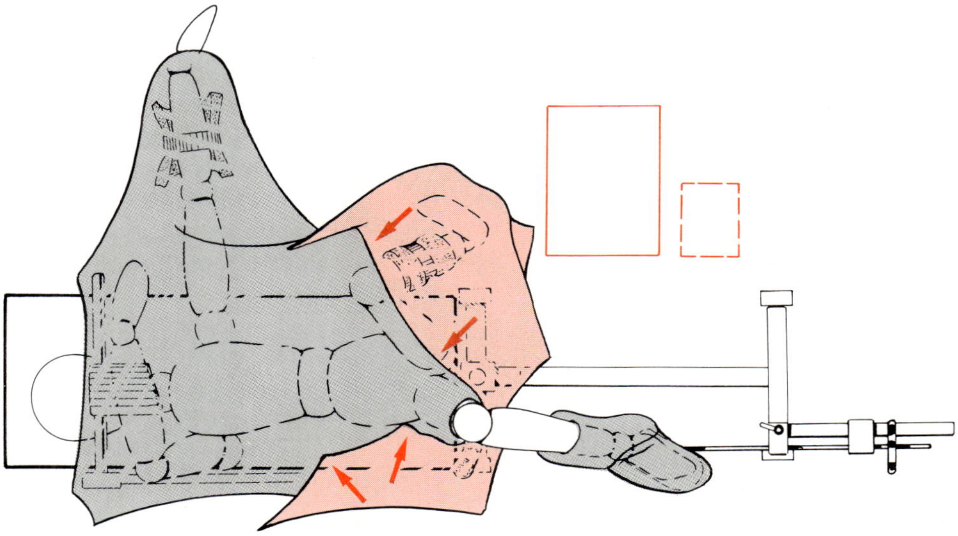

15.**33**
Ein großes Tuch von unten her wird eng an den Tisch herangezogen, damit der C-Bogen des Röntgenbildverstärkers nicht daran streift.

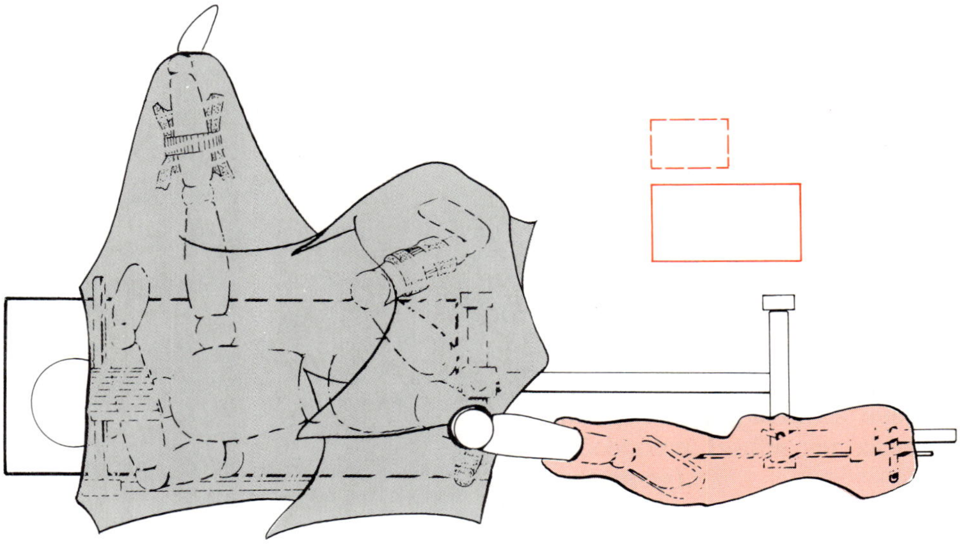

15.**34**
Schließlich dann ein weiteres großes Tuch nach distal.

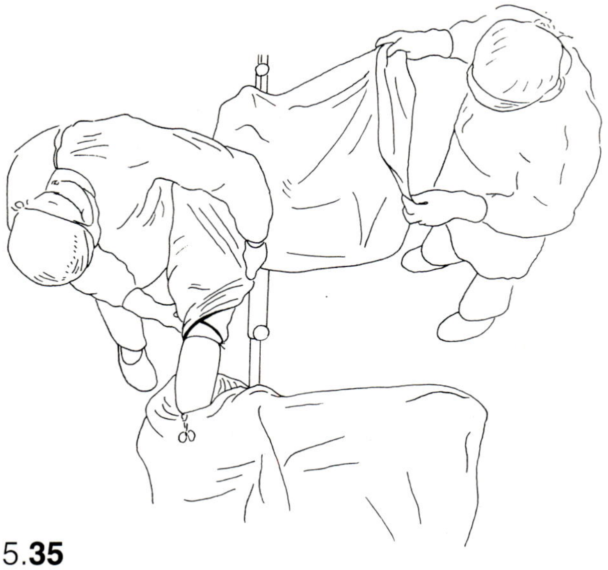

15.**35**
Das Tuch muß eng angewickelt werden, damit es nicht die Bewegungen des Bildverstärkers stört.

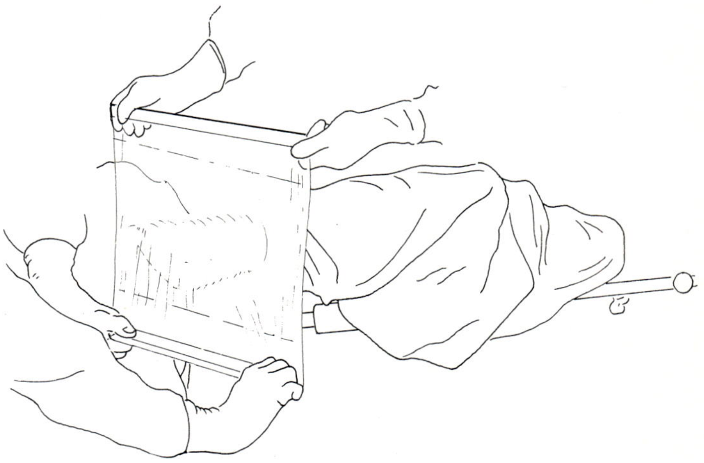

15.**36**
Folienabdeckung.

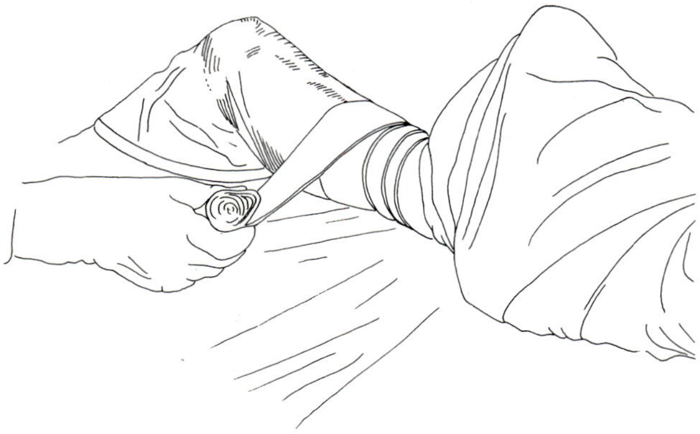

15.**37**
Eine elastische Binde um den Unterschenkel bewirkt eine leichte Kompression der Weichteile und damit eine gewisse Stabilisierung der Fragmente, was die Arbeit sehr erleichtert.

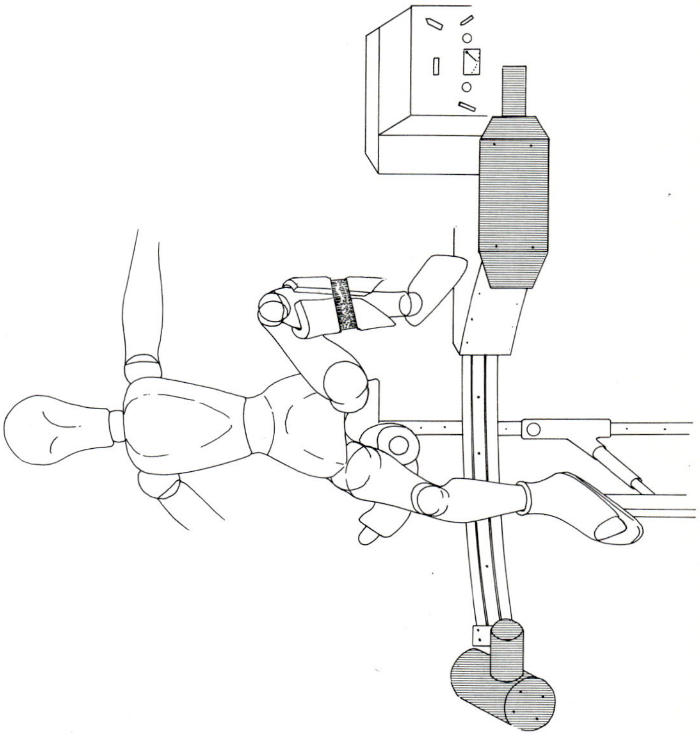

15.**38**
Sterile Abdeckung des Bildverstärkers.

Zugang

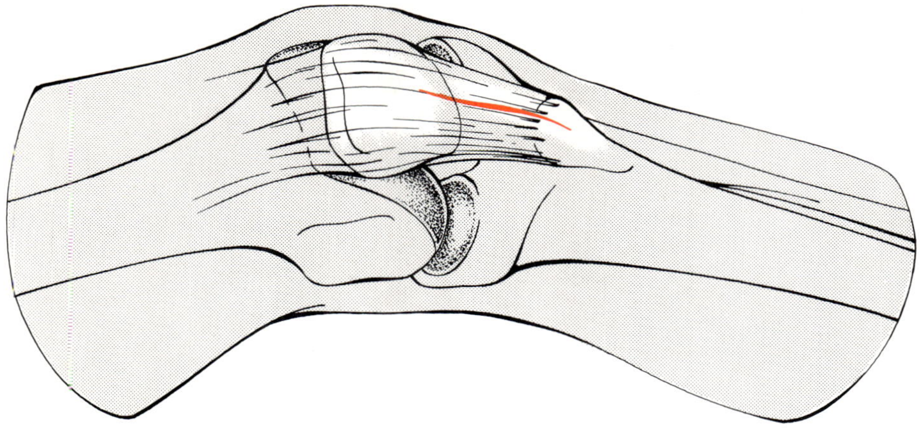

15.**39**
Hautschnitt längs oder quer ca. 5 cm lang.

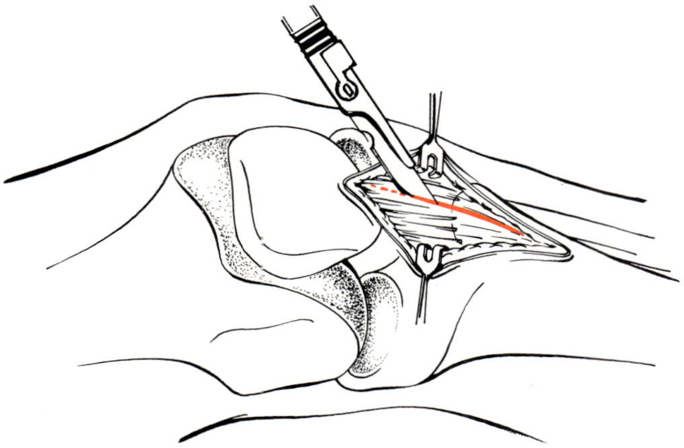

15.**40**
Längsspaltung der Faszie. In der proximalen Wundhälfte darf man nicht tiefer schneiden, als eben zur Durchtrennung der Patellasehne nötig. Dicht darunter befinden sich Venengeflechte, welche bei Verletzung stark bluten und die Sicht beeinträchtigen.

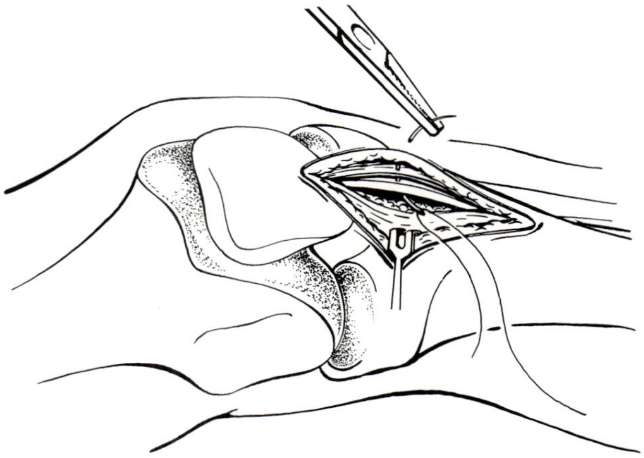

15.**41**
Haltefäden: Von den Rändern des Lig. patellae wenig, von der Haut viel fassen. Wenn diese Fäden geknotet werden, legt sich die Haut als Schutz über die Sehnenränder.

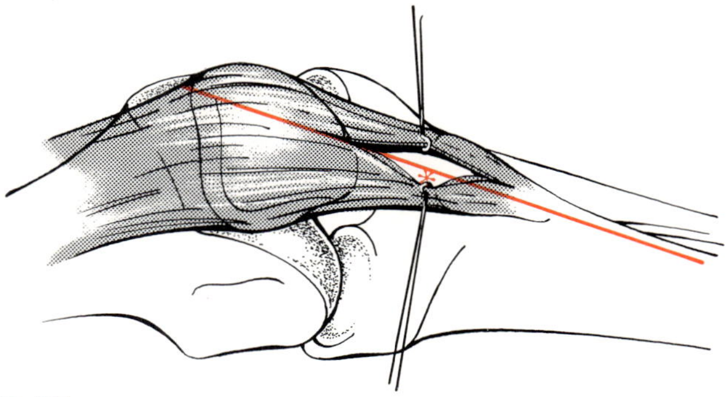

15.**42**
Die Nageleinschlagstelle soll unmittelbar medial der Mittellinie liegen. Der Nagel bekommt dadurch beim Einschlagen eine leichte Krümmung Richtung Varus und wirkt so der Tendenz zur Valgusstellung entgegen.

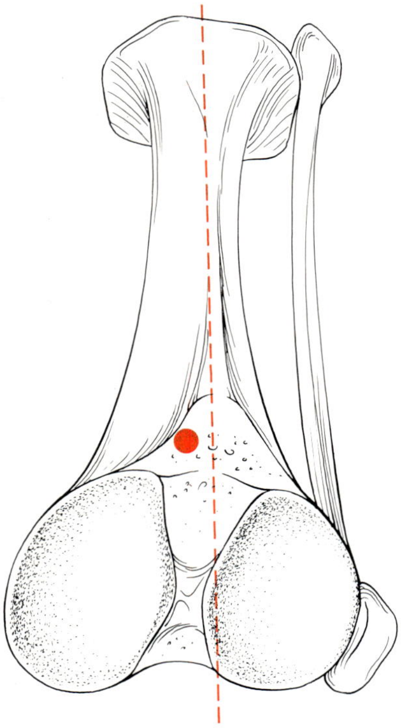

15.**43**
Bei den Universalnägeln mit Verriegelungslöchern ist besonders wichtig, daß man die Eintrittsstelle betont medial von der Tuberositas tibiae wählt, d. h. u. U. sogar dicht von medial hinter dem medialen Rand des Lig. pateallae mit dem Pfriem die Markhöhle eröffnet.

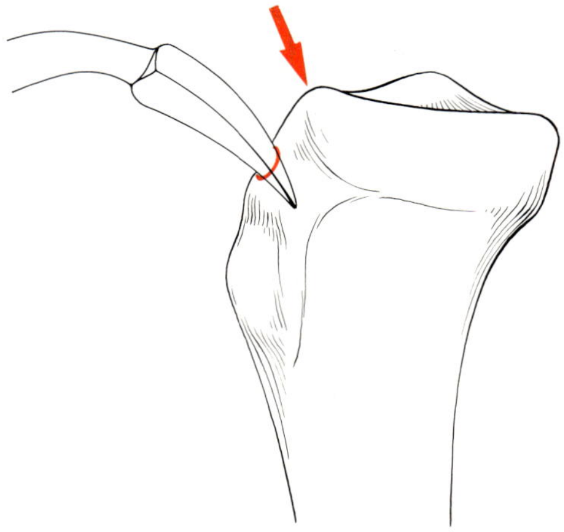

15.**44**
Das Einschlagen geht leichter, wenn man bei den Universalnägeln etwas mehr proximal eingeht. Aber keinesfalls darf man den harten vorderen Gelenkrand beschädigen, da sich sonst das obere Nagelende in den Markraum drückt.

Technik

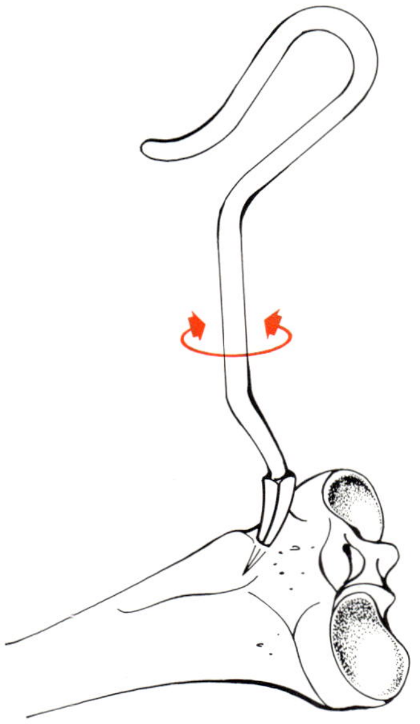

15.**45**
Unter fortwährendem Drehen des Pfriems wird die Markhöhle eröffnet.

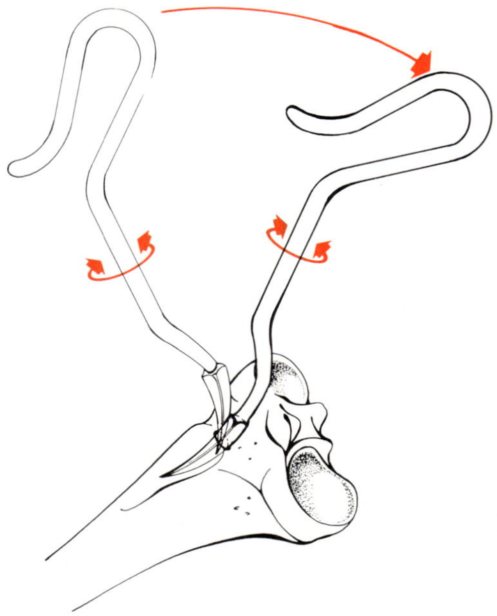

15.**46**
Während des Drehens wird der Pfriem in die Markhöhle gebohrt und dabei der Griff langsam gesenkt, damit die Spitze nicht die Kortikalis an der Rückseite der Tibia durchbohrt. Wenn man dabei mit Daumen und Zeigefinger die Tuberositas tibiae umfaßt, hat man eine gute Zielhilfe, um in der Schaftlängsachse zu bleiben.

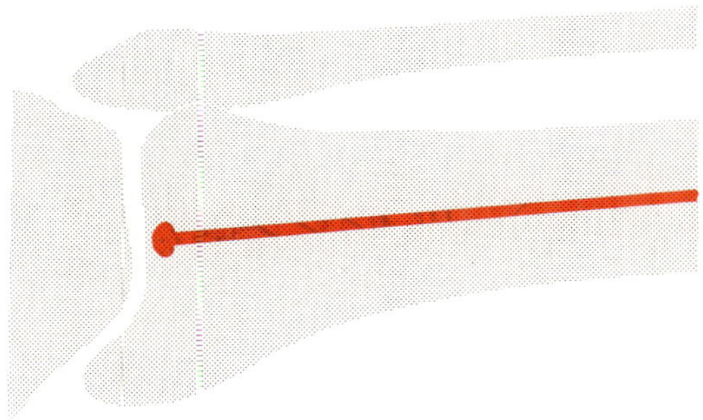

15.**47**
Es ist wichtig, die Spitze des Bohrdornes im distalen Fragment von Anfang an vor allem in der a.-p. Durchleuchtungsebene in der Mitte zu halten. Hat sich die Spitze erst einmal einen falschen Kanal geschaffen, so ist es äußerst schwierig, diese Situation zu korrigieren.

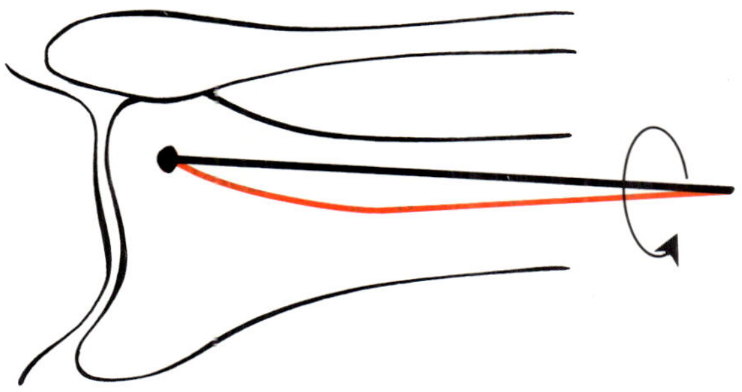

15.**48**
Ist das Dornende doch ausgewandert (meist nach medial), kann eine leichte Drehung die Achse des Dornes oft noch in die Mitte bringen. Aufgebohrt wird nur bis unmittelbar vor die Krümmung des Dornendes, da der Bohrkopf sonst abbricht (s. Abb. 2.**177**).

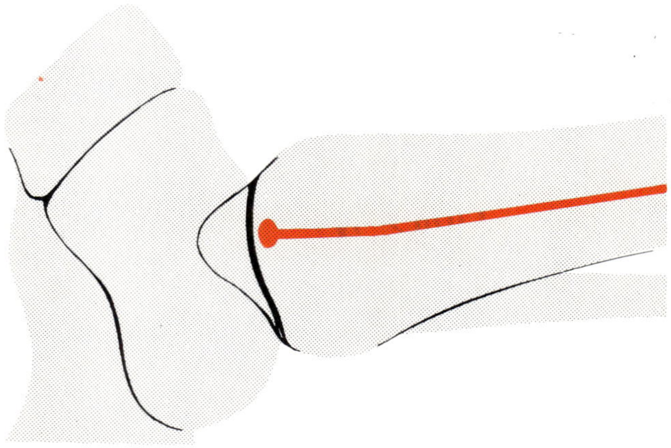

15.**49**
Die Spitze des Bohrdornes und später auch des Führungsstabes soll bis unmittelbar oberhalb der Gelenkfläche reichen. Kontrolle im Bildverstärker.

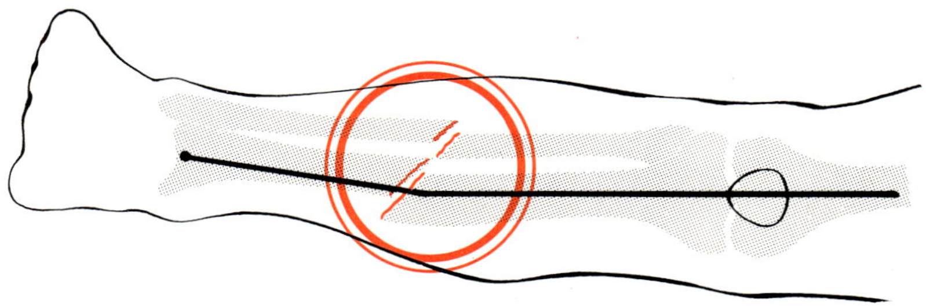

15.**50**
Vor der ersten – für die richtige Nagellage besonders wichtigen – Bohrtour ist die erhebliche Tendenz zur Valgusstellung der Tibia zu berücksichtigen und durch Halten während des Eintreibens des Nagels zu kompensieren.

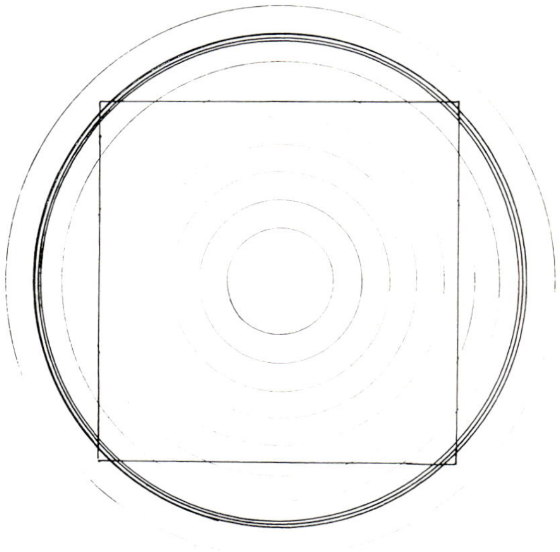

15.**51**
Diese Valgusstellung wird, begünstigt durch das Phänomen einer optischen Täuschung durch das runde Bild des Bildverstärkers, immer unterschätzt.
Weiter s. Abb. 2.**170**–2.**180**.
Distale Frakturen s. Abb. 15.**53** ff, 15.**63** ff, *proximale* Frakturen s. Abb. 15.**6** f u. 15.**59** ff.

Wundschluß

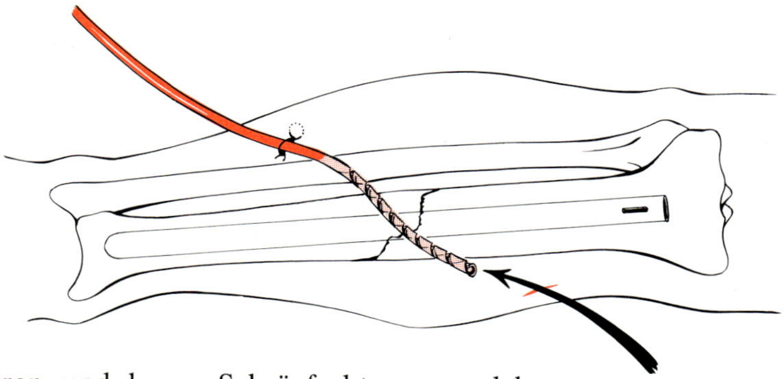

15.**52**
Querfrakturen und kurze Schrägfrakturen, welche gut reponiert sind, sollte man unbedingt mit einer transkutan eingeführten und weit durch die Weichteile geführten Saugdrainage an der Frakturstelle versehen, damit kein subkutanes Hämatom hier liegenbleibt.

Verriegelung

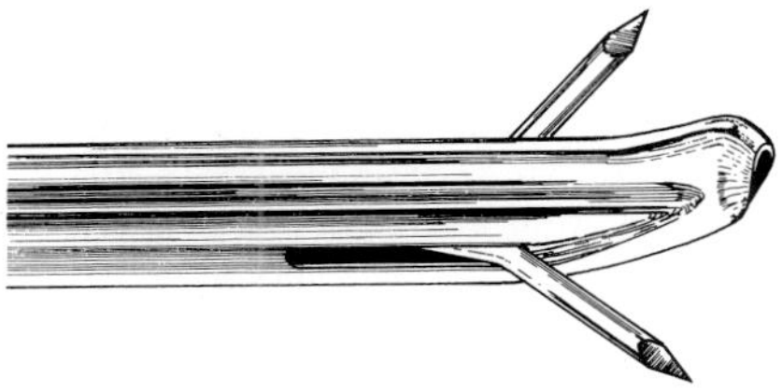

15.**53**
Ist das distale Nagelende sehr kurz, kann, soweit noch alte Nägel vorhanden sind, eine zusätzliche Verankerung mit Ausklinkdrähten vorgenommen werden.

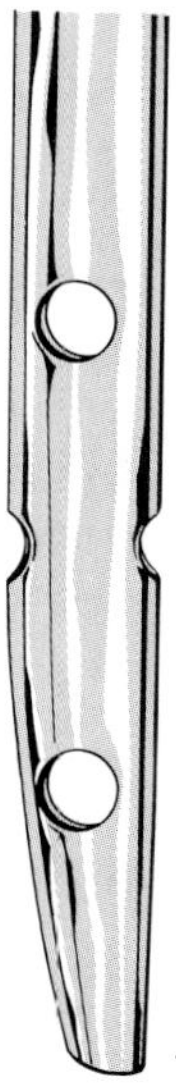
15.**54**

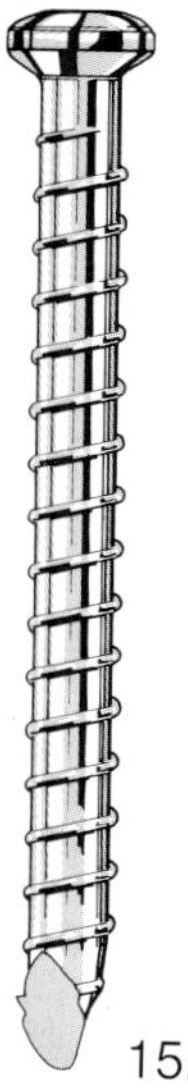
15.**55**

15.**54**
Die neue Nagelform erlaubt eine distale zusätzliche Stabilisierung nur mittels spezieller ...

15.**55**
... Verriegelungsbolzen mit selbstschneidender Spitze und flachem Kopf. In Verbindung mit dem strahlendurchlässigen Winkelgetriebe dürfte die Strahlenbelastung bei diesem Verfahren kaum höher sein.

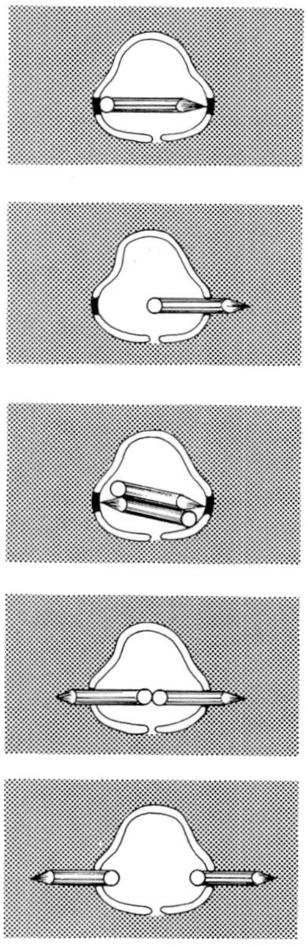

15.**56**
Beim alten Nagel gleiten die an den Enden abgewinkelten Ausklinkdrähte mit ihren Spitzen in den seitlichen Furchen des Nagels und kommen so sicher zu den seitlichen Austrittsschlitzen am Nagelende. Bis zu einer Nageldicke von 10 mm kann man nur einen Ausklinkdraht einbringen.

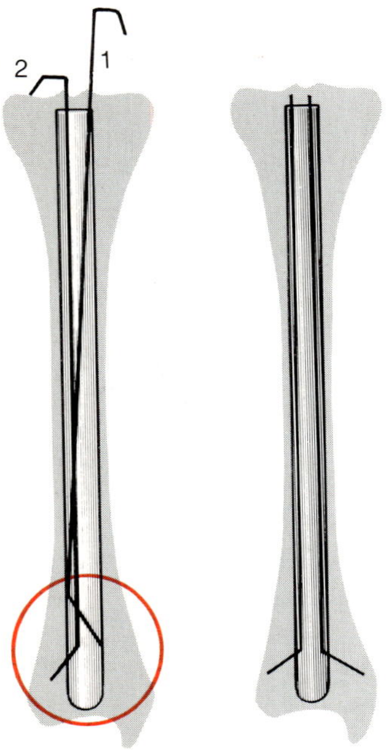

15.**57**
Beim Einsetzen von Ausklinkdrähten kann man die Austrittslöcher am Nagelende leichter finden, wenn man den ersten Nagel zunächst nur soweit vorschiebt, daß man im Röntgenbild dessen Spitze gerade eben außerhalb des Nagelschattens sieht.

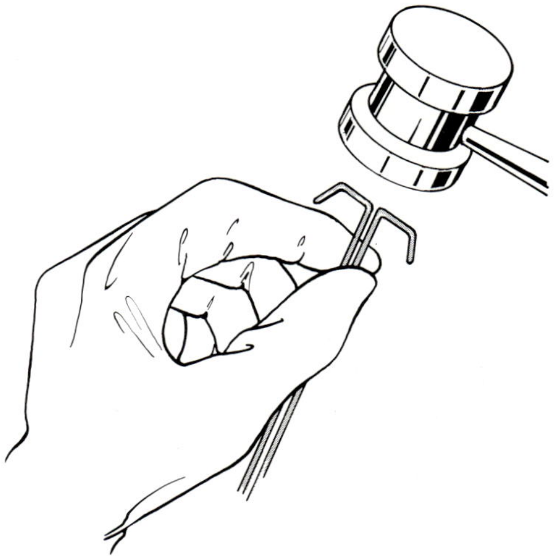

15.**58**
Erst wenn auch die Spitze des zweiten Drahtes gerade eben sichtbar geworden ist, werden beide Drähte zusammen endgültig eingeschlagen

Proximale Verriegelung

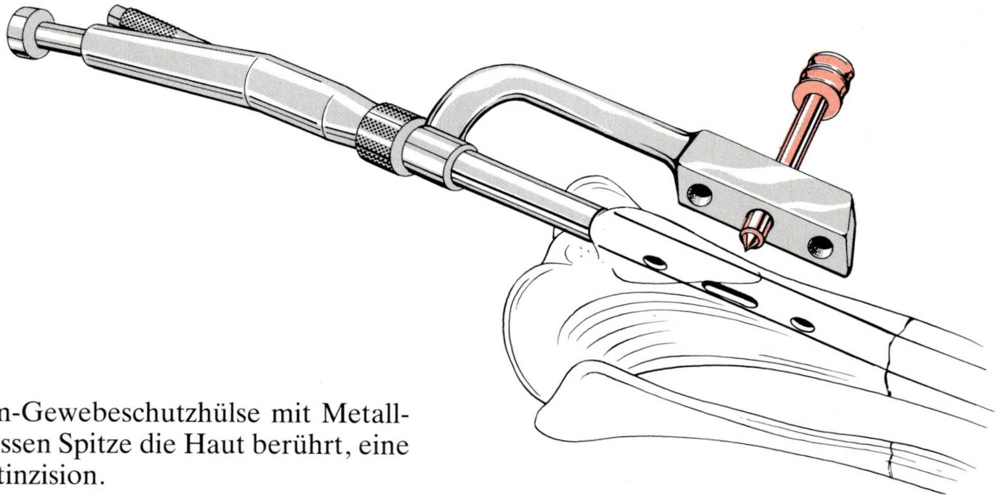

15.**59**
Einsetzen der 8-mm-Gewebeschutzhülse mit Metalltrokar. Dort, wo dessen Spitze die Haut berührt, eine gut 1 cm große Hautinzision.

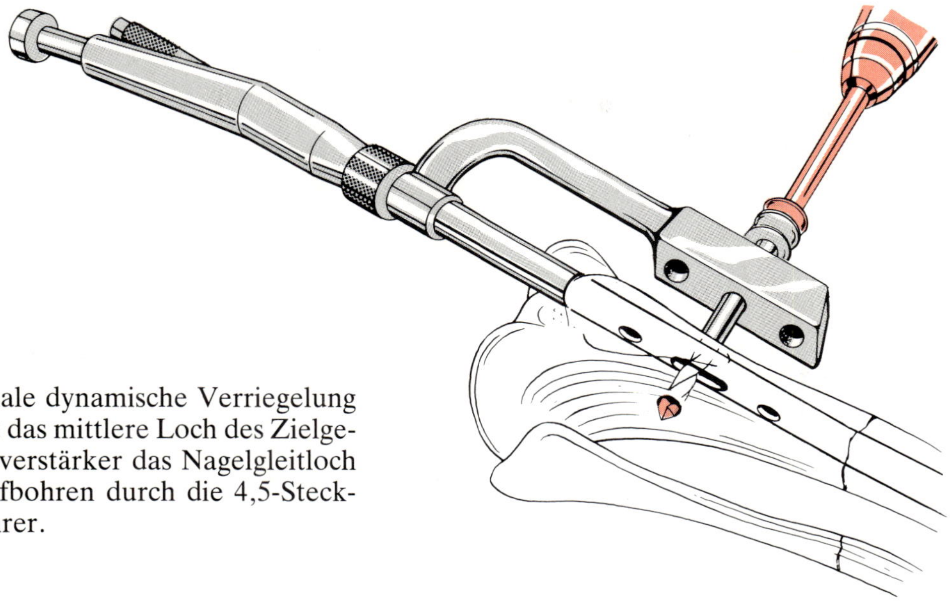

15.**60**
Wenn man eine proximale dynamische Verriegelung anbringen will, so findet das mittlere Loch des Zielgerätes ohne Röntgenbildverstärker das Nagelgleitloch am richtigen Ende. Aufbohren durch die 4,5-Steckbüchse mit dem 4,5-Bohrer.

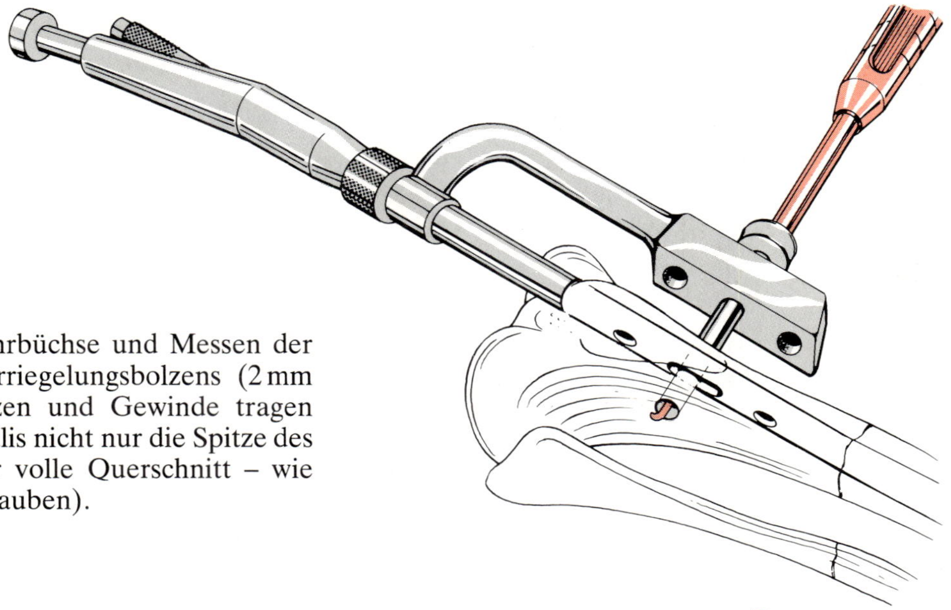

15.**61**
Entfernen der 4,5-mm-Bohrbüchse und Messen der Länge des benötigten Verriegelungsbolzens (2 mm länger als gemessen! Bolzen und Gewinde tragen besser, wenn in der Kortikalis nicht nur die Spitze des Bolzens liegt, sondern der volle Querschnitt – wie auch bei allen anderen Schrauben).

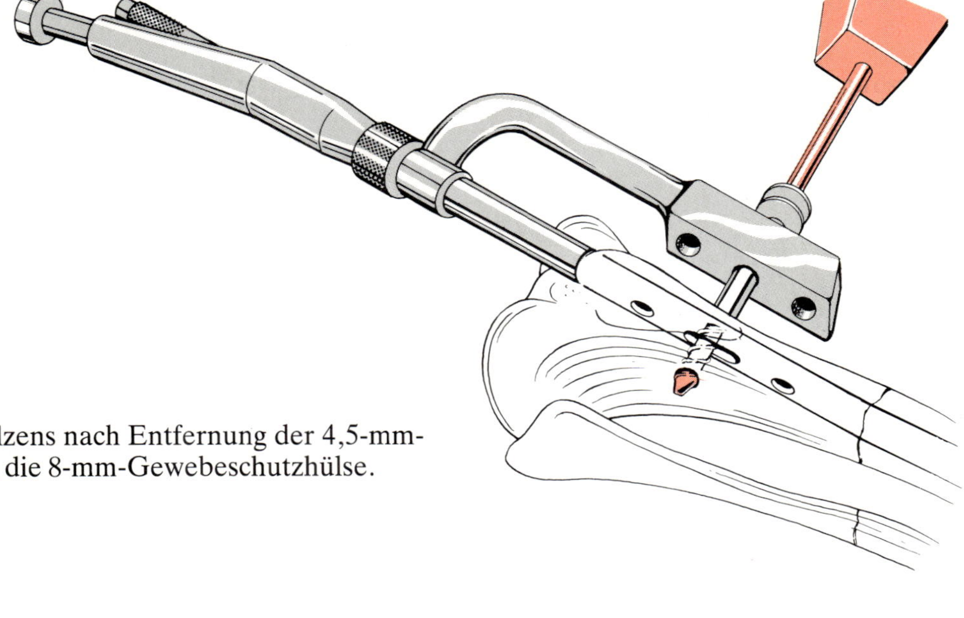

15.**62**
Eindrehen des Bolzens nach Entfernung der 4,5-mm-Bohrbüchse durch die 8-mm-Gewebeschutzhülse.

Distale Verriegelung

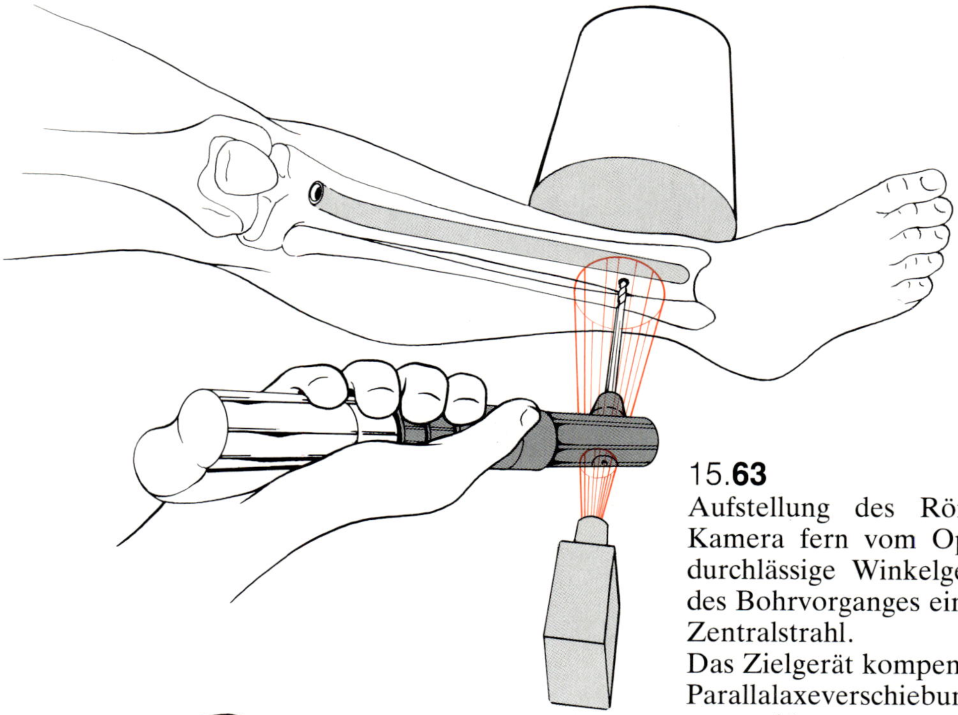

15.**63**
Aufstellung des Röntgenbildverstärkers mit der Kamera fern vom Operationsgebiet. Das strahlendurchlässige Winkelgetriebe erlaubt auch während des Bohrvorganges eine Zielkontrolle ohne Hand im Zentralstrahl.
Das Zielgerät kompensiert bei dieser Aufstellung die Parallalaxeverschiebungen des kegelförmigen Röntgenstrahles.

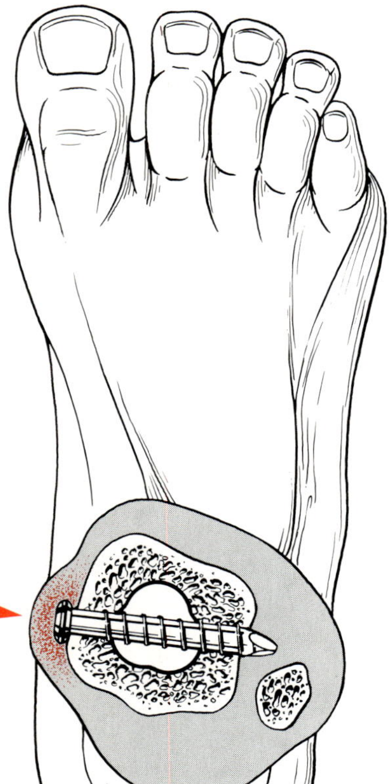

15.**64**
Das Einbringen der Bolzenschraube ist zwar von medial her einfacher, führt jedoch nach Abschwellen der Weichteile auch trotz des abgeflachten Bolzenkopfes gelegentlich zu Weichteilproblemen. Standardzugang also von lateral.

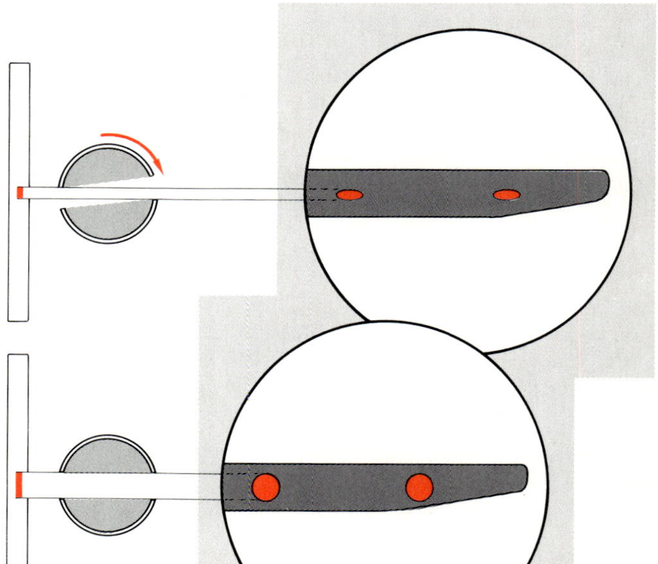

15.**65**
Der Röntgenbildverstärker muß so ausgerichtet werden, daß sich das zu besehende Nagelquerloch kreisrund und in keiner Richtung oval abbildet.

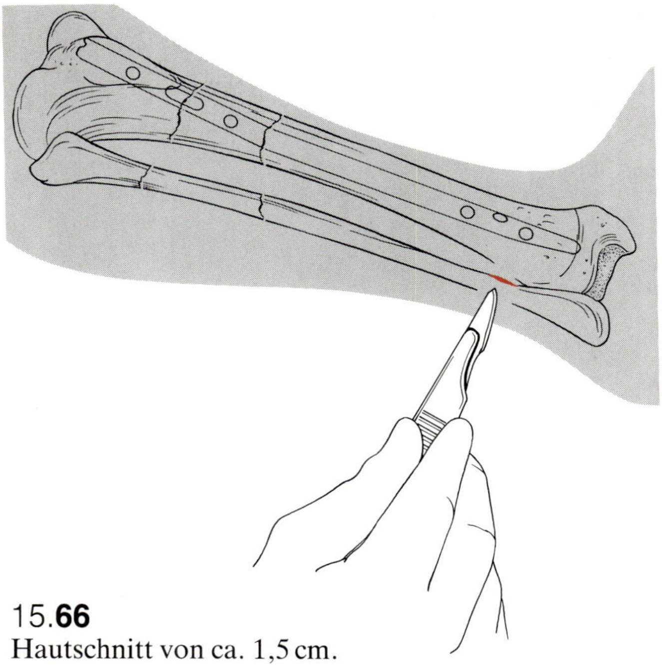

15.**66**
Hautschnitt von ca. 1,5 cm.

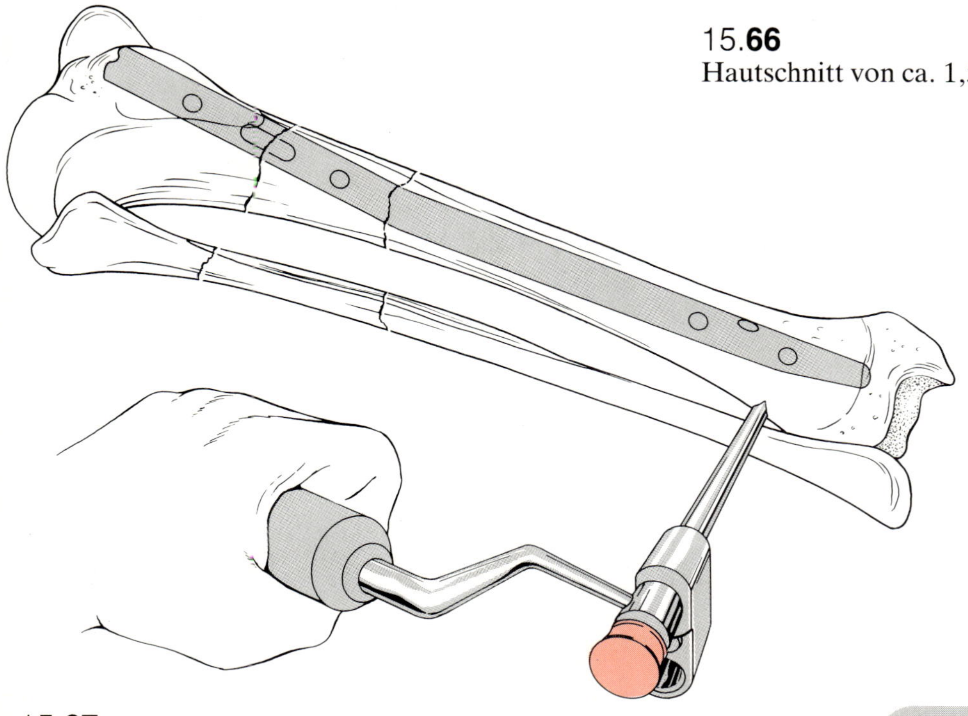

15.**67**
Festes Aufsetzen des Zielgerätes mit Gewebeschutzhülse und spitzem Zentriertrokar auf dem Knochen und Zentrieren der Arbeitsachse durch das Nagelloch. Dabei benötigt man den . . .

15.**68**
. . . Röntgenbildverstärker. Die als Punkt sichtbare Trokarspitze muß sich in das Nagelloch projizieren. Die Zentrierung des Zentrierpunktes im Zielring zeigt eine zum Strahlengang parallele Zielrichtung als Voraussetzung für sicheres Treffen der sich gegenüberliegenden Nagellöcher an.

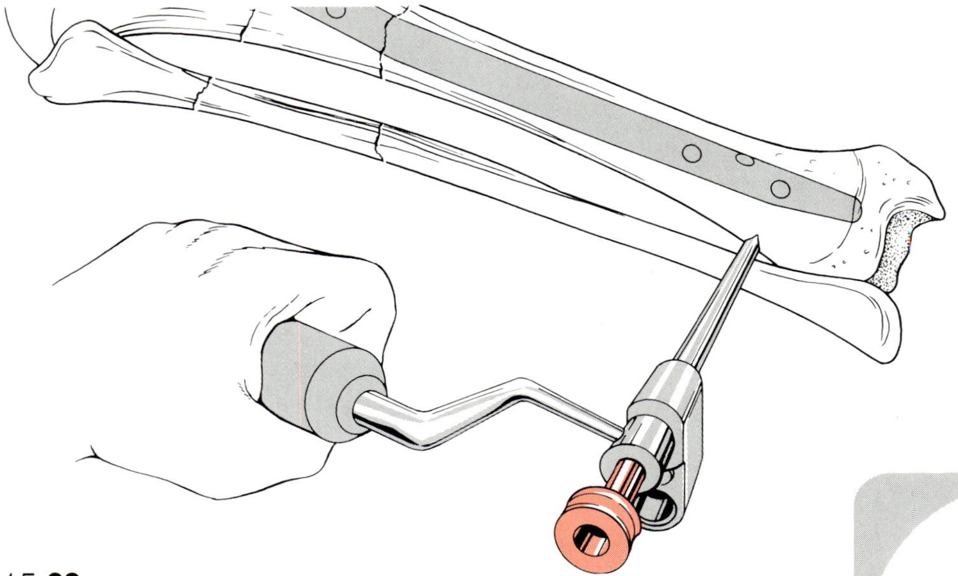

15.**69**
Nach Entfernung des Trokars wird die 4,5-mm-Bohrbüchse in das Zielgerät eingesetzt.

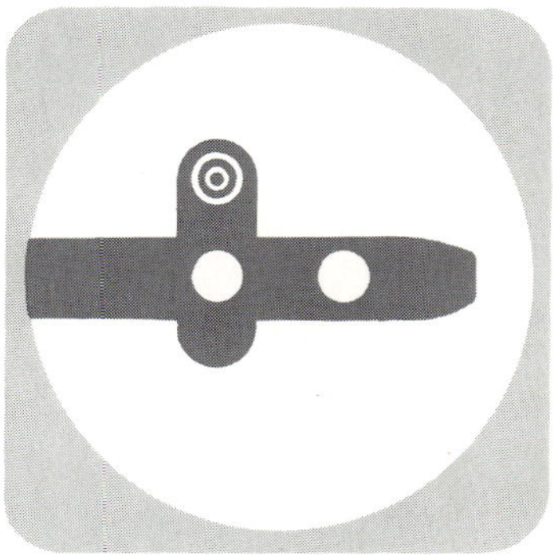

15.**70**
Im Röntgenbildverstärker muß nun, wenn nicht die Position des Zielgerätes verändert wurde, das Nagelloch weiterhin kreisrund zu sehen sein.

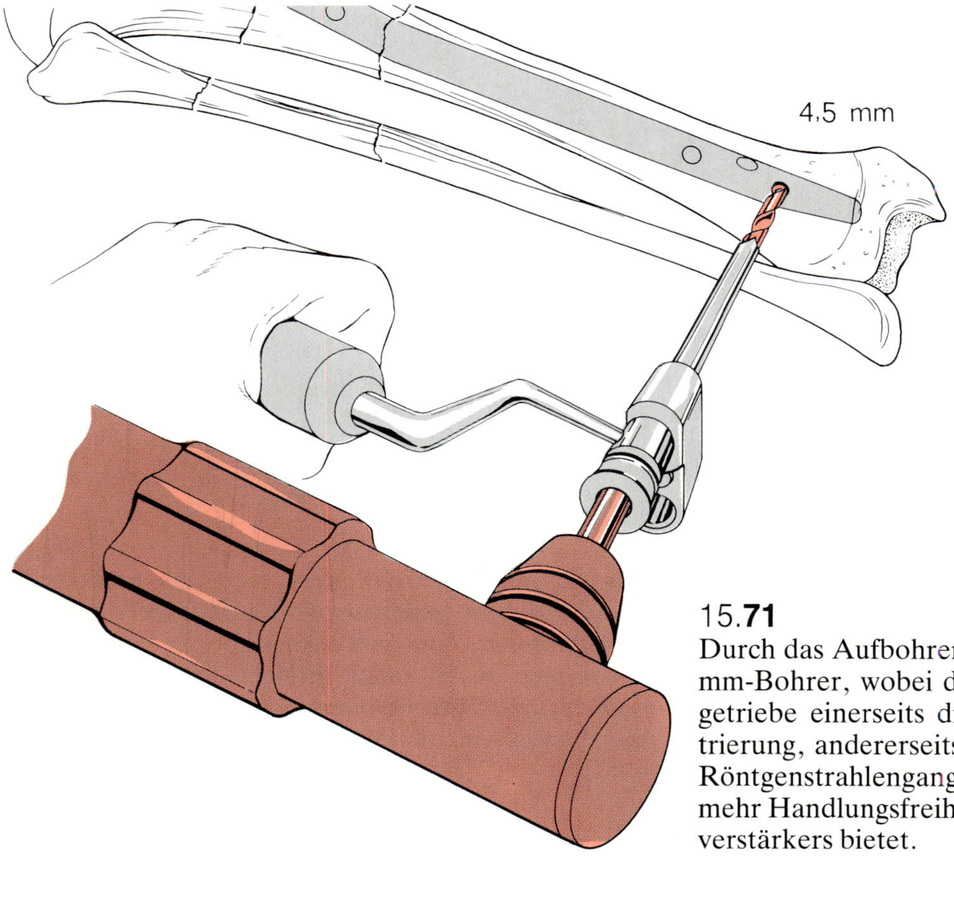

15.**71**
Durch das Aufbohren beider Kortikales mit dem 4,5-mm-Bohrer, wobei das strahlendurchlässige Winkelgetriebe einerseits die Kontrolle der richtigen Zentrierung, andererseits das Freihalten der Hände vom Röntgenstrahlengang erlaubt und nicht zuletzt auch mehr Handlungsfreiheit hinsichtlich des Röntgenbildverstärkers bietet.

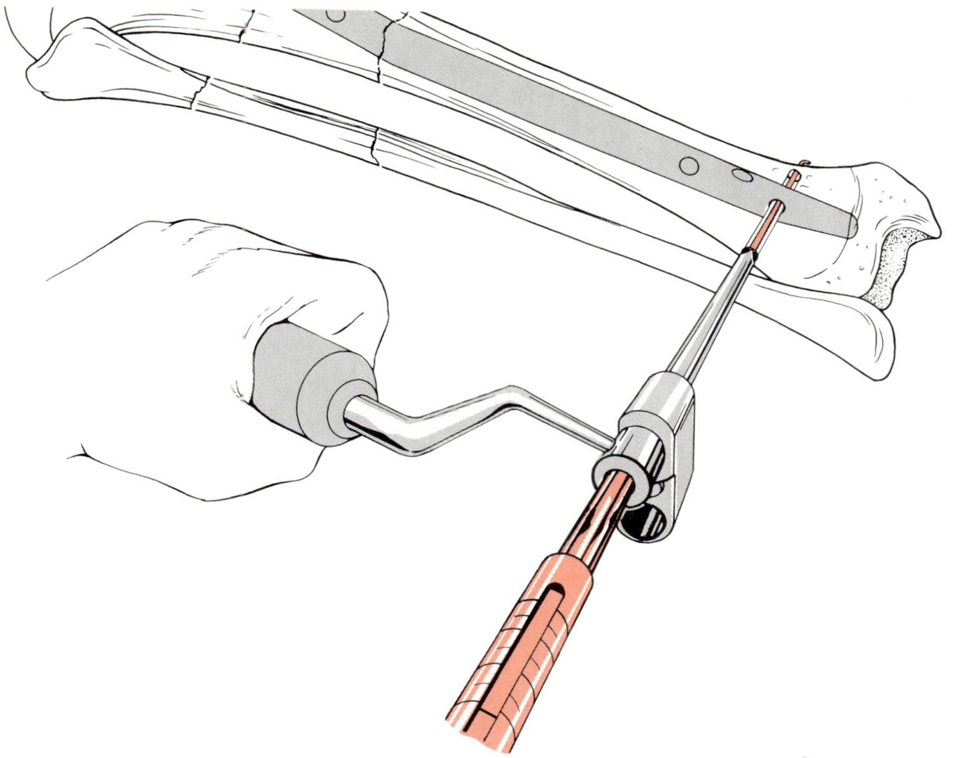

15.**72**
Bestimmung der Schraubenlänge mit dem speziellen Meßgerät. Auch hier, wie allgemein, soll die Schraubenspitze deutlich überstehen. Die Schraubenlänge ist demnach bis zu 2 mm länger als gemessen zu wählen.

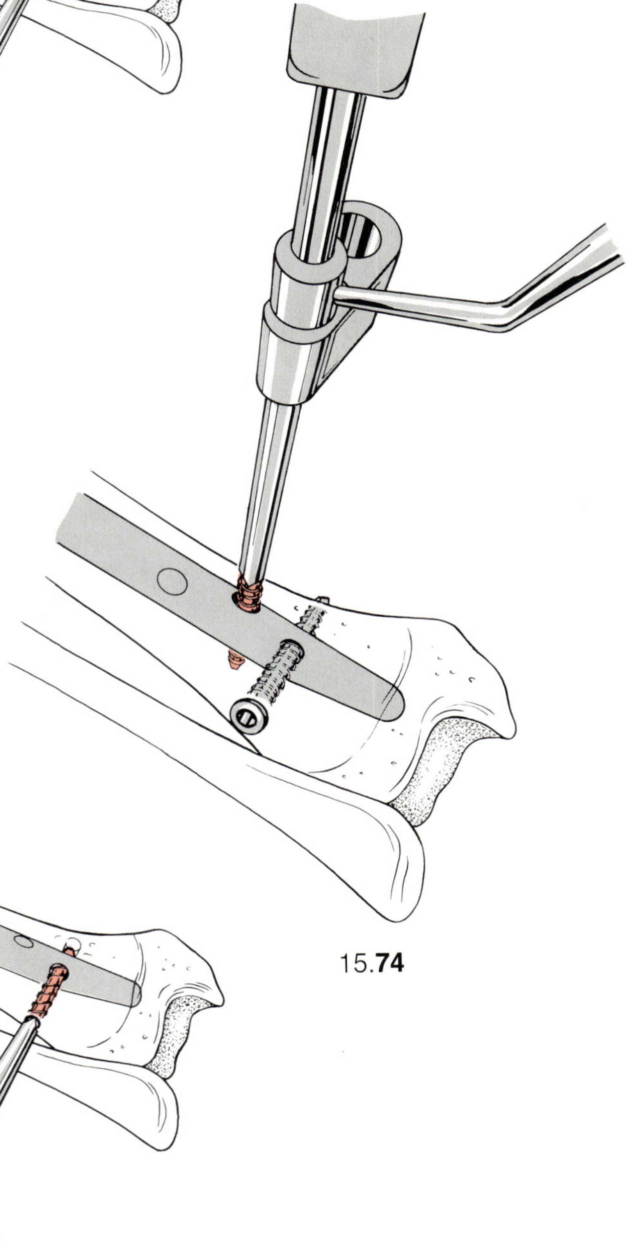

15.**74**

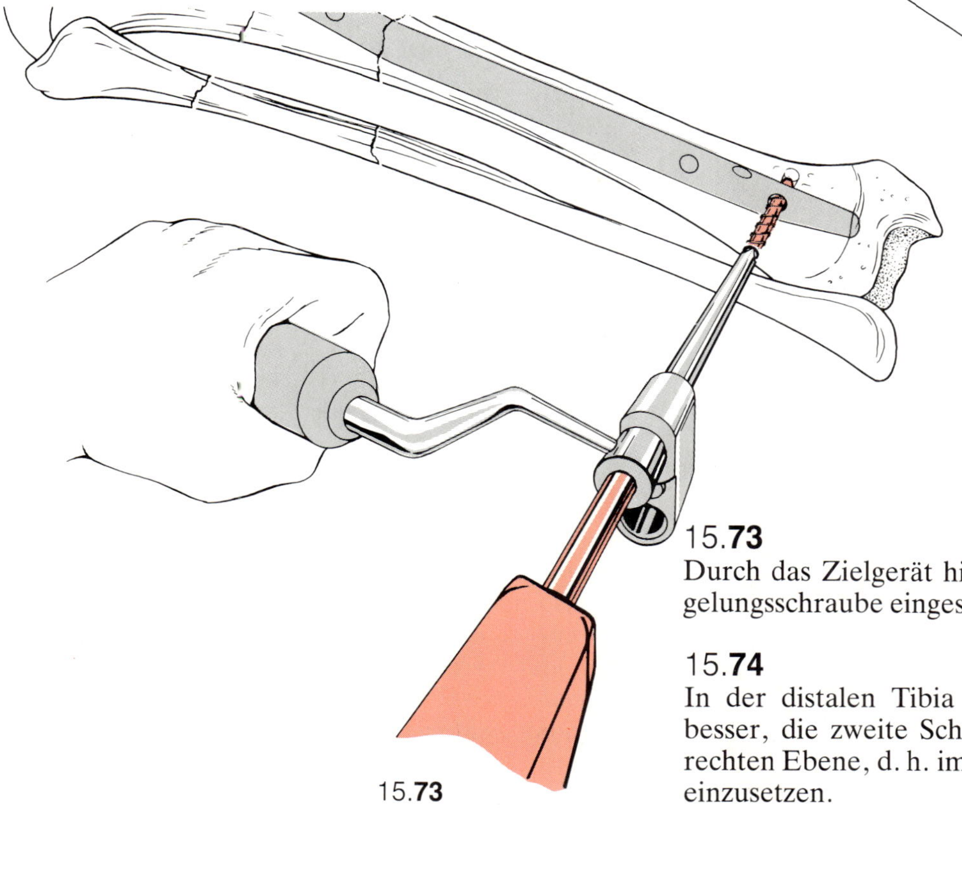

15.**73**

15.**73**
Durch das Zielgerät hindurch wird dann die Verriegelungsschraube eingesetzt.

15.**74**
In der distalen Tibia ist es von der Stabilität her besser, die zweite Schraube in der zur ersten senkrechten Ebene, d. h. im allgemeinen in a.-p. Richtung einzusetzen.

Platte

Verletzungstypen siehe Abb. 15.**1**ff, 15.**8**ff, 15.**20**ff.
Indikation siehe Abb. 15.**1**ff, 15.**8**ff, 15.**20**ff.
Prinzip siehe Abb. 15.**24**.
Lagerung siehe Abb. 13.**17**f (Rückenlage) oder Bauchlage.

Zugang

Vordere Zugänge siehe Abb. 14.**135** (proximal) und Abb. 15.**15**ff (Mitte).

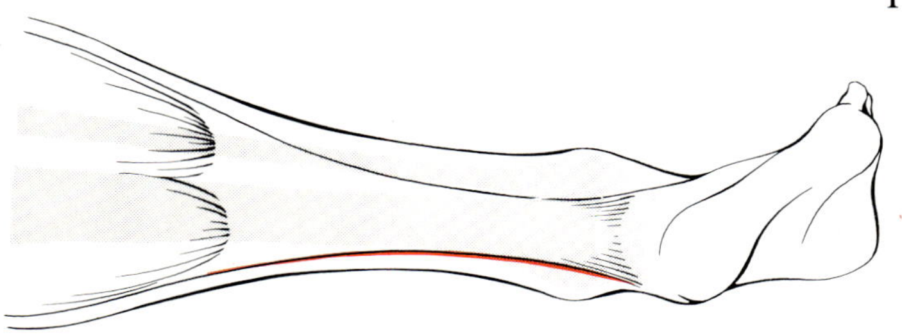

15.**76**
Hinterer Zugang. Hautschnitt medial des Randes der Achillessehne.

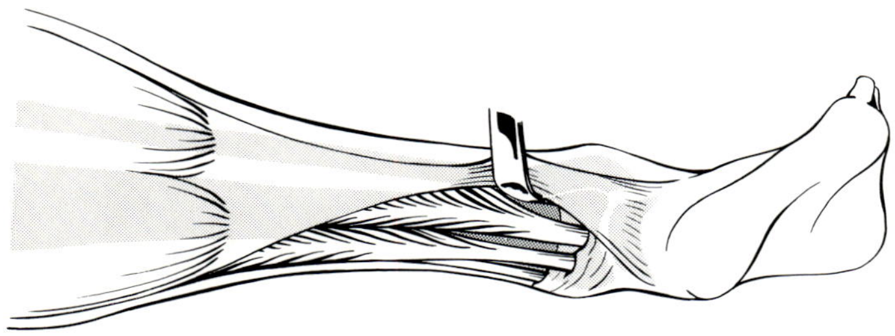

15.**77**
Die Faszie wird zwischen M. flexor hallucis longus (lateral) und M. flexor digitorum longus (medial) durchtrennt.

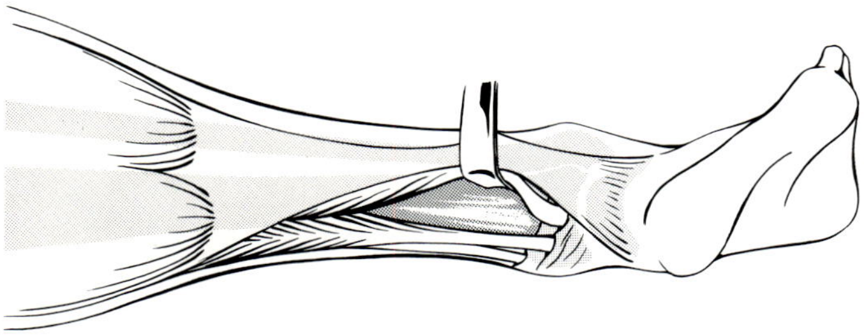

15.**78**
Die Hinterfläche der Tibia wird nach Einsetzen der Haken gut zugänglich. Beim Wundschluß sind keine tiefen Nähte erforderlich, da keine Retinakula durchtrennt wurden.

Taktik siehe S. 28 ff.

Wundschluß

Lediglich Hautrückstichnaht, keine Faszien- oder Subkutannaht. Eine *Faszienspaltung* entsprechend Abb. 16.**2** sollte nur in Ausnahmefällen unterbleiben.

Marknagel – offen

Indikation siehe S. 284.

Prinzip siehe Abb. 2.**159**ff, 15.**1**ff, 15.**8**ff, 15.**20**ff.

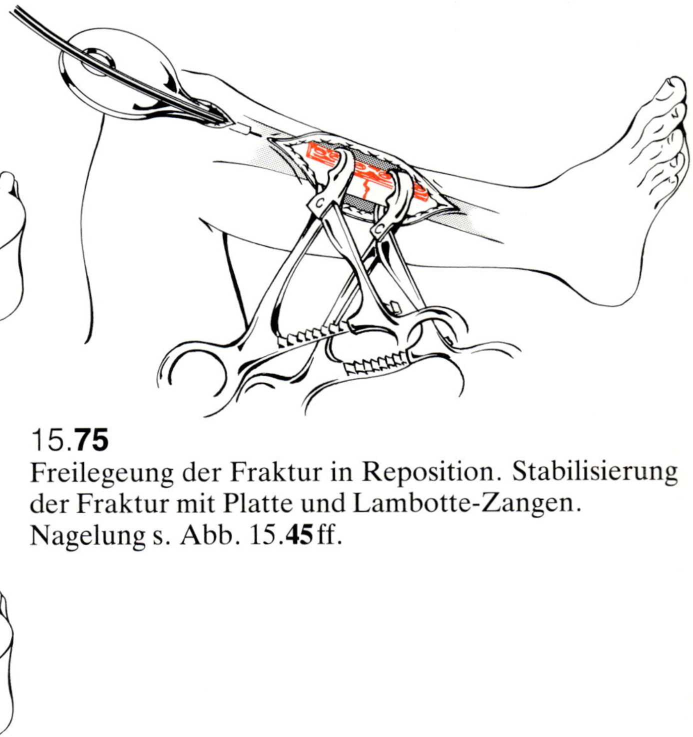

15.**75**
Freilegeung der Fraktur in Reposition. Stabilisierung der Fraktur mit Platte und Lambotte-Zangen.
Nagelung s. Abb. 15.**45**ff.

Achillessehne

Lagerung

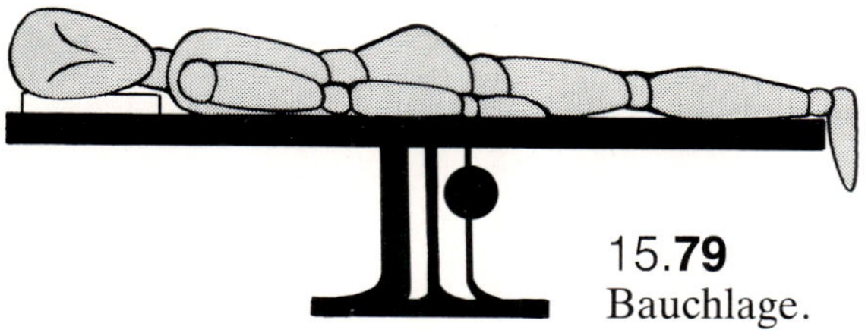

15.**79**
Bauchlage.

Zugang

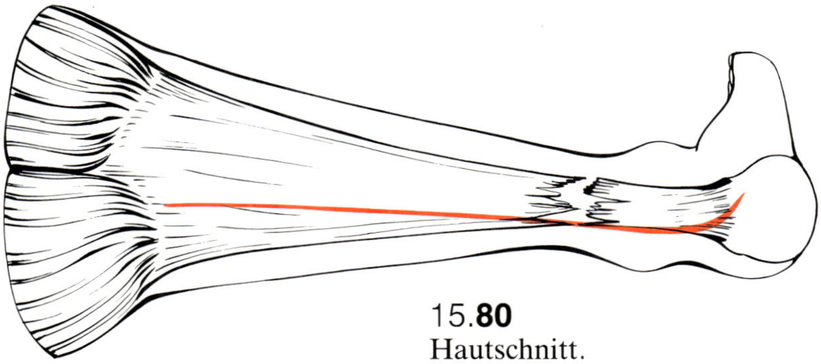

15.**80**
Hautschnitt.

Taktik

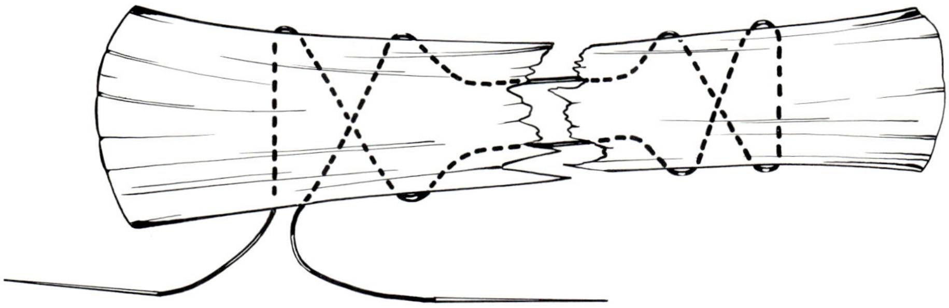

15.**81**
Bunnel-Naht mit nichtresorbierbarem Faden. Beim Anziehen und Knüpfen der Naht Knie beugen und Spitzfuß.

15.**82**
Nachdem evtl. durch einzelne feine zusätzliche Einzelknopfnähte die Sehnenstümpfe gut adaptiert sind, wird von proximal her aus dem oberflächlichen Blatt der mittleren Hälfte der Sehne ein gestielter Lappen geschnitten (meist leichter durchzuführen, bevor die Bunnel-Naht gelegt wird).

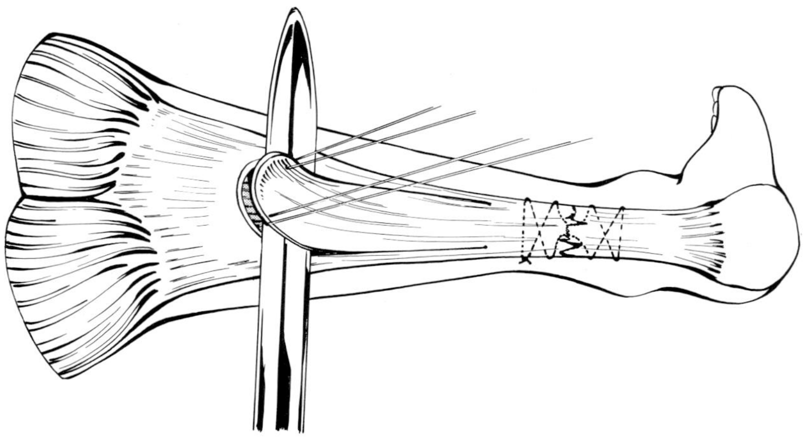

15.**83**
Das Schneiden muß sehr sorgfältig vorgenommen werden, damit der Lappen genügend breit und im oberflächlichen Blatt bleibt. Außerdem muß proximal wenigstens die Hälfte der Sehnenfasern stehenbleiben und der Schnitt parallel zu den Sehnenfasern verlaufen.

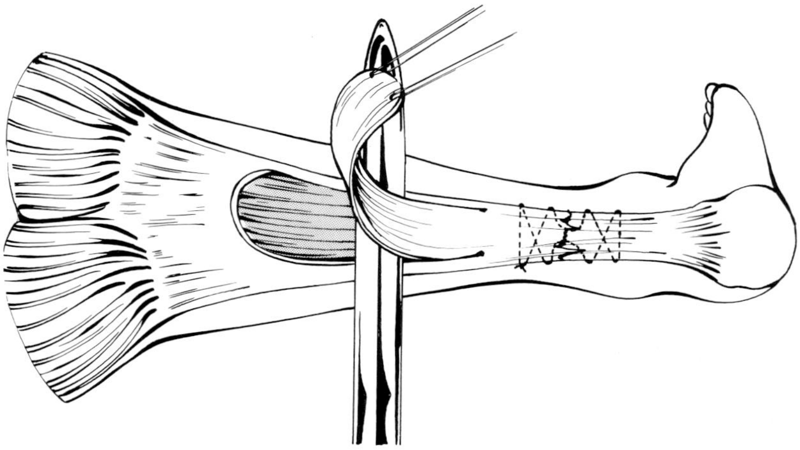

15.**84**
Der Lappen wird distal unter leichter Spannung (Spitzfußstellung!) fixiert (feines Dexon) und . . .

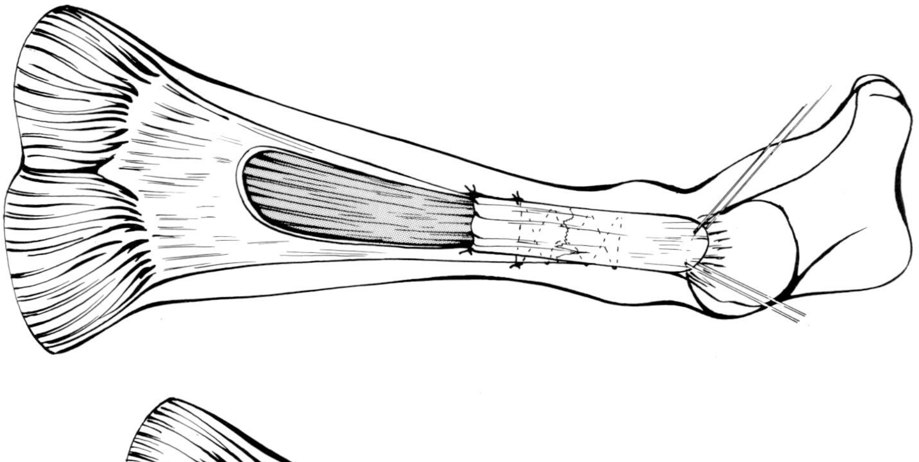

15.**85**
. . . . anschließend die Sehne möglichst gut einhüllend über die Sehnennahtstelle gesteppt oder geklebt, der proximale Spalt geschlossen.

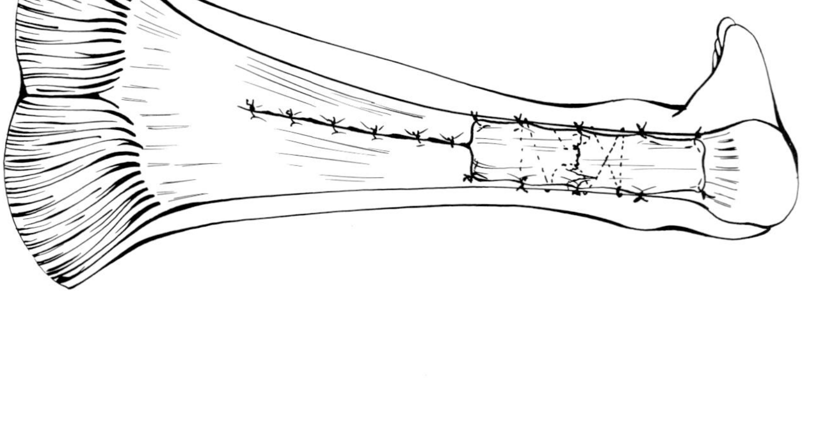

15.**86**
Beim Wundschluß wird das peritendinöse Gleitgewebe mit feinsten Nähten wieder sorgfältig über der Sehne geschlossen. Hautnaht.

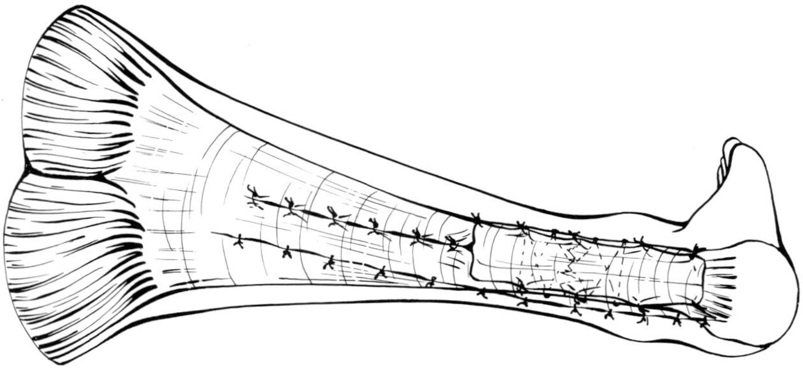

Nachbehandlung

15.**87**
Zwei Wochen Oberschenkel-Liegegips in Kniebeugung und Spitzfuß, auf Schiene hochgelagert.

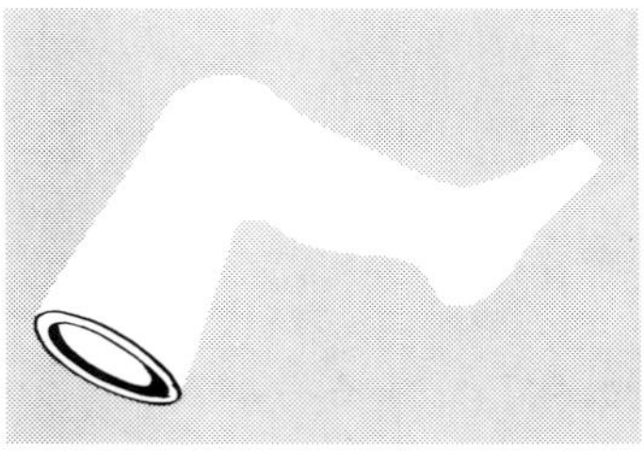

15.**88**
2 Wochen Unterschenkel-Liegegips in Spitzfußstellung, Aufstehen an Unterarmgehstützen.

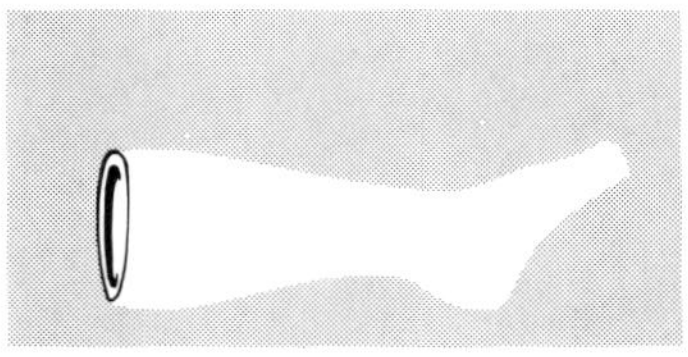

15.**89**
Zwei Wochen Unterschenkel-Gehgips in Fußmittelstellung.

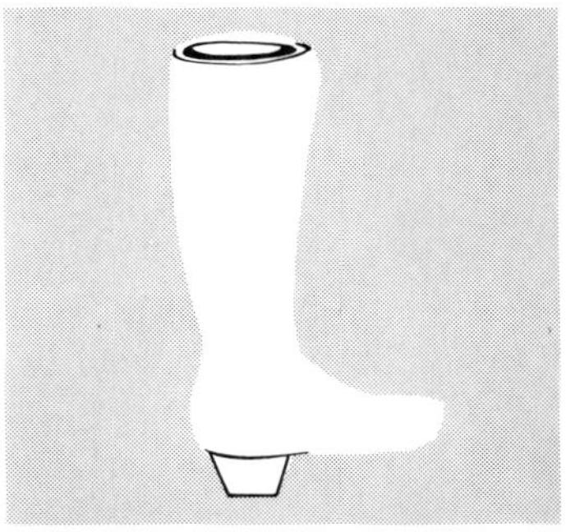

15.**90**
Drei bis vier Wochen Absatzerhöhung beidseits ca. 1–2 cm.

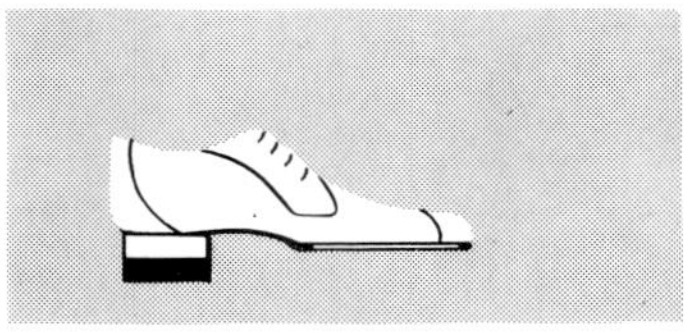

16. Kompartmentsyndrom

Allgemeines

Da in den Kapillaren ein Druck von ca. 30–40 mmHg herrscht, führt jede Steigerung des Außendruckes ab diesem Wert (z. B. in einer Faszienloge durch Hämatom und Ödem) zum Aufhören der kapillären Durchblutung. Die Zeit, für welche eine solche Situation vom Gewebe ohne irreversible Schäden ertragen wird, entspricht etwa der Zeit der zulässigen Blutsperre.

Vorkommen: überall, wo feste Faszienbinden vorhanden sind: Finger, Hand, Unter-, Oberarm, Ober-/Unterschenkel, Fuß u. a.

Prophylaxe

Im Frühstadium können konservative Maßnahmen noch erfolgreich sein:

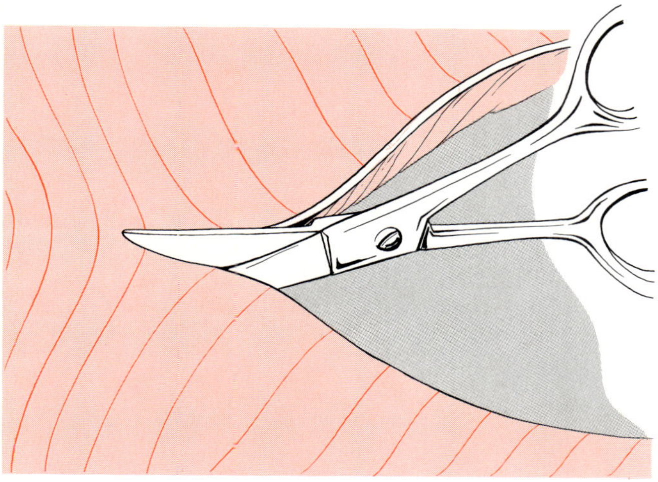

16.**1**
Zirkuläre Verbände beseitigen (elastische Binden, Gipse, Wickelungen in Gipsschalen oder auf andere Schienen). Allein das weite Spalten eines Gipsverbandes vermindert den Druck in der Tibialis-anticus-Loge um 30%. Das Entfernen des Gipses kann den Druck auf bis zu 15% des Ausgangsdruckes reduzieren.

16.**3**
Anheben des arteriellen Mitteldruckes (aggressive Schockbehandlung).

16.**4**
Lokale Kälteanwendung zur Verzögerung von Schäden durch die Mangeldurchblutung.

Keine medikamentöse Beeinflussung möglich, da die Substanzen nicht mehr an den Ort kommen.

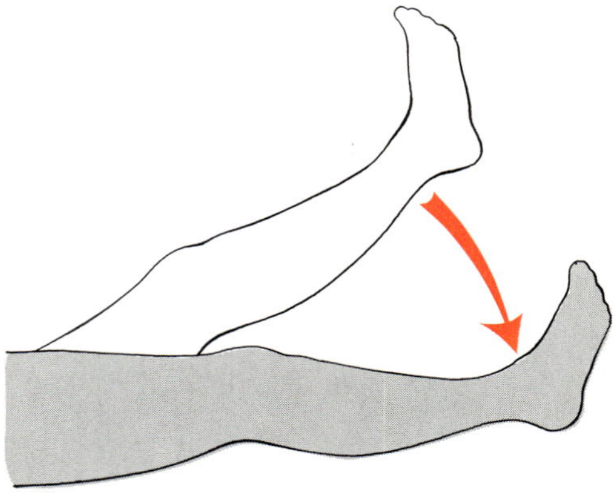

16.**2**
Flachlagern (allgemeine Regel: Hüft-, Kniegelenk und Ferse etwa Höhe Vorhof). Dadurch erreicht man vorübergehend eine Vergrößerung der Druckdifferenz im arteriellen und venösen Schenkel, also ein besseres Druckgefälle. Wirksam allerdings nur, solange Endstrombahn und Arteriolen noch offen sind.

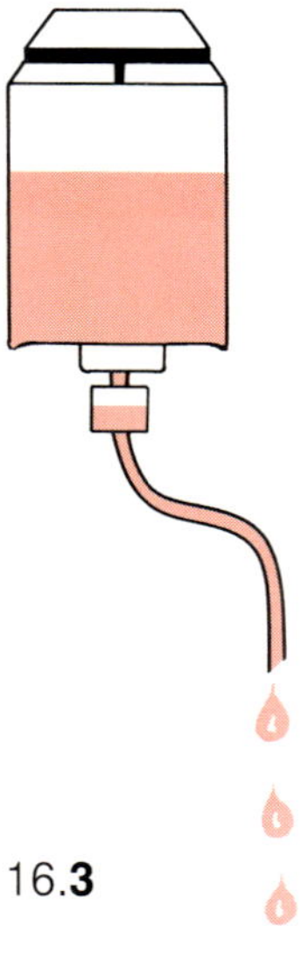

16.**3**

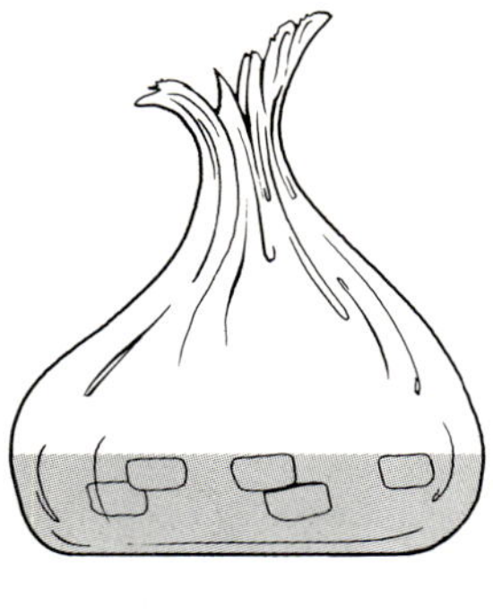

16.**4**

Indikation

Prophylaktische Spaltung der Faszien im Verlauf einer geplanten Operation (z. B. bei Tibiakopffrakturen, Pilon-tibial-Frakturen). Hier evtl. Spaltung nur einzelner Logen.
Zur Behandlung grundsätzlich Eröffnung aller Logen.

Technik

- Keine Blutsperre,
- Spaltung aller Logen,
- keine Nähte, auch nicht Hautnähte. Hautnähte führen sehr häufig und genauso wie lediglich unilaterale Inzisionen sekundär zu erneuter Kompression, nun durch die Haut. Dies wird auch als Rebound-CS bezeichnet.

Vorderarm

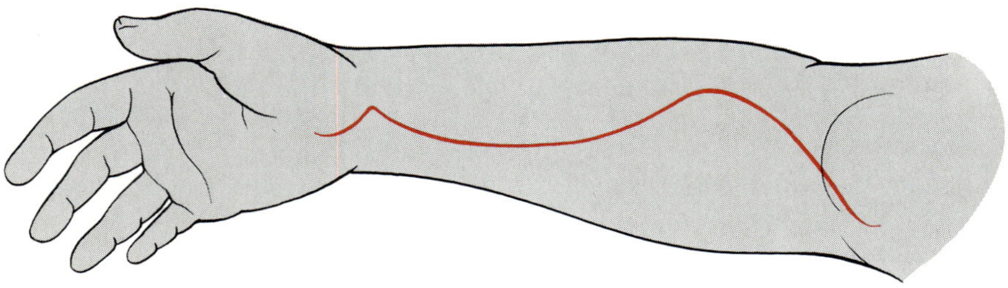

16.5
Es gibt eine volare und eine dorsale Loge, beide sind zu eröffnen. Hautinzision volar, . . .

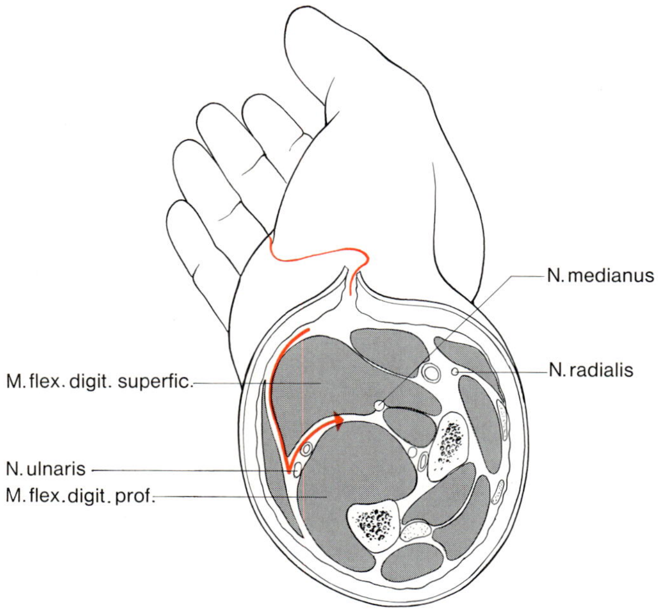

16.6
. . . von welcher aus sowohl der N. medianus als auch tiefe Beugerloge dargestellt bzw. eröffnet, . . .

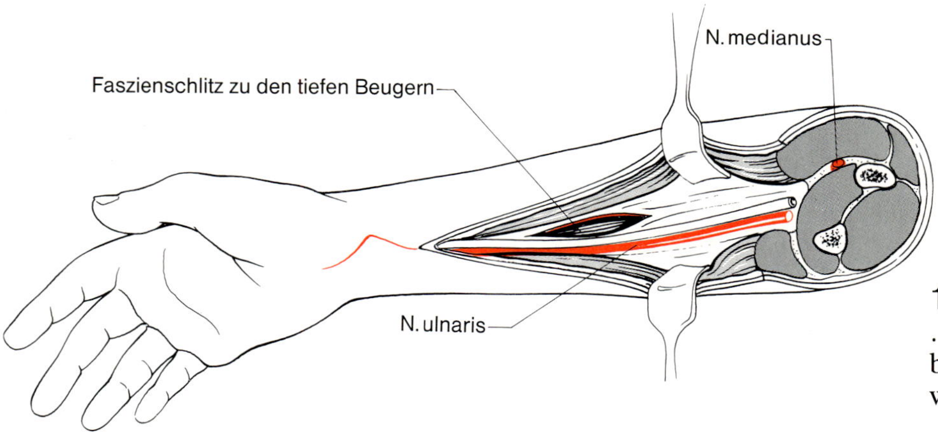

16.7
. . . ebenso aber auch Lacertus fibrosus und Karpaltunnel erreicht werden können.

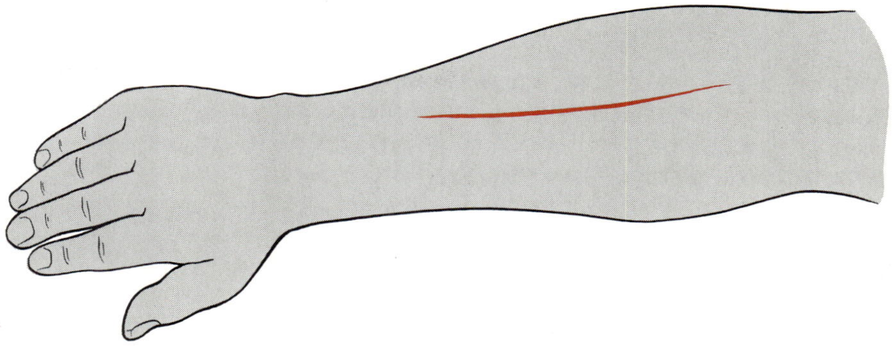

16.**8**
Dorsal genügt eine Längsinzision über der Streckermuskulatur.

Unterschenkel

Diagnose

Daran denken! Engmaschige klinische Kontrolle. Keine Schmerzmittel!

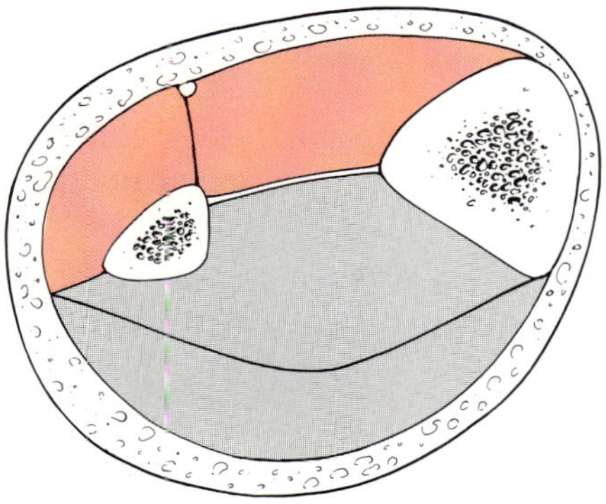

16.**9**
Vordere Loge („Tibialissyndrom"): Lähmungserscheinungen *wie bei Peroneuslähmung* (bei abortiven Fällen oft einziges Zeichen), steinharte Muskelloge, unerträglicher Muskelschmerz solange, bis Nekrose der Muskulatur eingetreten ist.

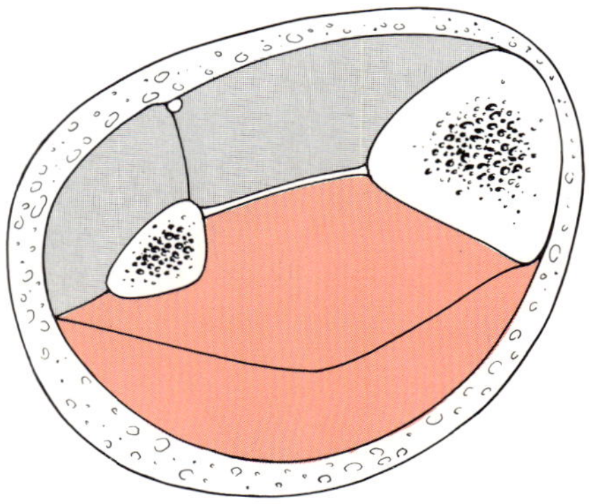

16.**10**
Hintere Logen: Schmerz, Spitzfußstellung, Schmerzsteigerung bei Dorsalflexion des Fußes, prall gefüllte bis steinharte hintere Muskelloge. Anfangssymptome *wie bei tiefer Venenthrombose.*

Technik

Die bilaterale Dekompression erfolgt durch eine dorsolaterale und eine mediale Inzision.

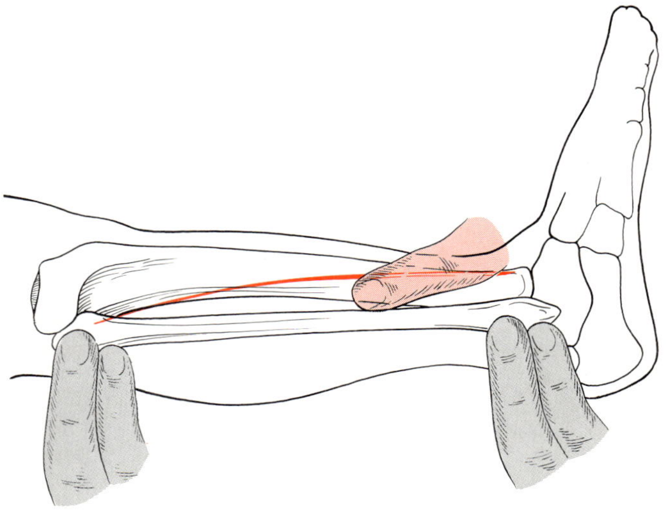

16.**11**
Die Inzision liegt distal etwa 1 QF vor der Fibula und läuft proximal auf die Fibulaspitze. Sie muß weiter dorsal liegen als die Inzision zum anterolateralen Zugang für eine Osteosynthese, damit die laterale Fibulaloge zugänglich wird.

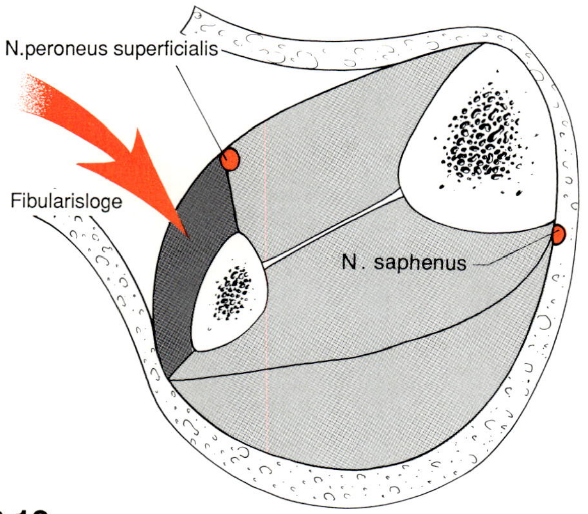

16.**12**
Auf der Lateralseite ist der N. peroneus superficialis *unter der Faszie* gefährdet. Man vermeidet seine Verletzung, indem man (entgegen dem sonst üblichen Zugang für z.B. Plattenosteosynthesen) folgendermaßen vorgeht:

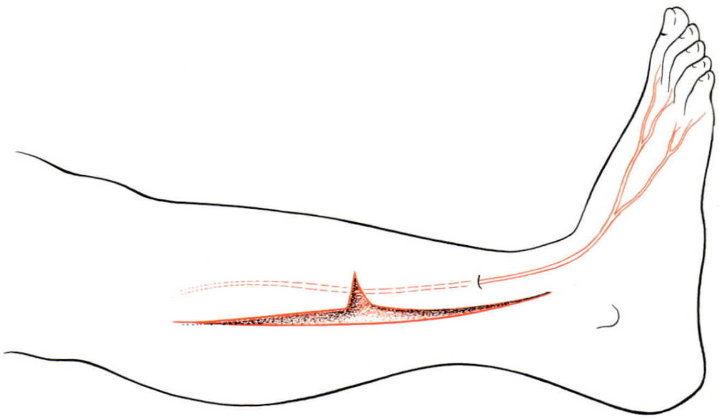

16.**13**
Wenn man mittels einer queren Inzision in die Faszie den Nerv an einer Stelle darstellt, ...

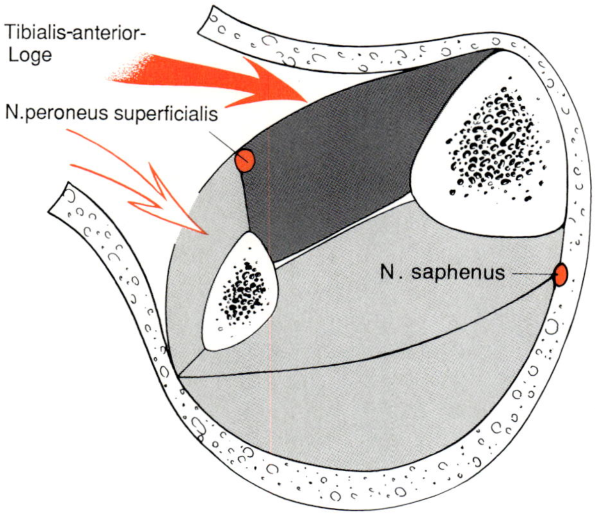

16.**14**
... erreicht man zunächst leicht die dorsal gelegene Fibularisloge.

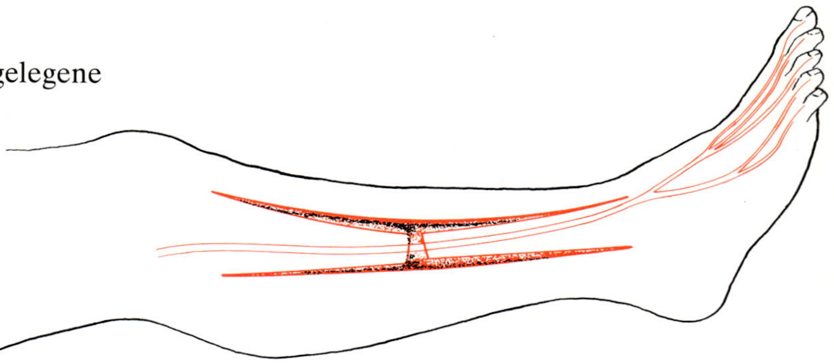

16.**15**
Mit der Identifikation des Nervs hat man gleichzeitig das vordere Septum intermusculare.

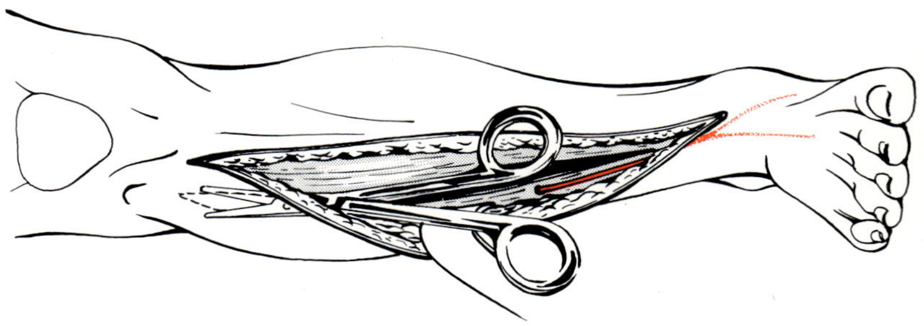

16.**16**
Vor dem Septum intermusculare kann dann das vordere Kompartement ohne Gefährdung des Nervs eröffnet werden. Der Schnitt erfolgt durch das Verschieben der leicht geöffneten Schere.

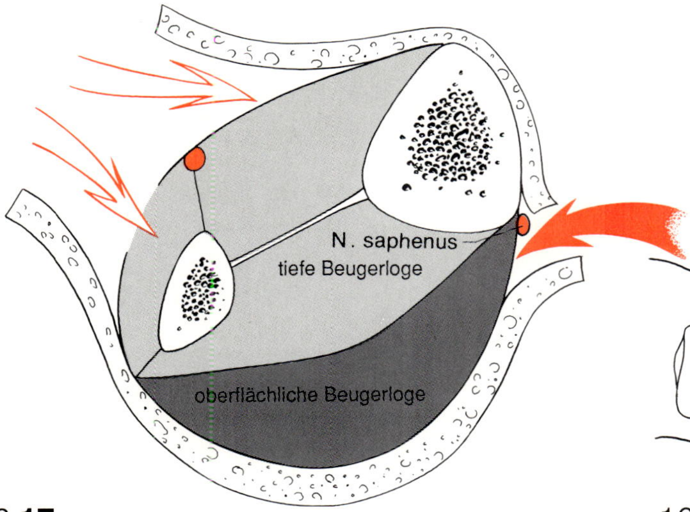

16.**17**
Auf der Medialseite soll man die V. saphena magna und den N. saphenus, beide *auf der Faszie liegend,* schonen.

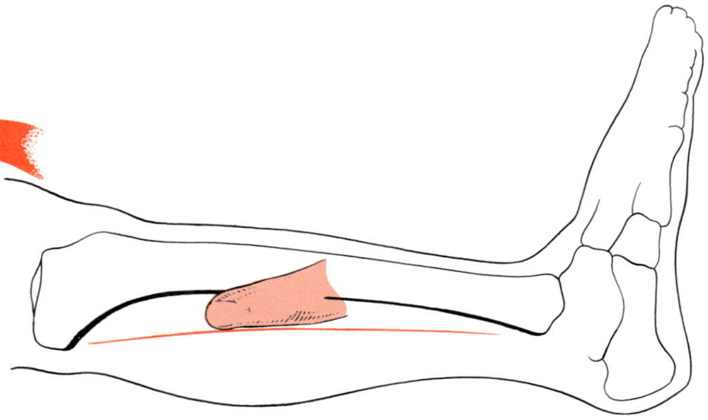

16.**18**
Die Haut- und Faszieninzision liegt 1 QF hinter der tastbaren Tibiahinterkante.

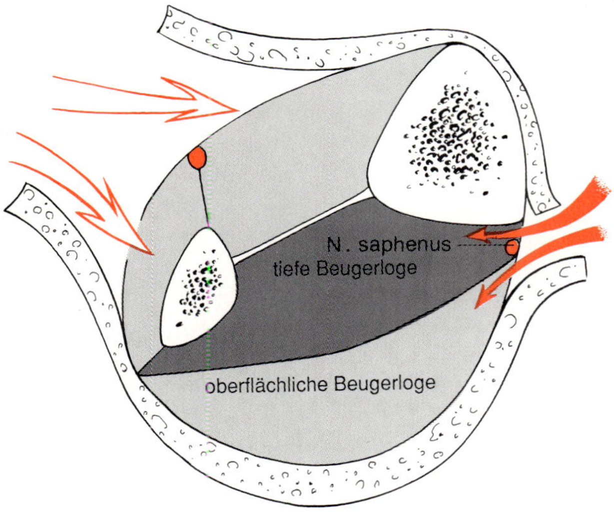

16.**19**
Die tiefe Beugerloge erreicht man gefahrlos, wenn man hart an der hinteren Tibiakante und -fläche bleibt, wobei man den M. soleus von der medialen Tibiakante meist scharf ablöst. Wenn man sich wirklich immer dicht am Knochen hält, ist eine Verletzung der A. tib. posterior nicht zu befürchten.

Peri- und postoperative Komplikationen

Die häufigste und folgenreichste ist die ungenügende Inzision, meist in der Länge. Wird der Muskelschmerz nicht beseitigt, ist die Indikation zu erneuter Fasziotomie weit zu stellen.
Ebenso, wenn man eine Seite schont und versucht, von einem einzigen lateralen Zugang aus alle 4 Logen zu eröffnen. Das ist zwar durchaus möglich, berücksichtigt aber nicht das neben der Faszie ebenfalls sehr leicht zu Kompression führende Element Haut.
Auch eingetrocknete Verbände können zum Rebound-Kompartmentsyndrom führen.

Nachbehandlung

- Keine zirkulären Verbände.
- Kein Hochlagern, evtl. antiphlogistische Behandlung.
- Frühe Mobilisierung.
- Nach wenigen Tagen mit Rückgang des Ödems mit Klammerpflaster Wunden verkleinern.
- Meist sekundäre Wundnaht in der 2. Woche, sonst Spalthautdeckung.

Entscheidend für die Prognose ist der Zeitpunkt der Dekompression.

Fuß

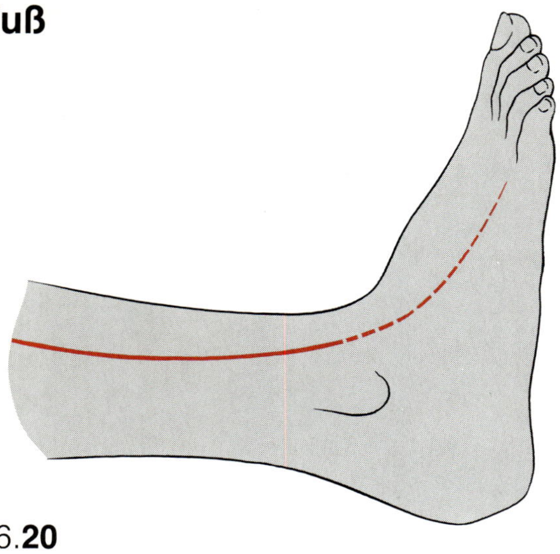

16.**20**
Wesentliche Ursache ist hier weniger eine kräftige Faszie als die Haut. Der Zugang ist dorsolateral und sollte immer auch eine Spaltung des Retinaculum tendinum einschließen. Bei plantarer Druckerhöhung sind seitliche Inzisionen jeder plantaren vorzuziehen. Meist ist die Dekompression Teilmaßnahme eines entsprechenden Eingriffes am Unterschenkel.

17. Oberes Sprunggelenk

Allgemeines

Anatomie

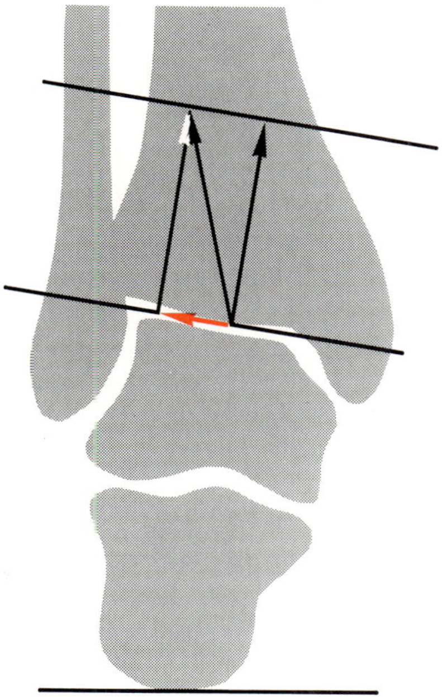

17.**1**
Bei Belastung des Gelenkes ist die Kraft immer gegen das distale Tibiofibulargelenk gerichtet.

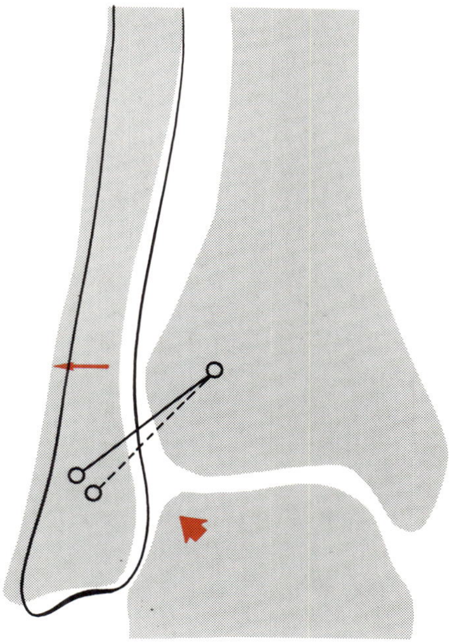

17.**2**
Das Syndesmoseband erlaubt trotz seiner eigenen Undehnbarkeit ein gewisses Federn des Außenknöchels aufgrund des schrägen Faserverlaufes. Dadurch werden die Bewegungen im oberen Sprunggelenk erst möglich (s. Abb. 18.**1**).

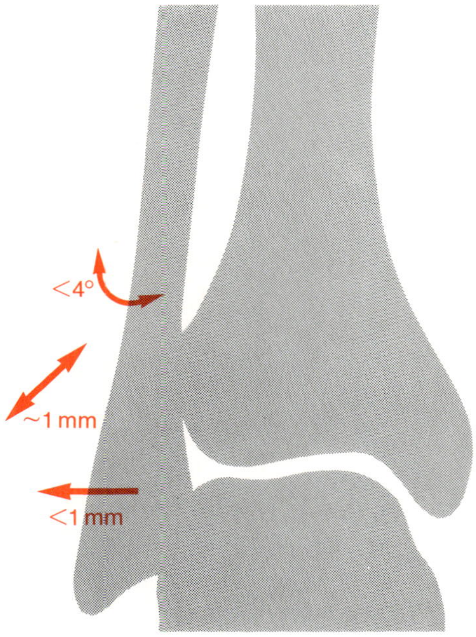

17.**3**
Bewegungsausschläge in der fibulotibialen Syndesmose.

Verletzungstypen

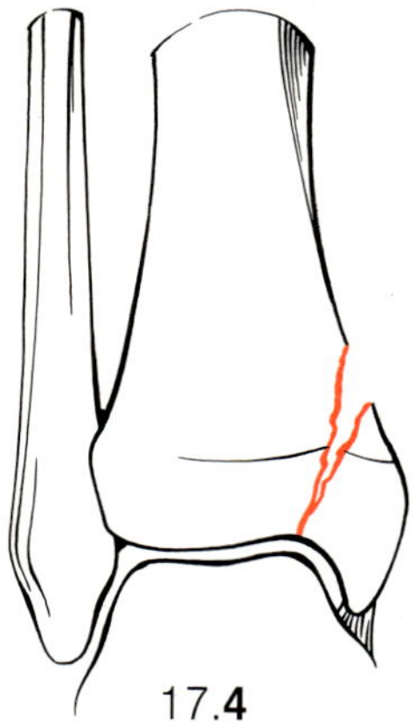

17.4

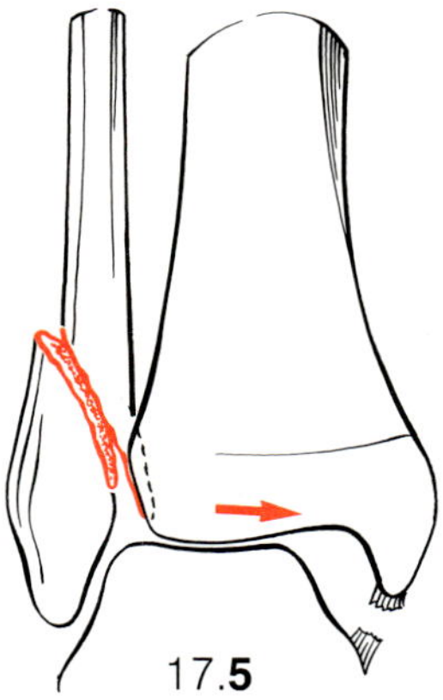

17.5

17.**4**
Innenband oder Innenknöchel: Bei isolierten Frakturen des medialen Knöchels entsteht sehr selten eine Subluxation im Tibiotalargelenk, da die Fibula allein ausreichend Halt gibt.

17.**5**
Außenband oder Außenknöchel: Bei isolierter Fraktur des Außenknöchels entsteht fast regelmäßig eine Subluxationsstellung im Tibiotalargelenk. Meist reißt jedoch auch das mediale Seitenband mit ab und muß genäht werden.

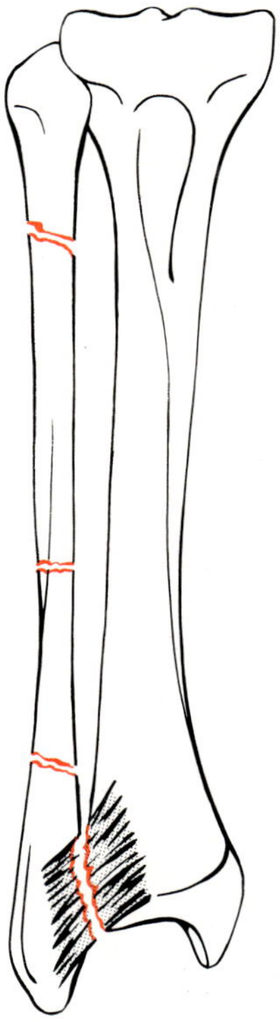

17.**6**
Sprengung der *vorderen Syndesmose:* Fast immer kombiniert mit (hoher) Fibulafraktur. Eine Syndesmosenverletzung ist sowohl ohne Fraktur der Fibula als auch bei jeder Frakturlokalisation oberhalb der Syndesmose an der Fibula möglich. Man muß also in jedem Fall nach einer Verletzung der Syndesmose fahnden, d. h. diese intraoperativ darstellen.

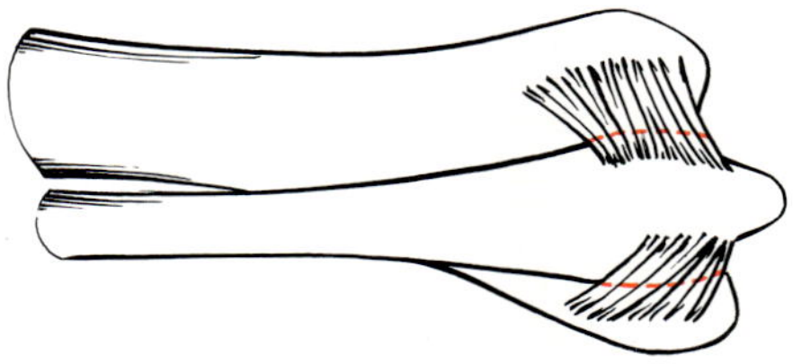

17.**7**
Verletzung der *hinteren Syndesmose:* Es handelt sich hier fast immer um eine Begleitverletzung. Sie muß nicht versorgt werden.

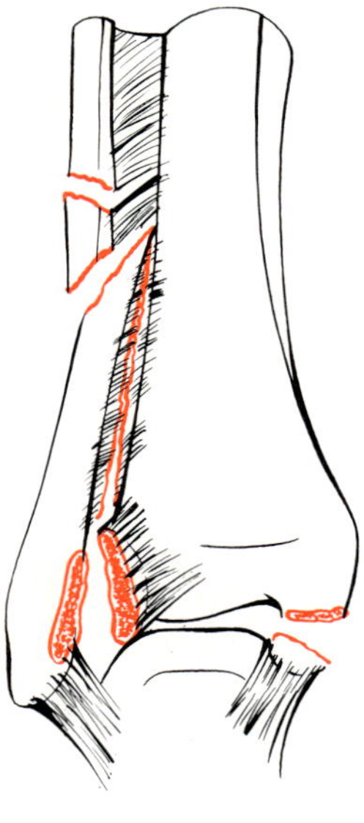

17.8

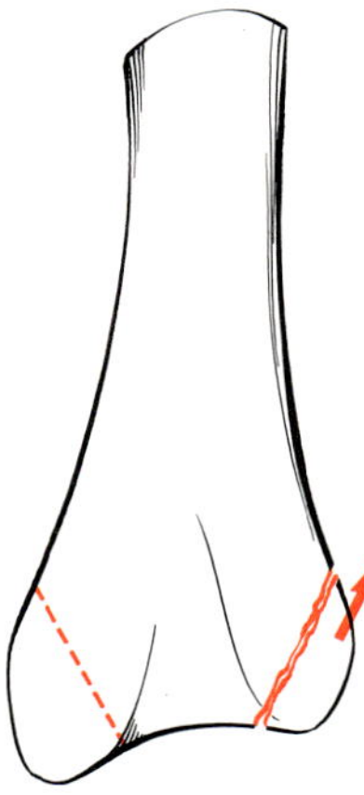

17.9

17.**8**
Zerreißung der *Membrana interossea:* Nahezu immer kombiniert mit Abb. 17.**4** und 17.**5**.

17.**9**
Hinterer („Volkmannsches Dreieck“) oder *vorderer Kantenabbruch der Tibia:* Fast immer kombiniert mit einer der vorgenannten Verletzungen.

Diagnostik

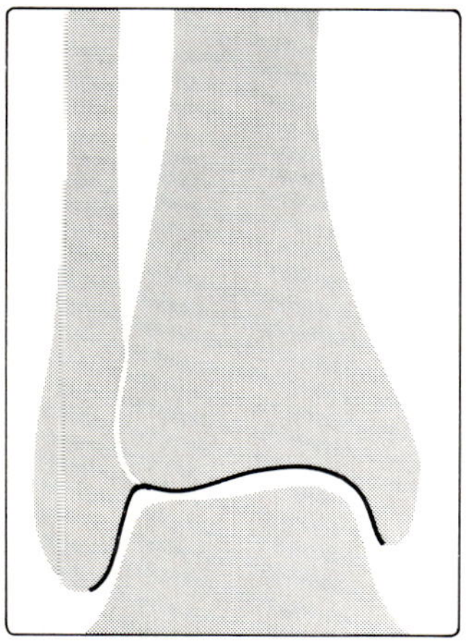

17.**10**
Diagnostik der verkürzten Fibula: a.-p. Röntgenaufnahme = exakte Abbildung des fibulotibialen Gelenkspaltes.
Gelenklinie ungebrochen = normaler Gabelschluß, Fibula nicht verkürzt.

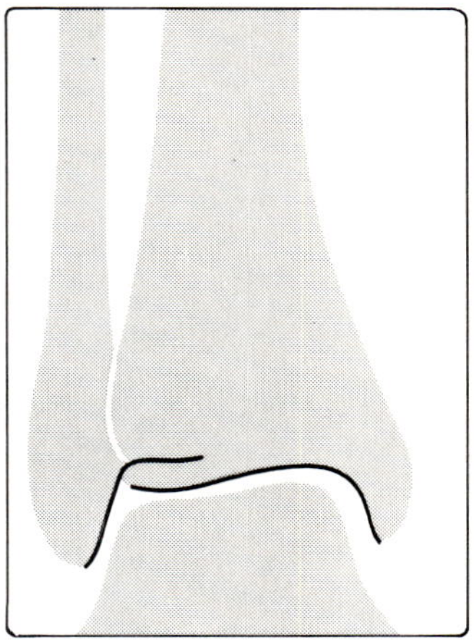

17.**11**
Gebrochene Gelenklinie = hier: *Fibula verkürzt.*

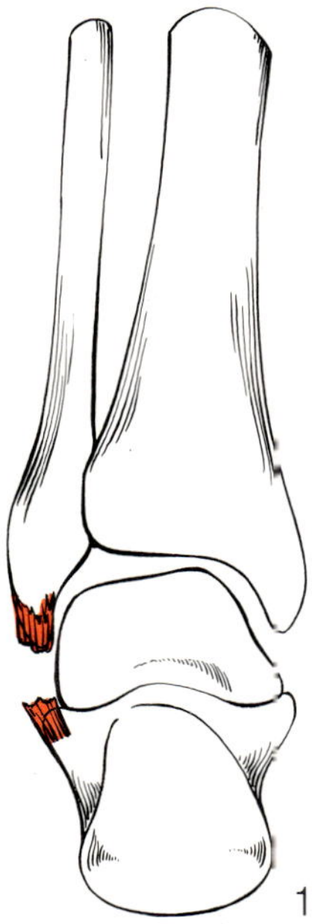

17.**12**

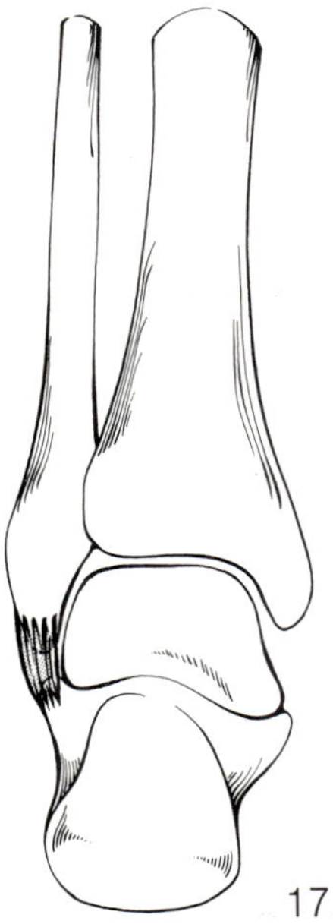

17.**13**

17.**12**
Gehaltene Aufnahme –

17.**13**
– immer im Vergleich zur gesunden Seite.

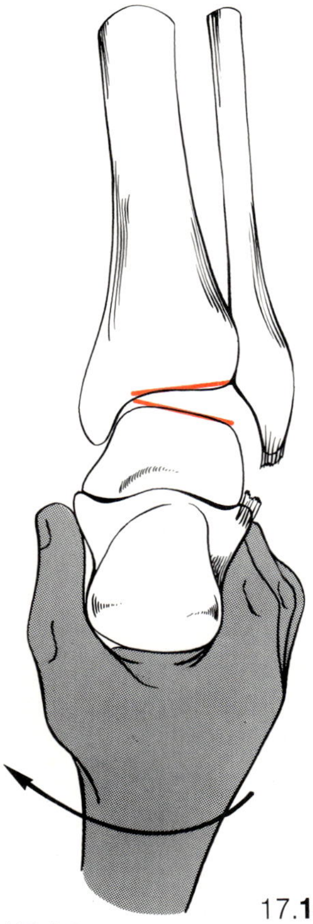

17.**14**

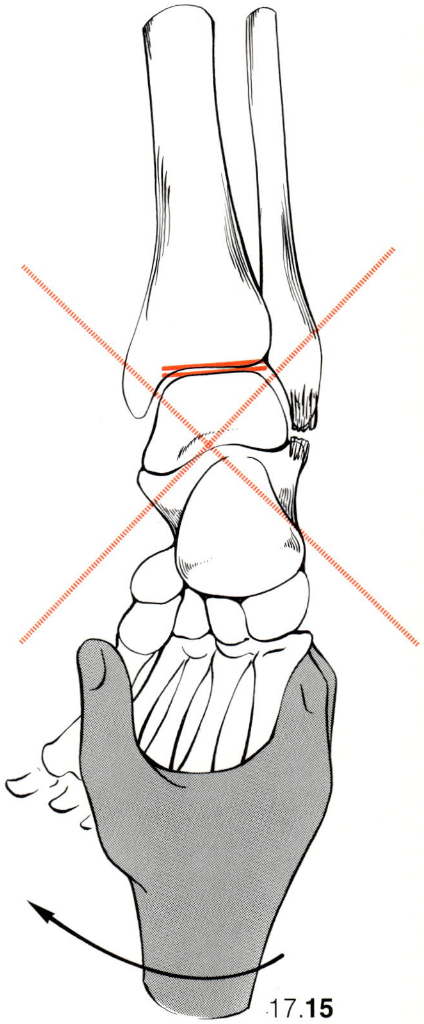

17.**15**

17.**14**
Bei den gehaltenen Aufnahmen ist es entscheidend wichtig, daß der Rückfuß umfaßt und gekippt wird . . .

17.**15**
. . . und nicht lediglich der Vorfuß verdreht wird.

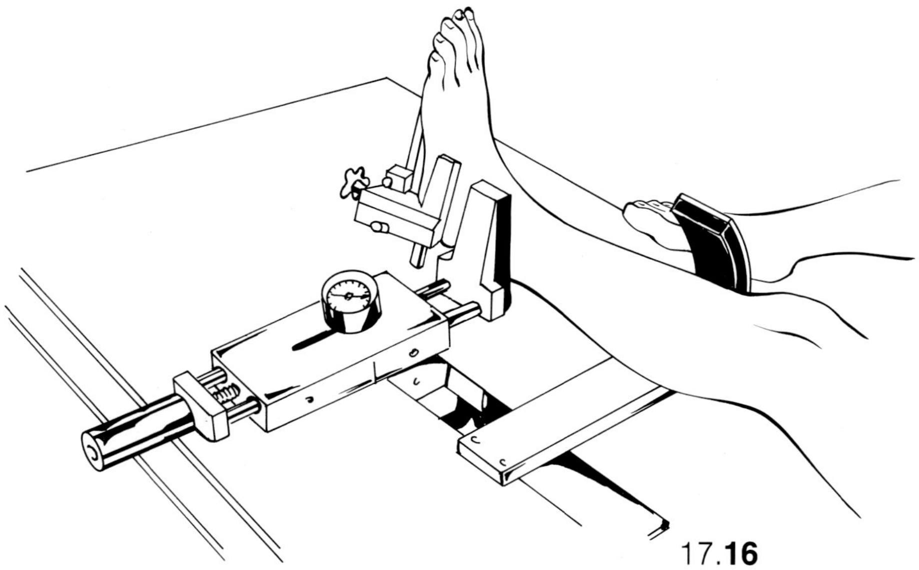

17.**16**
Standardisierte Aufnahmen lassen sich mit dem von Scheuba angegebenen Gerät erzielen.

Indikation

Alle Bandverletzungen, welche bei „gehaltenen Aufnahmen“ eine Aufklappbarkeit des oberen Sprunggelenkes erkennen (und dokumentieren) lassen sowie alle knöchernen Verletzungen sind Indikation für eine operative Behandlung.

Zeitpunkt der Operation

Innerhalb der ersten Stunden (solange noch keine starke Schwellung entstanden ist). Sofortige Reposition und Hochlagerung (über 60 Grad) vermeidet sekundäre Weichteilnekrosen durch Druck von innen durch Fragmentkanten und schnelle und starke Schwellung. Sonst nach Abschwellen nach 5–8 Tagen. Bis dahin geschlossene Reposition, Ruhigstellung im Gipsverband.

Operative Möglichkeiten, Prinzip

*Kollateralband*verletzungen: Adaptierende Naht. Zuerst außen, dann innen.

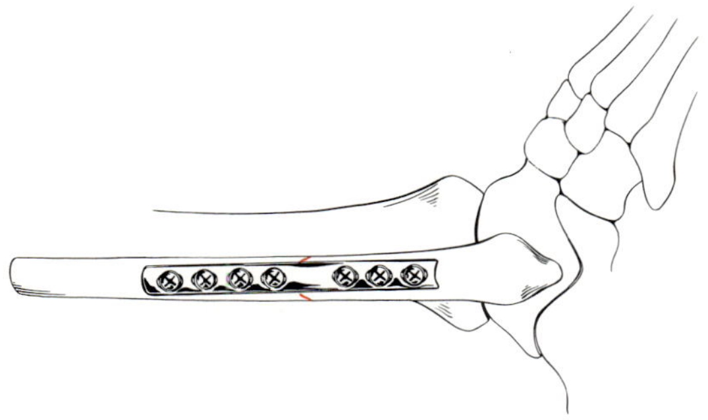

17.**17**
Außenknöchel: Drittelrohrplatte.

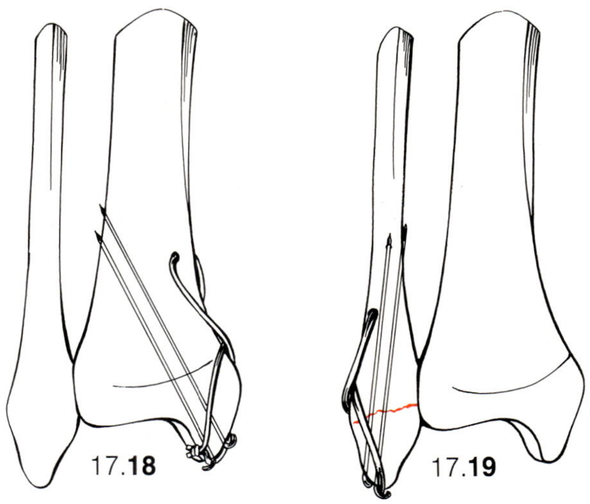

17.**18**
Innenknöchel: Zuggurtung über zwei parallele Spickdrähte.

17.**19**
Außenknöchel, Querfraktur unterhalb der Syndesmose: Zuggurtung über zwei parallele Spickdrähte.

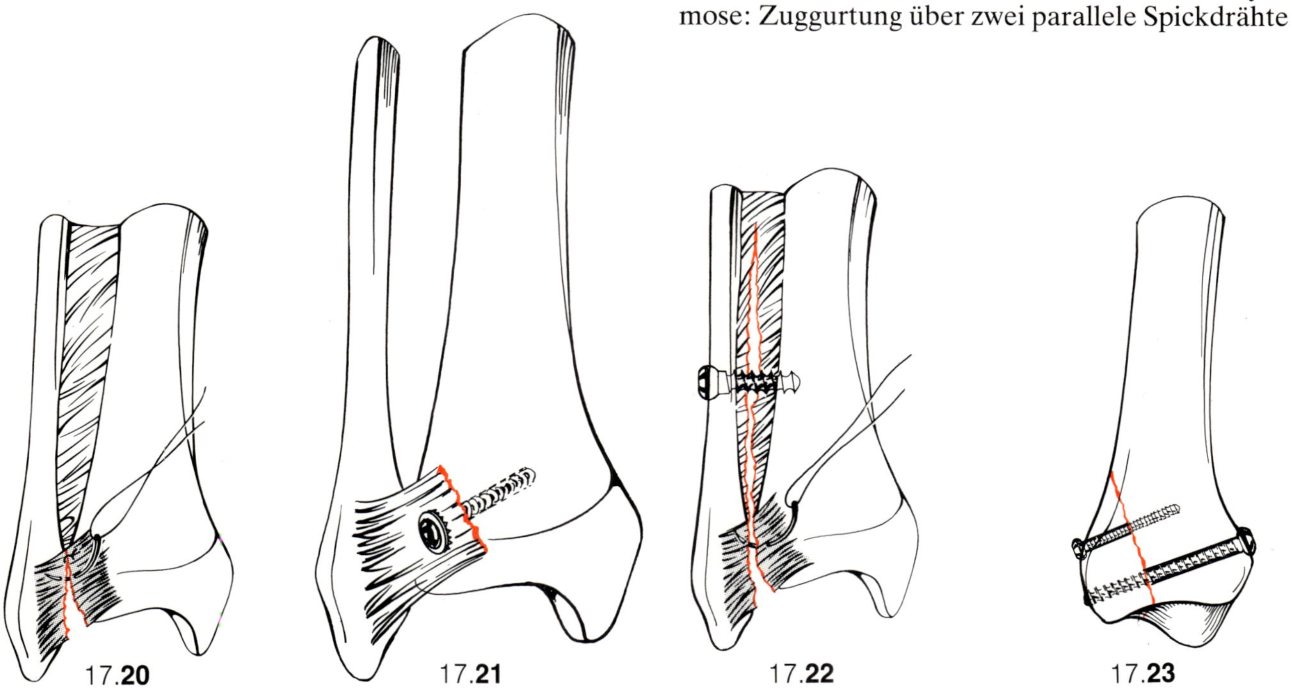

17.**20**
Syndesmose: Naht.

17.**21**
Syndesmose, knöcherne Ausrisse: Schraube mit gezahnter Unterlegscheibe.

17.**22**
Membrana interossea: Kurze Stellschraube. Eine Stellschraube immer dann, wenn die Membrana interossea cruris so sehr mitzerrissen ist, daß trotz stabiler Rekonstruktion der Fibula im distalen Tibiofibulargelenk eine Tendenz zur Dislokation (Subluxation des oberen Sprunggelenks) verbleibt.

17.**23**
Volkmannsches Dreieck: Zugschraube plus Kleinfragmentschraube. Für die Reposition Zugang von mediadorsal und für die a.-p. Schraube Stichinzision ventral.

Nachbehandlung

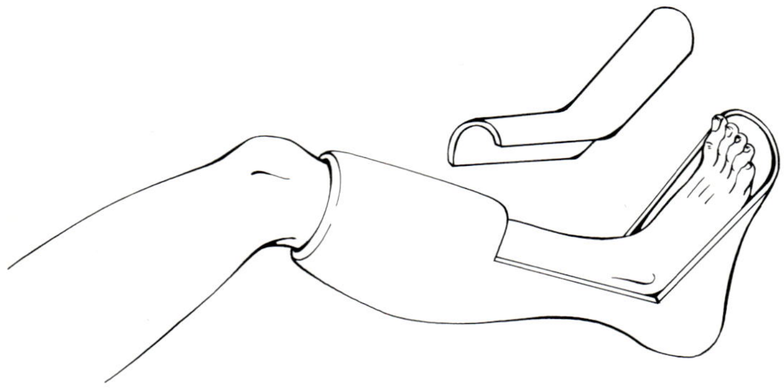

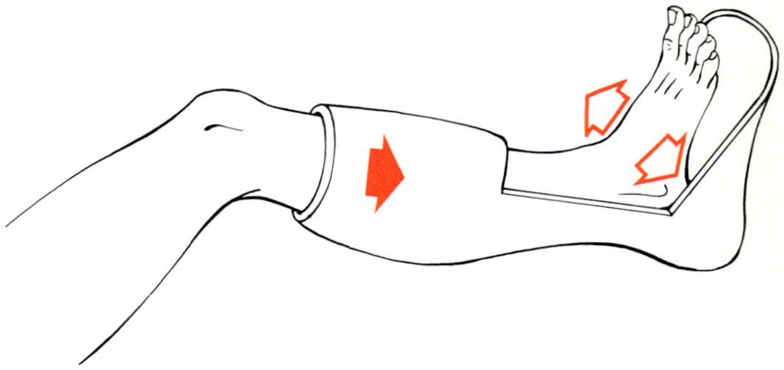

17.**24**
Postoperativ wird ein gut gepolsterter geschlossener Unterschenkelgipsverband angelegt und das Bein auf einer Schiene hochgelagert. Dieser wird am 1. oder 2. postoperativen Tag bei Entfernung der Drainage und bei erstem Verbandswechsel in dieser Art geschalt.

17.**25**
Dadurch können zunächst geführte Bewegungen im Sinne der Dorsalflexion geübt werden. Später läßt sich durch Herunterschieben des Gipsverbandes die Bewegung im Sinne der Plantarflexion erweitern.

Oberes Sprunggelenk – medial

Anatomie

siehe zunächst Abb. 17.**1**.

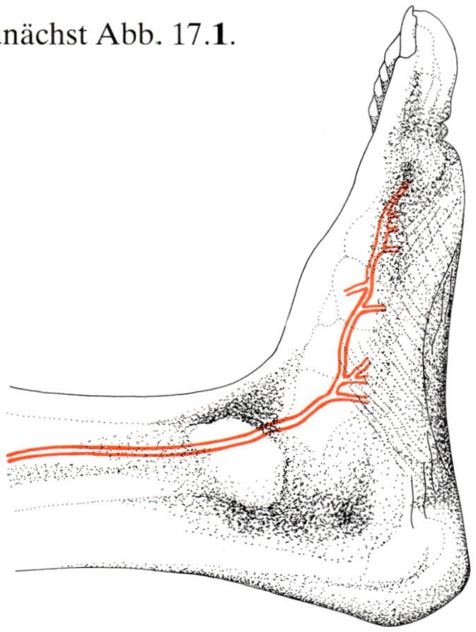

17.**26**
V. saphena magna und V. saphena marginalis medialis können nach vorn weggezogen werden.

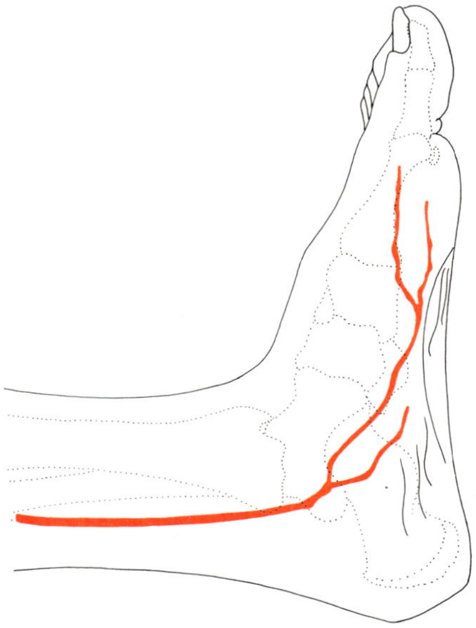

17.**27**
Die A. tibialis posterior ist zwar nicht sehr gefährdet, aber man sollte an sie denken.

Diagnostik siehe Abb. 17.**10** ff.
Indikation und Zeitpunkt der Operation siehe S. 312.

Prinzip siehe Abb. 17.**19** ff.
Lagerung siehe Abb. 13.**17** f.

Zugang

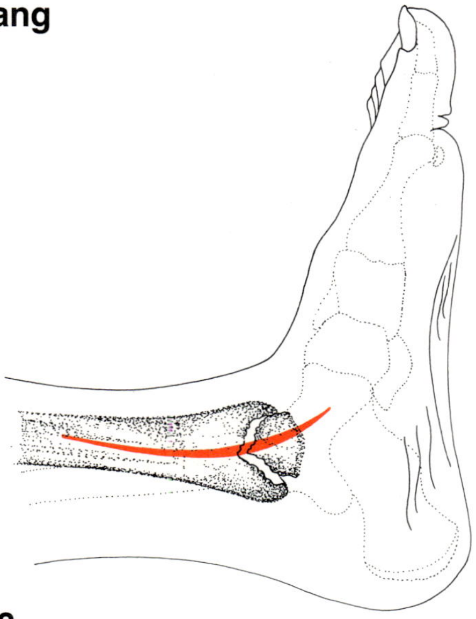

17.**28**
Hautschnitt.

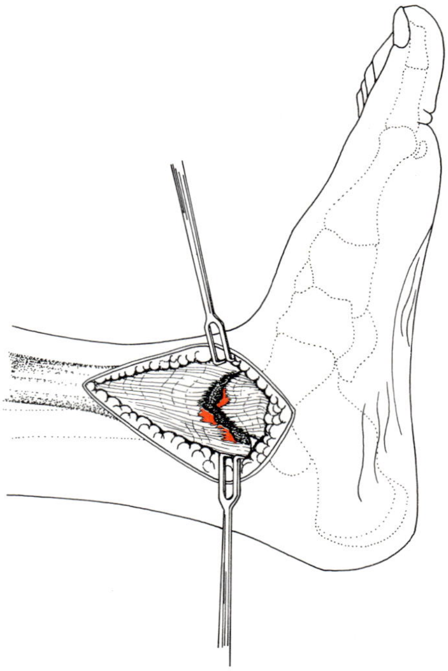

17.**29**
Einschneiden bis auf den Knochen, die Fraktur wird sichtbar.

Technik

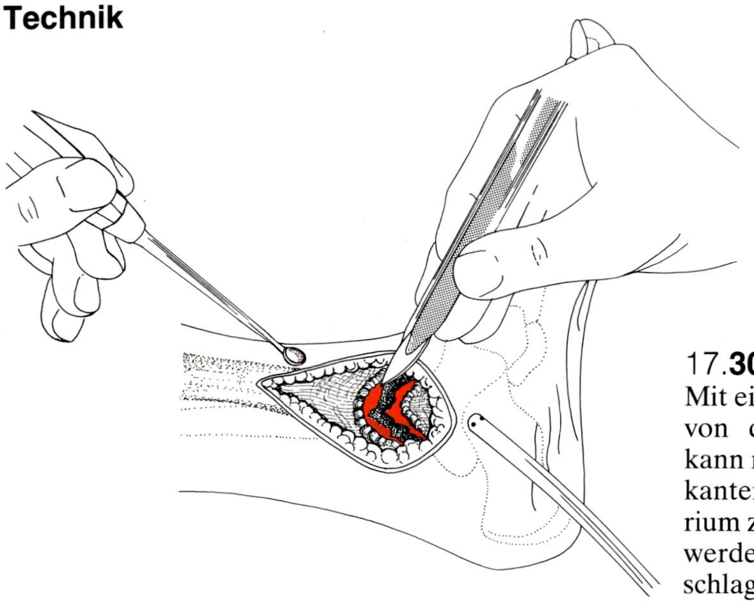

17.**30**
Mit einem Messer wird vorsichtig das Periost 1–2 mm von den Frakturrändern weggeschoben. Dadurch kann man für die exakte Reposition wichtige Frakturkanten darstellen, welche man mit einem Raspatorium zu leicht zerstören würde. Mit Löffel und Sauger werden die Frakturflächen von Koageln und eingeschlagenen Periostfetzen befreit.

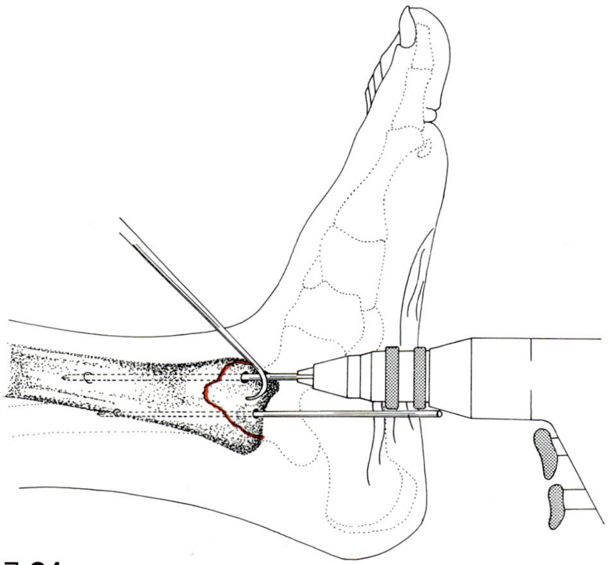

17.**31**
Reposition mittels Einzinkerhaken. Einbohren von zwei kräftigen, ...

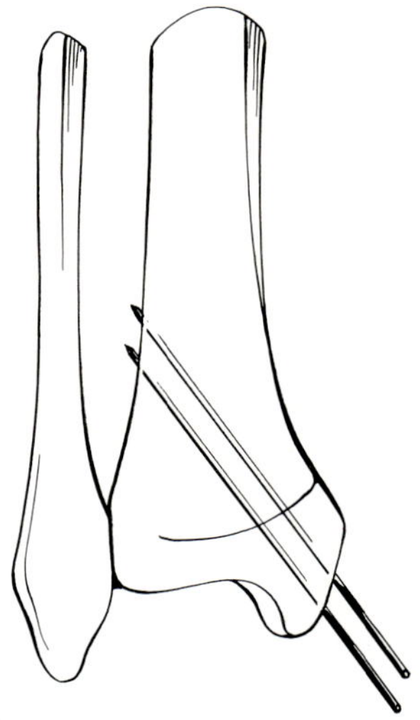

17.**32**
... zueinander parallelen Spickdrähten, welche mit ihren Spitzen in der Gegenkortikalis Halt finden sollen. Man findet die richtige Richtung leichter, wenn man daran denkt, daß der Innenknöchel nicht genau seitlich, sondern etwas vorne an der Tibia sitzt.

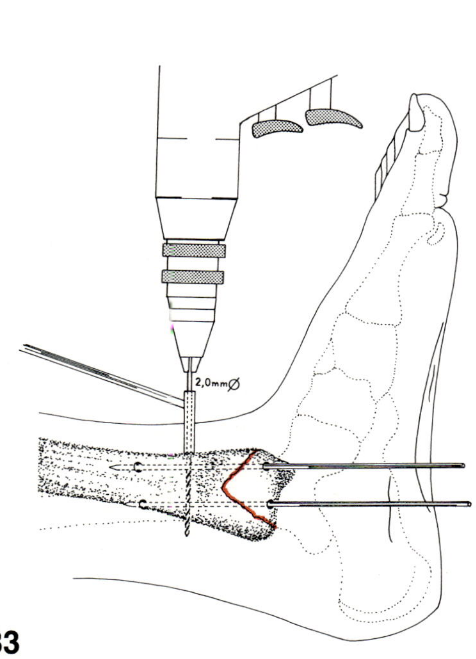

17.**33**
Stabilisierung durch eine Zuggurtung: Queres Bohrloch mit dem 2,0 mm-Bohrer.

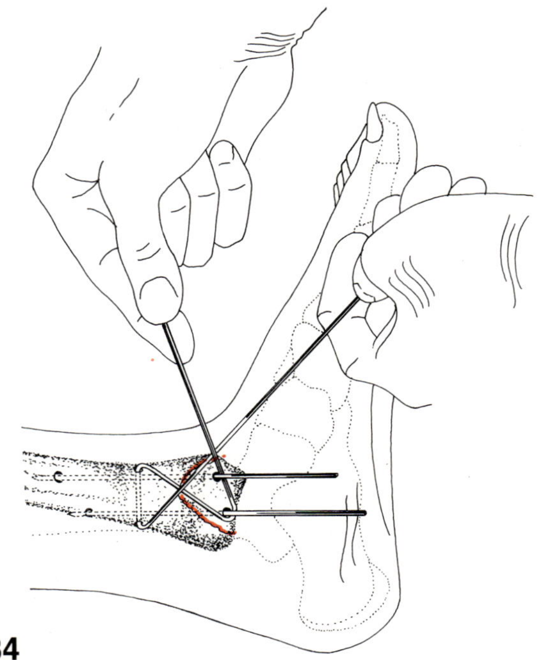

17.**34**
Die Zuggurtung wird angelegt (weicher 1-mm-Draht).

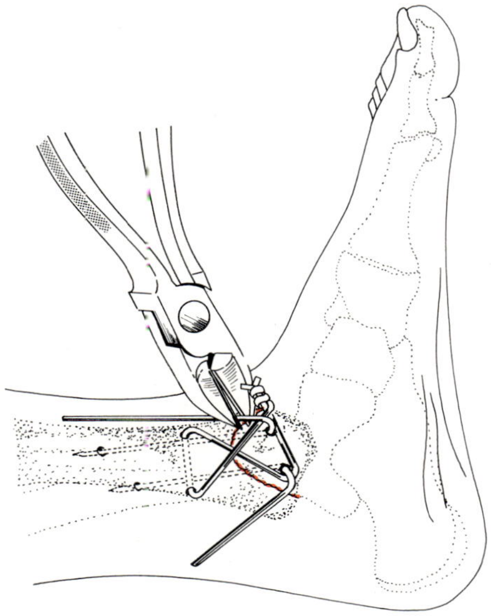

17.**35**
Nacheinander werden die Drähte zunächst frakturwärts umgebogen und abgezwickt.

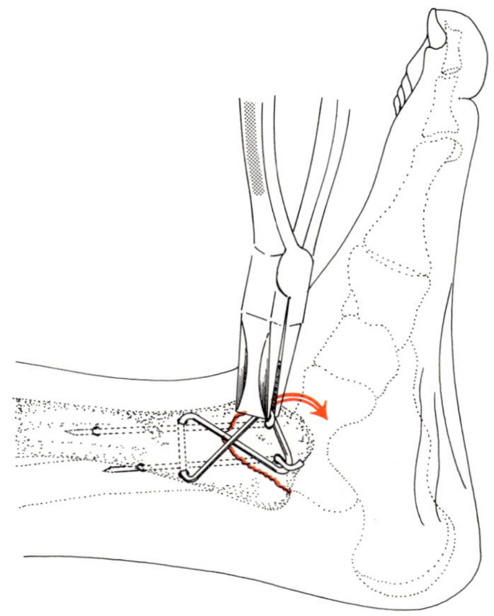

17.**36**
Nach dem Abzwicken dreht man die Drähte nach distal, die Enden verschwinden so in den Weichteilen. Die Haken sollen nicht zu klein gemacht werden, da sie einen zusätzlichen Halt gegen das Herausgleiten der Drähte bedeuten.

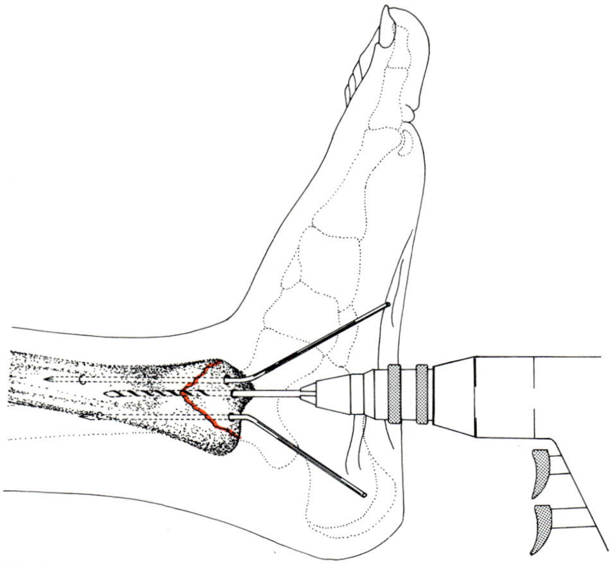

17.**37**
Soll die Fixierung durch eine Knöchelschraube erfolgen, dann wird ein Bohrloch mit dem 3,2-mm-Bohrer angelegt. Abmessung der erforderlichen Schraubenlänge.

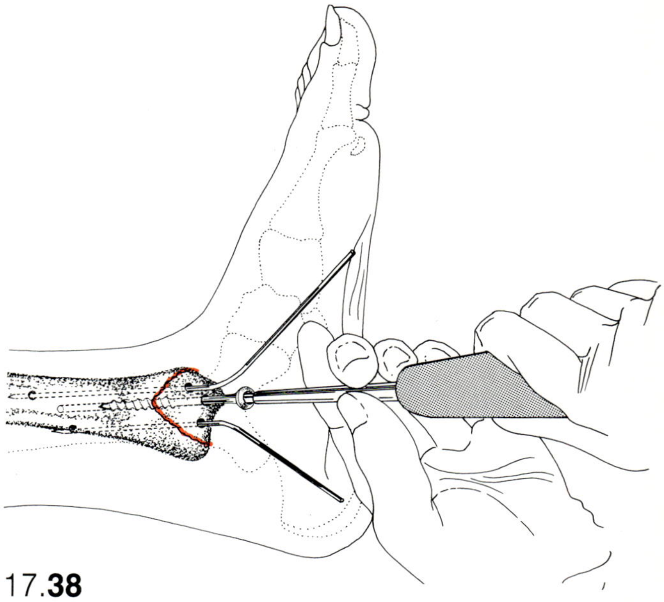

17.**38**
Die Spickdrähte werden nach dem Anziehen der Schraube wieder entfernt. Besteht Tendenz zur Rotation des Fragmentes, so kann noch eine Navikularschraube eingebracht werden. Eine Zuggurtung ist besser.

Wundschluß

Ausspülen mit Ringer, Saugdrainage, nur Hautrückstichnaht, keine versenkten Nähte.

Nachbehandlung siehe Abb. 17.**24**.

Oberes Sprunggelenk – lateral

Anatomie

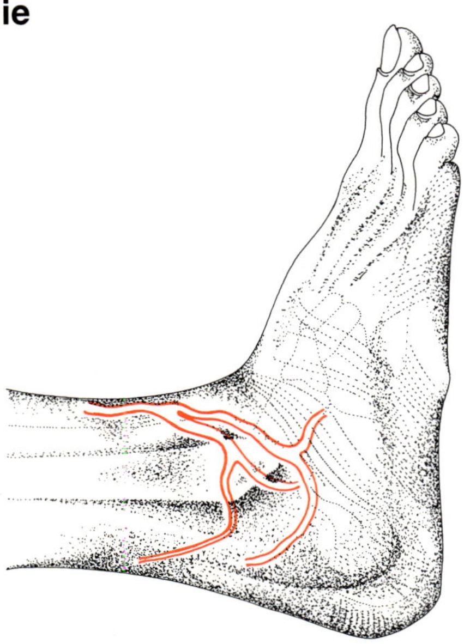

17.**39**
Venengeflechte am Außenknöchel. Hier ist Unterbindung erforderlich.

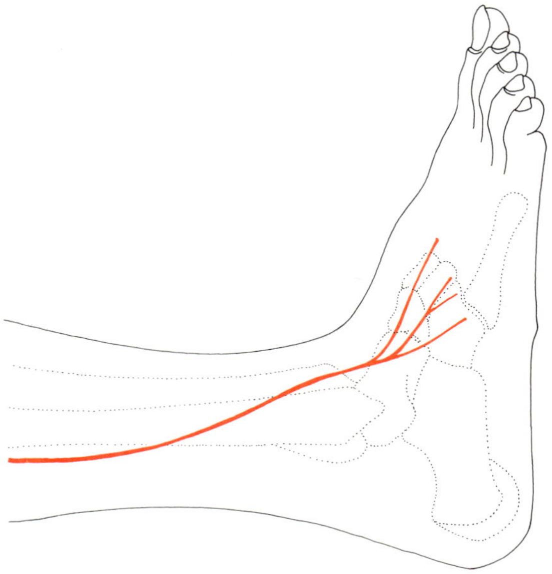

17.**40**
N. peronaeus (fibularis) superficialis. Er darf nicht verletzt werden und wird am besten nach vorn weggezogen.

Operative Möglichkeiten

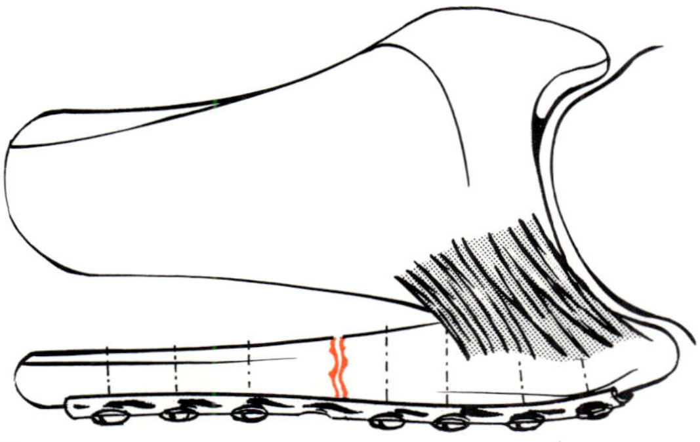

17.**41**
Entscheidend ist die Wiederherstellung der ursprünglichen Länge des Außenknöchels. Nur dann verschwindet die Subluxation in Ruhe und Belastung. Praktisch alle Frakturen lassen sich mit einer Drittelrohrplatte stabilisieren.

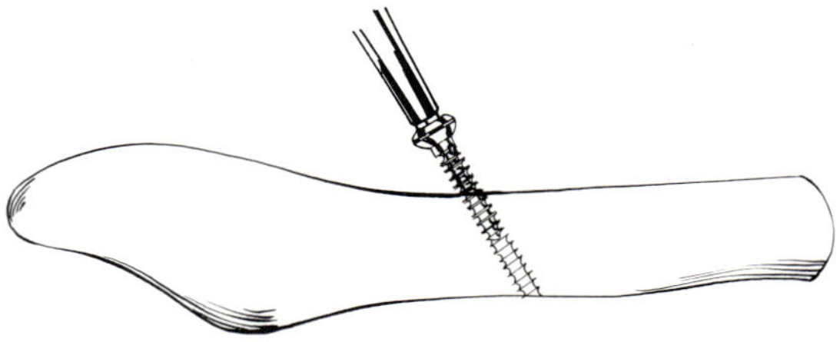

17.**42**
Interfragmentärer Druck ist oft durch eine Zugschraube (3,5 mm) möglich. Hierfür sollte man jedoch keinesfalls eine Navikulare- bzw. Spongiosaschraube verwenden, sondern eine Kortikalisschraube als Zugschraube anlegen.

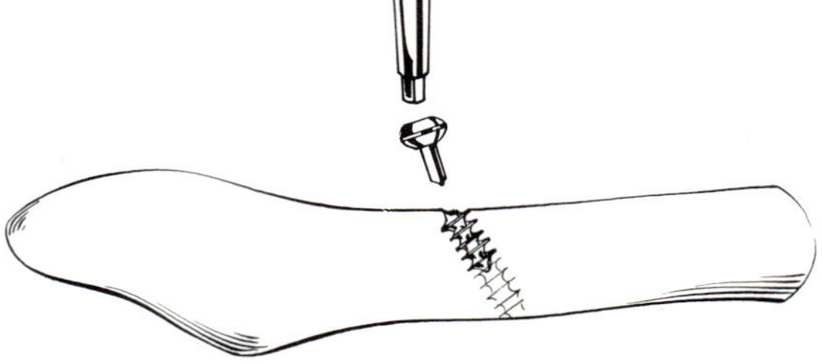

17.**43**
Eine Navikulare- oder Spongiosaschraube bricht bei der Metallentfernung sehr leicht ab.

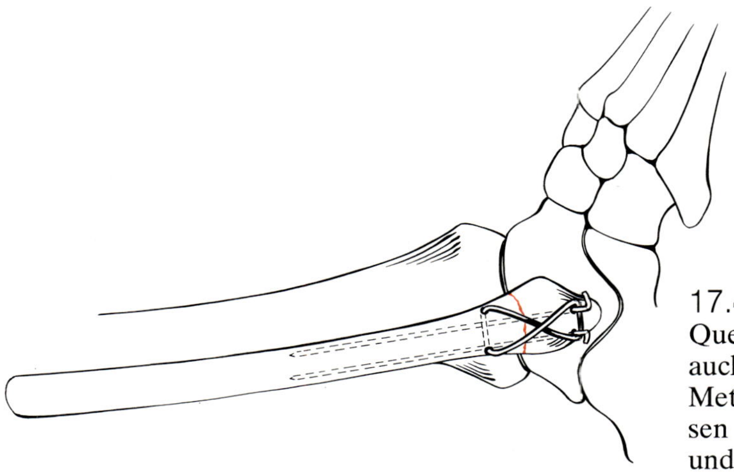

17.**44**
Quere Frakturen unterhalb der Syndesmose können auch mit einer Zuggurtung versorgt werden. Weitere Methoden wie Rush pin oder einzelne Schraube lassen sich sehr oft technisch nicht korrekt durchführen und führen leicht zu Dislokation des Fragmentes.

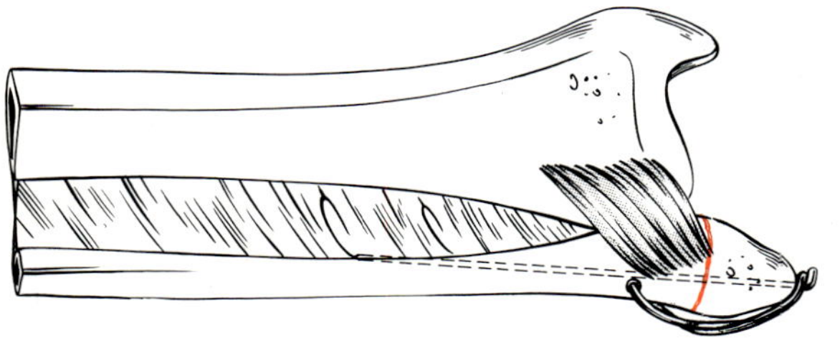

17.**45**
Wenn man die Spickdrähte nicht zu dünn wählt, gelingt es, die Spitzen in der Kortikalis zu verankern. Nur im Markraum liegend würden die Drähte zu leicht zurücklaufen.

Lagerung siehe Abb. 13.**17**f.

Zugang

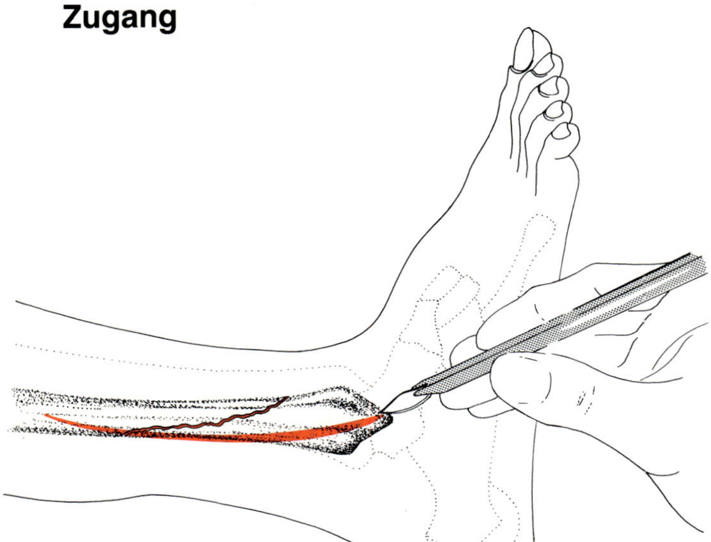

17.**46**
Üblicher Hautschnitt. Bei Verdacht auf Syndesmoseverletzung kann der Schnitt auch von vorne her die Außenknöchelspitze umfahren. Jedoch ist die Gefahr einer Verletzung des N. peronaeus superficialis größer, und auch der angegebene Schnitt ergibt genügend Übersicht, wenn man ihn ausreichend lang macht. Quere Schnitte (z. B. zur Versorgung von Bandverletzungen) weisen eine hohe postoperative Rate sensibler Störungen auf.

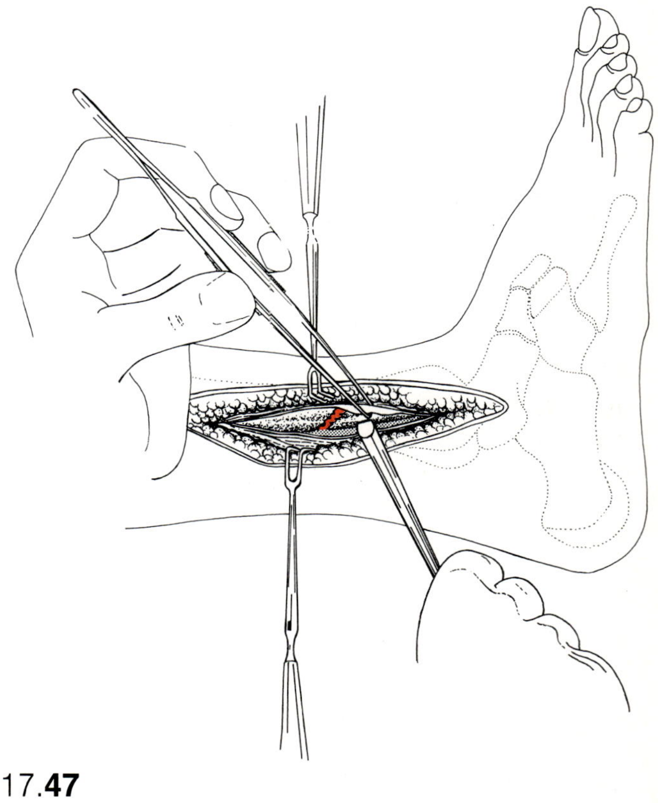

17.**47**
Durchtrennung der Gewebe mit dem Messer bis auf den Knochen, so daß keine seitlichen Taschen und Spalten entstehen. Abschieben vom Knochen mit einem Raspatorium.

Technik

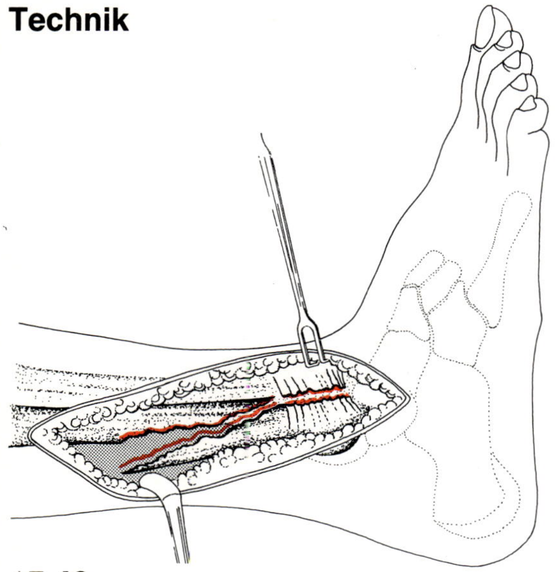

17.**48**
Darstellen und Überprüfen der Syndesmose, Darstellen vor allem der proximalen Spitze des distalen Fragmentes.

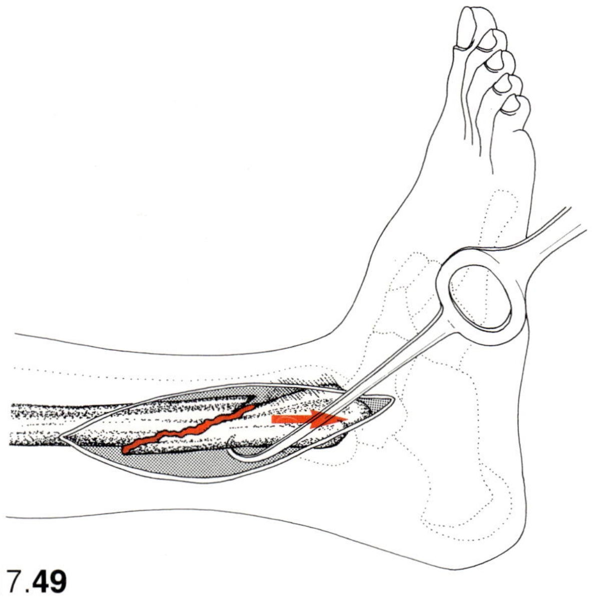

17.**49**
Reposition mittels großem Einzinkerhaken.

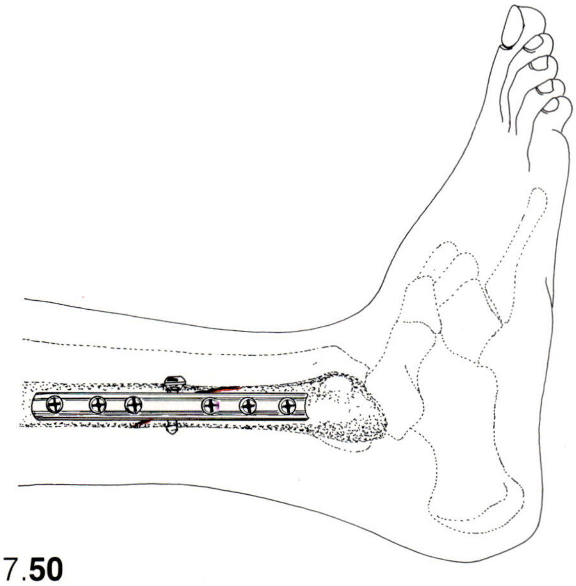

17.**50**
Vorläufige Fixierung mit kleiner Repositionszange. Anschließend Zugschraube und Plattenosteosynthese mit 7- bis 8-Loch-Drittelrohrplatte.

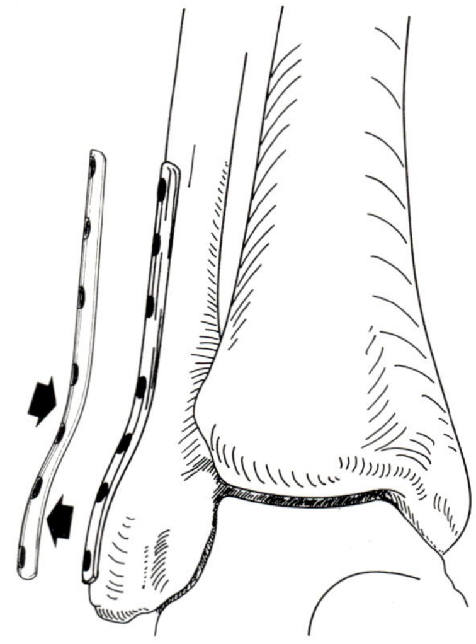

17.**51**
Auch die Drittelrohrplatten müssen der Form des Außenknöchels angepaßt werden, damit dieser nicht in eine Adduktionsstellung gezwungen wird.

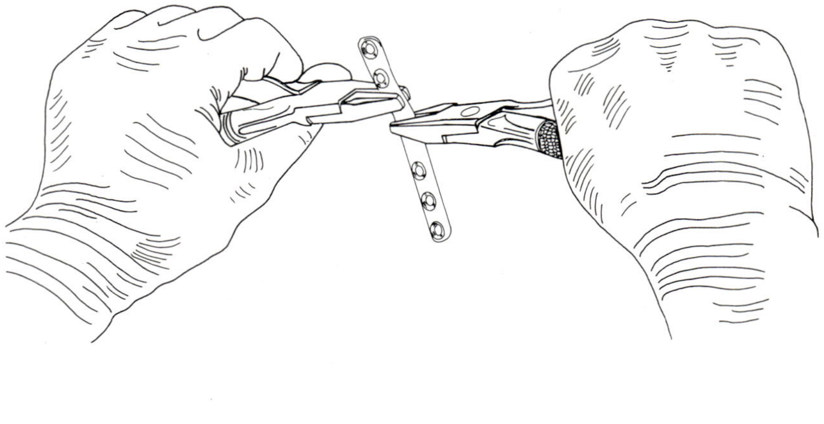

17.**52**
Dies erfolgt leicht und präzise mittels zweier kräftiger Flachzangen, welche quer zur Platte angesetzt werden. Man sollte darauf achten, daß keine Knicke entstehen.

Wundschluß siehe S. 320.
Nachbehandlung siehe Abb. 17.**24**.

Rekonstruktive Möglichkeiten

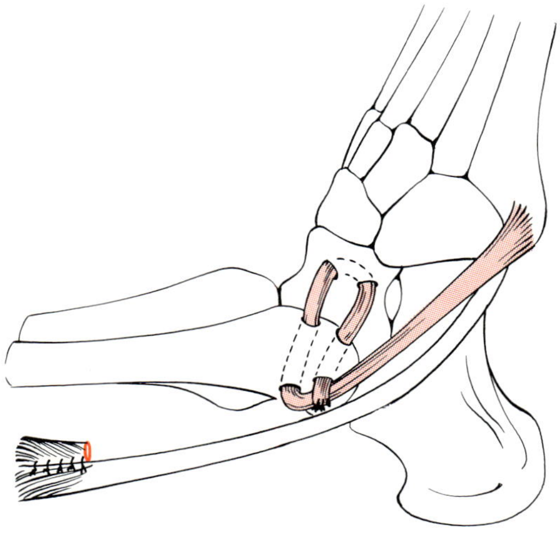

17.**53**
Bandplastik nach Watson-Jones mit der Sehne des M. peronaeus brevis oder einer Abspaltung davon.

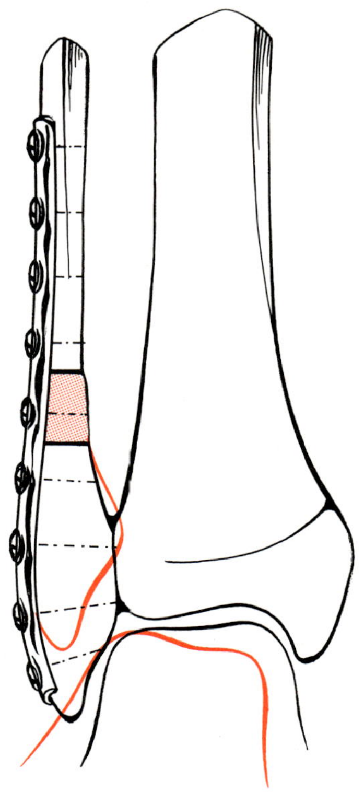

17.**54**
Fibularverlängerungsosteotomie.

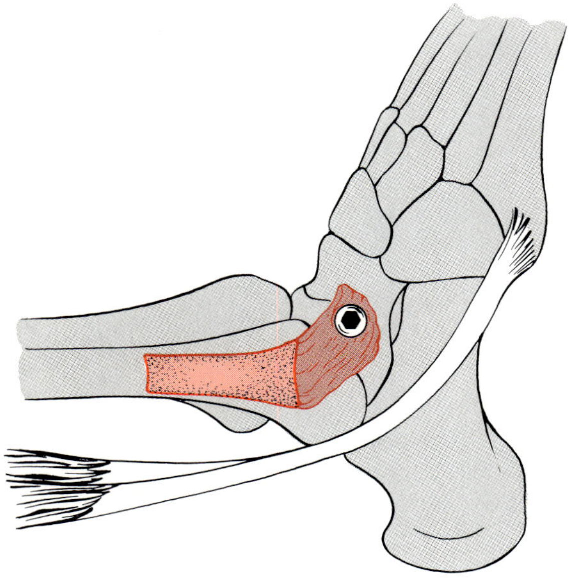

17.**55**
Periostlappenplastik des Lig. fibulotalare anterior oder des Lig. fibulocalcaneare ...

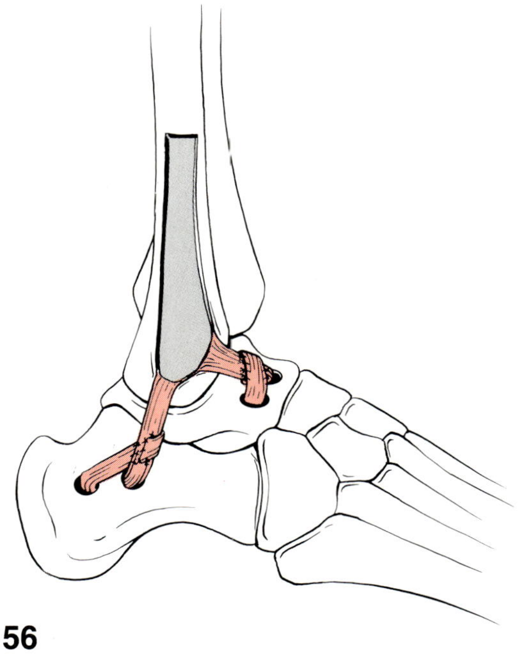

17.**56**
... oder auch – nach Spaltung des Lappens in zwei Zügel – Periostlappenplastik beider Ligamente.
Die Verankerung kann zwar auch mittels Bohrlöchern erfolgen, durch welche die Zügel entweder gezogen werden oder in die dafür meist zu kurzen Enden eingelegt und mit kleinen Knochendübeln festgelegt werden.

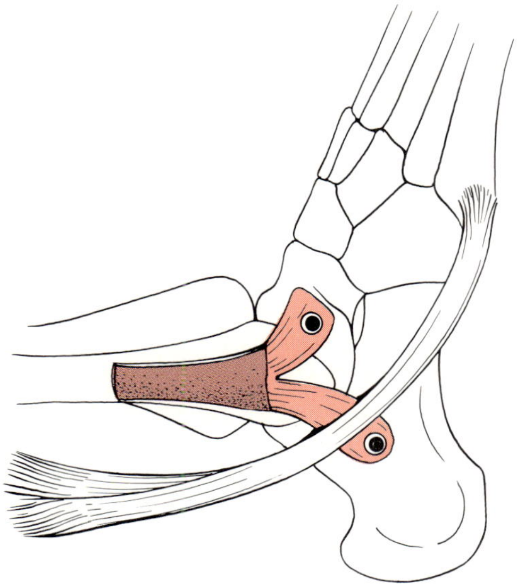

17.**57**

Im allgemeinen ist jedoch die Verwendung von kleinen Schrauben, die belassen werden können, präziser und leichter.

Für den Ersatz des Lig. fibulocalacaneare benötigt man einen wenigsten 5 cm langen Streifen.

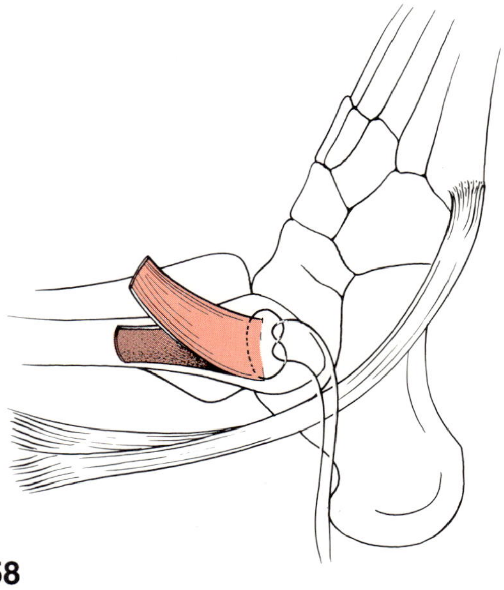

17.**58**

Beim Abpräparieren des Periostlappens empfiehlt sich immer wieder ein Zug am Zügel nach distal, um nicht durch Spontanablösung den Insertionspunkt zu weit nach distal zur Fibulaspitze zu verlegen. Evtl. Sicherung durch transossäre Naht möglich.

Stellschraube

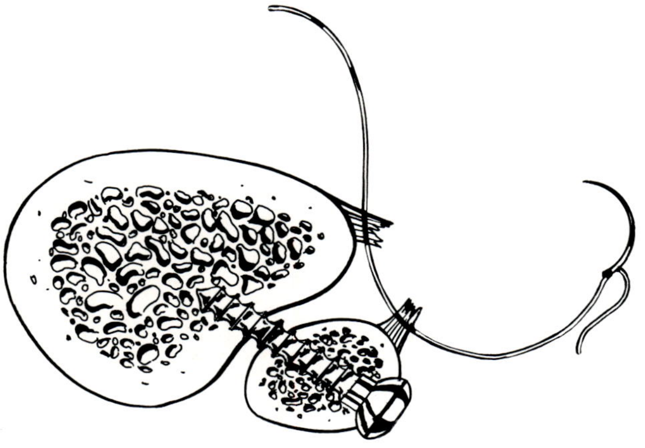

17.**59**
Die Stellschraube faßt in der Tibia nur eine Kortikalis. Eine verletzte Syndesmose wird genäht, nachdem bei Mitzerreißung der Membrana interossea eine Stellschraube den richtigen Abstand hergestellt hat und hält.

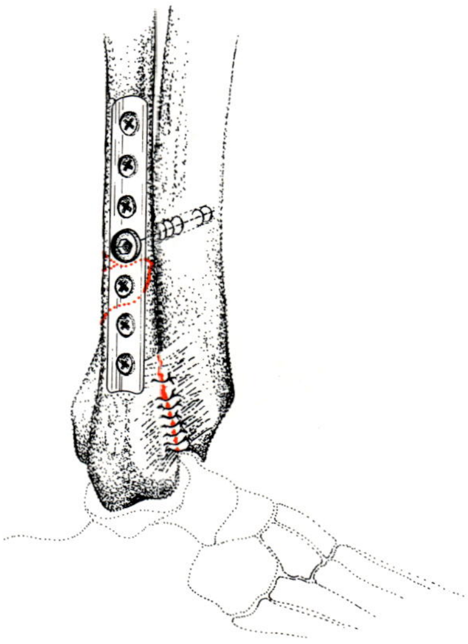

17.**60**
Auch durch eine Drittelrohrplatte hindurch kann eine Stellschraube (auch 4,5 Kortikalis) angelegt werden.

Tibiahinterkante

Indikation

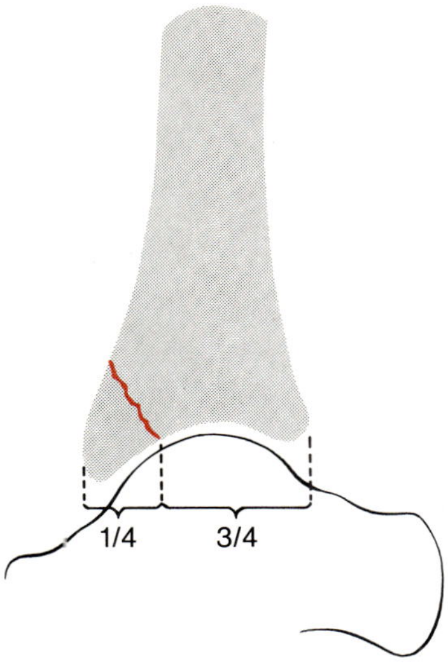

17.**61**
Operative Versorgung dann, wenn zu mehr als ¼ gelenkbildend.

Zugang

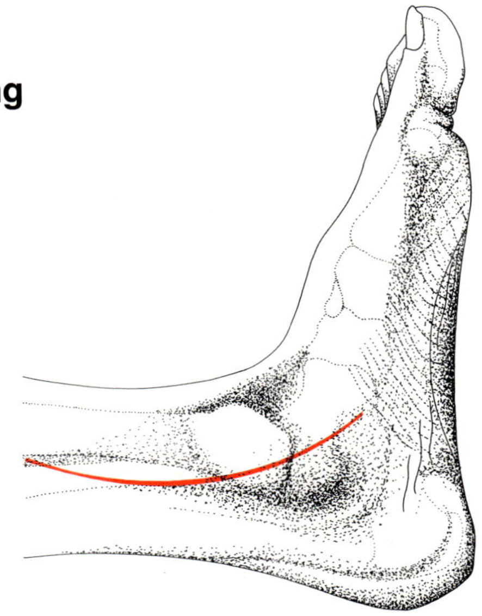

17.**62**
Hautschnitt hinter dem Innenknöchel. Direktes Eingehen auf den Knochen und dort Vordringen nach dorsal.

Taktik

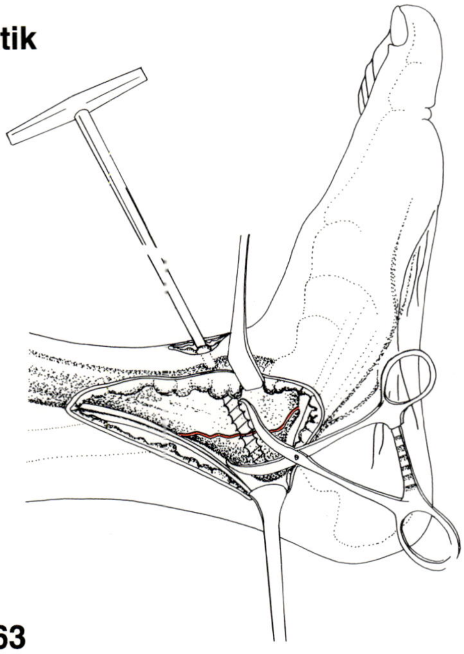

17.**63**
Er erleichtert die Reposition, wenn man von vornherein auf eine ausreichende Darstellung der proximalen Frakturkante achtet. Nach der Reposition erfolgt die Fixierung von einer gesonderten kleinen Inzision aus (Cave: A. dorsalis pedis!).

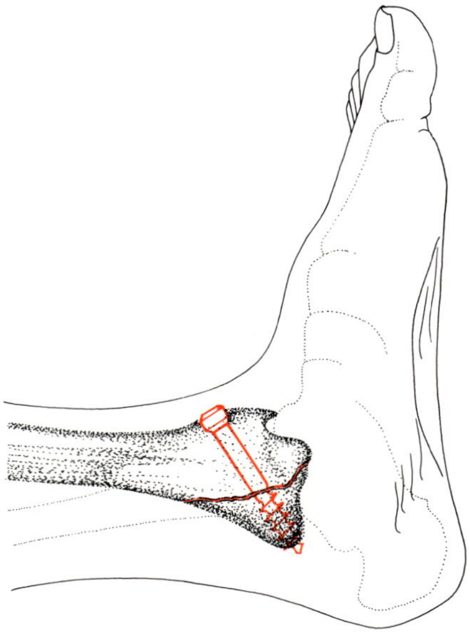

17.**64**
Druckosteosynthese mit Spongiosaschraube mit kurzem Gewinde (s. Abb. 2.**40**f) oder, besser, mittels Zugschraube (s. Abb. 2.**25**). Bei kleinen Fragmenten ist oft sogar das kurze Gewinde der Spongiosaschraube zu lang. Man läßt es dann jedoch lieber hinten überstehen, damit es auf jeden Fall den Frakturspalt überquert. Oft lassen sich Spongiosaschrauben später schlecht entfernen (s. Abb. 17.**43**). Die Schrauben können auch meist von dorsal her eingebracht werden. Sicherung gegen Rotation durch eine zweite (Kleinfragment-)Schraube (s. Abb. 17.**23**).

18. Fuß

Talus

Anatomie

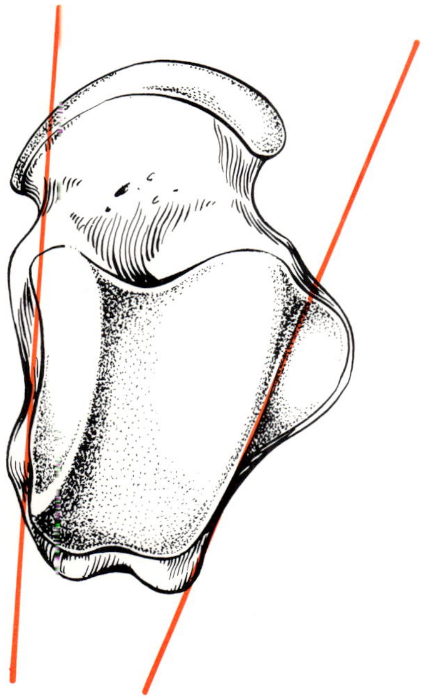

18.**1**
Talus von oben: Keilform der Gelenkfläche.

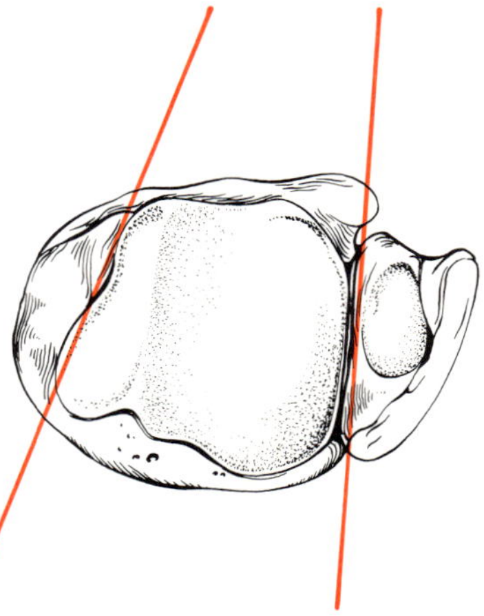

18.**2**
Tibia und Fibula von unten: Entsprechende keilförmige Gestalt der distalen Enden beider Unterschenkelknochen.

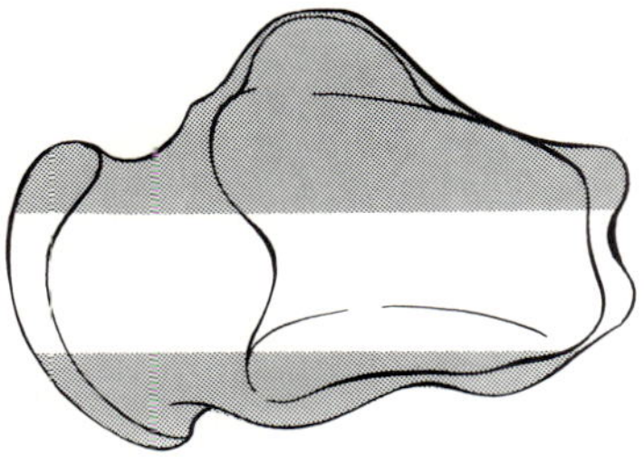

18.**3**
Blutversorgung des Talus. In der Aufsicht kann man drei Zonen unterscheiden.

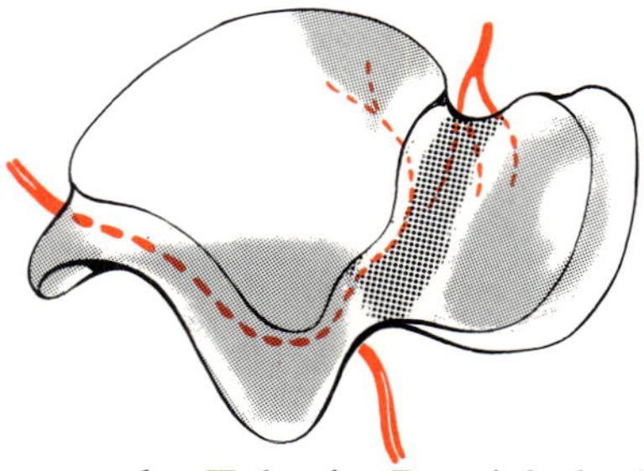

18.**4**
Die Durchblutung des Talus im Bereich der Hauptgelenkflächen stammt aus der A. tibialis anterior, deren Äste am Talushals von kranial und kaudal her hier eintreten. Talushalsfrakturen unterbrechen den interossären Verbindungsweg zum Korpus. Die Behandlung zielt auf die von dieser Stelle ausgehende *Revitalisierung,* d. h. schnelle und gute interfragmentäre Stabilisierung.

Zugang

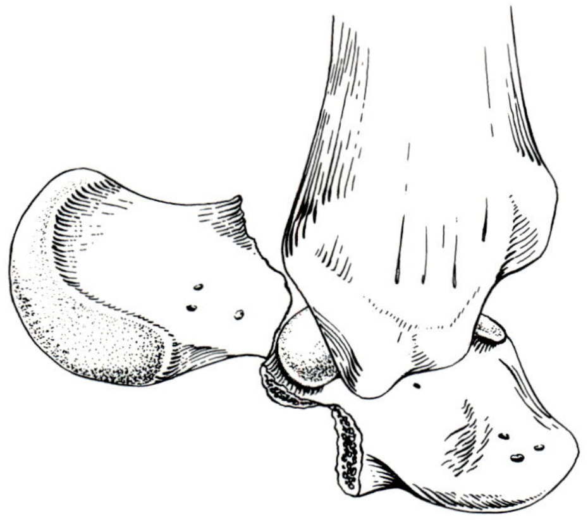

18.**5**
Für Talushalsfrakturen und *Frakturen im vorderen Bereich* des Taluskörpers ist der vordere Zugang geeignet.

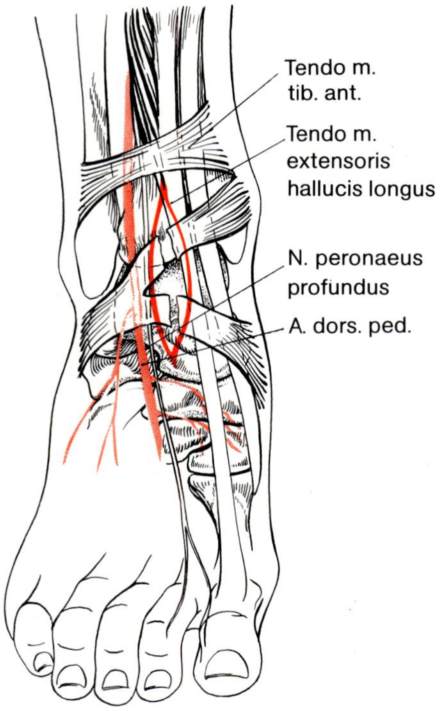

18.**6**
Längsschnitt über der Fußbeuge in der Verlängerung des 2. Strahles nach kranial. Cave: A. dorsalis pedis.

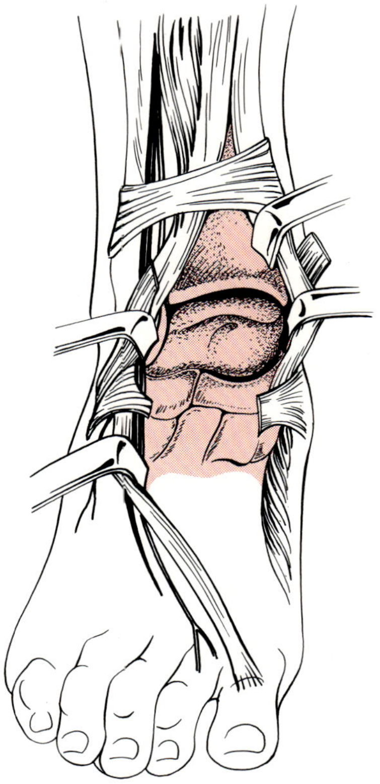

18.**7**
Nach Eröffnen des oberen Sprunggelenkes kann man sich durch Plantarflexion des Fußes große Teile des Talus einstellen.
Für Frakturen im *mittleren und dorsalen* Bereich Weichteilzugang s. Abb. 17.**26**ff.

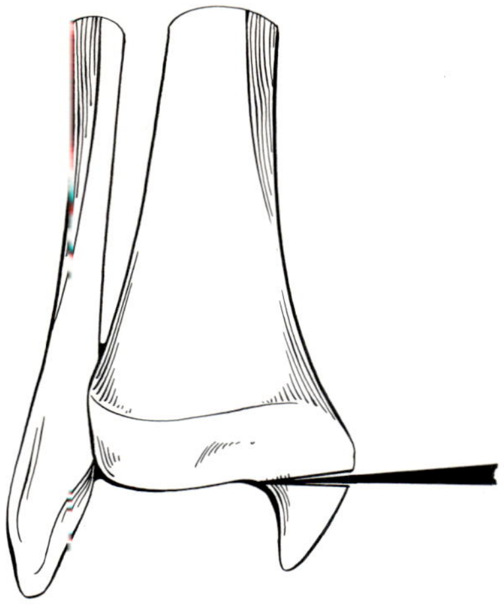

18.**8**
Für diese Frakturlokalisationen, die Luxatio sub talo, „flake-fractures“ an der Taluskante, ergeben Osteotomie und Abklappen des medialen Knöchels die beste Übersicht. Die hintere Kapsel muß hierfür meist weit eingeschnitten werden.

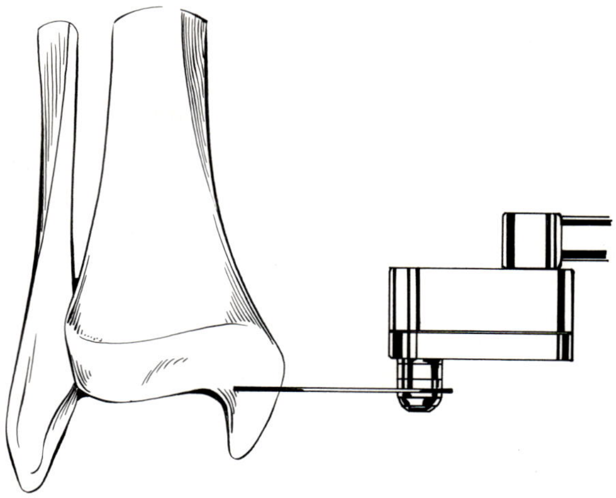

18.**9**
Die Durchtrennung der innersten Knochenschicht und des Knorpels erfolgt am besten mit dem Meißel: Die Reposition für die abschließende Reosteosynthese mit Zuggurtung über zwei parallele Spickdrähte geht dann leichter als bei glattem Sägeschnitt mit Substanzverlust.

Technik

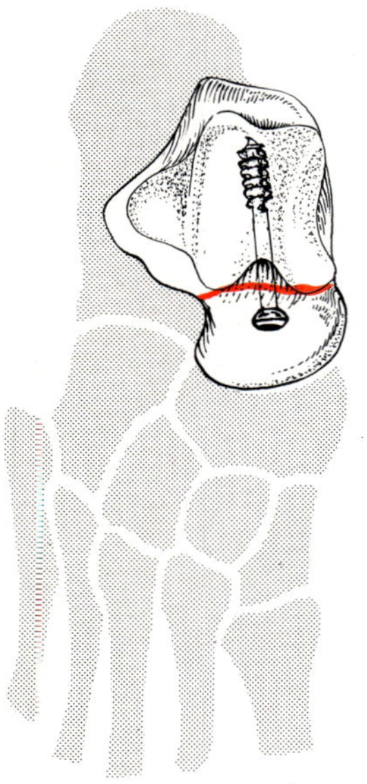

18.**10**
Fixierung durch eine Spongiosaschraube oder . . .

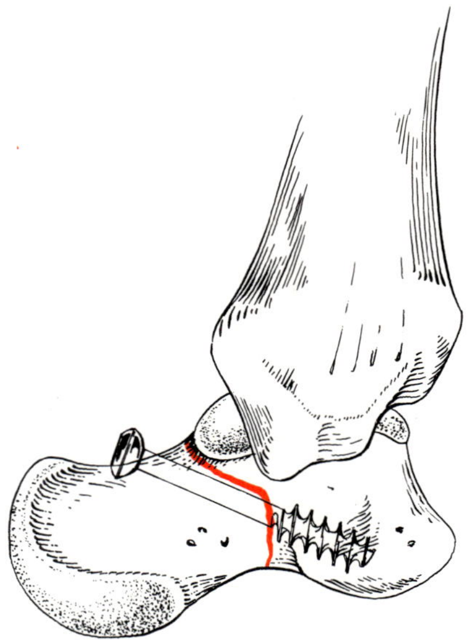

18.**11**
. . . zwei bis drei Kleinfragmentschrauben.

Metatarsalia

Prinzip

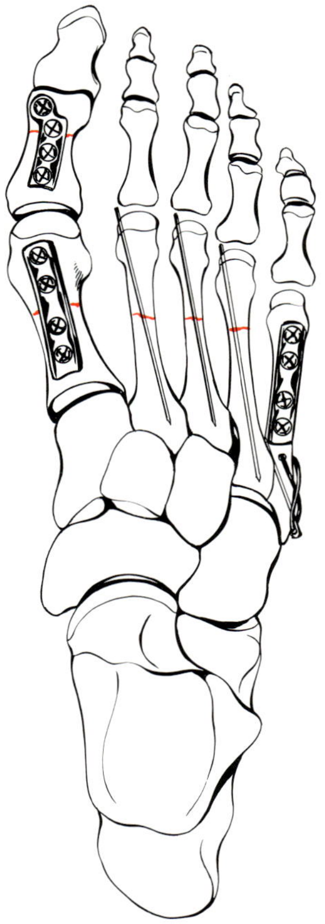

18.**12**
I. und V. Strahl sollen in jedem Fall stabilisiert werden, da sie die Pfeiler der Fußgewölbe bilden. Die mittleren Metatarsalia können durch eine (gedeckte) Spickdrahtosteosynthese fixiert werden.

Zugang

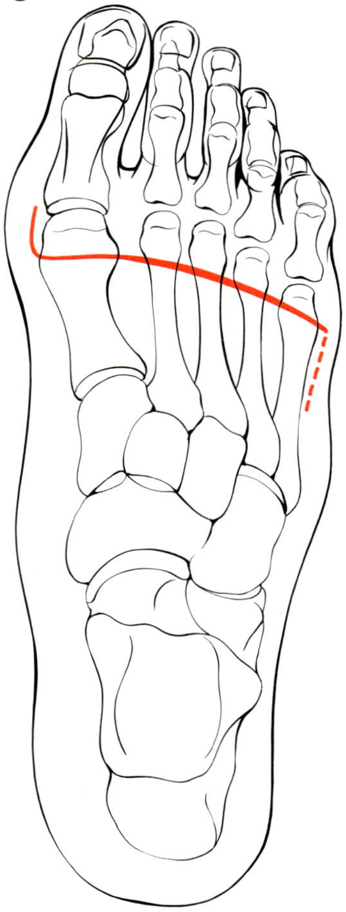

18.**13**
Keine plantare Inzision!

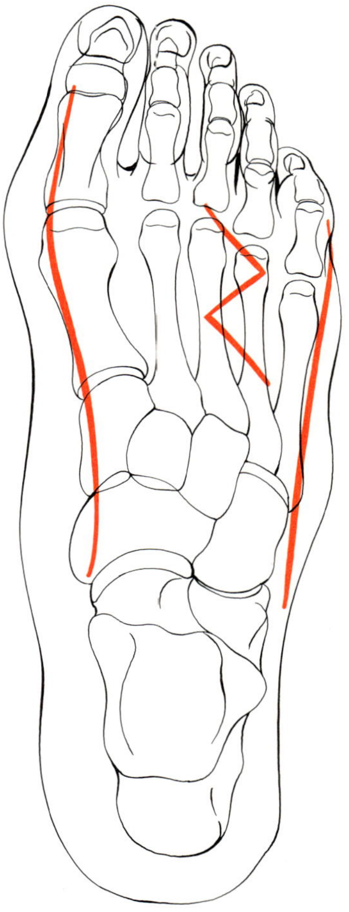

18.**14**
Längsinzisionen dorsolateral.

Taktik

I und V: Platte Kleinfragmentinstrumentarium.

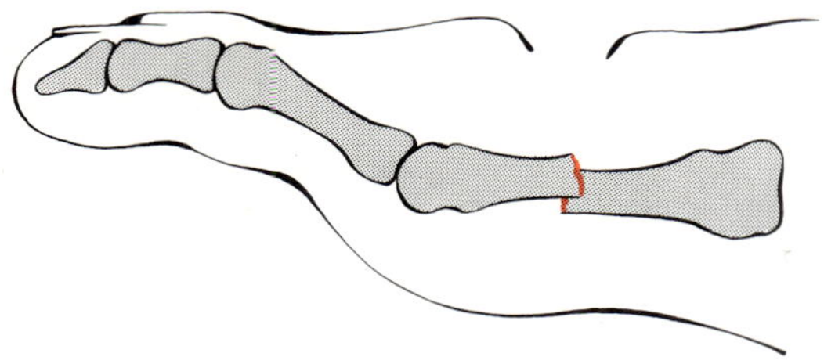

18.**15**
Metatarsalia II bis IV: Spickdrahtosteosynthese, evtl. nach offener Reduktion.

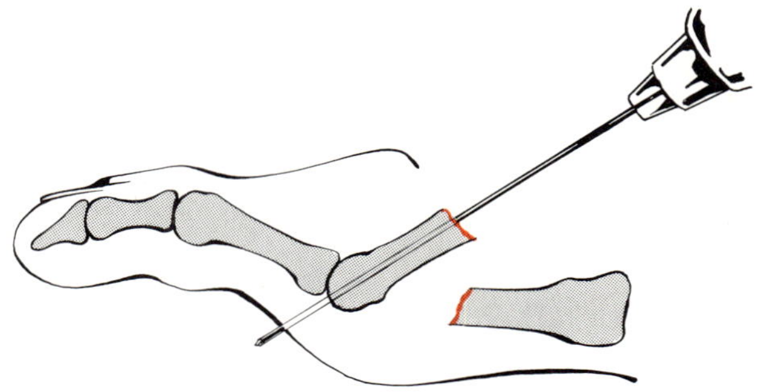

18.**16**
Auffädeln des distalen Fragmentes von dorsal her (transkutan) und Durchbohren bis zum plantaren Austritt des Drahtes.

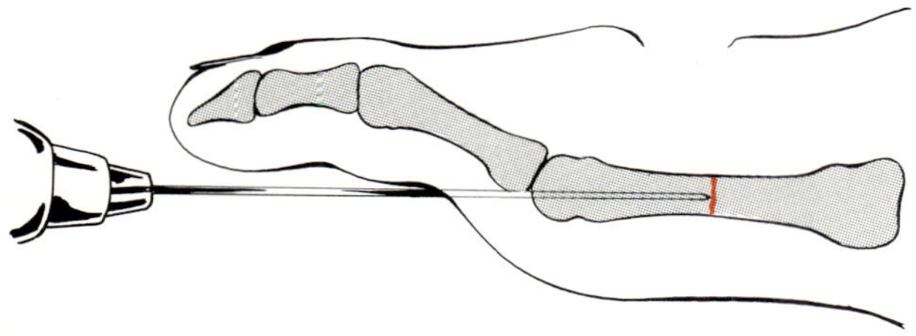

18.**17**
Umsetzen des Bohrfutters, Reduktion der Fraktur, Einbringen des Drahtes in das proximale Fragment analog einer retrograden Nagelung.

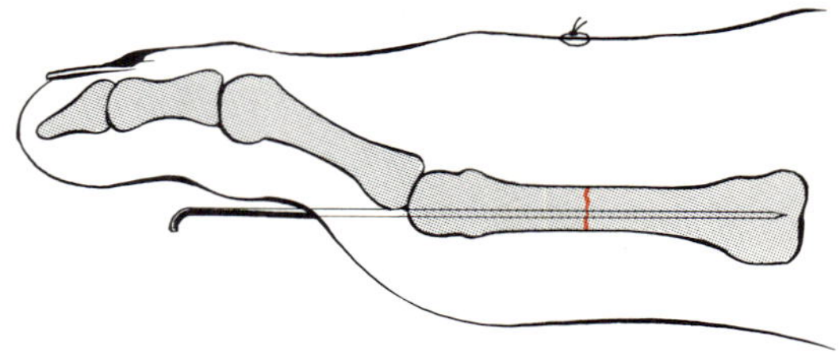

18.**18**
Das distale Ende des Drahtes wird nicht versenkt. Nach ca. drei Wochen kann der Draht dann ohne Anästhesie entfernt werden.

Abriß Metatarsale V

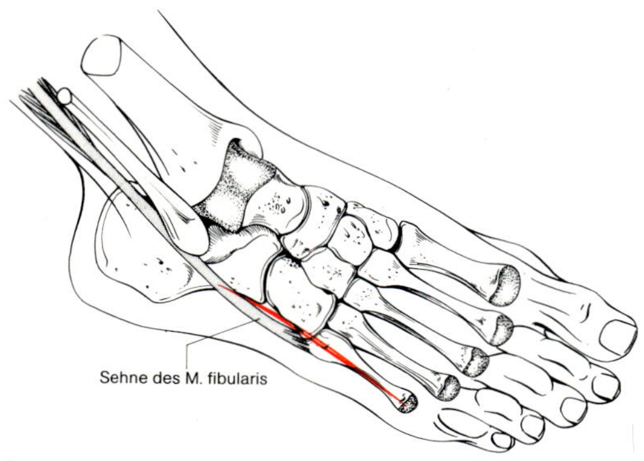

18.**19**
Hautschnitt.

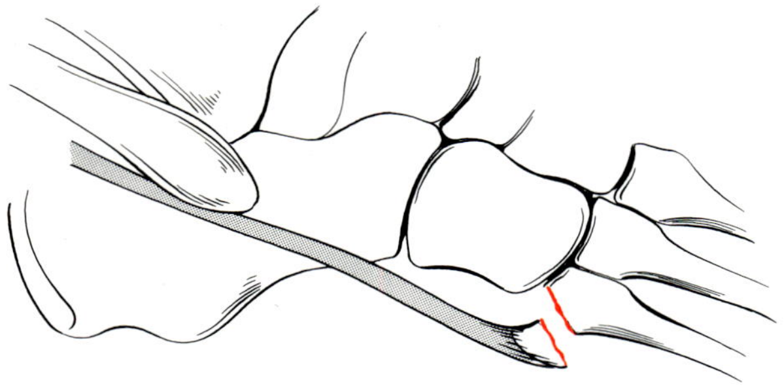

18.**20**
Disloziertes Fragment.

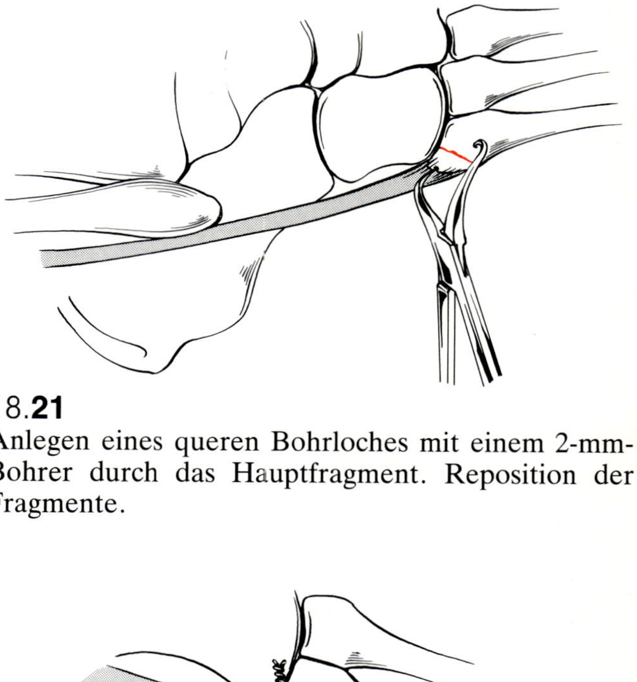

18.**21**
Anlegen eines queren Bohrloches mit einem 2-mm-Bohrer durch das Hauptfragment. Reposition der Fragmente.

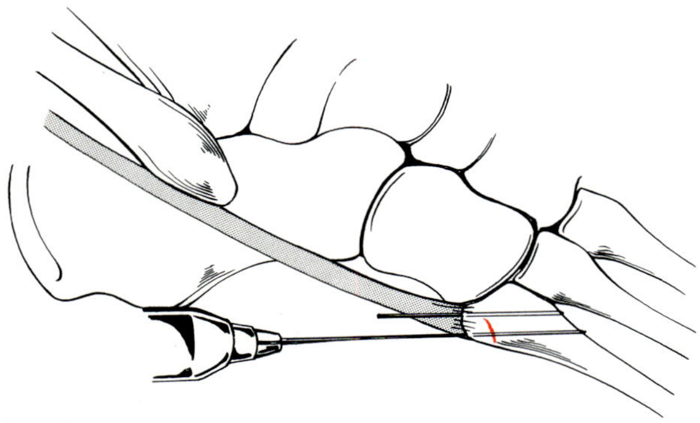

18.**22**
Zwei parallele Bohrdrähte.

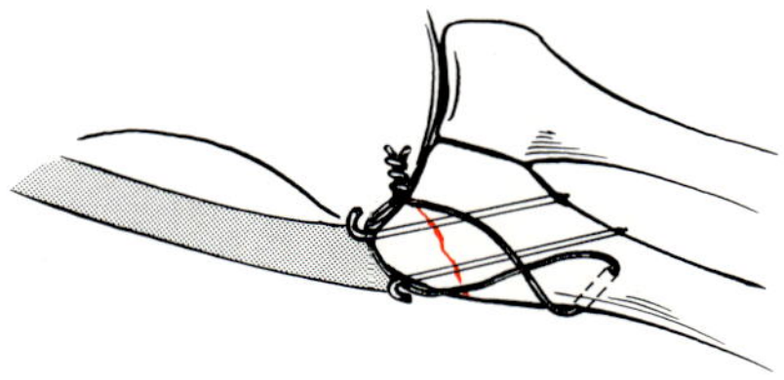

18.**23**
Zuggurtung.

Sachverzeichnis

A

Abdecken, steriles 6
– – Femur 208 ff
– – Unterschenkel 286 ff
Abstützplatte 38
AC-Gelenk 67 ff
– Diagnostik 67
– Luxation 68
– Operationsindikation 68
– Sprengung, verhaltene 70
– Zuggurtung 68 ff
Achillessehne 301 ff
– Bunnel-Naht 301
– Lagerung 301
– Nachbehandlung 303
– Sehnenlappen, gestielter 302
– Wundschluß 303
Adamscher Bogen 158, 193
– – Trümmerfraktur 200
Aitken-I-Fraktur 108
Akromioklavikulargelenk s. AC-Gelenk
Angulationsosteotomie 70
Antikussyndrom s. Tibialis-anterior-Syndrom
AO-Schenkelhalsnagel 180
AO-Schraube 17
Arteria circumflexa femoris 162
– – – tibialis 157
– – humeri anterior 74
– – ilium profunda 15 f
– dorsalis pedis 327, 330
– genus superior 221
– glutaea caudalis 159
– – superior 15 f
– perforans secunda 221
– radialis 124
– tibialis anterior 329
– – posterior 309, 317
Arthrodese, Festhalter, äußerer 45
Aufrichtungsosteotomie 43
Außenband s. Seitenband, laterales
Außenknöchel 311 f, 321 ff
– Drittelrohrplatte 28, 315
– Plattenosteosynthese 323 f
– Zugang 322
– Zuggurtung 322
Azetabulum 162

B

Bandplastik, Sehnendurchführung 4
– Kreuzband, vorderes 255 ff
– Seitenband 247, 250
– nach Watson-Jones 324 f
Bandscheibenvorfall 132
Bandverletzung, Kniegelenk, Ersatz, alloplastischer 239
– – – autologer 239, 255
– – Gipsverband 242
– – isolierte 236 f
– – – Diagnostik 243 ff
– – komplexe 238, 260 f
– – Nachbehandlung 242
– – Operationszeitpunkt 239
– – Transplantat, gestieltes 240
Becken, Anatomie 143
Beckenfraktur, Einzelverschraubung 146
– Extension 146
– Lagerung 147
– Operationszeitpunkt 145
– Pfannenrandfraktur 144
– Pfannenwandfraktur 144
– Pfeilerabbruch 143 f
– Plattenosteosynthese 147
– – dorsale 146
– Querfraktur 144, 151
– Reposition 151 f
– Röntgendiagnostik 145
– Zugang, vorderer 148 ff
Beckenkamm, Spongiosaplastik, Gefahren 15 f
Beckenkammkeil 13
Behandlung, postoperative 8 f
Binde, elastische 9 f
Bizepssehne, distale 97 ff
– – Abriß, Nachbehandlung 99
Bohrbüchse, neutrale 40 f
Bohrdorn 55 f
Bohrhülse 23
Boydscher Zugang 115
Brustwirbel, Fixateur interne 136 f
Bunnel-Naht 301
Bunnel-Operation 97
Burri-Platte 216

C

Condylus lateralis 195, 256
– ulnaris 92
Crista iliaca 148, 161

D

Darmbeinkamm 11 f
Daumenabduktion 115
DHS s. Hüftschraube, dynamische
Drahtextension, Hüftgelenk 146
– Infektionsgefahr 1
– Tibia 215
Drei-Lamellen-Nagel 180
Drittelrohrplatte 28
– Olekranon 104
– Sprunggelenk, oberes 315, 321, 323, 326
Duraverletzung 142
Durchblutung, kapilläre 305

E

Eden-Hybinette-Operation, Beckenkammkeil 13
Ellbogengelenk 89 ff
– Gelenkkörper, freier 95
– Plattenosteosynthese 101
– Zugang, beugeseitiger 93 f
– – radialer 95 f
– – ulnarer 92
– – dorsaler, mit Osteotomie 90 f
– – – ohne Osteotomie 89 f
Epicondylus lateralis 84, 120
– ulnaris 92
Extension 1
Extensionstisch, Femur 171 ff, 206 ff
– Tibia 284
Extraktionsbolzen 27

F

Fadenentfernung 8
Faszienloge, Außendrucksteigerung 305
Faszienspaltung, prophylaktische 306
Federnagel, Auffächern 193
– Femur, proximaler, Fraktur, pertrochantäre 184
– – Schenkelhalsfraktur 190 ff
– – – Längenbestimmung 192
– – – Nachreposition 194 f
Femur, Anatomie 214
Femurfraktur, Abdeckung 173 ff
– distale 214
– – bikondyläre 216
– – Fragmentdislokation 214
– – Lagerung 218 f
– – monokondyläre 216
– – Operationszeitpunkt 215
– – Trümmerfraktur 216
– – Zugang, lateraler 220 f
– Lagerung 171 ff
– Plattenosteosynthese, Fehler 179
– proximale 163 ff
– – Federnagelung 165
– – Fragmentdislokation 163
– – Fragmenteinstellung 168 f
– – Implantat 169
– – intertrochantäre 164
– – Kondylenplatte 43
– – Pauwels Typ I-III 163
– – pertrochantäre 164 f, 168, 184
– – Prognose 166
– – Reposition 168 f
– – Röntgenaufnahme, Trabekelzeichnung 167
– – – Wardsches Dreieck 167
– – Röntgenbildverstärker 170
– – subtrochantäre 164 f
– – Verschiebeosteotomie, valgisierende, intertrochantäre 163
– Schenkelhalsfraktur s. Schenkelhalsfraktur
– Zugang 176 ff
Femurkopfnekrose 157
Femurschaft 205 ff
Femurschaftfraktur, Abdeckung 208 ff
– Extension 206 ff

Femurschaftfraktur, Lagerung 206 ff
– Operationsindikation 205
– Operationszeitpunkt 205
– Zugang 211
Festhalter, äußerer 45 ff
– – Anwendung, unilaterale 46
– – – zweidimensionale 46
– – Deltamontage 46
– – Fragmentverschiebung 50 f
– – Montage, V-förmige 46
– – Nagelinfektion 45
– – Nägelverspannung 48 f
– – Nagelwanderung 45
– – Radius, distaler 122
– – – – Hyperextensionsfraktur 127 ff
– – Schanzsche Schraube 49
– – Symphyse 153 ff
– – Unterschenkel, Mitte 281
Fibula (s. auch Unterschenkel) 317, 329
– verkürzte 313
Fibularisloge 307 f
Fibularverlängerungsosteotomie 324
Fibulastabilisierung 283
Fixateur interne, Wirbelfraktur 135 ff
– – – Komplikationen 142
– – – Nachbehandlung 142
– – – Querstabilität 141
Fraktur, offene, Festhalter, äußerer 45
– – Grade 1
– – Zugang 5
– perkondyläre, Spongiosaschraube 19
– schräge, Plattenosteosynthese 32
Fuß 329 ff
– Kompartmentsyndrom 310
– Lagerung 9
Fußverband 10

G

Gefäßsystem, medulläres 2
– periostales 2
Gelenkkörper, freier 95
Gibbus 131 f
Gipsverband, Spalten 305
Gleitlochplatte 26, 29, 36 ff
– Ausnahme-Anwendung 41
– Restweg 39
– Routine-Anwendung 41
– Spannweg 38

H

Halbrohrplatte 28, 34 f, 274 f
– Klavikula 66
– Olekranon 104
– Tibiakopffraktur 270
– Unterarmfraktur 113
– Unterschenkel, proximaler, Achsabweichung 280
Haltefaden 3
Hämatom 8
Hängegips 79
Hochlagerung 8
Hohmann-Hebel 15, 160 f
Hüftgelenk, Anatomie 157
– Diagnostik 158
– Fernaufnahme 273
– Lagerung 9, 158
– Zugang, anterolateraler 160 f
– – posterolateraler 158 f
– – vorderer 161 f
Hüftpfanne 143 ff
Hüftschraube, dynamische 184 ff
– – Führungsdraht 186
– – Gewindeschneider 188
Humerus s. Oberarm

I

Iliosakralgelenk 153 ff
Implantat 17 ff
Incisura condylaris 256 f
– ischiadica superior 150 f
Innenknöchel 312
– Reposition 318
– Spongiosaschraube 19
– Zuggurtung 315, 319

K

Karpaltunnel 306
Kirschner-Draht s. Spickdrahtosteosynthese
Klavikula 65 f
– Anatomie 65
– Angulationsosteotomie 70
– Hautschnitt 65
– Plattenosteosynthese 66
Kleinfragmentschraube 315
Kleinhirn, Einklemmung 142
Kniegelenk, Anatomie 235
– Arthroskopie 237, 263
– Aufklappbarkeit 237 f, 243
– – seitliche 245
– Ausriß, knöcherner 240
– Bandverletzung s. Bandverletzung
– Beugung 251
– Erguß, blutiger 237
– – postoperativer 267
– Kapselabriß 249
– Kapselmanschette 236
– – hintere 238, 247
– – – laterale 261
– – – mediale 261
– – – Reinsertion 240
– Komplexinstabilität 260
– – anterolaterale 261
– – anteromediale 261
– – posterolaterale 261
– – posteromediale 261
– Lagerung 9
– Osteosynthese 241
– Röntgenaufnahme, gehaltene 245
– Rotationspunkt 262
– Schublade, echte 238
– – hintere 238, 252
– Schubladenzeichen 260
– Seitenband s. Seitenband
– Stabilisierungsoperation, extraartikuläre 254
– Stabilität 254
– Streckung 251
– „Unhappy triad“ 238, 261
Knöchel s. Außenknöchel, s. Innenknöchel
Knöchelschraube 320
Knochen, Blutversorgung 2
Kompartmentsyndrom 8, 305 ff
– Flachlagerung 305
– Fuß 310
– Prophylaxe 305
– Unterarm, Faszienspaltung 125, 306 f
– Unterschenkel 277, 307 ff
Kondylenmeßwinkel 222
Kondylenplatte 43, 184, 200 ff
– Femur, distaler 216 f
– Femurschaftfraktur 205
Korrekturosteotomie 43
Kortikalisfenster 201
Kortikalisschraube 18
– Außenknöchel 321
– Radius, distaler 125
– Schenkelhalsfraktur 203
– Tuberculum majus 72
– Zugschraube 23, 26
Kortikospongiosa-Block 13
Krankengymnastik 8
Kreuzband, Fixierung, transossäre 253 f
– hinteres 236
– – Anatomie 251
– – Schublade, hintere 252
– Lachmann-Test 252
– vorderes 236, 261
– – Anatomie 251
– – Ausriß 237
– – Ersatz 255 ff
– – – Nachbehanlung 259
– – Insuffizienz 252
– – Naht 240
– – Pseudovalgus 244
– – Riß 238

L

Lacertus fibrosus 92 f, 306
Lachmann-Test 252
Lagerung 9
Lähmung, Wirbelfraktur 132
Lambotte-Zange 191, 293
Laminektomie 135, 140
– segmentale, Indikation 142
Langlochplatte 26
Leistenband 149
Lendenwirbel, Fixateur interne 137
Ligamentum anulare radii 109
– carpi volare 125
– collaterale ulnare 88
– coracoclaviculare 68
– fibulocalcaneare 324 f
– fibulotalare anterior 324
– flavum 136
– patellae 290
– praepatellare 233
Logensyndrom s. Kompartmentsyndrom

M

Malleolarschraube 19, 25
Marknagel 55 ff
– abgebrochener 62 f
– Länge 59 f
– Nagelstärke 58
Marknagelung, Bohrkanal 57
– Bohrkopf 57
– – abgebrochener 58
– Femurschaftfraktur 205 ff
– – Zugang 211
– Führungsstab 55 ff, 59
– gedeckte, Unterschenkel 284 ff
– Knochen, Blutversorgung 2

– Komplikationen 62 f
– Markraumbohrung 57 f
– Montage 60 f
– offene, Unterschenkel 300
– stabile 55
– Unterschenkel, Mitte 281
– Valgusstellung, Tibia 57, 292
Membrana-interossea-cruris 312, 315
Meniskus, Anatomie 252 f
– Ernährungsbedingungen 262
– Hinterhorn 265 ff
– Korbhenkelriß 263
– lateraler 261
– medialer, Verletzungshäufigkeit 263
– Querriß 263
– Tibiakopffraktur 276
– Wiederannaht 268 f
– – Indikation 268
– Zugang 264
Meniskusresektion 265 ff
– Beschwerden, anhaltende 265
– Kapselfenster, hinteres 266
– Kniegelenkserguß, postoperativer 267
– Wundschluß 267
Meniskusrest, hinterer 263
Mersileneband 253 f, 259
Metacarpale II, Festhalter, äußerer 128
Metatarsale V, Abriß 334
Metatarsalia 332 ff
– Zugang 332
Monteggia-Fraktur 116
Musculus(i) abductor pollicis brevis 120
– – – longus 119 f
– adductores 214
– anconaeus 95 f, 114 f
– biceps 84 f, 94, 111 f
– – Caput breve 75
– – – longum 74
– – Sehneninterposition 72
– – Verletzungstypen 97
– brachialis 84 f, 94
– brachioradialis 84 f, 95 f, 111 f, 124
– coracobrachialis 74 f
– deltoideus 68, 71, 73 f, 79, 84 f
– extensor carpi radialis brevis 95, 118, 120
– – – – longus 84, 95 f
– – – ulnaris 95, 114 f
– – digitorum 120
– – – communis 95, 118
– extensores pollicis 119
– flexor carpi radialis 124
– – digitorum longus 300
– – – profundus 306
– – – superficialis 306
– – hallucis longus 300
– – pollicis longus 124
– gastrocnemius 214, 249
– glutaeus 161
– – maximus 158
– – medius 160
– gracilis 254
– – Sehnenplastik 247
– iliacus 15 f, 149
– iliopsoas 150
– interossei 119
– obturator internus 159
– pectoralis 79
– – major 68, 71, 73 f
– – minor 71
– piriformis 159
– pronator quadratus 111 f, 124 f
– – teres 92, 111
– psoas 15
– quadratus 159
– quadriceps, Sehnenriß 227
– rectus femoris 149, 162, 190
– sartorius 148 f, 161, 254
– semintendinosus 254
– soleus 309
– sternocleidomastoideus 67 f
– subclavius 71
– subscapularis 74 f
– supinator 111, 115, 119 f
– tensor fasciae latae 160
– trapezius 68
– triceps 81, 90
– vastus lateralis 176 f, 221
– – medialis 190

N

Nagelinfektion, Festhalter, äußerer 45
Nagelosteosynthese s. Marknagelung
Navikularschraube 25, 320 f
Nervus(i) cutaneus antebrachii radialis 93
– – femoris lateralis 15, 148
– femoralis 15
– – Lähmung 157
– glutaeus superior 15
– iliohypogastricus 15 f
– ilioinguinalis 15 f
– ischiadicus 158 f
– medianus 111, 124, 306
– peronaeus 307
– – profundus 330
– – superficialis 308, 321
– radialis 82 f, 85, 98 f, 111, 306
– – Ramus profundus nervi radialis 115, 119, 121
– saphenus 308 f
– – Ramus infrapatellaris nervi saphenus 246, 254
– supraclaviculares 65
– ulnaris 87 ff, 306
Neutralisationsplatte 26

O

Oberarmfraktur, Beugefraktur 86
– distale 86 ff, 100 ff
– – Fragmente, große 102
– – – kleine 103
– Hyperextensionsfraktur 86
– interkondyläre 100
– intraartikuläre 100 f
– Kondylenfraktur 100 ff
– Lagerung 80
– Luxationsfraktur 72
– mittlere 79 ff
– – Operationsindikation 79, 86
– – Plattenosteosynthese 33, 87
– – Verletzungstypen 79
– proximale 71 ff
– – Anatomie 71
– – subkapitale 72 f
– – Kopfnekrose 72
– – Luxationsfraktur 72
– – Operation 72 f
– – Plattenosteosynthese 73, 77
– – Spickdrahtosteosynthese 78
– – Tuberculum majus 72, 74
– – – minus 74
– – Zugang 73 ff
– Querfraktur 79
– Schrägfraktur 79
– Zugang, dorsaler 81 ff
– – lateraler 84 f
Oberschenkel s. Femur
Olekranon 104 ff
– Verletzungstypen 104
– Zugang 105
OSG s. Sprunggelenk, oberes
Osteotomie, Beckenkammkeil 14
– Ellenbogengelenksfraktur 90 f
– Festhalter, äußerer 45
– Klavikula 70
– Korrekturosteotomie 43
– valgisierende, intertrochantäre 163
Osteotomieplatte, doppelt abgewinkelte 43
– einfach abgewinkelte 43
Oszillationsbohrmaschine 138

P

Patellafraktur 227 ff
– dislozierte 227
– Kompression, interfragmentäre 230
– Lagerung 231
– Mehrfragmentfraktur 229
– Nachbehandlung 233
– Querfraktur 228
– Reposition 232
– Sternfraktur 228
– Verletzungstypen 227
– Zugang 231
– Zuggurtung 228 ff
– – Taktik 232 f
– – vordere 229
Patellaresektion, partielle 229
Patellarsehne, Transplantatentnahme 255
Pauwels-Einteilung 163
Periost 2
Periostlappenplastik 324 f
Pes anserinus 254
Pfannenfräse 14
Pilon-tibial-Fraktur 306
Platte, breite 28
– Hohlbiegen 30
– schmale 28
– Spannen 30
Plattenosteosynthese, Außenknöchel 315, 323 f
– Becken 152
– Beckenfraktur 146 f
– DC-Platte 152
– Druck, interfragmentärer 28 ff
– Ermüdungsbruch 33, 142, 225
– Fehler 33
– Femur 179, 196 ff, 200 ff
– Knochen, Blutversorgung 2
– Knochenoberfläche, konkave 31
– L-Platte 274 f
– Monteggia-Fraktur 116
– Oberarm, distaler 101
– – mittlerer 87
– – proximaler 77
– Radius, distaler 125
– Schrägfraktur 32
– Tibiakopffraktur 270, 274 f
– T-Platte 274 f
– Unterschenkel 283, 300

Plattenosteosynthese, Unterschenkel, Mitte 281
– – proximaler 279
– Wirbelfraktur 134 f
Plattensetzinstrument 202, 223
Plattenspanngerät 41
Processus coracoideus 85
– coronoideus 92, 96
– – Fraktur 104
– styloideus 120
Pseudarthrose, infizierte, Festhalter, äußerer 45

R

Radius, Anatomie 114
Radiusfraktur, distale 112, 122 ff
– – Behandlungsverfahren 122
– – Flexionsfraktur 123
– – – Plattenosteosynthese 125
– – Hyperextensionsfraktur 126 ff
– – – Festhalter, äußerer 127 ff
– – – Nachreposition 126
– – – Reposition 130
– – Zugang, volarer 124 f
– Mitte 120 f
– proximale 112, 118 f
– – Zugang 118
– Zugang nach Boyd 115
Radiusköpfchenfraktur 108 f
– dislozierte 116
– Nachbehandlung 109
– Trümmerfraktur 108
Rebound-Kompartmentsyndrom 306, 309
Recessus suprapatellaris, Fensterung 267
Rohrplatte 326
– Außenknöchel 321, 323
Rohrspanner 127
Röntgenaufnahme, Ala-Aufnahme 145
– Femur 167
– gehaltene 313
– – Kniegelenk 244 f
– Obturator-Aufnahme 145
– Sprunggelenk, oberes 273, 313 f
Röntgenbildverstärker 7
– Anweisungen 7
– Femur 170
– Femurschaftfraktur 207
– Unterschenkel, Marknagelung, gedeckte 284 ff
– – – offene 296 ff
Roux-Haken 231
Rundlochplatte 26

S

Sakrum, Fixateur interne 137
Saugdrainage 8
Schanzsche Schraube 21, 127
– – Festhalter, äußerer 49
– – Symphyse 153 f
– – Wirbelfraktur 138 f, 142
Schede-Stellung 130
Schenkelhalsfraktur, laterale 164, 168, 184
– – Hüftschraube, dynamische s. Hüftschraube
– – Kondylenplatte 200 ff
– – Winkelplatte 196 ff
– mediale 163, 168, 180 ff
– – Operationsindikation 180
– – Reposition 181 ff
– – Repositionmanöver I-III 183
– – Totalendoprothese 180
– Perforation, sekundäre 44
– Winkelplatte 43
Schlitzhammer, Kondylenplatte 224
– Winkelplatte 196 f
Schockbehandlung, aggressive 305
Schraube 17 ff
– abgebrochene 27
– exzentrisch angelegte 34
– Knochenresorption 17
– selbstschneidende 17
Schraubengewinde 18 ff
Schraubenlänge 18 f
Schulter 67 ff
Sehnendurchführung 4
Seitenband, laterales 236, 248 ff
– – Diagnostik 248
– – Meniskusresektion 266 f
– – Naht 250
– – Rekonstruktion 250
– – Riß, interligamentärer 249
– – Röntgenuntersuchung 248
– – Verletzung, komplexe 261
– – Zugang 248
– mediales 236, 261
– – Diagnostik 243 ff
– – Meniskusresektion 265
– – Operation 247
– – Rekonstruktion 247
– – Riß 237 f
– – Zugang 246
Septum intermusculare 308
– – brachii laterale 84
Spannbohrbüchse 41
Spannzangenbacken 140
Spickdrahtosteosynthese 54 f
– Außenknöchel 322
– Humerusluxationsfraktur, subkapitale 73
– Metatarsalia 332 f
– Oberarm, proximaler 78
– Olekranon 104 ff
– Radius, distaler 122
– Sprunggelenk, oberes 318
Spina iliaca anterior superior 160
Spinalkanal, Einengung 131 f
Spondylodese 135, 142
Spongiosabrei 14
Spongiosachips 11 f
Spongiosagewindeschneider 22
Spongiosaplastik 11 ff
– Wirbelfraktur 141
Spongiosaschraube 19, 22
– Gleitlochplatte 42
– Kondylenplatte, Femur, distaler 224 f
– Radius, distaler 125
– Schenkelhalsfraktur 200, 203
– Talusfraktur 331
– Tibiaunterkante 327
– Tuberculum majus 72
– Zugschraube 25
Spongiosaspäne 12
Sprunggelenk, oberes 311 ff
– – Anatomie 311
– – Aufklappbarkeit 314
– – Diagnostik 313 f
– – Fernaufnahme 273
– – laterales 321 ff
– – – Rekonstruktion 324 f
– – – Zugang 322
– – mediales 317 ff
– – – Reposition 318
– – – Zugang 317
– – – Zuggurtung 319 f
– – Membrana-interossea-Zerreißung 312
– – – Operation 315
– – Nachbehandlung 316
– – Operationsindikation 314
– – Operationsmöglichkeiten 315
– – Operationszeitpunkt 314
– – Volkmannsches Dreieck 312
Steinmann-Nagel 185, 196
Stellschraube 326
Stückfraktur, Plattenosteosynthese 41
Sulcus deltoideopectoralis 84
– deltoideus 73
– intertubercularis 77
Symphyse, Festhalter, äußerer 153 ff
– – – Blasenkatheter 154
– Zuggurtung 155
Syndesmose, fibulotibiale 311, 322 f
– – Naht 326
– – Operation 315
– – Sprengung 312

T

Talus, Anatomie 329
– Blutversorgung 329
Talusfraktur, Luxatio sub talo 331
– Spongiosaschraube 331
– Zugang 330
Talushalsfraktur 329 f
Tibiafraktur (s. auch Unterschenkel) 329
– Drahtextension 215
– Kantenabbruch 312
– Marknagel 59
– Osteotomie, Festhalter, äußerer 46
– Stellschraube 326
– Valgusstellung 57, 292
Tibiakopffraktur, Absenkung 271
– bikondyläre 270
– Fasziensspaltung 277
– – prophylaktische 306
– Fragmentanhebung 277
– Gelenkanteil, abgesunkenes 275
– Impressionsfraktur 270
– Osteosynthese 274 f
– Röntgendiagnostik 271 ff
– – a.-p. Aufnahme 272
– – Fernaufnahme 273
– – Schrägaufnahme 272
– Zugang 276
Tibialis-anterior-Syndrom 33, 305, 307 f
Tibiaunterkante 327
Tibiofibulargelenk 311
Tibiotalargelenk, Subluxation 312
Tonnenzange 63
Trochanter major 160, 211
Tuberositas radii 97, 99

U

Ulna, Anatomie 114
Ulnafraktur, distale 112
– proximale 112
– Zugang 117
– – nach Boyd 115
Unterarm, Anatomie 111
Unterarmfraktur, Brückenkallus 115

– Faszienspaltung 306 f
– Haut-Weichteil-Brücke 113
– Pseudarthrose 113
– Reposition 112
– Weichteilbrücke 113, 120
Unterlegscheibe, gezahnte 19
Unterschenkel, distaler 283
– Faszienspaltung 307 ff
– – Komplikationen 309
– – Nachbehandlung 309
– Kompartmentsyndrom 277, 307 ff
– Lagerung 9
– Marknagelung, gedeckte 284 ff
– – – Abdecken, steriles 286 ff
– – – Bohrdorn 291
– – – Nageleinschlagstelle 289 f
– – – Taktik 291 ff
– – – Weichteile-Kompression 288
– – – Wundschluß 292
– – – Zugang 289 f
– – offene 300
– – – Ausklinkdraht 293 f
– – – Verriegelung, distale 296 ff
– – – – proximale 294 f
– – Tibiavalgusstellung 57, 292
– Mitte 281 ff
– – Festhalter, äußerer 281
– – Frakturtypen 281
– – Marknagelung 281
– – Plattenosteosynthese 281
– – Verriegelungsnagel 281
– – Zugang, anterolateraler 282
– – – medialer 282
– Plattenosteosynthese 300
– proximaler 279 ff
– – Achsabweichung 280
– – Mehrfragmentfraktur 279
– – Plattenosteosynthese 279
– – Querfraktur 279
– – Stückfraktur 279

V

Vasa nutricia 2
Vena cephalica 71, 73
– saphena magna 309, 317
– – marginalis medialis 317
Verband, zirkulärer 305
Verbandwechsel 8
Volkmannsches Dreieck 312
– – Spongiosaschraube 19
– – Versorgung, operative 315

W

Wagner-Apparat 127
– Montage 129
Wardsches Dreieck 167
Watson-Jones-Plastik 324
Weichteilbrücke 5, 113, 120, 179
Weichteilfixierung 19
Winkelplatte 43 f, 184
– Femur, Schenkelhalsfraktur, laterale 196 ff
– Probleme 44
– Schenkelhalsfraktur, Schraubenmontage 203 f
Wirbelfraktur, Diagnostik 132 f
– Fixateur interne 135 ff
– – – Komplikationen, intraoperative 142
– – – Myelogramm 141
– – – Nachbehandlung 142
– – – Repositionsergebnis 141
– – – Röntgenkontrolle 138
– – – Schraubengewinde 138
– – – Seitenstabilität 141
– – – Zugang 135 f
– Klassifizierung 131
– Komplikationen 134
– Luxation 135
– Operationsindikation 131 f
– Operationszeitpunkt 133
– Operationsziel 134
– Osteosynthese, dorsale 135
– – ventrale 134
– Spongiosaplastik 134 f
– „Teardrop“ 132
Wirbelhinterwand, instabile? 139 f
Wirbelkörperkompression 133
Wirbelkörperverbreiterung 133
Wirbelsäule 131 ff

Z

Zuggurtung 52 ff
– AC-Gelenk 68 ff
– Drahtwirbel 52 f
– Halbrohrplatte 28
– Innenknöchel 319
– Metatarsale V 334
– Olekranon 104 ff
– Patellafraktur 228, 232
– Spickdraht 54
– Sprunggelenk, oberes 315
– Symphyse 155
– Trochanterfragment 196
– Tuberculum majus 72
Zugschraube 23 ff, 315
– Außenknöchel 321
– Oberarm, distaler 102
– Richtung 25
– Tibiaunterkante 327